儿科名医
临证精华

主　审

主　编

U0129597

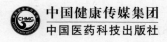

中国健康传媒集团

中国医药科技出版社

内 容 提 要

本书汇集了华北地区39位中医儿科名医的临床经验。按照名医简介、主要学术思想、医案传真三部分进行撰述，重点反映名老中医药专家的学术观点、辨治思路、用药特色，以比较全面系统地介绍他们宝贵的临证精粹。本书适合临床工作者和广大中医爱好者参考使用。

图书在版编目（CIP）数据

儿科名医临证精华 / 李新民主编 . —北京：中国医药科技出版社，2023.11

ISBN 978-7-5214-3829-1

Ⅰ. ①儿… Ⅱ. ①李… Ⅲ. ①中医儿科学 – 中医临床 – 经验 – 中国 – 现代 Ⅳ. ① R272

中国国家版本馆 CIP 数据核字（2023）第 051183 号

美术编辑　陈君杞
版式设计　南博文化

出版　**中国健康传媒集团** | 中国医药科技出版社
地址　北京市海淀区文慧园北路甲 22 号
邮编　100082
电话　发行：010-62227427　邮购：010-62236938
网址　www.cmstp.com
规格　880 × 1230mm $\frac{1}{32}$
印张　21 $\frac{5}{8}$
字数　526 千字
版次　2023 年 11 月第 1 版
印次　2023 年 11 月第 1 次印刷
印刷　三河市万龙印装有限公司
经销　全国各地新华书店
书号　ISBN 978-7-5214-3829-1
定价　**68.00 元**

获取新书信息、投稿、为图书纠错，请扫码联系我们。

编委会

李新民教授简介

　　李新民，主任医师，教授，医学博士，博士研究生导师，博士后合作导师，首批全国优秀中医临床人才，第九届国家卫生健康突出贡献中青年专家，第七批全国老中医药专家学术经验继承工作指导老师，天津市名中医，天津市教学名师。现任天津中医药大学第一附属医院儿科主任、教研室主任及国家区域中医（专科）诊疗中心、华北中医儿科专科联盟、天津市中医儿科专科联盟负责人，兼任教育部高等学校中医学类专业核心课程"中医儿科学"课程联盟理事长，世界中医药学会联合会儿科专业委员会副会长，中华中医药学会儿科分会副主任委员、儿童肺炎协作创新共同体副主席、儿科流派传承创新共同体副主席，全国中医药高等教育学会儿科教育研究会副理事长等职。曾任中国民族医药学会儿科分会副会长、中国中医药研究促进会综合儿科分会副会长、中国中药协会呼吸病药物研究专业委员会副主任委员、天津市中医药学会儿科专业委员会第四届、第五届委员会主任委员等职。先后获得省部级科技进步一等奖2次、二等奖4次、三等奖10次。担任全国中医药行业高等教育"十四五"规划教材《中医儿科学》主编及全国中医、中西医结合住院医师规范化培训教材《中医儿科学》主编，培养硕、博士研究生77人，其中博士研究生16人，硕士研究生61人。在《中医杂志》《中国中西医结合杂志》等刊物发表学术论文百余篇。所负责的《中医儿科学》课程为国家一流本科课程。

　　华北地区（北京、天津、河北、山西、内蒙古自治区）是中华民族的发源地之一，由于特殊的历史文化背景及地缘政治等原因，古今交融，中西合璧，人文荟萃，造就了独特的社会人文环境，为华北地区中医药文化厚植了发展沃土，使其逐渐形成了开放、包容、守正、创新等别具一格的地域特色。

　　历史漫漫，文化悠悠，华北地区，广集人才，名医荟萃，他们熟谙经典，勤于实践，继承发扬，敢于创新。他们中医造诣精邃，论病精微，辨证施治，各具特色。其临证经验宏丰，并发遑古义，推陈出新，建树颇多。他们德艺双馨，大医精诚，蜚声医林，护佑儿童健康，为华北乃至全国中医药事业的发展做出了卓越贡献。

　　历代名老中医经验，是中医药学文化瑰宝的重要组成部分，为了更好地开展儿科名老中医学术思想的传承工作，促进儿童健康事业的发展，我们汇集了华北地区39位中医儿科名医的临床经验。这些名老中医学术有建树，临床有专长，学验俱丰，德才兼备，享誉社会。整理他们的学术思想与临证经验，编纂成《儿科名医临证精华》，供广大中医工作者借鉴和参考。需要说明的是：对于书中出现的犀角、羚羊角粉、虎骨等现已禁止使用的药品，在临证时应使用相应的代用品。

　　为了编撰该书，我们广泛征求意见，寻访华北地区范围内全国名中医、省市名中医、全国老中医药专家学术经验继承工作指导老师及其门人弟子，并请专人进行编写。按照名医简介、主要学术思想、医案传真三部分撰述，重点反映名老中医药专家的学术观点、辨治思路、用药特色，以期比较全面、系统地介绍他们宝贵的临证精粹。

本书编纂排列按照各省、市、自治区医家出生年月为序。由于作者众多、表述形式各异，选编工作难免有不妥或疏漏之处，敬请谅解，并诚恳希望得到指正。本书在编撰过程中，承蒙全国名中医贾六金教授、米子良教授、首都国医名师温振英教授、王应麟教授、安效先教授，首都名中医闫慧敏教授，北京市优秀名中医肖和印教授，天津市名中医陈宝义教授、杜文娟教授、唐方教授，深圳市名中医朱锦善教授等儿科前辈、名家的悉心指导与支持，谨此致以诚挚的谢意！

由于时间仓促，部分地区肯定还会遗漏一些名中医经验未被载录。为此，特向这些名中医和广大读者致以歉意。

编 者

2023年9月

目录

▶ 北京市

王鹏飞

强调脾胃，注重气血

【名医简介】

王鹏飞（1911~1983年），名王勋，字鹏飞，男，汉族，北京市人，在北京中医儿科界具有较高的声望，曾担任中华全国中医学会理事，原北京第二医学院儿科系中医副教授，中国农工民主党北京市委员会委员和北京市政协委员兼医卫体育组副组长等职。治疗小儿肺脓肿临床研究获得1980年北京科技进步三等奖，脓疡散的研究获得了北京市卫生局科技进步奖。

王鹏飞教授出身于中医世家，其祖父王润吉公，出生于陕西书香世家，精通岐黄、曾深入云、贵、川地区采药治病，吸取民间经验创制了适合小儿使用的诸多良方，在道光年间，自陕西入京，他医术高超，善用针砭与用药结合，深得民意，遂创设了"体生堂"。其父王子仲，幼年秉承家学，刻苦研读中医经典，于清末民初在北京继承父业，应用自制丸、散行医治病，擅长望诊，在20世纪30年代，治疗妇儿疾病，医名大噪，求医者，上至民国总统李宗仁，下至乡间村妇，门庭若市，以"石虎胡同小儿王"之美名享誉京城。至王鹏飞先生，继承家学渊源，从北京民国大学毕业后，随父行医，还时常向汪逢春、马佐良、倪继武等北京名医请教。从1933年独立行医，医名渐著。于1954年受聘于北京儿童医院中医科，王鹏飞先生从医50年，积累了丰富宝贵的临床经验。除应用祖传经验之外，博采众长，兼收并蓄，形成了独特的望腭诊，用药精、简、效、廉，喜选用甘酸化阴之

1

药，注重顾护脾胃，善于调理气血，对小儿常见病及疑难杂症多有良效，使其家有"小儿王"的美誉三代不衰。

【主要学术思想】

王鹏飞先生承袭父亲和祖父行医经验，系统地精读中医经典著作，除四部经典外，还有《本草疏经》《本草备要》《要药分剂》《幼幼集成》《婴童百问》等著作，结合自己50余年的行医经验，形成了独具特色的诊疗经验。在诊断方面，其通过头顶所见污垢来判断患儿体质及疾病的虚实轻重。如从色辨证，头顶污垢色黑，多为便秘或有食滞，临证常见于体质较好的病儿。头顶污垢褐色，多为泄泻或消化不良，临证常见于慢性病反复发作的体质较弱的病儿。头顶污垢色浅多偏虚证，色深多偏实证。从形状辨病，头顶污垢呈正圆形或鱼鳞状，其污垢量多的为病程长、病情重，而条形、点形污垢量少的为病情轻、病程短。通过望上腭，即望口腔内整个上腭及未生牙齿的上臼齿槽面部分，以观察五岁以下小儿疾病部位及寒热虚实。如前腭主上焦心、肺；后腭主下焦肝、肾；中柱主肝、脾；白齿主脾胃、大肠。通过观察上腭颜色变化能判断疾病之所在。在治疗小儿疾病时，非常注重固护后天脾胃，调理脏腑气血。用药清灵，临诊用药一般不超过六味，认为小儿用药稍呆则滞，稍重则伤。他时时以保护元气为主，不用辛散攻伐之剂。慎用大苦、大寒、大热、大补之药。他在临床上常选用酸甘化阴之药，如银杏、百合、乌梅、木瓜等，配以青黛存阴、退热，既无损于脾胃，又能使症状消失。在治疗小儿腹泻时王老提出"无不以脾胃虚弱为主，病邪局次"；诊治小儿咳喘时，创造了以"护肺降逆，清化痰热"为原则的银黛合剂；面对比较棘手的肺脓肿时，王老则用一剂脓疡散活血化瘀，消患儿之积热；而王老独创的青紫合剂在20年里为无数紫癜患儿的康复保驾护航。

1. 小儿腹泻

泄泻是一组多病原多因素引起的病症，是儿科常见病多发病之一。一年四季均可以发病，并以夏秋两季为多，发病年龄一般在3岁以下，1岁以内发病者约可占到一半左右。泄泻是排便次数增多，大便性状改变，临床上伴有其他症状的综合征，由于不同病因所致，临床表现也不尽相同。小儿患病若失治误治可致变证出现阴伤、阳伤或阴阳俱伤，甚或久泻不愈，逐渐发展成为慢惊风、疳积等证。关于泄泻的病因病机、辨证论治、组方用药，王鹏飞主任的临床经验如下。

（1）病因病机

①脾胃虚弱为本，诱发因素为标

脾胃虚弱是小儿泄泻产生的主要原因之一，脾主运化，胃主受纳，小儿出生后脏腑娇嫩，禀赋不足，先天脾常不足，小儿在生理上需要迅速地生长发育，对水谷精微需要迫切。小儿脾胃的运化和腐熟水谷的功能相对不强，如果再加上感受外邪、内伤饮食、药物攻伐、惊恐等诱发因素，病理上就会出现胃弱难以腐熟水谷，脾虚健运失司，则水反为湿，谷反为滞，清阳不升，合污而泻，临床出现腹泻，并伴有多样的表现。

②病位在脾胃及大肠，日久伤肾

关于小儿泄泻的病位，王老认为主要在脾胃，小儿先天脾常不足，胃不能腐熟水谷，脾不运化，正如《幼幼集成·泄泻证治》所说："夫泄泻之本，无不由脾胃。盖胃为水谷之海，若饮食失节，寒温不调，以致脾胃受伤，乃致合污而下，而泄泻作矣。"但大肠的传导功能也是很重要的，水谷不化并走大肠，则出现腹泻。另外在小儿泄泻过程中还要注意肾的温煦作用。久病、大病之后脾虚必及肾，肾阳伤则命门火衰，火不暖土，不能温煦中州，则泻而不止。

③寒热虚实，病情演变

泄泻由不同的病因产生，证候不同，患儿素质有差异，病程有长短，诱因不同，王老强调临证要辨寒热虚实之别，这是中医儿科医生应该具备的基本功，还要重视小儿的生理病理特点。小儿生理上阳未盛，阴未充，称为稚阴稚阳之体，小儿泄泻既耗阴液，又伤阳气，要特别重视阴液的消长和阳气的存亡，注意病情的演变，防止变证的发生，要有预防为主的思想，既病防变尤为重要。

（2）辨证论治

王老在临床中发现，幼儿腹泻病因无不以脾胃虚弱为主，病邪居次，而作泻后致脾胃更虚，治中主张以扶正治本为主，王老在治疗上主要将其分为虚寒与实热两型。其属虚寒者多占腹泻中十之八九。

（3）组方用药

在处方用药上王老不用附子理中丸、参苓白术散、四神丸等药物，而以肉豆蔻、丁香、赤石脂、伏龙肝、寒水石等为主加减变化。重者还可加官桂等。官桂与赤石脂在文献中是被列为"十九畏""十八反"的范畴之中，二药不能同时伍用，根据王老多年的经验，二药经常在配伍时同用，非但未见其弊，反而加强温中固肠之功，止泻效果显著。对王老的止泻合剂药理研究显示：止泻合剂对肠道致病菌——志贺痢疾杆菌、鼠伤寒沙门菌和大肠杆菌均有抑菌作用，其可阻断肠毒素诱导的分泌、促进电解质的吸收、改变肠道环境使肠道吸收功能尽快恢复正常。该合剂含有钙、镁、硒、铝等成分，具有对毒素与细菌毒素的吸附作用，通过阻止细菌移植黏附于肠壁而阻断肠毒素引起一系列病理过程，达到防止腹泻的作用。

2. 小儿紫癜

紫癜为皮下出现的瘀血斑，亦称紫斑，以血液溢于皮肤、黏膜之下，出现瘀点瘀斑，压之不退色为其临床特征，是小儿常见的出血性疾病之一。常伴鼻衄、齿衄，甚则呕血、便血、尿血。

本病属血证范畴，中医古籍中所记载的"葡萄疫""肌衄""斑毒"等病证，与本病有相似之处。引起紫癜的原因较多，临床多见者为过敏性紫癜和血小板减少性紫癜。过敏性紫癜发病年龄多为3~14岁，尤以学龄儿童多见，男性多于女性，春季发病较多。血小板减少性紫癜发病年龄多为2~5岁，男女发病无差异，其死亡率约1%，主要致死原因为颅内出血。

在中医史上，早在《黄帝内经》中便有过对于紫癜的记载，《灵枢·百病始生》："阳络伤则血外溢，血外溢则衄血；阴络伤则血内溢，血内溢则后血。"在《诸病源候论·小儿杂病诸候·患斑毒病候》中记载道："斑毒之病，是热气入胃，而胃主肌肉，是热挟毒蕴积于胃，毒气熏发于肌肉，状如蚊蚤所啮，赤斑起，周匝遍体。"而在《证治准绳·疡医》中也有着对于紫癜症状的描述"夫紫癜风者，由皮肤生紫点，搔之皮起，而不痒痛者是也。此皆风湿邪气客于腠理，与气血相搏，致营卫否涩，风冷在于肌肉之间，故令色紫也。"在《外科正宗·葡萄疫》中则将紫癜定义为腑证的一种："葡萄疫，其患多生小儿，感受四时不正之气，郁于皮肤不散，结成大小青紫斑点，色若葡萄，发在遍体头面，乃为腑证。"

（1）病因病机

该病好发于儿童，是以全身性毛细血管损害为主要病理基础的疾病，以皮肤、胃肠道、关节、肾脏受累为主要表现，近年来其发病率逐年上升，而肾脏受损的程度又决定其远期预后的好坏。过敏性紫癜是与免疫有关的全身性小血管炎，肾脏受累是常见的特征之一，几乎所有患儿均有不同程度的肾脏病变。

病因病机可分为为湿热内蕴、气滞血瘀以及久病肾虚三个方面，另外小儿藩篱不固兼有风、毒外邪为患。临床表现繁多，病位主要责之肺脾肾，小儿脾胃薄弱，受纳运化功能多不足，加之饮食不知自节，易致脾虚湿困；又因小儿为纯阳之体，脏腑娇嫩，易于感受风、毒等外邪，感邪之后极易入里化热，湿热相合，化火伤络动血，损伤肾络，从而导致血尿；湿热下注，肾失封藏，产生尿浊。因湿邪黏腻、胶着，与热相合，湿热熏蒸，煎熬津液可使血液黏滞，加之离经之血瘀阻于内，湿热与瘀血相互搏结，可造成出血加重或反复出血不止而使疾病缠绵反复、久治不愈，久病致虚。故本病发病脾肾不足，湿热瘀滞是本，肺气不足，外邪侵袭为标。

王老认为，紫癜为衄血病。衄血病分为内衄、外衄。内衄为阴络伤，外衄为阳络伤。此病主要与气血有关，风邪只是引起过敏性紫癜的外因之一。引起紫癜的主要内因是血热、血瘀。治疗此症应用"血行风自灭"的原理来达到祛邪的目的。王老认为，无论是血小板减少性紫癜或过敏性紫癜，均与气滞血瘀有关。其不同之点，在于血小板减少性紫癜多为脾虚不能统血，血不归经而外溢，是本虚标实证；而过敏性紫癜多在温病后期，风寒毒热之邪未尽，蕴郁血分，热伤经络迫血妄行而出现紫癜，大多数属实证、热证。

（2）辨证论治

过敏性紫癜腹型是气血郁滞，瘀血作痛，属于"痛则不通、通则不痛"的道理。中医治疗血证，注意化瘀生新。王老根据多年经验亦认为："瘀血不化，新血不生"。故在治疗紫癜上化瘀药是必不可少的。活血化瘀法属于中医治则八法中的消法。消法具有伐剋的特性，久服过用此类药物会损其正气。但王老治疗紫癜所选用的沉香、乳香等行气之药，不伤正气，这对儿童气血未充之体是很适宜的。

（3）组方用药

王老创制的青紫合剂目前已在儿童医院沿用20年，临床疗效较好，主要组成药品是青黛、紫草、乳香、白及。方中青黛可清五脏六腑之热，平肝凉血；紫草早期凉血解毒，走皮肤，透邪于外，与青黛相伍，清透内外之邪，后期有补中益气的作用（见《本草疏经》）；乳香活血通络，一去凉血之弊，一为新血导入；白及，苦、甘、涩，凉，入肺肾，苦凉清肺治其本，甘缓止痛，能消腹痛，涩可收散止血治其急。四药合用，妄行之血可宁，越府之血可归，热去血平，适用于多型紫癜，临床对各型紫癜亦可随证加药：若为关节型，则可加钩藤、木瓜、千年健、威灵仙；皮肤型可加白芷、焦山楂、红花；肾型可加寒水石、益母草；腹型可加小茴香、沉香；气血虚者可加黄精、何首乌。

3.小儿咳喘

小儿咳喘症是气管炎、肺炎、支气管哮喘等多种呼吸道疾患的主要临床表现，也是中医的一个临床证候，包含于小儿咳嗽、肺炎喘嗽等病症之中。外感因素是引发小儿咳喘的最主要原因，肺为娇脏，不耐寒热，六淫邪气犯肺，使肺失清肃，肺气上逆而发为咳喘。治疗总以宣肺降逆为则。经历病初的少痰、病程极期的痰热阻滞气道，至恢复期痰热渐消，多数患儿可康复，部分病变较重或体弱正虚之体会出现肺脾气虚之低热、痰浊未清之咳喘、肺阴大伤之燥咳等变症。小儿咳喘发病初期多因感受风寒之邪，风寒束表出现发热恶寒无汗、鼻塞流涕等表证，处方以辛温解表之麻黄汤为代表；而肺炎喘嗽极期多表现肺热痰热炽盛，多以麻杏石甘汤加减治疗。而王老治疗小儿支气管炎及肺炎，常处以自拟方剂，根据小儿生理病理特点，主张不宜过用宣散、解表、发汗之药，以防小儿稚阴稚阳之体被过汗耗营而伤及正气，多以护肺降逆、清化痰热之药为主。对处于恢复期的患儿，主张要照顾调理脾胃，慎用大苦大寒、大热大补之剂。其处方精巧独到，性能卓越。

（1）肺肝脾同治小儿咳喘

肺主气，司呼吸，主宣发肃降，其外合皮毛，内为五脏之华盖，其气贯百脉而通他脏，不耐寒热，易为内外之邪侵袭而为

7

病。病则宣降失常，肺气上逆发为咳逆、痰喘。肺是咳喘病变的靶器官，然五脏六腑皆令人咳，非独肺也，《景岳全书·咳嗽》云："外感咳嗽，其来在肺，故必由肺以及他脏……内伤之咳，先伤他脏，故必由他脏以及肺。"王老认为小儿具有肺常不足、脾常虚、肝常有余的生理特点，咳喘症多因肺胃蕴热及肺蕴痰热所致，治疗主张肺脾同治、肺肝同治。肺脾同治源于"脾为生痰之源，肺为贮痰之器"，痰是小儿咳喘发病过程中的病理产物及致病因素，小儿脾常不足，脾失于升清降浊及运化水湿，则酿生痰浊，阻塞气道，气机不畅而咳喘。脾土生金，五行相生，健脾助运可减少痰浊滋生，有利于肺络通畅。《灵枢·师传第二十九》曰"肝者，主为将，使之候外"，《灵枢·经脉第十》曰"肝是厥阴之脉……属肝，络胆，上贯膈……连目系，其支者，复从肝别贯膈，上注肺"。肝升肺降，木火刑金，五行互制，肺气的宣发肃降有赖于肝木的条达疏泄，小儿肝常有余，易致肝火犯肺，故要肺肝同治。

（2）肃肺降逆，清化痰热

王老治疗小儿咳喘以护肺降逆、清化痰热为总则，以自拟银黛汤加减化裁。银黛汤以银杏、青黛、寒水石、天竺黄、苏子、地骨皮六味药组成。方中青黛、寒水石、地骨皮清解肺热。青黛咸、寒，清热解毒消痰；地骨皮甘、寒，泻肺中伏火、退内外邪热、清热保津；寒水石咸、大寒，清脏腑内外之热，引热下行。苏子下气消痰、润肺宽肠，天竺黄清热豁痰开窍。天竺黄与青黛均归肝经，二药相伍泄热平肝，防治痰热惊风。银杏甘、苦、涩、平，入肺、胃二经，具有敛肺平喘之功，多用于病变后期收敛肺气、敛肺止咳；用于咳喘初期则常与宣肺药物同用，如定喘汤，方中银杏与麻黄相配，使肺气开合有度。这里王老将银杏作为君药用于咳喘发作期，是将银杏敛肺之功理解为护肺之意，在病变初期对肺脏及时予以保护，可以防止病变进一步深入、使病变局限。银黛汤组方简单精炼，药物组成别具一格，仔细揣摩方药组成发现，除肺经外，青黛归肝经，天竺黄归心、肝、胆经，地骨皮、寒水石归肾经，而肺朝百脉、心主血、肝藏血、肾藏先天之精血，人体之治不外乎血脉通畅、气血调和，王老遣方着眼于更深层次的血脉，清血分热毒，使血净脉秩，虽区区数药，功效更显力道。

处方加减：喘重者加莱菔子、瓜蒌；咳频者，加紫菀、乌梅、百合；烦躁者加钩藤、竹茹；恶心呕吐者加藿香、丁香、厚朴；食欲差者加草豆蔻、神曲、砂仁；腹泻者去苏子加赤石脂、木瓜。

（3）护肺降逆，健脾和胃

对于先天禀赋不足或病久脾虚胃弱之体，复感外邪致肺蕴痰热、咳喘痰促者，王老主张在清肺化痰的同时顾护患儿脾胃、培育气血化生。常用自拟处方：青黛、银杏、百合、草豆蔻、乌梅、木瓜。青黛、银杏体现护肺降逆、清化痰热；百合、乌梅固肺敛肺、生津止咳；草豆蔻、木瓜理气和胃、化湿消食。全方甘凉清润、肺脾同治、气血同调。

【医案传真】

1.腹泻案

马某某，女，5岁，1975年10月22日初诊。

患儿腹泻1个月，稀便，每日5~6次，有时为水样便。近半个月来腹泻加重，每日十余次，尿少，浮肿，在当地医院注射消肿针，并吃黄豆，2~3天后消肿。泻下物完谷不化，如稀玉米面样水便，量多，不吐。近日卧床不起，无力，不思食物，只饮水。查体：发育尚好，营养差，神志清，身倦，全身中度浮肿，心音低钝，双肺正常，舌淡无苔，上腭中黄二侧乳白。脉沉细缓。化验检查：心电图：T波各导普遍低平或平坦，各导均有明显u波，窦性心律，心电图不正常。血生化：白蛋白/球蛋白：2.3/2.9g/L，二氧化碳结合率30mmol/L，血钾3.08mmol/L，血钠137mmol/L，钙8.0mmol/L，肝功基本正常。大便常规：稀便，黏液（+）脓细胞0~1个/高倍视野，红细胞未见。末梢血常规：血红蛋白131g/L，白细胞20×10^9/L，中性细胞0.58，淋巴细胞0.4，杆状粒细胞0.02。

西医诊断：慢性腹泻，营养不良性水肿，低钾血症。

中医诊断：泄泻。

辨证：脾胃虚弱，脾失健运。

治法：健脾养胃。

处方：止泻合剂化裁。

茯苓9g、白术9g、莲子肉9g、赤石脂9g、芡实9g、肉豆蔻9g、伏龙肝9g，3剂，水煎服，每日1剂，同时给予西药补液对症治疗。

二诊：经以上治疗，入院第二日大便3次，稀便；3日肿消，心音有力，精神、食欲随之好转。

处方：茯苓3g、白术3g、伏龙肝9g、藿香10g、莲子肉9g、木瓜10g。再予3剂，水煎服，每日1剂。

三诊：大便每日1次，不成形，精神、食欲好。茯苓9g、白术6g、莲子肉9g、芡实9g、白扁豆9g。服药后情况佳，共治疗13天痊愈出院。

按：关于治疗腹泻常用药物，王老认为，肉豆蔻辛温可达温中健脾固涩止泻的目的，在腹泻重症初期、晚期均可用。丁香温中健胃，调气行气，可治胃痛，止吐泻。赤石脂酸收固涩止泻。伏龙肝收敛止泻。莲子肉健脾养胃。藿香清热祛暑、和胃止吐。乌梅酸收止泻、敛肺止咳，生津止渴。寒水石用于实热型患者，取其清热之效；用于虚寒型患者，配以肉桂使之不过于温燥，并有利水消胀之功；婴儿腹泻用此药，主要是起分利小便的作用。

草豆蔻、砂仁辛温健胃，止吐止泻，祛湿散寒，温中。在中药学用药禁忌"十九畏"中记载，官桂与赤石脂为相畏之药，王鹏飞老先生根据三代世传的实践经验，在配伍中应用二药不但未见其弊，反而有加强温中固涩之功。

另外，在腹泻患儿中，虚寒型占80%~90%，治疗上应以温中固肠、健脾止泻为主，其中温中药所占比例较大。温中药能调理脏腑功能，而治疗脾胃病正是重在调理脾胃功能。

2.小儿紫癜案

裴某某，男，5岁，1975年10月28日初诊。

九天来，患儿四肢不断出紫癜，伴腹痛。查体：精神欠佳，眼睑浮肿，心肺正常，腹软，脐周有轻度压痛，肝脾未触及，四肢有大小不等稍突出皮肤表面之紫癜，手足肿，腕踝关节肿有压痛，大便潜血阴性，血压120/70mmHg，血小板143×10^9/L。

西医诊断：过敏性紫癜皮肤、腹型。

中医诊断：葡萄疫。

辨证：气滞血瘀，血不循经。

治法：解毒行气，活血化瘀。

处方：青紫合剂化裁。

青黛3g、紫草9g、乳香6g、白芷6g、白及9g、红花9g。

二诊：服上方药2剂后，有时呕吐，脐周阵痛加重，出现蛋白尿及血尿。尿常规：尿色浅黄，蛋白（+），白细胞4~8/高倍视野，血压120/70mmHg。用下方：青黛3g、紫草9g、白及9g、乳香6g、焦山楂9g，4剂，每日1剂。

三诊：服上方药，腹痛加重，排柏油样便，血压110/70mmHg。上方加沉香面0.6g，（分二次冲服）。

四诊：服上方药，腹痛减轻，血压124/80mmHg。无大便。用下方：青黛3g、紫草9g、白芷6g、乳香6g、小茴香6g、沉香面0.6g（分二次冲服）。

五诊：服上方药，血压105/60mmHg，浮肿见轻，轻度腹痛，脐周有轻度压痛不适。继服上方药4剂。

六诊：已无腹痛不适，腹软无压痛，大便黄软，潜血检查阴性，尿浅黄清亮，蛋白阴性，镜检正常，浮肿消，躯干未见新皮疹。用下方：青黛3g、紫草9g、乳香6g、白及9g、小茴香6g。

按：此例患儿之过敏性紫癜为皮肤、腹型，腹痛明显，并排柏油样便。经王老治疗，服药10剂后腹痛止，大便正常，潜血阴性，尿常规正常，四肢浮肿消，病症基本痊愈。方中沉香为行气、降气、止痛之药。该药行气不伤气，温中不助火，又能暖下元、补肾壮阳，对腹痛、胃痛等症的止痛效果较好，此为下气补阳之品。沉香面常用量：一岁以下，每日0.3g，每日2次；一至五岁，每次0.6g，每日2次；五岁以上，每次1.2~1.5g，每日2次。

3.小儿咳喘案

杨某，男，2岁9个月，1975年8月5日初诊。

患儿1周来咳嗽，近3天发热，体温39℃以上，咳嗽加重，无痰，精神食欲均差，嗜睡。曾服用中药及抗生素、镇咳药无效。今晨体温高达40℃，血常规：白细胞：21×10^9/L，胸透：右上肺炎，收住院。查体：发育营养良好，精神差，右上肺叩诊浊音，呼吸音减低，左肺呼吸音粗，体温39℃，呼吸48次/分，心率128次/分，腹软，肝肋下2cm，舌苔白，上颚红、中柱黄，脉沉数。

西医诊断：支气管肺炎。

中医诊断：肺炎喘嗽。

辨证：肺胃蕴热。

治法：清热肃肺。

处方：银黛汤加减。

青黛3g、银杏9g、寒水石9g、瓜蒌9g、天竺黄9g，2剂，日1剂。

二诊：患儿服上方2剂后咳减，但体温仍高。上方去瓜蒌，加地骨皮9g。

三诊：患儿服上方药1剂后热退，3剂后精神、食欲均好转，右肺底叩浊，呼吸音稍减低，服下方：青黛3g、银杏9g、寒水石9g、莱菔子9g、木瓜9g。4剂，每日1剂。

四诊：患儿服上方药4剂后，右上肺叩诊已不浊，呼吸音恢复正常，肝肋下1cm，胸透：右上肺炎较前明显吸收，末梢血白细胞：13.3×10^9/L。带药出院，方药如下：青黛3g、银杏9g、寒水石9g、木瓜9g、草豆蔻3g。

按：患儿表现高热、嗜睡，咳嗽无痰不喘，舌苔白，上颚红，中柱黄，辨证以肺胃蕴热为主，予青黛、银杏、寒水石清泄肺胃之热、护肺降逆止咳；患儿有嗜睡表现，为肝热所致，予天竺黄与青黛配伍清泄肝热。热退后再予木瓜、草豆蔻化湿和胃，消食化滞善后。

（甄小芳　整理）

王伯岳

融汇寒温、宗诸家之旨，开创中医儿科新纪元

【名医简介】

王伯岳（1912~1987年），四川省中江县人，现代中医儿科学家泰斗。

1955年王伯岳随父调入中国中医研究院。历任中国中医研究院研究员，西苑医院儿科主任，中国中医研究院学术委员会副主任委员，中华中医药学会儿科分会创会会长，中华人民共和国药典委员会委员，农工民主党中央副主席，第七届全国政协委员，全国政协医药卫生工作组副组长等。

王伯岳三代业医成都，均以儿科闻名，誉满蜀锦。祖父王焜山8岁即孤，光绪年间携全家逃荒至成都，种药贩药，学医行医。其父王朴诚，早年在丰都县陈家"福源长"中药栈学徒。师满后回成都开店行医，被成都百姓誉为"王小儿"。王伯岳6岁时被送到四川高等师范学校（现四川大学前身）四川名儒刘洙源先生处读私塾。16岁时，在成都"两益合"药店当徒学药。3年出师后，拜师成都名医廖冀阶研习仲景学说和治疗温热病之经验。王伯岳是享誉中外的学问大家、学术大家、临床大家，被北京群众誉为"小儿王"。学术上朔灵素内难、融汇伤寒温病、宗钱乙幼科之旨、汇金元各家之说，临证精于辨证，注重天人合一，重视小儿体质因素及四时气候变化的影响，力倡小儿阳常有余、阴常不足。他尤其强调脾胃在小儿的生长发育、疾病防治上的重要作用，对脾胃有深入研究并有独到见解，主张小儿脾胃以理脾助运

为主，不可一味壅补，具体有祛邪护脾、利水和脾、消导运脾、健运补脾等不同治法。他熟谙药性，处方用药出神入化，用药精审，处方严谨，变化出入，十分精辟。强调攻不伤正，补不碍滞，十分重视小儿生生之气。其学术成就与人文贡献反映在《王伯岳医学全集》中。

【主要学术思想】

一、渊源有自，融汇诸子百家

王伯岳对《素问》《灵枢》《伤寒论》的研究很深，并融会贯通，应用于临床。他常说：不学好《黄帝内经》，辨证就无"法"可依；不懂得仲景就无"方"可循。钱乙关于小儿生理特点"五脏六腑，成而未全，全而未壮""脏腑柔弱，肌肤薄弱"，就是从《素问·奇病论》"婴儿者，肉脆血少气弱"的认识中发展而来的，并由此而悟出"易虚易实，易寒易热"的病理特点。仲景之学是继承和发扬的典范，仲景"勤求古训，博采众方"，善于运用。有人说，仲景方对儿科不太适用，王伯岳的看法与此正好相反。他说，钱乙的许多立论和制方，都是依据《伤寒论》的，著名的六味地黄丸即是金匮肾气丸化裁而来的，钱乙的调中丸、温中丸、麻黄汤、甘桔汤、泻心汤、二圣丸、三黄丸、玉露散等，都是源于仲景。

丹溪学说中最著名的论点是"阳常有余，阴常不足"。然阳主乎动，阴主乎静，人的生命活动即阳动的状态，而对于生机蓬勃、发育迅速的小儿来说，更是阳动不已，阳气是旺盛的。小儿机体形质又是幼小的，加上由于生长发育的需要对水谷精微的需求就更加迫切，这些都构成了阴不足的状态。这种生理特点，即是"动多静少，阳旺阴弱"。这种阴阳偏盛，并不是病态的，而是生理性的体质类型，都是《黄帝内经》"阴平阳秘"的总的阴阳动态平衡的范围之内。由于小儿有这种"阳常有余，阴常不足"的生理特点，因此在发病上常出现"阳易亢，阴易乏"的病理反应，如小儿热病多，易化火动风，易伤津耗液，丹溪总结为"肝只是有余，肾只是不足""小儿易怒，肝病最多"，这是符合儿科临床特点的。"阳常有余"则多从热化，"阴常不足"则多耗液，因此护养阴液，清热泻火，平肝息风，是儿科常用的治法。

河间学说的核心是六气为病多化火热。王伯岳还对河间创立的双解散等著名方剂的组方原则非常赞赏，小儿之病非外感即内伤饮食，表里兼病十分常见，表里双解、肺胃并治是儿科临床上的重要法则，双解散的治疗法则为儿科治疗开一法门。

东垣学说以脾胃立论，而脾胃对于小儿来说尤其重要，历代医家十分重视小儿脾胃，万全提出小儿"脾常不足"，是东垣脾胃学说在儿科方面的发展。王伯岳治小儿脾胃见解独到，认为不可壅补，而应以调理为主，调理之法贵在健运。脾胃寒湿者，治以温燥升运；脾胃燥火者，治以甘寒滋润；脾胃壅滞者，行滞以助运；脾胃虚弱者，温养以健脾。

子和学说以汗、吐、下攻邪而著称。小儿热病多，实证多，皆宜祛邪除实。邪在表者，宜汗宜表；邪在里者，宜攻宜下；饮食内停，可引而吐之，亦可导而下之。万全说：小儿之病，"不可喜补而恶攻"，亦"不可喜攻而恶补"。关键在于把握病机，适时而施，适可而止。张子和虽以汗吐下著称，但对小儿之治也很注意不可攻伐伤正。王伯岳治疗小儿疾病，单纯用补的时候不多，而是十分重视祛除病邪，调整机能，"攻不伤正，补不碍邪"。

二、辨证以八纲为基

儿科辨证，对四诊的原始资料要注意去伪存真，去粗取精。王伯岳认为，表里不仅指外感内伤和疾病的部位层次深浅，而且还指疾病发生发展的病机变化关系和疾病的轻重缓急治法关系，一部《伤寒论》就是围绕着表里，治法用药也以表里为准绳，是先当救表，还是先当救里，还是表里兼治，在表里当中又细分层次。小儿之病以外感居多，而且往往表里相兼，表里辨证论治就显得尤为重要。表里，不仅仅指外感、内伤，也不是仅指疾病的部位，还包含疾病的深浅、轻重，以及它的转化。例如外感性疾病，如表邪不解，可以入里，所以有半表半里或表里兼病。而内伤性疾病，如夹杂外邪，也可出现里证兼表证。

辨外感内伤：小儿发热惊啼，鼻塞、咳嗽声重者属外感。怕风自汗者为伤风；恶寒无汗者为伤寒；口渴喜饮，面垢齿燥者为伤暑；身重神倦，便泻溺涩者为伤湿；发热咳嗽，痰黏声哑者为伤燥；面赤唇焦，口燥舌干者为伏火化热。小儿嗳气呕酸，恶心呕吐或腹泻，手足心、腹部热，烦躁不安者为内伤饮食。

辨寒热：小儿面白，唇青，手足冷，出气冷或泻利清白，发热或不发热，口不渴，腹痛悠悠无增减或恶心呕吐，喜就暖处，脉来沉迟无力者，俱属寒证。小儿发热，手足心热，面红唇干，舌燥口渴，口唇生疮，口中热臭，大便秘，小便赤黄或下痢黄赤，肛门灼热，喜饮凉水，腹中热痛，喜就冷处，脉来洪数者，俱属热证。

辨虚实：小儿面白无神，懒言气短，不思乳食，腹膨满不痛，二便如常，神倦喜卧，眼喜闭，睡露睛，手足无力，以及久吐胃虚，久泻脱肛脾虚，自汗表虚，自利里虚，脉来微细无力，与行迟、发迟、齿迟、解颅、鹤膝等，多由肾气未充，元阴不足，俱属虚证。小儿发热无汗为表实，腹热便秘为里实，以及心胸胀闷，腹中膨胀，恶心嗳气，呕吐酸水，手足有力，腹痛拒按，两脉洪实有力者，俱为实证。

三、注重小儿脾胃，以理脾助运为大法

王伯岳对小儿脾胃研究甚有建树，提出以理脾助运为大法，见解精辟独到、开创先河。他认为脾胃调理应从脾胃的生理病理特点入手，一方面脾胃是一对具有升降、燥湿、纳化，既矛盾又功能协调的脏腑，对脾来说，化（利）湿即和脾，升阳则健运；对胃来说，清热即是清胃，养阴即是养胃。另一方面，小儿脾常不足，这种脾常不足并不完全是虚证，在生理上是脾胃功能尚未健全，而机体对水谷精微的需求尤为迫切的状态，在病理上既有虚证，也有实证，而且虚实夹杂。具体体现在：

（1）祛邪护脾

小儿脾常不足，易为外邪所侵，外邪侵袭又常影响脾胃功能，此时的治疗以祛邪为主，调脾为辅，而且在祛邪的同时特别注意护脾，即祛邪安正。比如外感风寒暑湿，影响及脾胃，则表里兼病，邪重者则以祛邪为主，但一定要护卫脾胃。藿香正气散就是常用方剂之一，在疏散外邪的同时兼以芳香化湿、行气助运，维护脾胃的正常功能，促进疾病的康复。若外邪化热入里，导致胃热亢盛，则应在清泄阳明气分热盛的同时，注意护胃之气阴。常用的白虎汤中的粳米、甘草，葛根芩连汤中的甘草、葛根，均是护卫滋养胃气胃阴的药物，不可忽视。再如钱乙常用的二圣丸（黄连、黄柏）、三黄丸（黄芩、黄连、大黄）的用法，均以米汤饮下，也即是护养胃气。王伯岳对上述用法甚为赞赏，并在临证应用中有所发挥，还常选用生稻芽、生谷芽来养护胃气；另一方面清热祛邪之品不过用，中病即止或衰其大半，而及时护胃护脾。稻芽、麦芽，炒用则消食，生用则养胃气。

（2）利水和脾

水气痰饮均为脾胃所生，又困阻脾胃，治之之法化痰湿、利小便、运脾胃。二陈汤是化痰湿的代表方，五苓散是利小便的代

表方，这些方剂中除祛除痰湿水饮的药物之外，还往往佐以行气健脾助运的药物，所谓气行则水行，脾运则痰除。王伯岳在临证时十分注重行气健脾助运的用药，这是他调理脾胃的特点之一。

（3）消导运脾

王伯岳在治疗这类病证时，强调消导与运脾相结合，而且注意在消导时护扶脾胃。积滞重者用木香槟榔丸或枳实导滞丸，消食、导滞、通下相结合，但须注意中病即止，然后调养脾胃健运收功，避免壅补碍脾；积滞轻者用保和丸，积滞伤脾，亦不可久用消导之品，以免损伤脾胃；虚实相兼者，即积滞伤脾或脾虚夹积，用枳术丸或曲麦枳术丸，健脾与消导并用。

（4）健运补脾

补脾之法用于脾虚之证，而补脾之要在于健运而不在壅补，常用方剂如七味白术散、五味异功散。这类方剂除用参、术补脾益气之外，更有行气之陈皮、木香、藿香之类，能悦运脾胃。若脾气下陷，可用补中益气汤；若脾胃虚弱，气血不足者，可用归脾汤。但对于壅补厚腻之品的运用，宜配合行气悦脾助运。对于胃阴虚弱，宜用甘润养阴，如沙参麦冬汤、生脉散，亦应注意避免过于滋腻碍脾。

四、用药审慎，善于变化，临证重视四时变化

在论治上，王伯岳立法严谨，用药审慎，善于变化。他认为中医治法虽有八法之不同，但不外《黄帝内经》所云"损有余，补不足"二大法。"邪气盛则实，精气夺则虚"，凡是以祛邪为目的者，可统称为泻法；以扶正为目的者，统称为补法。在实际运用当中，如通便、清热、利尿、降火、发汗、催吐、降逆、涤痰、祛瘀、除湿、软坚、散结、解郁、导滞、消食、逐饮，等等，都是泻法，不能将泻法简单理解成泻下。仲景的五个泻心汤，钱乙的泻白散、泻黄散，以及龙胆泻肝汤等，都不是专用于

通便的，但都名曰"泻"，即是此意。又如滋阴、补血、益气、温阳、敛汗、固精、养心、健脾、补肾、润肺、柔肝，等等，均是补法，仲景的肾气丸，钱乙的地黄丸，东垣的补中益气汤，以及四君子汤、四物汤等，皆为补法的代表方剂，也未必皆用血肉有情之品。

王伯岳用药知常达变，十分精细。他从小学药，对药物的形态功用、炮制采集均十分熟悉。他的处方，看似平淡无奇，却内涵深刻，切中病机，丝丝入扣。他认为经方、时方都是古代医家在长期医疗实践中的经验总结，其中立法严谨、组合得当、疗效确切的方剂很多，但在具体运作时要根据病情变化灵活变通。如治疗哮喘，经清肺平喘治疗后症状缓解，肺气初复，表卫不固，营卫失调，予益肺养阴、调和营卫，处方仿生脉散、桂枝汤意出入。由于肺气初复，哮喘甫息，不用五味子，恐其酸敛留邪，又以桑枝易桂枝，辟其辛燥耗阴。这样一来，整个处方就专于益肺育阴、调和营卫，性味功能和谐一致。王伯岳说，桑枝易桂枝乃一变法耳，非一定之法，就桂枝汤而言，还是应该用桂枝。又如用麻杏石甘汤，王伯岳的经验是麻黄与甘草等量，麻黄辛以开之，甘草甘以润之，合乎肺之生理需要，等量应用以防麻黄辛散之偏，相辅相成。又如用参苏饮治风寒咳嗽，不是气虚的，则不用人参。他常说："参苏饮虽以人参、紫苏命名，不一定非用人参不可，而是在一定情况下可以用人参，也可以不用人参。"小儿咳喘，容易肺胃同病，他经常加入导滞和胃之品，如莱菔子、神曲或炒三仙、枳实等，使脾胃和而痰湿不生。再如用姜：生姜散寒止呕，用于风寒外袭或胃中停饮之证；干姜温里祛寒，用于虚寒内盛之证；炮姜经过炮煨，去其辛燥之弊而专于温中止泻，小儿脾胃虚寒多用炮姜，是因其性味较干姜温和而与脾胃无碍；干姜则温阳祛寒之力强峻，适用于脾肾阳虚而偏于肾阳虚寒者，如四逆汤；干姜也常用于寒痰哮喘如小青龙汤，取其辛燥峻烈以温化寒痰内饮。又如治小儿积滞，常用行气导滞之品，槟榔力峻，体质尚盛多用之；体质虚弱者则多用枳壳；其他行气导滞之品如厚朴、枳实、莪术、三棱以及木香、香附、陈皮、佛手，均量其虚实大小而用之，做到攻不伤正。王伯岳常说："工欲善其事，必先利其器"。

王伯岳往往结合时令气候变化加减用药。如冬春寒甚，多用荆防、紫苏辛温发散，甚则麻桂、细辛；夏多暑湿，多伍藿佩、香薷芳香透泄，以及滑石、芦根、薏苡仁、白扁豆之类淡渗疏利；秋多燥气，常用桑菊、芦根、沙参、麦冬之类辛凉甘润。某些慢性疾病，若病情变化与时令相关，则必须结合时令主气兼顾治疗。

五、临证经验

（一）小儿外感发热

王伯岳认为小儿外感发热，多由寒而热、由表及里，因此在临床上每易见到寒热互见，表里相兼之证，提出辛温与辛凉并用和表里双解。

1.辛温辛凉并用

外感为病，有感于风寒者，也有感于风热者，更有风寒风热相兼而形成寒热杂感之证者。若感受风寒，而从热化；或素有里热，热为寒闭，均造成寒热错杂之证。但无论何种原因引起，此时病机重心在表。小儿机体一般多里热，一经感冒易寒从热化或为寒闭，形成寒热夹杂之证。单用辛凉，往往汗出不透；单用辛温，又往往汗出而热不解。多辛温辛凉同用，自能风寒风热两解。

偏于表寒明显的，用荆防葱豉汤（荆芥、防风、羌活、苏叶、白芷、葱白、淡豆豉、薄荷、竹叶、黄芩、甘草）。偏于表热明显的，用银翘散加减（金银花、连翘、淡豆豉、牛蒡子、竹叶、防风、大青叶、黄芩、薄荷、荆芥穗）。夏月感触暑湿的，用加减二香汤（香薷、藿香、金银花、连翘、黄芩、竹叶、枳壳、滑石、甘草）。

流行性感冒，寒郁热重的，用银菊解毒汤（金银花、菊花、板蓝根、薄荷、黄芩、连翘、荆芥、羌活、生石膏、甘草）。热毒重者，加蒲公英、大青叶、山栀子之类；寒郁重者，加紫苏、防风、白芷；兼夹湿邪者，加藿香、丝瓜络、苍术。

2.表里双解

小儿外感发热总以热证、实证为多，并往往兼夹里热或兼夹食滞，形成表里同病或表里不和，单独使用解表药往往汗出而退，但汗出后又复热，所以用解表药的同时，必须佐以清里热药，如夹有食滞则应佐以消食导滞之味。

临证之时，由寒化热入里或素体内热，里热明显，在解表方的基础上酌加生石膏、寒水石（热盛者两药同用）、知母、黄芩、天花粉。里热甚，除寒凉直折外，还应注意逐邪外出，适加利尿导赤（加导赤散）、攻下泻火（合用承气汤），同时加强透散之力，用竹叶、薄荷之类。若热邪郁而成毒，则重用紫花地丁、大青叶、板蓝根、金银花、连翘、黄芩、黄连、黄柏之类或以三黄石膏汤为主治之。兼夹里滞，由于食滞内蕴，治以消导清热，轻则合用保和丸，重则加承气汤或枳实导滞丸。兼有痰盛，多见于肺炎喘嗽，以麻杏石甘汤为主，合葶苈子、莱菔子、槟榔、瓜蒌、贝母、黛蛤散等，便秘加牵牛子、生大黄。

（二）长期发热

1.长期低热

王伯岳认为：除热病后的阴虚内热、大病后的体虚发热之外，一些不明原因的低热多从积滞、湿热论治。

积滞发热习用方：连翘、胡黄连、槟榔、枳壳、莱菔子、焦三仙、熟大黄、知母、甘草，汗多加地骨皮、桑白皮。

湿热蕴滞习用方：蒿芩清胆汤合清络饮加减（青蒿、秦艽、滑石、木通、丝瓜络、忍冬藤、知母、黄芩、桑枝、甘草、侧柏叶）。若舌苔中心黄腻厚积，体质较壮实者，可用达原饮加黄连治疗。

2.长期高热：王伯岳善用达原饮治疗高热或久热。小儿体质尚实，用清、利、通下效果都不好时，可用吴又可溃邪法，予达原饮，往往一二剂后体温反增，然后汗出而解。其证为发热日久或持续高热或忽高忽低或寒热往来，神识尚清，表情呆滞，面色苍黄或见烦躁，舌苔中心厚腻或满舌厚腻苔。习用方为达原饮加黄连、生石膏。

（三）咳嗽

小儿腠理不密，易感风邪，首先犯肺，肺失清肃则发为咳嗽；又因伤食积滞而致脾湿生痰，痰湿内蕴，肺气郁而不宣也发为咳嗽。肺为水之上源，肺气不宣又影响水津的输布，加重脾湿，以致恶性循环。若久咳伤肺，虚火上泛，肾气亏损而成虚痰。王伯岳认为：就其治法，总括起来不外三法，即《小儿卫生总微论方》指出的：风则散之，盛则下之，久则补之。

所谓"风则散之"，就是发汗法，即丹溪的"行痰开腠理"。所谓"盛则下之"，小儿最易伤食伤脾，积滞化热，腹胀食减，痰湿阻滞，影响肺气，咳即作呕作吐。咳即作呕作吐是为胃咳，朱丹溪说："五更咳多者为胃中有食积""上半日咳多者此属胃中有火"，等等，这类咳嗽属肺胃不和，积热内蕴。如见大便干结，腹胀气粗，可用下法，往往一经泻下即热去咳止，肺与大肠相表里也，即"盛则下之"。但须注意，不能峻下，只宜轻下。泻下之义不单是通大便，清热、泻火、利小便，使邪从下达，都为泻下，临床上常用之泻白散、导赤散、葶苈大枣泻肺汤等都属于此。所谓"久则补之"，久咳伤肺，又常常累及脾肾，形成虚证。临床上常见久咳不止，咳声无力、体弱消瘦、纳少便溏，是为肺脾两虚，宜补脾益气，即培土生金之法。若虚热上泛，口燥咽干，潮热多汗，甚或咯血颧红，是肺肾阴虚，宜养阴清肺。皆属"久则补之"。

临证时：

风寒咳嗽，喜用杏苏散加减，杏仁、紫苏、桔梗、枳壳、前胡、荆芥穗、薄荷、黄芩、甘草。

风热咳嗽，甘桔汤加味，桔梗、甘草、荆芥穗、薄荷、杏仁、瓜蒌、黄芩、连翘、芦根。咽部红肿加牛蒡子、板蓝根；气粗口渴加生石膏、知母；鼻衄加牡丹皮、山栀子；痰多加枳壳、莱菔子；咳甚作呕加枇杷叶、竹茹以肺胃两清；大便干燥加熟大黄轻下之。

食滞咳嗽，用双解散加减，桔梗、枳壳、杏仁、瓜蒌、炒三仙、黄芩、陈皮、甘草。腹胀痞满加厚朴、青皮；口渴喜饮加天花粉、石斛；发热甚加生石膏、知母；烦躁津少加葛根、麦冬；大便干结加熟大黄；小便短赤加车前草、滑石；潮热多汗加地骨皮、桑白皮。

暑湿咳嗽，用清肺汤加减，杏仁、冬瓜仁、连翘、桑叶、茯苓、桔梗、甘草、鲜荷叶。气短虚烦加沙参、麦冬、五味子。

肺燥久咳，清肺汤加减，茯苓、生地黄、杏仁、浙贝母、栀子、知母、麦冬、桑白皮、地骨皮、甘草。鼻衄甚者加生地榆、侧柏叶。

肺虚久咳，紫菀汤加减，炙紫菀、款冬花、沙参、麦冬、知母、茯苓、川贝母、甘草、地骨皮。

脾虚久咳，百合汤加减，百合、紫菀、党参、白术、茯苓、半夏、陈皮、五味子、款冬花、炙甘草。气弱多汗加黄芪、浮小麦。

肾虚久咳，地黄汤加减：生地黄、山药、牡丹皮、茯苓、山萸肉、泽泻、白前、紫菀、百部。虚寒甚者加附子、肉桂，烦躁失眠者加知母、黄柏。

（四）哮喘

王伯岳认为，小儿哮喘的主要成因，系由于肺、脾两经的气不足，不耐风寒所致。哮喘为病，有虚实之分：一般急性支气管哮喘多为热证、实证；一般肺脾气虚，反复发作，已成慢性的，多为寒证、虚证。因此，小儿哮喘之病的辨证，不外寒热虚实。但是，寒热的转化，虚实的互见。哮喘的发作，总有它的诱因，如外邪、痰湿、积食等。在治疗时，既要看到局部，也要注意到整体；既要治标，也要治本。着重于分别先后缓急。

在治法上，王伯岳认为，在哮喘发作期，以平喘为主，采用宣肺、散邪、祛痰、定喘的方法。因喘急痰壅、肺胀胸满这类症候的出现，往往因寒邪或风热使肺气闭塞所致；而痰火内郁，又会使肺气上逆，出现痰阻、气促。所以，宣肺、散邪实际就是开闭、降逆，使肺气肃降的功能正常。

王伯岳认为，无论寒热，在哮喘发作时，都应首先考虑平喘。麻黄善于宣肺气，散风寒，为肺经专药，平素用以治热喘的麻杏石甘汤加味及治寒喘的小青龙汤加味，都是由《伤寒论》中的麻黄汤衍变而来的。麻黄汤治"恶风无汗而喘者"；麻杏石甘汤治"汗出而喘，无大热者"；小青龙汤治"伤寒表不解，心下有水气，……或喘者。"麻杏石甘汤以宣肺气的麻黄为主，加上清气分热的石膏，苦降的杏仁，清热润肠的甘草，故有宣肺、清热、降逆、润肺的作用，作为治小儿热喘的主方是行之有效的。至于寒喘，则应以温散、辛开、酸敛、苦降为治。小青龙汤中的麻黄、桂枝、细辛、半夏、干姜都是辛温药，佐以酸苦的白芍、五味子，补脾润肺的甘草，故能温散肺寒而化痰饮，对于风寒闭肺、气逆痰多的一般寒喘较好，作为治疗小儿寒喘的主方也是行之有效的。关于虚证的治疗，在哮喘发作时，应看到正邪两个方面，往往是会出现正虚邪实的情况。如单一的补，则病邪稽留难去；如单一的攻，则正气会更加受损。补脾、补肾，应在哮喘稍微缓解时进行。小儿虚实容易转化，无论攻补，都不宜太过。同时，无论热喘或寒喘，往往伴有消化不良，即所谓夹食。食滞则容易生痰，故治疗时，除消食外，还应重视祛痰。治食痰用枳壳、桔梗、莱菔子等；治热痰用瓜蒌、竹沥、天竺黄之类；治燥痰用贝母、知母之类；治湿痰用半夏、陈皮之类。而祛痰定喘、泻肺行水的葶苈子，清肺化痰、软坚散结的海浮石、海蛤粉，下气消痰、利膈宽肠的苏子等，对于小儿咳喘痰多者较为适宜。

小儿哮喘经过治疗，喘吼平息，病情缓解以后，要防止其复发，必须善于调理。王伯岳认为，调理的重点在于扶正补脾，他习用清肺养脾汤（南沙参9g、北沙参9g、炒白术9g、天冬6g、麦冬6g、山药9g、莲子肉9g、橘红9g、桔梗9g、甘草3g）作为善后之方。

（五）肺炎

小儿肺炎，主要是由于温邪犯肺，肺气不宣，所以出现发热、咳嗽、痰多、气促、喘憋等症。《医宗金鉴·幼科》所称之"风寒喘急""火热喘急"，以及近代中医书籍所称之"肺风痰喘""肺闭喘咳"等，皆系指本病而言。治法，采用宣肺祛痰、清热解毒、定喘止咳为主。

肺炎是一种热证，即使有寒邪，但内蕴热邪，故多见寒包热郁之证。单一解表，往往汗出而热不解，甚则持续不退。所以，在宣通肺气的同时，必须清肺热、降温毒。而用以解表的方药中辛凉应重于辛温，以免化热化火或过于发散，使津液受伤。

至于其他变证，如火热闭肺，发热持续不退，则应着重泄热；如出现昏迷、抽风，则应着重息风、开窍；如出现气阴两虚，则应育阴潜阳。而小儿肺炎多为上盛下虚之证，如高热、喘憋、鼻翼扇动等热象不解，又同时出现四肢厥冷、小便清长、大便溏泄、腹胀等症，则应当考虑既要开闭泄热，又要存阴救逆。对心阳衰竭者，则应回阳救逆。

临证时，肺炎轻证，方用麻杏石甘加味 第一方：炙麻黄、苦杏仁、生石膏、黄芩、金银花、连翘、板蓝根、甘草、淡竹叶。汗多加薄荷、桑叶，去麻黄；咳甚加前胡、枇杷叶；喘甚加葶苈子、莱菔子；热甚加知母、山栀子。肺炎重证方用麻杏石甘汤加味 第二方：炙麻黄、苦杏仁、生石膏、连翘、板蓝根、知母、山栀子、鱼腥草、黄芩、甘草。喘甚、痰多加苏子、葶苈子；口渴喜饮加天花粉、玉竹；大便干燥、腹胀满加熟大黄、枳实。肺炎重危证方用生脉散加味：党参、麦冬、五味子、玄参、生地黄、莲子心、石菖蒲、天竺黄、连翘、甘草。肺炎恢复期方用清和汤加减：南沙参、麦冬、青蒿、黄芩、生稻芽、知母、桑白皮、地骨皮、甘草、枇杷叶。

肺炎重证，症见高热持续不退、昏迷、抽风、虚脱等。

清肺泻热，适用于温邪化热。症见高热持续或起伏，口干渴，烦躁不宁，舌绛苔黄，脉洪滑数。方用三黄石膏汤加味：黄连、黄芩、黄柏、生石膏、板蓝根、大青叶、知母、紫花地丁、赤芍、甘草。

开窍化浊，适用于热闭清窍。症见神识不清，昏迷或妄言谵语，狂躁不安，舌苔黄腻，脉洪数。方用清肺饮加减：生地黄、生石膏、郁金、知母、山栀子、麦冬、石菖蒲、黄连、黄芩、薄荷、甘草。

息风镇惊，适用于肝风内动。症见抽搐，项强，两目上视，甚则角弓反张，牙关紧闭，苔黄或白，脉弦滑。方用钩藤饮加减：钩藤、天麻、清半夏、白僵蚕、水牛角（先煎）、连翘、地龙、生白芍、生桑枝、甘草。回阳救逆，适用于心阳衰竭。症见上盛下虚，高热气喘，四肢厥冷，汗多，舌尖赤，无津，脉虚大。方用参附汤加味：人参、制附片、五味子、生龙骨、生牡蛎。

育阴潜阳，适用于气阴两虚。症见精神萎顿，面色青灰，两颧淡红，四肢厥冷，气急鼻扇，出冷汗，舌尖红少津，脉细数。方用复元汤加减：红参、制附片、熟地黄、生龙骨、生牡蛎、生龟甲、生鳖甲、炙甘草、知母、白芍。

（六）腹泻

小儿腹泻发病后，在临床上多是虚实夹杂，王伯岳在临诊时十分重视小儿舌诊。舌质淡苔薄苔少者是为脾虚，舌苔厚腻即使体弱也有积滞，分清脾虚与湿滞是治疗的关键，否则易患虚虚实实之戒。脾虚有因于积滞伤脾或湿困脾虚，有素体脾弱，症见神疲，不活泼，食则腹胀，食已则泻，舌质淡，四肢不温。积滞则有食积、虫积之别，尚需考虑有无化热。虫积者或有虫斑或舌上红点，脐周经常疼痛。食积者厌食呕恶，腹痛即泻，泻后痛减或便而不畅，苔腻厚或垢。若舌质红，苔转黄色兼见低热烦躁、夜寐不宁、汗多是有化热之象。

根据临床所见，一般可分为寒湿泻、湿热泻、伤食泻、脾虚泻四大证，治疗上有寒者温之、热者清之、湿者燥之，也有分利升提之法，食滞者消导之，虚者补之等几种治法，由于小儿易寒易热、易虚易实，应注意用药时寒热并用，消补兼施。尤宜要注意"补不碍滞，消不伤正"，既不过于辛燥峻补，也不宜过于苦寒攻伐。兼有表邪，一定要解表祛邪，做到表里双解，否则表邪未除，里证腹泻也不愈。

临证时，寒湿泻用理中汤合五苓散加减：白术、茯苓、苍术、泽泻、党参、炮姜、陈皮、生稻芽、猪苓、甘草。寒甚肢冷者加制附片，腹部寒痛甚加吴茱萸、木香。若外感风寒，内伤湿滞，未化热者用藿香正气散：藿香、白芷、紫苏、大腹皮、厚朴、白术、茯苓、陈皮、半夏、桔梗、甘草、姜、枣。此方表里双解，方中桔梗既有宣肺，也有提升之意。

湿热泻用香朴散加减：藿香、厚朴、陈皮、茯苓、泽泻、苍术、黄芩、黄连、六一散、木通、炒三仙。香朴散：也是表里双解之剂。治湿滞化热，燥湿与分利同用，导滞与清解并施。热偏重，高热烦渴，汗多溲赤而短。用葛根芩连汤加减：葛根、黄芩、黄连、木香、连翘、厚朴、焦槟榔、藿香、苍术、甘草。大便泄泻不爽，有黏液者，加熟大黄。葛根芩连汤也是表里双解之剂，而偏于里热下迫。方中甘苦相合，既能清肠，又能和胃。常加藿香、苍术，芳香化浊燥湿；加焦槟榔、焦三仙、厚朴、木香行气导滞；若热入血分，损伤血络，而见下红，则加金银花、连翘之类；若热结旁流，滞泻不爽，腹胀腹痛，可加大黄推荡泻热，亦通因通用之法。

暑偏重，腹泻暴注，发热口渴，头痛烦闷。用二香散加减：藿香、香薷、生稻芽、连翘、白术、厚朴、陈皮、大腹皮、茯苓、六一散、黄连、黄芩。二香散也是表里双解之剂，此以治暑湿伤脾，多用于暑湿腹泻并有寒热者。暑热伤气，气弱神疲者，合生脉散。此为湿热伤耗气阴，致气阴两虚，以此方为主，酸甘化阴。

伤食泻用保和丸加味：神曲、山楂、莱菔子、茯苓、泽泻、黄连、苍术、陈皮、连翘、桔梗、甘草。干呕者，加藿香、葛根。若积滞较甚，加槟榔、大黄、枳实之类。

脾虚泻用钱乙白术散加减：太子参、白术、茯苓、陈皮、藿香、木香、葛根、黄芪、生稻芽、炙甘草。手足不温，腹中痛，加白芍、桂枝。泻止后，可用五味异功散调理。若气虚下陷，大肠失固，久泻不止，可加木瓜、诃子、乌梅、分心木，以酸敛之。王伯岳常常将方中四君易为四苓，既健脾利湿，分利升提，又无甘壅之弊，屡用屡验。

王伯岳治疗小儿腹泻用药还十分注意辛开苦降，辛苦甘相合，酸甘相合。辛，能散能燥，散表邪，燥脾湿，化秽浊，疏通升提气机。药物：藿香、紫苏、大腹皮、干姜（生姜）、桔梗、葛根。苦，能清能降，亦能燥坚，清热解毒固大肠。药物：黄芩、黄连、黄柏、连翘、金银花、苦参、大黄。而枳实、槟榔、苍术、厚朴、木香、陈皮本身即是辛苦相合之品了。甘，甘淡渗利，能和中缓急，渗淡利湿。药物：茯苓、薏苡仁、滑石、车前仁、灯心草、猪苓、泽泻、甘草、石斛等。酸，能敛能涩，能缓急止痛。药物如：乌梅、白芍、五味子、马齿苋、木瓜、石榴皮。特别是久泻伤阴，尤宜酸甘化阴。在初期、中期，尤其是夹有表邪者则不宜。王氏认为：脾胃为一对表里，一湿一燥，一升一降，一阴一阳，对立统一，辛开苦降是调理脾胃的大法，而甘入脾，健脾和胃，辛苦甘相合共奏燮理脾胃之阴阳，疏理升降之气机的功用。若脾弱则肝旺，久泻伤阴，则应加入酸敛。

（七）急、慢性肾炎，肾病

王伯岳认为：小儿急性肾炎，一般说来热证、实证较多。如表邪重，应用发汗法；如小便短少赤涩而浮肿较甚，应用利水法；如表里皆实，则以表里双解为法。与此同时，还要注意到患儿体质的虚实。如体质虚弱，症见浮肿而小便自利，腹胀气短，手足厥冷，口不渴，则属于虚寒，应以温肾实脾之剂为治。由于小儿易虚易实，易寒易热。在疾病的表现上多为表里兼病，寒热夹杂，虚实互见。急性肾炎如此，慢性肾炎亦是如此。前者是实中有虚，后者是虚中有实。所以，在治法上，不要因为证实而过于消；也不要因于证虚而过于补。就是实证、热证，也要审慎。"肾无实证"，不是肾阳不足，就是肾阴虚。而水湿潴留，又是实证。实际上形成正气不足而邪气有余，一味地补，则病邪不去而正愈伤；一味地攻，则既伤于病，又伤于药。同样的药，在不同体质的病人身上，会有不同的反应。

1.急性肾炎证治

（1）风水证

选用麻黄、紫苏、茯苓皮、泽泻、苍术、防己、甘草、生姜。上方即越婢汤及防己茯苓汤加减而成。麻黄有发汗、利尿、平喘的作用，而以麻黄为主的越婢汤，为《金匮要略》主治风水的方剂；防己茯苓汤为治皮水的方剂。

（2）湿热证

选用麻黄、连翘、赤小豆、生石膏、知母、黄柏、苦杏仁、甘草梢、滑石粉。上方为《伤寒论》麻黄连翘赤小豆汤化裁。该方治瘀热在里，主要是清化湿热，如连翘、黄柏，取其苦寒清火，赤小豆能导湿利水，杏仁能利肺气，生石膏泻火，滑石粉甘草即六一散。这个方剂选用知母、六一散、生石膏，配合麻黄连翘赤小豆汤，在泻热利水方面的作用较强。

（3）水湿证

选用茯苓皮、猪苓、泽泻、白术、桂枝、陈皮、桑白皮、大腹皮、生姜皮。上方是由《伤寒论》五苓散及《中藏经》五皮散组合而成。五苓散是张仲景为治外有表邪，内有蓄水的疾患而设，着重用辛甘温的桂枝以解肌表而温化膀胱之气。五苓散着重于渗湿、行气，结合术、桂，有理脾之意。这也是消除浮肿具有一定作用的常用方。

急性肾炎，除浮肿之外，往往伴有血尿。如果血尿较重，在清热利湿、利水消肿的同时，应结合凉血、止血。如下焦结热、迫血妄行，则应配合凉血和血为治。清热凉血的例方，以小蓟饮子加减：生地炭、茯苓、泽泻、小蓟、蒲黄、藕节、白茅根、侧柏叶、旱莲草、甘草。如热重加焦栀子、牡丹皮。湿重加滑石粉、通草。其他的止血药如：仙鹤草、地榆、棕榈炭、茜草等，都可选用。

至于一般浮肿消失而尚余血尿，以及血尿较重而浮肿不明显的，可用六味地黄汤酌加止血药如旱莲草、侧柏叶、白茅根、仙鹤草等，也可加用清热解毒的金银花、连翘等。

2.慢性肾炎、肾病证治

慢性肾炎、肾病综合征，除部分水肿较轻的外，多数都有水肿，甚至高度水肿。形成水肿，仍不外乎肺、脾、肾三者的功能失调。基于小儿易虚易实的特点，在治法上只要不犯虚虚实实之戒，掌握补不碍邪、消不伤正的原则，还是要着重于消水。不能认为凡是慢性肾炎都是虚劳，只能补不能攻，也不能认为病邪实而一味地攻。应当因势利导，既祛邪又扶正，而达到邪去正安的目的。上述二病，在临床上比较复杂，王伯岳常根据不同的情况，辨证治疗。

（1）患者兼有表证，方选五拗汤、鸡鸣散加减：麻黄、杏仁、桔梗、大腹皮、陈皮、紫苏、茯苓皮、泽泻、生甘草、生姜、车前草、芦根。上方为五拗汤去荆芥穗，鸡鸣散去吴茱萸，以大腹皮易槟榔，加车前草、芦根组成。解表止咳较好。

（2）如患儿体质较弱，脾衰胃薄，系病程较久，脾阳不振，水湿停滞，法宜健脾除湿，佐以益气为治。以五味异功散、五皮饮加味，作如下拟方：太子参、炒白术、带皮茯苓、炒陈皮、炒泽泻、五加皮、大腹皮、炒神曲、甘草、生姜皮。

（3）较为严重的，水肿不易消退，漫延各处，腹大如鼓，痞满胀痛，小便难、量少，面部浮肿尤甚，面色黄黯，纳差，疲乏少力，舌淡苔白，脉细弱微滑。这类正虚邪实之证，自应以扶正祛邪为治。方选实脾饮及参苓白术散加减：茯苓、泽泻、炒白术、木瓜、枳壳、太子参、炒陈皮、生薏苡仁、厚朴、大腹皮、桔梗、甘草。

在益脾利湿的治法中，师李东垣用仲景枳术丸法，行气温化以除水湿，即攻补兼施之义。

肾病综合征，在临床表现上错综复杂，主要也是正虚邪实。如全身明显浮肿，大量的尿蛋白，有的还伴有血尿，眩晕，以及合并感染等。原则上属于脾肾阳虚，不能制水，应以温化行水，扶阳利水为治。

（4）如食欲不振，腹胀，面黄，气短，小便短少，大便干溏不定，下肢肿胀较甚，舌苔白腻微黄，脉沉缓。偏于脾阳不振者，治以温阳扶脾、行气利湿为主：制附片、肉桂、茯苓、泽泻、白术、木瓜、厚朴、大腹皮、草豆蔻、木香、甘草、生姜。本方系以实脾饮加减，着重于加用壮命门之火的附子、肉桂，肾气强则脾运健，而白术、茯苓、甘草、厚朴、大腹皮、木香等健脾行气、除湿利水的作用，更易发挥。实际是取脾肾同治之意。

（5）如全身浮肿而下肢较甚，腹大胀满，脐肿腰痛，手足逆冷，小便短少或食少便溏或气短，气喘，苔白，脉沉细。属于肾阳虚者，治以温肾扶阳、散寒利水：制附片、白术、茯苓、白芍、干姜、生黄芪、肉桂、猪苓、泽泻、党参、陈皮、甘草。本方以仲景真武汤为主，结合五苓散、五味异功散，以及补中益气、四逆汤等加减组合而成一个复方。所谓寒，是指水湿而言，不是一般外感寒热的寒。肾阳虚，寒自内生而气化不速，不"益火之源"不足"以消阴翳"，故用桂附以温肾扶阳，以参芪益气，苓术健脾，着重于增强脾肾功能而达到利水消肿，以及去病的目的。

（6）如长期不愈，体质下降，高度浮肿，经常有腹水，胸水，面色苍白，气短，不思食，小便极少，舌质淡，苔薄，脉沉细。检查尿蛋白经常较多，而血浆蛋白较低，还伴有贫血、高血压等证。主要系由于脾肾过虚，气血两亏所致。治宜益气育阴、滋补脾肾。以桂附八味及参苓白术散加减，若有好转，再用实脾饮加减方：制附片、肉桂、熟地黄、牡丹皮、山萸肉、茯苓、山药、泽泻、人参、白术、炙甘草、车前子。肾炎后期，不仅是要补虚，更重要的是防其逆转。不一定已发现逆转才来回阳救逆，其实长期不愈，病情越来越严重，已有衰竭征兆，在这期间，利尿药已起不到预期的作用，所以应采取扶肾阳滋肾阴的办法，桂附是必不可少的。与此同时，也要照顾到脾，加用参术补脾，才有利于水湿的排除。

（7）好转后用实脾饮加减方，加强利水消肿，可选用：茯苓、泽泻、白术、木瓜、枳壳、大腹皮、猪苓、桂枝、厚朴、甘草。这是实脾饮与五苓散组合的方子，其中辛温的桂枝是重要的。小便不利，主要是阳虚不能化气，它和茯苓、白术这类利湿理脾的药物相配合，通阳利水的作用，确比单纯用利尿药要好一些。

（8）如浮肿减轻，尿量增多，但尿蛋白仍多，则尚须进一步益气补脾。可选用钱乙五味异功散加味，同时照顾肾气。可选用：太子参、白术、茯苓、陈皮、女贞子、黄精、山药、生黄芪、泽泻、牡丹皮、鸡内金、甘草。尿里出现蛋白，以及蛋白尿久不消失，中医认为是肾虚不能纳气，以致精津外溢；而由于饮食所化生的津精，与脾的运化、分布有关，所以用增强脾肾功能的益气法来治疗尿蛋白。根据临床观察，如用人参、黄芪组成的方剂，确较为有效。上面所拟的方剂，是在五味异功散的基础上加用黄芪，同时又是与六味地黄汤相组合，只是没有用地黄，而改用黄精。黄精的功用类似熟地黄，但黄精补而不腻，腻滞的药物对脾胃没有好处，反而有碍，小儿的脾常不足，黄精较好。另外，鸡内金是一味很好的补脾健胃药，同时也是消导药，能消食、消水，对饮食积滞，水肿腹胀，都有效果，好处是补不碍邪，消不伤正，虚实都可用。

（9）急性肾炎或慢性肾炎、长期出现血尿的，系由于肾虚不能摄血，脾虚不能统血。单一凉血，就不能起到止血的效果，应以滋肾理脾，益气和血为治。选用六味地黄汤加味：生地炭、茯苓、泽泻、山药、山萸肉、炒牡丹皮、生黄芪、阿胶珠、艾叶炭、生白芍、旱莲草、生甘草。阿胶，是养肝、滋肾、和血，治一切血证的常用药。艾叶是理气血、温中、除湿的常用药。以胶艾组成的方剂很多。结合地黄汤治疗肾炎血尿，偏于气血两虚者，效果较好。在应用时，加上补气升阳的黄芪，对于利尿消肿也有好处。

（10）兼有高血压伴有头目眩晕或头痛，耳鸣或恶心欲吐，目珠痛，小便短赤等症，舌质红，苔薄，脉弦滑，为肝阳上亢，以滋肾柔肝为治：生地黄、茯苓、泽泻、炒牡丹皮、珍珠母、山药、山萸肉、白菊花、枸杞、怀牛膝、车前子、夏枯草。此是以济生肾气丸与杞菊地黄丸加味组成的方剂，对于伴有高血压者适用。

【医案传真】（均为朱锦善跟师时所抄方）

1.肺炎案

患儿，男，3岁，1976年4月13日初诊。

发热4~5天，咳嗽频作，咳声不爽，流涕，眼红，扁桃体红肿，大便两日1次，咳甚作吐，两肺可闻及少许湿啰音。口舌生疮，舌红苔黄腻。

炙麻黄3g	杏仁6g	生石膏12g	黄芩9g
焦三仙15g	莱菔子6g	鱼腥草9g	天花粉9g
板蓝根9g	葶苈子6g	生甘草6g	芦根9g

3剂，水煎服。

王伯岳注：证系由外感风邪，内伤饮食，着重解表，但宜兼顾其胃。咳嗽二法：①行痰–祛痰湿；②开腠理–解表，风则散之。风则散之：包括汗法、疏风法。盛则泻之：表里俱热，清法；里热盛，泻法。虚则补之。

五脏六腑皆能令人咳，非独肺也。肺主气，故宜补气；肺宜润、宜敛。具体用法即是扶正祛邪和祛邪扶正的具体应用。补分为清补、温补。

2. 反复低热案

患儿，女，8岁，1976年7月19日初诊。

经常低热，体温37~37.3℃左右，纳食少，睡眠不踏实，汗多，二便调，面黄，肌肉不丰，舌苔薄黄。

茯苓9g	泽泻6g	连翘9g	地骨皮9g
嫩青蒿9g	白芍9g	黄芩6g	炒三仙9g
石斛9g	藿梗6g	枳壳6g	生甘草3g

6剂，水煎服。

王伯岳注：面黄肌瘦，低烧潮热，多汗眠差，苔黄，脉滑，素脾胃不和，肝热上浮，与一般食滞有热不同，因其稽留较久，胃阴不足之故。

3. 反复低热案

患儿，女，7岁，1976年7月9日初诊。

今年2月份做阑尾手术，并发腹腔感染，经治愈后，发现心动过速，常有低热，体温37.3~37.4℃，经常易患感冒，于6月22日作扁桃体摘除术，曾一度心率及体温得到控制，近日来又见反复，心率120~130次/分，低热，体温37.3~37.4℃，多见于午后，咽红充血，二便尚调，有汗。

连翘9g	大青叶9g	蒲公英9g	黄芩9g
桔梗6g	草河车9g	淡竹叶9g	玄参9g
麦冬6g	地骨皮6g	生甘草3g	木通3g

6剂，水煎服。

王伯岳注：心火上炎，以导赤为治，以后化热化燥，此育阴利咽为治，玄参既为玄麦甘桔之药，又代导赤之生地黄，但木通则为导赤之主药。

4.反复发热案

患儿，男，5岁，1976年7月22日初诊。

患儿自出生10个月后反复间断不规则发热3次，每次长达数月，曾经多方医治，今年春节至现在又出现间断不规则发热达40℃以上，肝脾肿大，消瘦，纳少，大便溏薄，日三次，不吐，发热时汗出不多，尿黄，手足心热，舌苔薄黄，舌质略红。

儿童医院诊断考虑：①先天性肝脓肿，继发胆道感染、肝硬化；②先天性毛细血管扩张症；③变应性亚败血症。

茯苓6g	生地黄6g	牡蛎6g	鳖甲6g
天麦冬各3g	青蒿6g	白芍6g	龟甲6g
南沙参3g	炒白术3g	炙甘草3g	生稻芽6g

3剂，水煎服。

王伯岳注：症如上诉，热邪稽留不退，气阴损伤，应育阴潜阳当验。

5.腹泻案

患儿，男，6个月，1976年7月19日初诊。

腹泻已2个星期，水样便杂有黏液泡沫，经治疗有所好转，大便检查有脓球（++）~（+++），现每日仍5~6次，杂有泡沫，时有烦急，手足心热，口渴，小便利。大便化验：红细胞（2~5）×10^{12}/L，白细胞（5~10）×10^9/L，舌苔白。

葛根6g	黄芩6g	马尾连6g	藿香3g
薏苡仁6g	大腹皮3g	焦三仙各9g	苦参3g
白术6g	陈皮6g	分心木6g	甘草3g

3剂，水煎服。

王伯岳注：凡腹泻无偏寒热虚实，一般皆伴有食滞，以热深而偏，着重清热，自是必治，但应利湿、和脾，因脾不伤则不泻，脾之伤则属于湿，故须清利湿热佐以导滞。

6.风湿性关节炎案

患儿，女，6岁，1976年4月13日初诊。

曾疑诊为风湿性关节炎，影响心脏，心电图有异常，心脏有杂音。近查抗"O"为1∶800，不发热，有时诉脚部疼痛，手足心热，易烦眠差，鼻衄，面色苍黄，大便偏干，舌苔黄腻。

茯苓9g	泽泻6g	大腹皮9g	神曲9g
生薏苡仁9g	白芍6g	黄芩6g	冬瓜仁9g
海风藤9g	白术9g	甘草3g	生桑枝12g

共3剂，每日1剂，水煎服。

王伯岳注：风邪入络，湿热内滞，加之脾运不健，苔见黄腻，祛湿清热，热入血分，则见鼻衄，眠差乃胃不和。踝痛乃湿热下注，故意疏风活络，清利湿热为治，治在肝脾。

（高修安　朱锦善　整理）

刘韵远

崇仲景钱乙，重儿科特点

【名医简介】

刘韵远（1917~2005年），男，汉族，河北省邢台市人，教授、主任医师。全国首批老中医药专家学术经验继承指导老师。享受国务院政府特殊津贴。曾任首都医科大学附属北京儿童医院中医科主任。在全国中医儿科界享有盛誉，曾任中华全国儿科委员会委员，北京中医学会常务理事、顾问，北京中医学会儿科委员会主任委员，北京市中医专业高级卫生技术职业考核评议组评委，中国中医科学院广安门医院、西苑医院、北京中医药大学东直门医院研究生学位论文答辩委员会评委，论文评阅人，北京市药材公司技术顾问，《中国儿童发展》杂志编委，《北京中医》《中医杂志》特约编辑。

刘老幼承家学，医术授业于祖父文质公，学习中医，初奠基础。高中毕业后于1935年考入河北医学院学习西医3年，1939年又考入华北国医学院，学习中医4年，毕业后，拜京城四大名医之一施今墨先生为师，随师侍诊3年，努力学习施师的学术思想和医疗经验，不断提高诊疗水平，得到施师的高度评价。1944年考取北京市卫生局中医师，在北京悬壶应诊。中华人民共和国成立后，刘老积极响应党的号召于1950年至1951年，在北京大学医学院附一院进修西医儿科专业1年，结业后到北京儿童医院工作。1954年受院领导委托，承担为本院筹建中医科门诊及病房工作，为开展中医药工作做出了积极贡献。多年来一直担任中医科主任工作。刘老酷爱读书，治学严谨，在已过古稀之年的时候，仍经常伏案读书至深夜。尤推崇仲景、钱乙，潜心研究《伤寒论》，临床中注重小儿体质，辨证皆循仲景之旨，既辨病又辨证，然后施以治法，而出方剂，遣方择药尊仲景法度，巧妙地把《伤寒论》的理法方药运用于儿科临床，在治疗小儿常见病和疑难病中取得很好的效果。

刘老不仅临床经验丰富，而且理论造诣颇深，参加撰写了《中国医学百科全书》《实用儿科学》《中医儿科学》等书籍，先后在人民卫生出版社、上海科技出版社出版。撰写论文30余篇，先后在《中医杂志》《北京中医》等杂志发表。《刘韵远临证荟萃》和《名中医治疗小儿常见病百问》，均已先后出版。

【 主要学术思想 】

刘老学有渊源，上溯《黄帝内经》《伤寒论》，中采钱乙，近撷北京四大名医之一施今墨先生的学术思想。既继承了先贤之旨，也不乏个人独特见解，他特别强调，作为一名儿科良医，必须深究小儿生理与病理的特点，认为稚阴稚阳是小儿的生理特点。在小儿时期，阴阳二气均幼稚不足，稚阳未充，稚阴未长。这正是对"脏腑娇嫩，形气未充"这一生理特点的高度概括。基于小儿的生理特点，决定了小儿发病急、传变快，易虚易实，易寒易热的病理特点。因刘老熟知小儿的生理病理特点，所以诊断明确，灵活应变，治疗恰当。刘老主张辨病与辨证相结合，常采用六经辨证、八纲辨证与脏腑辨证指导临床，辨证求因，审因论治。刘老临床中四诊合参，尤重望诊，创立了根据舌尖红点变化规律来早期发现和诊断外感性疾病独特的诊断方法。施治时外感性疾病多从肺论治，内伤性疾病多从脾肾论治。主张专方与专病相结合。多年来刘老把《伤寒论》方用于儿科疾病的治疗，掌握得当，疗效非常显著。譬如用麻杏石甘汤治疗小儿肺炎，用小青龙汤治疗小儿寒喘，用苓桂术甘汤加减治疗小儿痰饮证，用麻黄连翘赤小豆汤加减治疗小儿急性肾炎，用附子理中汤治疗小儿脾肾阳虚的腹泻病，都取得了很好的疗效。

1. 哮喘证治

小儿哮喘临床以发作性哮鸣气促。呼多吸少，甚则张口抬肩，不能平卧为特征。哮喘与肺脾肾三脏相关，由于三脏功能失调而内生伏痰，与外邪感触而发病，发作时病在肺卫，多属邪实，以治肺为主。缓解后邪实已衰，而虚象显现，以治脾肾为主。根据急则治标，缓则治本的原则，刘老在治疗哮喘时分为两步来治疗。

（1）哮喘发作期的治疗强调辨别寒热祛邪为主

寒喘贵在辛温散寒，宣肺平喘。哮喘以感寒饮冷所致的寒喘为多，寒喘者多属阳虚，好发于冬季，发作时尤以夜间为重，舌质淡，舌尖有红点，苔白，脉沉细或浮紧。刘老临床屡用小青龙汤加减。但师其意，不泥其迹，并非小青龙每药必用，而是抓其主要，灵活加减。化裁为辛温定喘汤。基本方为炙麻黄、银杏、桃仁、杏仁、干姜、细辛、苏子、僵蚕、炙甘草。方中炙麻黄、银杏为首选药，因麻黄炙后可减轻其发汗之力，相对增加止咳平喘之功，银杏苦降敛肺平喘，二药合用，一辛开宣肺以治实喘，一苦降敛肺以治虚喘，共取标本兼治之效。杏仁与桃仁合用，杏仁入肺之气分，桃仁入血分，二药合用，具有补肺降气，活血止咳，平喘之功。干姜与细辛合用，干姜入脾胃以温中散寒化饮，细辛入肺以开宣肺气而散寒。二药合用，具有温中辛开之功。苏子降气化痰。僵蚕祛风止痉而平喘。甘草调和诸药。

热喘贵在辛凉清热、肃肺定喘。热喘者多发于夏季炎热季节。面红气促，舌红，苔白或黄，脉数。刘老将麻杏石甘汤加减，化裁为辛凉定喘汤。基本方为：炙麻黄、生石膏、银杏、桃仁、杏仁，地龙、代赭石、炙甘草。以麻杏石甘汤清泻肺热，杏仁、桃仁、银杏降气活血平喘，代赭石降上逆之肺气而平喘。地龙清热止痉平喘。

（2）哮喘缓解期的治疗强调益气固表，健脾补肾

小儿的生理特点是，"脾常不足，肾常虚"，哮喘患儿，大多是脾肾俱虚，体质虚弱，平素自汗盗汗，容易感冒，小儿哮喘若不注意治本，只停留在治标（去邪平喘）的阶段，则哮喘仍不能彻底根除。根据《素问·阴阳应象大论》中"治病必求于本"的理论，刘老采用益气固表，健脾补肾之法，自制了健儿片，基本药物是黄芪、黄精、煅牡蛎、茯苓、仙灵脾等。服用3个月为一疗程，连服2个疗程，能够明显增强患儿机体抗病能力，防止哮喘发作。

刘老在治疗哮喘中的经验是：治疗小儿哮喘，不能只治标，不治本，必须标本同治。以辨证论治为基础，强调哮喘发作期首辨寒热，辨证准确，立法选方才能准确。同时还适当采用祛风止痉法，刘老在平喘时会适当采用僵蚕、地龙这一类的搜风止痉虫类药物，僵蚕咸辛，刘老常用于治疗寒喘，地龙咸寒，刘老常用于治疗热喘，对解除支气管痉挛、平息哮喘具有良好效果。哮喘缓解期及时跟进益气固表，健脾补肾治疗，治疗时间3~6个月。治疗时刘老善用药对：刘老早年曾随师施今墨先生，施老先生善用药对，刘老深得其传，在儿科临床时广泛使用药对，即两味药物配伍应用。刘老所用药对有寒温并用，有表里同用，有一阴一阳，有一气一血，有一脏一腑等，有相互配合，增其疗效；有互相制约，防其偏胜；有升降结合，散敛相伍；下面举例说明。比如：炙麻黄和银杏；杏仁和桃仁；干姜和细辛。刘老善于开拓创新，改革剂型，研制新药。他结合儿科特点，考虑到哮喘患儿在缓解期后长期服用汤药困难，在改革剂型方面下了很大功夫。刘老将自己多年的经验方贡献出来，与北京市药材公司合作生产出补气片，健儿片、痰喘宁，痰饮散等多种中成药，保证了患儿良

好的依从性。

2.肺炎证治

小儿肺炎古称肺炎喘嗽，是因感受外邪导致肺气闭塞，出现发热咳嗽喘促，鼻翼扇动为主症的肺系疾病，是小儿时期最常见的疾病之一。刘老在临床辨治时，既能辨认各个阶段不同表现，又能掌握知常达变的规律。

（1）肺炎初期：以辛凉透邪，宣肺平喘为主

临床常以麻黄、杏仁、生石膏、甘草、金银花、连翘以上6味为基本方。但是刘老认为肺炎初期，患儿多是寒热并见。因寒与热是在不断发展变化的，小儿病理特点"易寒易热"，即使是风寒犯肺，有时表还未解即迅速入里化热，不能截然分开，若此时患儿发热无汗，为寒邪未解，肺气闭郁，治疗宜辛凉与辛温并用，引邪外出，使肺气得宣为目的。则在上方的基础上加苏梗、桔梗，有杏苏散之意。

（2）肺炎中期（极期）：治以清泻里热，肃肺化痰

此期患儿痰热壅肺，气分热盛，症见高热，汗出热不解，烦躁，面赤唇红，咳嗽痰涎壅盛，喘促气粗，鼻翼扇动，口渴尿黄。舌质红，苔黄，脉滑数有力。指纹紫红。常用麻杏石甘汤加知母、芦根、黄芩、天竺黄、太子参。此方含有仲景白虎汤之意，加入知母配合生石膏，以清气分大热，芦根清透肺胃气分实热，生津除烦止渴。黄芩偏清上、中二焦之火热，加天竺黄以清化痰热，太子参大补元气，资助肺气抵御邪气，以防心气暴脱。此乃尊施师所嘱"治小儿呼吸道疾病，久咳不愈，方中加入西洋参数分，颇奏伟效"，刘老在临床常以太子参加量代之，每收良效。若痰多黏稠，加一捻金冲服或用鲜竹沥水5~10ml，随时滴入口中，加强清热化痰之作用。若壮热便秘，大便数日未行者加熟大黄或玄参以通腑泄热。若精神烦躁或萎靡，可加用紫雪散冲服，以助清热镇静和芳化之力。

（3）肺炎后期（恢复期）：治以滋阴清热，润肺化痰

此证多见于痰热闭肺之后。热甚伤阴，为肺阴不足，余热稽留。表现为低热如潮，咳嗽，痰黄黏稠，不易咳出，盗汗，口干，甚或手足心热，唇红，舌质红绛，干而少津，脉象细数。方用泻白散加减。桑白皮、地骨皮、紫菀、款冬花、炙百部、白前、银柴胡、五味子。桑白皮与地骨皮是刘老常用的一个药对，桑白皮清肺热，泻肺平喘，地骨皮泻肺中深伏之火兼退虚热，两药配伍，清肺而不伤阴，共奏清肺散邪、止咳平喘之功。紫菀、款冬花长于润肺下气，止咳化痰。炙百部配白前，两药同为肺经药，两药相须，具有较强的润肺化痰止咳作用。炙百部配五味子，炙百部润肺气而止咳，五味子味酸甘，性温，以收敛固涩见长，又能滋肺肾之阴。两药合用，敛肺补肾，生津止咳。银柴胡清虚热。

3.急性肾炎证治

小儿急性肾炎又名急性肾小球肾炎，是一种由不同病因所致的感染后免疫反应引起的急性肾小球疾病，临床以血尿、浮肿、高血压为特征。在中医文献中没有"肾炎"这一病名，刘老临床时根据肾炎的临床表现，把它归属于水肿病的阳水或风水范畴。

（1）明辨病因谨守病机

风水的发病原因为外感风邪和湿热毒邪内伤，导致肺脾肾三脏失调。因肺失宣发，脾失健运，肾脏气化无权所致。由于小儿脏腑娇嫩，腠理疏薄，易为外邪侵袭，风为六淫之首，首先犯肺，以致宣发肃降失调，水液排泄障碍发生水肿。

（2）宣肺利水是治疗法则

肺为五脏六腑之华盖，又为水之上源，主宣发肃降，通调水道。六淫之邪客于肌表，壅塞肺气，致宣降失职时水湿内停则成水肿。《证治汇补》说："肺主皮毛，风邪入肺，不得宣通，肺胀叶举，不能通调水道，下输膀胱，亦能作肿"。刘老认为，小儿

急性肾炎就是与外感有直接关系的疾病，仍要从"肺"论治。临床观察急性肾炎发病前有上呼吸道感染者最多，所以本病病初在肺，继而传脾，终而传肾。初起于风邪犯肺，因风为六淫之首，风邪上受，首先犯肺，肺失宣发，故症见发热，恶寒，咽喉肿痛，咳嗽等表现；肺为水之上源，风遏水阻，以致水液不能下输膀胱，外溢肌肤。则表现为颜面，眼睑浮肿，尿少。水湿内蕴郁而化热伤及血络则尿血。治疗应以疏风宣肺利水为主，肺气得宣，膀胱气化自利，水湿得以下行，水肿自消，肿消则血压随之下降。所谓"提壶揭盖"法。

（3）麻黄连翘赤小豆汤加减为治疗主方

刘老治疗的基本方是：麻黄、连翘、赤小豆、车前子、泽泻、茯苓、小蓟。麻黄连翘赤小豆汤出自《伤寒论》，原治湿热蕴结于内，又兼表邪不解的阳黄证。风水之病机与之有相似之处。刘老采用异病同治的方法，用麻黄连翘赤小豆汤治疗风水，使病人在病之初期很好地控制病情发展。方中以麻黄、连翘、赤小豆三药为主，麻黄与连翘是刘老常用的药对，麻黄辛温，中空而浮，既能宣肺气开腠理而发汗，又能温化膀胱而行水利尿消肿；连翘苦微寒，清轻上浮，善走上焦，能清泻心火、利小便。二药合用，一温一寒，相互制约，相互促进。宣肺气、开腠理、利水湿、消水肿之力相得益彰，对小儿急性肾炎兼表证者，屡用有效。赤小豆清热利湿消肿，配合车前子、泽泻、茯苓，淡渗利湿，配小蓟凉血止血。诸药合用，寒温并用，相得益彰。临床根据患儿兼加症的不同灵活加减，咳嗽重者加杏仁、桔梗，取其宣肺止咳又加强利水之功；咽痛、咽喉红肿者加板蓝根、菊花清热利咽；肉眼血尿重者加茜草以加强凉血止血之力；伴轻度腹水者，加大腹皮、生姜皮以利水消肿。

在刘老的指导下，我们曾用单纯中药麻黄连翘赤小豆汤加减治疗30例急性肾炎患儿，并与中西药同时治疗的30例病人进行对比观察，在浮肿消退、肉眼血尿消失以及尿常规恢复正常的平均天数对比，两组的疗效一样。统计学处理无显著差异，由此而见麻黄连翘赤小豆汤治疗急性肾炎的作用是肯定的。

4.遗尿证治

小儿遗尿是指5岁以上小儿在睡眠中小便自遗，醒后方觉的一种病症。多发生在夜间熟睡之时。也有见于白天睡眠之中。常呼之不醒或梦中自遗。轻者数日一次，重者每日必遗。或一夜数遗，可持续数日至数月，而且常常反复不愈。病程长者可达数年。

（1）遗尿之证与肺、脾、肾三脏有关，涉及于心

刘老根据多年临床经验体会到：遗尿之证，虽病有寒热，证有虚实，但大多属于肺、脾、肾三脏之气不固所致。故由肾虚有寒，膀胱不约或肺脾气虚不能摄制的多见。这些患儿除遗尿外，常常伴有面白神疲，气短自汗，四肢乏力，食欲不振，大便溏薄，舌质淡，苔薄白，脉象沉细无力。甚者手足不温，畏寒，蜷卧而睡。遗尿患儿除夜间睡眠深沉不易唤醒。即或唤醒亦神识朦胧不清，梦中遗尿。刘老还注意到这些患儿白天注意力不集中，神恍健忘。刘老认为遗尿之证不仅与肺脾肾三脏有关，还涉及心，心藏神，主神明。说明心气不足，心肾失交。

（2）治宜益肺气、健脾气、固肾气兼通心窍

刘老常采用桑螵蛸散合补中益气汤加减治疗，化裁为止遗汤。基本方药：桑螵蛸、海螵蛸、覆盆子、五味子、黄芪、茯苓、石菖蒲、远志。桑螵蛸与海螵蛸也是刘老常用的一个药对：桑螵蛸得桑木之津液，禀秋金之阳气，善资肾助阳，固精缩尿；海螵蛸生于海水中，禀水中之阴气，能收敛止血，止泻固精。二药配伍，一阴一阳，阴阳相合，补肾助阳缩尿的力量增强，用于治疗下元不固，小便频数，小便失禁，小儿遗尿。覆盆子、五味子补肾固涩止遗，黄芪、茯苓益肺气、健脾气，固摄水湿，石菖蒲、远志开通心窍，醒神止遗。《本经逢原》对石菖蒲、远志这

种止遗尿、缩小便的功效解释为养心气、益肾阳。

（3）注重生活护理

刘老每治疗一位遗尿的患儿都要耐心地嘱咐家长以下注意事项：第一，要耐心教育引导，树立治疗信心，不斥责小儿。克服和消除患儿各种顾虑和精神紧张。第二，白天勿过度疲劳，傍晚以后少饮水，临睡觉排空小便。养成良好规律的生活习惯。第三，要适时地在每次遗尿之前唤醒患儿主动排尿，并坚持一段时间。第四，遗尿属于慢性病，治疗时间相对长，要坚持服药，治疗取效后再坚持巩固治疗1~2个月，以防复发。

【医案传真】

1.支气管肺炎案

方某某，女，4岁，1984年9月5日初诊。

患儿近3天来发热，体温在38.7~40℃，无汗咳嗽，喘憋，曾口服复方新诺明退热药，并肌内注射庆大霉素和柴胡注射液，体温不退，且咳喘加重，精神弱，故来我院门诊以支气管肺炎收入病房。查体：体温38.5℃，汗出热不解，口渴喜饮，大便3日未解，面红，鼻翼扇动，口周发青，三凹征阳性，咽红肿，舌质红，舌苔白。听诊：双肺可闻及喘鸣音，右下肺可闻及细湿啰音。胸片诊断：支气管肺炎。

西医诊断： 支气管肺炎。

中医诊断： 肺炎喘嗽。

辨证： 肺胃热盛，肺失清肃。

治法： 清泻肺胃，止咳平喘。

处方： 麻杏石甘汤加味。

麻黄3g、杏仁9g、生石膏（先煎）30g、甘草3g、鲜芦根30g、黄芩15g、薄荷（后下）6g、大黄炭6g。

二诊： 服上药2剂，体温降至37.2℃，喘憋明显减轻，仍咳嗽，大便未通，舌质仍红，苔黄白厚，脉数。于前方去黄芩、薄荷，加炙百部15g、前胡9g以宣肺止咳，大黄炭用量加至9g以通便。

三诊： 服上药2剂后，体温降至正常，大便通畅，4剂药后咳喘平，肺啰音消失。

按： 此案病史较短，发热3天，汗出热不解，伴喘憋，口渴便干，说明热邪偏重，肺胃热盛，刘老采用麻杏石甘汤为主，辛凉清热，宣肺平喘，配合黄芩、鲜芦根，加强清热之功，因患儿3日未大便，腑气不通，根据"肺与大肠相表里"之意，加用大黄炭以通腑泻肺，故收效速捷。

2.败血症案

支某，女，1岁，1983年7月14日初诊。

患儿持续发热40余天，体温在37.5~41℃之间，不咳不喘，病初尚有少许汗出，近20天发热无汗，曾用各种抗生素及中药治疗，体温仍在39℃以上，入院时体弱消瘦，面色苍白，无汗。四肢不温，咽红，舌苔黄白厚，脉细数。

西医诊断： 败血症。

中医诊断： 温热病。

辨证： 表邪未解，里热炽盛。

治法： 解表透邪，清解里热。

处方： 清瘟败毒饮加减。

鲜芦根30g、生石膏（先煎）30g、知母9g、生地黄9g、金银花9g、连翘9g、黄芩9g、苏叶6g、甘草3g。

二诊： 服药4剂，体温仍在39℃以上，持续不退，且烦躁，口唇焦裂，大便秘结，舌质红，苔焦黑，脉数。血培养结果报告：金黄色葡萄球菌阳性。

辨证： 燥屎内结，毒热炽盛。

治法： 通腑泄热，清热解毒。

处方：原方去生石膏、知母、黄芩、苏叶。加葛根、乌梅、升麻各9g，玄参15g。另番泻叶、玄明粉各3g。分3次，泡水冲服，3剂。

三诊：服上药后，大便3次量多，体温降至38℃左右，后改用清热养阴法，处方：生石膏（先煎）30g、竹叶6g、麦冬9g、生地黄9g、玄参15g、鲜芦根30g、太子参9g、葛根9g、升麻6g。3剂。

四诊：进药3剂后，体温正常，舌质淡红。苔少脉细，邪势已去，气阴未复。再予调补气阴，以善其后，生脉散加减。服药3剂后血培养转为阴性，痊愈而出院。

按：患儿曾用清瘟败毒饮4剂无效，二诊时，发现舌苔由黄变为焦黑，且伴有烦躁，大便秘结，腑证明显，故用通腑泄热法而取效，在原方中去生石膏、知母、黄芩清气之品，加番泻叶、玄明粉通便泻热，因腑气不通，毒气内蕴，故用葛根、升麻，清热解毒，药后大便量多，体温随之下降，本着中病即止的原则，改用仲景竹叶石膏汤以清余热，3剂后脉静身凉。即所谓"里气通则表气和，外疏通则内遂畅"之意。

3.急性肾小球肾炎案

周某某，女，4岁，1988年3月5日初诊。

发病前10天，患儿曾发热，嗓子疼。近5天来患儿颜面浮肿，尿量明显减少，尿色如酱油，发病第2天曾在外院检查血压110/80mmHg，尿常规：蛋白（++），红细胞（++++），白细胞2~3个/HP。诊为急性肾炎，因对青霉素过敏，口服红霉素和急肾合剂治疗。近两日浮肿逐渐加重，伴呕吐，故来我院，尿常规：外观茶色尿，蛋白（++），红细胞（+），白细胞（+），门诊以急性肾小球肾炎收入住院。

查体：体温37.8℃，肢浮肿，按之凹陷，小便短赤，咽红，舌质淡红，苔薄白，脉浮数。

西医诊断：急性肾小球肾炎。

中医诊断：水肿病（风水）。

辨证：风邪犯肺，风遏水阻。

治法：疏风宣肺，利水消肿，佐以止血。

处方：麻黄连翘赤小豆汤加减。

麻黄3g、连翘9g、赤小豆30g、车前子15g、泽泻9g、猪苓15g、茯苓15g、小蓟30g。

服药3剂，体温正常，浮肿消失，肉眼血尿消失，尿蛋白转为微量，红细胞0~1个/HP，白细胞0~1个/HP。

继服7剂，复查尿常规正常，血压正常痊愈出院。

按：此例为典型的小儿急性肾小球肾炎，属中医风水。不但浮肿尿少，且伴有发热之表证，因患儿对青霉素有过敏反应，入院后未再用其他抗生素。而单纯以中药麻黄连翘赤小豆汤加减治疗，用麻黄开宣肺气以提壶揭盖，连翘清热解表，赤小豆利湿清热，配车前子、猪苓、泽泻、茯苓通调水道，下利膀胱，佐以小蓟凉血止血，使其水肿消，血尿止。

4.慢性腹泻案

马某某，男，8个月，1984年8月3日初诊。

患儿腹泻3个月余，为淡黄色稀便，无明显臭气，每日5~6次，近一周来病情逐渐加重，日解10余次，食后即泻，完谷不化，并伴发热，精神弱，食纳尚可，在当地用抗生素治疗，病情无好转，而来本院就诊。

刘老会诊，患儿身热体温38.7℃，无汗，形体瘦小，面色略黄，腹软。手足欠温，舌质淡，苔白，脉沉细弱，指纹淡，大便常规白细胞0~3个/HP。

西医诊断：慢性腹泻。

中医诊断：泄泻。

辨证：泄泻日久，脾肾阳虚兼感寒邪。

治法：温肾健脾，散寒止泻。

处方：附子理中汤加减。

附子6g、肉桂6g、干姜3g、太子参9g、芡实9g、木香3g、藿香6g、葛根6g。

药进3剂后，泻止热退，再进2剂病情平稳，复查大便常规，未见异常，痊愈出院。

按：患儿腹泻3个月余。久病体虚，易被湿困，脾虚及肾，肾阳不能温煦脾阳，则寒从内生，加之复感寒邪，则诸症加重，并伴发热之表证，刘老用温肾健脾治本为主。兼用散寒解表治标。方中附子，辛温大热，其性善走为通行十二经脉纯阳之药，外通于皮毛、四肢而除表寒，里达于下焦而温痼冷，彻内彻外，配干姜辛温，其性善守，暖脾胃而散寒，肉桂温补脾肾之阳，益火消阴，太子参健脾益气，以助运化，芡实固肠止泻，配藿香辛散表寒，芳香化湿，木香理气和中。葛根升阳明之气，使表里合病自愈。

5.支气管哮喘案

李某，女，8岁，1991年12月12日初诊。

患儿喘息病史3年，冬天发病多，受凉饮冷则发，每次发病均要使用抗生素加激素治疗。平素动则汗出。近3天流清鼻涕，打喷嚏、咳嗽、喘促，夜间平躺憋气，不发热，纳少，大便正常。查体：患儿面色黄，喘促发憋，可闻及喉喘鸣。舌质淡，舌尖有红点，苔薄白。脉浮紧。听诊：双肺可闻及喘鸣音。

西医诊断：支气管哮喘。

中医诊断：哮喘（寒哮）。

辨证：风寒束肺，肺失宣降。

治法：疏风散寒，宣肺平喘。

处方：小青龙汤加减。

炙麻黄6g、银杏15g、桃仁9g、杏仁9g、干姜6g、细辛3g、炙百部15g、僵蚕6g、炙甘草6g。3剂。

二诊：服用上药3天，喘憋明显减轻，夜间已能平卧，咳嗽加重，有白痰。舌质淡，舌尖红点色淡，舌苔薄白，脉浮。在上方加苏子9g、前胡9g，7剂。

三诊：患儿继续服药7剂，喘缓解，咳嗽止，痰消失。舌质淡，舌苔白，脉细。听诊：双肺呼吸音清，未闻及喘鸣音。给予健儿片，连服3个月。1年后追踪病人，哮喘未复发。

按：患儿初诊时，正值哮喘发病之时，病在肺卫，刘老根据四诊情况辨证为寒喘，根据"急则治其标"的原则，治以祛邪平喘为主。方中用炙麻黄与银杏为首选药，因麻黄炙过后，可减轻其发汗之力，相对增强止咳平喘之功。银杏苦降敛肺平喘，二药合用，一辛开宣肺，以治实喘，一苦降敛肺以治虚喘，共取标本兼治之效。杏仁与桃仁合用，杏仁入肺之气分，桃仁入血分，二药合用具有肃肺降气，活血止咳平喘之功。干姜与细辛合用。干姜入脾胃，温中散寒化饮。细辛入肺，以开宣肺气而散寒。二药合用，具有温中辛开之功。用炙百部以止咳。僵蚕祛风止痉平喘。二诊时咳嗽加重有痰，所以刘老加用苏子降气化痰，前胡加强止咳化痰之力。三诊时共服药10剂，喘平，咳止，痰消，患儿进入哮喘缓解期，根据"缓则治其本"的原则，刘老改用了健儿片，基本药物是黄芪、煅牡蛎、茯苓、黄精、仙灵脾等。目的是益气固表，健脾补肾。增强机体抵抗力，以防哮喘复发。

（刘慧丽　整理）

宋祚民

精研岐黄，善治温病，重调脾胃

【名医简介】

宋祚民（1925~2019年），北京市人。著名中医儿科专家，第三届首都国医名师北京中医医院儿科重要奠基人之一。1944年毕业于北平国医学院，系京城名医孔伯华先生嫡传弟子，于1946年在中央考试院考取中医资格后，在家行医。

1950年宋祚民在北京市带头创办中医联合诊所，后进入南京中医学院师资班进修学习，回京后成为北京市第一批西学中班的带教老师。20世纪60年代初，宋祚民致力于中医临床，来到北京中医医院儿科从事中医儿科的临床与教学。宋老毕一生之力，倾心于中医儿科事业，为中医事业的发展做出了卓越贡献。宋老是北京中医学会儿科委员会的主任委员，北京中医学会常务理事，北京市第一批名老中医专家，国家第三批名老中医继承工作带教专家。北京中医研究所顾问、《北京中医》杂志编委、《中级医刊》特邀编审、中华全国中医学会儿科委员会顾问、北京中医学会顾问等。

【主要学术思想】

宋老是北京四大名医之传人，师从孔伯华，善治温病，重视脾胃，以温病理论指导治疗血液重症，疗效显著，运用唐容川"止血宁血，化瘀养血"之法治疗血友病，深受中西医界的称赞。对小儿诸病，注重调治脾胃，擅长治疗小儿多动、抽动、血液病、脑病、心肌病、皮肤病及各种疑难杂症。

1. 小儿血液病

小儿血液病除白血病外，常见的有再生障碍性贫血、血小板减少性紫癜、血小板功能衰弱、血小板增多症、血友病等。病虽不同，其出血症状皆相近，可见出血斑、鼻衄、齿衄，甚或溺血、便血、咳血、咯血、大吐血、内脏出血、脑出血等，中医称之为大衄。各类血证病因不同，其治法则各异，其预后亦各不相同。但在辨证施治的基础上，可以互相参照运用。

宋老多年临床观察血液病患儿的体质特点：多为面额青筋暴露，皮薄肉嫩，面白唇红，形消体弱，声音尖薄，纳食不多，活动时汗出，夜中盗汗较多，甚至卧具皆湿，不欲多眠，不喜午睡，好动不静，舌多红嫩少苔，脉多细弱等等。因此认为小儿血液病的出血大多由于血脉脆弱所致。由于气机上逆，血塞络脉。常见眼睑周围有鲜红小出血点。由于血随气行，气溢于表，血渗络外，常见皮出血斑。

（1）血小板减少性紫癜

宋老认为该病常见的有阴虚血热及阴虚血弱两型，若从斑色论治，以鲜红为血热，治宜清热凉血；紫红为血热夹瘀，治宜凉血化瘀；淡红多虚，治宜养血益气；黄瘀为血聚，治宜养血散血；青瘀大片为血凝，治宜养血兼温化；要之皆需濡养血络。但总体为虚证，其病本质气阴不足，以顾护气阴为主，故很少用破血化瘀之法，化瘀也多在补养之中通血络，如鸡血藤、赤芍之类。斑色鲜红，阴虚血热可用育阴凉血之剂，如犀角地黄汤；斑色紫暗或紫淡，阴虚血弱可用育阴养血之药，如黄精、白芍、山药、女贞子、桑椹等味。消斑在有热时用紫草、茜草、青黛以凉血化斑，辛温燥烈之品少用，如当归之类，因其温则行，辛则散，易促血外溢。要之阴虚血热不宜助热，治法虽然应该凉血清热，但用药过凉又易损脾胃，而见腹痛便溏，因此用药须凉而不

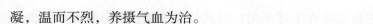

凝，温而不烈，养摄气血为治。

（2）过敏性紫癜

过敏性紫癜属于变态反应性疾病，因表现有出血性斑点，故置于此节论述。过敏性紫癜起源不同，病因亦异，临床常见于学龄前后的儿童，大多因饮食和居住环境有关或敏感体质。宋老从中医辨治角度分析本病多因内蕴湿热，外受风袭或因食肥甘鱼腥兼食生冷过量，致使肠胃蕴湿化热，再遇风寒湿，以致脾胃中气失和，升降受阻，营卫表里失调，血络肌表失固或感时疫，内侵血络，外发紫斑。所出紫斑，多见于腿胫或四肢下段，甚或过于肘膝至臀，大小斑点甚至凸于皮肤，状似葡萄，类葡萄疫或兼见蓓蕾片状如云或见疹，大多作痒，并常见腹痛，表现风湿血热征象。治法以祛风化湿、清热解毒，总以除邪为主，化瘀通络亦不可少。其要在于祛湿热之毒兼疏风、凉血。如疏风之防风、祛风湿达络之防己、解毒祛风之地肤子、蛇床子、白鲜皮之类；清热如黄柏、连翘、败酱草、苦参、槐米等。浮萍、凌霄花、赤芍、牡丹皮等清热凉血化湿之药，湿重者土茯苓、生薏苡仁、苍术亦可选用，柴胡可疏达肌表，乌梅、地龙可化湿脱敏，其要在于祛邪防止深入血分，注于下焦而为肾病。

（3）血友病

患血友病的小儿，自己不知其病之害，常因嬉戏玩耍，活动量较大，而出现皮下软组织间渗血作瘀，因此出现四肢关节、腕踝肿痛，红紫青瘀，影响肢体活动，甚而因痛彻夜不眠，长夜号泣，因痛而不欲纳食、面色憔悴、精神萎靡、呻吟叹息，痛苦难状，令人可怜，严重时可见内脏出血或溺血便血、脘痛腹痛，剧时脑出血，轻则头疼呕吐或视力障碍，肢体麻木不灵，甚者可引起昏迷抽风。

宋老认为本病多因先天血脉脆弱，脏腑失固，气不摄血所致。故其治疗原则总以益气养血为主兼固摄止血，切忌破血化瘀，凉血之法亦不可多用。因其气失统摄，不但脾虚失统摄之权，而肾之元气亦弱。治宜摄脾兼固肾或助肾之元阳。益气常用药如生黄芪、党参，养血如当归、生白芍等用量宜大，固摄如生牡蛎，化瘀养血如花蕊石、鸡血藤、木瓜等荣养血脉收敛而通络。三七养血且有行瘀之功，云南白药亦可。必要时用制乳香和制没药，用量宜小，1.5~3g，多则碍胃而发生呕吐。达络可用桑寄生或桑枝，局部灼热红肿可用忍冬花、藤。止血应在治血养血之中，如川芎辛温通化，必配柔药如生地黄、阿胶珠，养血止血较为稳妥，单纯止血用仙鹤草、鹿衔草，量可略大。茜草、益母草量不可多，丹参少则养中有化，多则破血。肿瘀日久不消可加用助肾阳之仙灵脾（尤其服用激素或将停用时加此味药）。消肿止痛是在养血的基础上略加活血，以养血为主，以化瘀为辅，益气能止痛，养血可行瘀。因其病症属于血外溢，活血量大则助其出血，欲止血用固摄益气，气固则血止，气摄则血不外溢。以上是宋老治疗血友病的要领。

（4）再生障碍性贫血

再生障碍性贫血的患儿是骨髓造血系统受到损害，严重时需依赖输血。宋老从中医角度分析，认为有些是热病之后或受疫疠毒气或服药过剧所引起。症状表现多面色苍白，唇舌惨淡无华，皮肤失色，爪甲不红，甚至手掌及口内上颚黄白，齿缝渗血，鼻衄，口颊及舌唇血疱，脉多细弱。如症脉一致较容易治疗。如脉见浮大中空而数，属血不归经，气机外浮，阴不守阳外越之险候，预伏大出血之象。如再遇感染时邪，出现高热，口腔咽喉溃烂，出血，则更为难治，治须顾护气阴兼清虚热。

宋老认为本病纯为虚证，气血不足。治疗要点当为补气养血。必要时促进肾气化生精血之源，以生阴血。因气血大虚，则精气被夺，一般补气补血之药尚难取胜，须加生物有灵之品。阴虚用龟甲，阳虚用鹿角霜或鹿茸，补血用阿胶，大补元气用人参、紫河车之类。但在气阴两虚时，注意不可过于补气，因补气则阴更不足，气有余便是火，则能助热，更易耗灼真阴而动血，可用北沙参、百合、女贞子、生牡蛎、生白芍以育阴潜阳而滋养血液。治脾后天生化血源，可用黄精、生山药、莲子肉，补中有化。用鸡内金既助脾运又可化瘀。心主血脉，可用龙眼肉助心阳生脾之血。阴虚可伍以石斛、大枣、生姜亦可代替，并可协调营卫而助脾运。有时补气养血药难于满足血的消失，尤其是靠输血维持者，血红蛋白下降趋势较快，生血较慢，必须采用补益精髓，如牛、猪脊髓油脂炒面粉加红糖调服，也可用于后期调养巩固。当然，鹿茸粉与河车粉同服，生血效果较好。

2.小儿多动症

小儿多动症属于儿科的疑难杂症，近年来发病率显著增加，已成为临床常见疾病。该病以身体多动、注意力不集中、情绪多变为主要临床特征。本病与西医的注意力缺陷多动综合征相近。宋老认为多动症属中医肝风、失聪、健忘范畴，与心肝脾肾诸脏关系密切，部分医务界人士从心脾入手、从脾肾入手研究本病。宋老通过大量临床实践总结后，认为：心肝脾肾诸脏中，肝对于小儿多动症最为重要。肝主人体生发之气，肝气生发则五脏俱荣，小儿生机蓬勃，精气未充，肝阳易旺，肝风易动，故有"肝常有余"的生理特点。肝主筋主风，肝气过旺则肝风动，肝风动则筋拘挛，身体多动。肝主气，气贯穿于全身，肝气调达，全身舒畅，五脏俱荣。肝气郁结则烦急，易激惹，任性冲动。肝气郁结则五脏之气不畅，五脏为之累而损，如心主思，心气不畅则才思不敏，神思涣散，学习成绩下降。所以小儿多动症的发病与肝脏功能失调关系密切。治肝调肝是宋老治疗小儿多动症的主要方法，也是宋老治疗小儿多动症的重要思路。此外，中焦脾胃亦十分重要，脾为后天之本，小儿生长发育，以及五脏六腑、四肢百骸的荣养，皆靠脾胃产生的水谷精微来提供，由于小儿饮食不知自调，"饮食自倍，肠胃乃伤"，脾运失司，生化乏源，肝失荣养，是造成多动症发生的内在原因。宋老正是以中医理论为基础，总结多年临床经验，采用平肝潜阳为主兼顾健脾养胃为辅治疗小儿多动症，取得较好的效果。

宋老常用的中药有生石决明、白蒺藜、杭菊花、白芍、石菖蒲、郁金、僵蚕、蝉蜕、薄荷、茯苓、山药等，以平肝潜阳、柔肝健脾为治疗大法，达到调整肝脾阴阳，使肝气平和、中气充盈，整体阴阳平衡的目的。对于痰蒙清窍，多动难以制约，多语不避亲疏，注意力严重欠缺者，可加用青礞石、天竺黄或将礞石滚痰丸、牛黄抱龙丸加入汤药同煎服。即在每次煎药时，用布包1丸礞石滚痰丸或牛黄抱龙丸，放入汤药中同煎。对于多动频繁者，在应用钩藤等植物药效果不好时，应加用全蝎、蜈蚣等动物药，镇痉息风止动。对于多动不甚频繁，体质较弱者，治疗时要以健脾为主，应用宋老的悦脾汤加减治疗之。虽有多动不治动而治以调脾，此乃不治动而动自止之意。经宋老调肝健脾、标本兼治的治疗后，多数患儿的多动症状最早出现好转甚至消失，继续服药则注意力及学习成绩逐渐恢复正常。

3. 小儿湿疹

湿疹是小儿常见的过敏性炎性皮肤病，中医学称之为奶癣，根据其发病部位，将其分为"旋耳疮"。"浸淫疮""绣球风""四弯风""湿臁疮"等，如《医宗金鉴·外科心法》记载："此证初生如疥，瘙痒无时，蔓延不止，抓津黄水，浸淫成片。"严重患儿可由新生儿期发病持续数年不愈。宋老认为：小儿湿疹常因饮食不节，伤及脾胃，脾失健运，致湿热内生，复感风湿热邪，内外合邪充于腠理，浸淫肌肤而发病。部分患儿可由胎毒胎热所致。湿疹其表现虽在皮肤，而病位根源则在中焦脾胃，脾胃功能正常与否，直接关系到本病的症状轻重，更由于脾为后天之本，小儿具有脏腑娇嫩、形气未充、脾常不足等生理特点，随着年龄的增长，小儿的脾胃功能会逐渐增强。临床发现部分患儿随年龄的增长，其湿疹发作有渐轻的趋势，这正是小儿脾胃功能增强的缘故。因此，宋老特别强调：脾胃功能贯穿于小儿湿疹病的始终，在治疗时，切记要健脾养胃，调补中焦。

宋老将小儿湿疹分为急性期和慢性期，急性期以皮肤局部出现丘疹、水疱、糜烂、渗出为主要症状，慢性期则以同一部位反复发疹，皮肤粗糙、瘙痒为主要症状。并根据其症状体征的不同，将其分为三个类型，急性期以湿热为主，偏于热盛者为脾湿胃热型，偏于湿重者为脾虚湿困型。脾湿胃热型皮损多发于头顶、面部、颌下甚则躯干、四肢。皮疹色红，表面糜烂有渗出液，结痂，周围有红晕，伴口干口渴，大便干、小便黄。舌红苔薄黄，脉滑。治多以清胃热，利脾湿。脾虚湿困型小儿多肥胖，皮损多在面部、四肢甚则全身，且为暗淡之红斑丘疹，表面糜烂明显，渗出较多，伴有消化不良，口黏腻，纳食不馨，腹胀，大便溏薄，舌胖有齿痕，苔白滑，脉滑濡。治当以健脾利湿。慢性期则以脾气虚弱，皮肤失于润养为主，故定为脾虚肤燥型。皮疹常在同一部位反复发作，皮疹处粗糙脱屑，结痂，一般很少有渗出，有明显痒感，皮疹周围可见抓痕，色素沉着，伴见纳少，乏力，口干欠津，便溏，舌红苔白，脉弱。治以健脾润燥，益气养血。慢性期若出现急性发作，则仍按急性期相应证型处理。宋老虽将本病分为三型，但临床之时，常会伴有他脏他腑之症，应随证加减，不拘泥于此三型。

【医案传真】

1.再生障碍性贫血案

许某，女，8岁，2002年12月20日初诊。

主因反复头晕、齿龈渗血3年余，诊断贫血1个月。患儿3年余前出现反复头晕，面色苍白，齿龈渗血，未予重视及治疗。1

个月前在当地医院查血红蛋白40g/L，红细胞2.5×10^{12}/L，白细胞2×10^9/L，血小板70×10^9/L，骨髓穿刺示：脂肪多，巨核细胞明显减少。诊为再生障碍性贫血。现症：患儿心慌气短，头晕眼花，耳鸣，盗汗，纳少，乏力，腰酸腿软，夜寐不安，多梦。四诊：患儿精神较差，面色苍白无华，唇舌俱淡，但颧部发红，肌肤甲错，爪甲不荣，舌淡红，花剥苔，脉沉细无力。

西医诊断：再生障碍性贫血。

中医诊断：虚劳。

辨证：气血不足、肝肾阴虚。

治法：滋补肝肾、养血育阴。

处方：当归12g、龟甲（先煎）10g、北沙参30g、麦冬20g、五味子6g、黄精30g、百合10g、女贞子15g、旱莲草15g、生黄芪30g、山药30g、鸡内金10g、砂仁3g、生白芍30g、石菖蒲10g、生牡蛎（先煎）30g。共7剂，每日1剂，水煎温服，每日2次。

二诊：2002年12月27日。患儿服药7剂后精神明显好转，心慌、头晕明显减轻，盗汗亦有所减少，仍纳少乏力，齿龈仍有渗血，上方加仙鹤草30g、生地黄15g以养阴凉血。

三诊：2003年1月30日。患儿上方已坚持服用28剂，头晕消失，未见出血，耳鸣消失，盗汗明显减少，入睡较前安稳，但仍做梦，偶有心慌气短。患儿面色较前已有光泽，唇舌已见红润之色，花剥苔已脱，舌光少苔，脉细，重按仍无力，复查：血红蛋白92g/L，红细胞4.0×10^{12}/L，白细胞4×10^9/L，血小板101×10^9/L。效不更方，继服上方14剂，并依据上方调节剂量，配制丸药。待14剂汤药服完后继服丸药，每日服3次，每次服1丸（6g）。

四诊：2003年6月28日。患儿已坚持服药半年，自觉症状全部消失。复查：血红蛋白132g/L，红细胞51×10^{12}/L，白细胞5.8×10^9/L，血小板158×10^9/L，复查骨穿正常。四诊：患儿精神好，面色唇舌红润，肌肤平滑光泽，爪甲润泽。未予药物干预。1年后电话追访，患儿一切正常，其间患两次感冒，均未引起病情反复。

按： 再生障碍性贫血病变虽涉及心、肝、脾、肾多个脏器，但重点在肝肾，肝主藏血，肾主藏精，精血互为资生，精足则血旺。肾又为先天之本，故肝肾虚则精血不足，精与血均属阴，因此肝肾阴虚是本病的主要症型。中医有"阳虚易治，阴虚难调"之说。宋老多年的临床实践证明：肝肾阴虚型贫血，病程虽较长，但并非不治之证，只要能依据中医辨证原则，耐心调治，多可收效。本例患儿近三年余时有头晕，齿衄，面色苍白，未引起家长重视，到确诊时，患儿实际病史已有数年，且病情已重。经大剂滋补肝肾，养血育阴，益气生精之品，症状逐渐减轻，后又配服丸药，服用达半年之久，方愈。亦与患儿积极配合治疗有密切关系，因此，在治疗过程中，药物治疗是一方面，心理治疗是另一方面，做好患儿的思想工作，可达到意想不到的效果。

2.血小板减少性紫癜案

于某，男，7岁，1978年8月8日初诊。

主因反复鼻衄、皮肤紫癜5个月余。患儿5个月前不慎碰鼻后，流血不止，血小板 16×10^9/L，曾服中西药物治疗效果不好（不详），此后时有鼻衄及皮肤紫斑，并伴见腹痛、大便色黑，患儿自幼纳差，患病后饮食乏味，周身倦怠，时有心慌，夜寐不安，自汗盗汗，大便溏，一日4~5次。四诊：舌淡嫩，苔薄白，脉沉细弱

西医诊断： 血小板减少性紫癜。

中医诊断： 葡萄疫。

辨证： 阴虚血弱。

治法： 滋阴养血。

处方： 生黄芪30g、当归10g、山药20g、黄精30g、白芍30g、

仙灵脾10g、阿胶10g、鸡内金10g、天花粉24g、乌梅10g、砂仁3g、牛膝6g。14剂，每日1剂，水煎温服，每日2次。

二诊：患儿服药14剂后，即感乏力减轻，皮肤紫癜渐消，虽仍有新出紫癜，但其势已减。腹痛消失，大便转黄，查血小板47×10^9/L，上方加石莲子12g、浮小麦15g、麦冬10g，继服。

三诊：患儿又服21剂，纳食较前已有明显好转，心慌消失、夜寐安，汗减少。舌淡红，苔薄白，脉仍细弱，查血小板65×10^9/L。

此后，患儿仍以本方加减，继服汤药约50剂，其血小板波动在60×10^9/L至120×10^9/L。每于感冒时，血小板即有所下降，感冒愈则血小板上升。至1978年11月23日查血小板已升至162×10^9/L。宋老考虑到患儿患病日久，正气久虚故仍以本方为主，配制丸药，令患儿坚持服药近1年。其血小板维持在150×10^9/L至300×10^9/L之间，再未见皮肤紫癜及鼻衄。患儿生长发育正常，已继续上学。

按：宋老对紫癜的治疗，尤其注意培补后天之脾胃。盖紫癜一病，多日久难愈，脾胃之气旺盛则恢复有日，若脾胃一败则回天乏术。本例患儿自幼纳差，且有心慌、乏力、便溏，自汗盗汗等症状，说明患儿素体脾虚，患病后更耗其正气，故中医证属气阴虚血弱，应治以健脾益肾、益气养血。另外应注意的是，患紫癜之小儿，正气多虚，易患感冒。感冒又可加重紫癜，故宋老时常嘱咐患儿及其家长，要适时更衣，加强身体锻炼，配合药物治疗，积极预防感冒。在用药上，宋老长年坚持早期以服汤药为主，后期则根据患儿的服药情况，配制蜜丸或水丸或糖浆剂，较长时期服用。以药之缓力，用于紫癜之慢疾，细调小儿之脾胃，徐徐补之，则正气渐旺，邪之必去。

3.小儿多动症案

尚某，男，8岁，2013年6月2日初诊。

主因注意力不集中、多动1年余。现病史：患儿1年余前出现上课时精神不集中，小动作较多、烦急，易激惹。在受批评、训斥后症状逐渐加重。以至难以上完整节课，遂来就诊。

中医查体：患儿形体消瘦，舌体瘦小、舌质偏红、少苔，脉弦细。

西医诊断：注意力缺陷多动综合征。

中医诊断：小儿多动症。

辨证：肝肾阴虚，肝郁气滞。

治法：滋养肝肾，舒肝理气。

处方：生石决明（先煎）30g、珍珠母（先煎）15g、杭菊花10g、白芍12g、生地黄10g、枸杞子10g、女贞子10g、旱莲草10g、当归10g、石菖蒲10g、郁金10g、百合10g、钩藤（后下）15g、川楝子10g。7剂，每日1剂，水煎温服，每日2次。

二诊：2013年6月9日复诊。患儿服药7剂后，诸症大减，自诉有时上课感到头昏不清，加荷叶10g以升清阳之气，加茯苓15g健脾渗湿、宁心安神。

三诊：2013年7月12日复诊。患儿已坚持服前药28剂，家长反应患儿情绪稳定，多动症状基本消失，上课已基本可以坚持听讲，学习成绩有所提高。继服前药，改两日服1剂，连服3个月后停药。1年后电话追访，患儿正常，多动症痊愈后未出现反复。

按：此例患儿消瘦，平素急躁易怒，舌体瘦小偏红，说明其多动属肝肾阴虚，水不涵木之证。病位主要在肝肾。肾为先天之本，肝肾同源，小儿阴常不足，加之调养不当，造成肝肾阴虚之候，导致出现肝阳偏亢之象，如急躁易怒、多动多语。本病虽以多动为主症，但本型中以肝肾阴虚为主要矛盾，因此治疗时应从滋补肝肾入手，不能一味安神。通过滋养肝肾，阴血得以充盈，自能达到平肝息风之目的。

4.湿疹案

时某，女，8岁，2008年3月4日初诊。

反复出皮疹5年余。患儿反复出皮疹，以颜面四肢为重。严重时皮疹融合形成糜烂面，有渗出液，较轻时皮疹处粗糙，脱屑瘙痒，经多方求医，疗效不佳。现症：患儿两颊、眉楞、下颌、颈部可见粗糙皮损，有少许脱屑，四周皮肤有抓痕，四肢及躯干亦有数片皮损，较头面部更为粗糙，周围抓痕明显，并有部分血痂。患儿平素烦急易怒，易外感，纳少，大便溏软。四诊：口唇干裂，舌红欠津少苔，脉细弱。

西医诊断：湿疹。

中医诊断：小儿湿疮。

辨证：脾虚肝旺，阴虚肤燥。

治法：健脾疏肝，养阴润肤。

处方：生黄芪10g、当归10g、沙参10g、麦冬10g、白芍12g、柴胡6g、茯苓15g、山药10g、青陈皮各6g、佛手10g、白鲜皮15g、乌梢蛇6g、甘草6g。7剂，每日1剂，水煎服。

二诊：服药7剂，瘙痒明显减轻，仍有口干欠津，加玄参15g养阴润燥，沙参用量增至20g，加强养阴生津作用。

三诊：患儿连服28剂后皮损全部消失，全身皮肤红润有泽，伴见症状全部消失，在服药的近2个月时间内，未患感冒，家长甚感欣慰。1年后拜访，患儿湿疹未出现反复。

按：此型多见病程较长患儿，亦即慢性湿疹患儿，此时的临床表现以小儿出现粗糙皮损，伴瘙痒为主要指征，一般多伴有脾气虚弱，肝郁气滞，气滞血瘀等相关症状，如此例患儿平素烦急易怒，说明其肝气郁结较为明显，治疗时，加佛手、青皮疏肝理气，柴胡疏肝解郁，白芍养阴柔肝，陈皮行气健脾。患儿纳少、易外感、大便溏软，为脾虚之症，故方中有茯苓、山药健脾益气。后期纳食不见好转时，加生谷麦芽以生发胃气，鸡内金健脾消食。最终收到较好效果。本型湿疹的突出症状是瘙痒。宋老认为：一般祛风止痒之剂如防风、刺蒺藜、白鲜皮等草木药物治疗本型的瘙痒，疗效甚微，因患儿病程日久，邪已入里，当采用动物类药物，搜风止痒。症状较轻时，选用蝉蜕祛风解痉止痒。《本草衍义》之蝉蜕"治头风眩晕，皮肤风热作痒。"或用僵蚕疏风止痒，痒甚者，可用乌梢蛇搜风通络止痒，《开宝本草》认为本品"主诸风瘙瘾疹，疥癣，皮肤不仁，顽痹诸风。"治疗顽痒顽搐，白花蛇的搜风通络作用更强，但其有毒，对小儿的用量不易掌握，而乌梢蛇功用与其相类而无毒，更适于小儿应用，正如《本草从新》所云：乌梢蛇，功用同白花蛇，无毒而力浅。入药时可入药煎或研未冲服。此外，全蝎、蜈蚣、蜂房也可分别选用，宋老的这一经验，经作者临床多次应用，证明其确有上好效果。

（曹明璐　整理）

刘弼臣

融贯古义统少阳学说，独辟蹊径精从肺治疾

【名医简介】

刘弼臣（1925~2008年），男，汉族，江苏省仪征市人。著名中医儿科专家，儿科教育家，主任医师，北京中医药大学终身教授、学术顾问、硕士生导师。国务院首批享受政府特殊津贴专家，国家教委确定的全国中医终身教授。中华中医药学会儿科分会名誉会长，全国中医药高等教育学会儿科分会理事长，全国中医儿科科研成果评审委员会主任，高等中医药院校教材编审委员会委员，1990年被国家中医药管理局、原卫生部、原劳动人事部确定为配备继承人的全国500名名老中医之一。

刘弼臣原名刘世仁，14岁拜其姑父孙谨臣先生为师，取医名"弼臣"。入门后，尊师勤学，苦心探索，其深谙孙先生医者求"意"之理，在于思辨，审证诉因，知常达变，不拘固法，乃为精进。刘教授白天侍诊抄方，积累经验，倾听教诲；夜晚孤灯苦读，整理笔记，熟记经典。少年便能熟背《药性四百味》《汤头歌诀》《濒湖脉学》等经典古医籍。3年学满出徒后，先后赴上海复兴中医专科学校、江苏省中医学校深造，内外妇儿，诸派学说，尽取之长。1957年奉调进京，执教于北京中医学院（现为北京中医药大学）方剂教研室。1958年任职于北京中医学院附属东直门医院儿科。刘教授讲坛授医培众多桃李，诊桌参病起浩繁沉疴，50余载，诲人不倦，活人无数，后将其毕生所学著书立说，立"少阳学说"统合历代诸家阴阳之分歧，创"调肺学派"，成

为名噪京城的一代儿科大家。

【主要学术思想】

刘弼臣教授将毕生精力倾注于中医事业，形成了继承为先，注重实践，推陈出新的学术风格。他善于灵活运用整体观念、阴阳五行学说、辨证论治、病证结合等中医核心理论，尤倡钱乙的"五脏证治"和万全的"三有余四不足"观点，并集各家之长，兼容并蓄。刘教授虽出生于南方，但生活、工作均在北方，他谙熟小儿肺脏娇嫩，易受北方肃杀寒冷之气所袭，感邪之后，传变迅速，多脏腑受累的病变特点，逐渐形成了"精于五脏，突出肺脏"的论治思想，并创造性的运用到多系统疾病，尤其是在疑难疾病的辨证指导上。如治疗小儿哮喘，根据"夙饮伏肺，外邪引触"理论，创立"宣敛肺气"法；治疗小儿脑积水，根据"风为阳邪，易袭阳位"理论，创立"息风利水"法；治疗小儿抽动症，根据"外风引动肝风"理论，创立"调肺平肝"法；治疗小儿病毒性心肌炎及肾病综合征，根据"咽喉、鼻窍为肺之门户"理论，创立"宣肺通窍"法等等。刘教授以严谨的治学作风和灵活的临床思辨，从清代张锡纯提出的"盖小儿虽为少阳之体，而少阳实为稚阳"观点中得到启示，将长期以来存在于中医儿科基础理论中的有关"纯阳学说"和"稚阴稚阳学说"之争，用"少阳学说"加以融合，既提升了理论完整性，又符合临床实际，体现了刘教授对前贤理论和经验的继承和发挥。

1.哮喘证治

支气管哮喘是小儿时期常见的肺系疾病之一，表现为反复发作的喘息气促、喉中痰鸣，呼气延长，甚至张口抬肩，呼吸困难，不能平卧，口唇青紫为特征。是以气道慢性炎症和气道高反应性为主要病理基础的变态反应性疾病。本病多于学龄前发病，冬春季节高发，常因吸入性或食入性变应原诱发。中医将本病归属于"咳嗽""哮证""喘证""痰饮"范畴，关于病机认识，历代医家多推崇"夙饮内伏，外邪引动"所致，治疗上以"发作期祛邪，缓解期扶正"为基本原则。刘弼臣教授认为，小儿哮喘多因外风引触，风痰伏肺，强调发作期宣散外邪，缓解期健脾化痰，全程调畅气机，重视肝肺同调。

（1）"宣肺解表法"肃清外邪

哮喘病发生与外感六淫有直接关系。其中，感受风寒或风热之邪最为多见。如《黄帝内经》中载："乳子中风热，喘鸣肩息"；《幼科发挥》中载："或有喘疾，遭寒冷而发，发则连绵不已，发过如常"。邪气外侵，失于表散，外束肌表，内犯于肺，壅塞肺气，失于宣降。感受风寒之邪，多从皮毛而入，表现为呼吸气促，胸闷喘满，痰鸣稀薄，鼻塞清涕，口淡不渴；感受风热之邪，多从口鼻而入，表现为喘咳连连，声高气重，痰黄质稠，口渴心烦。因病位在表，邪气为主，无需敛降，只需表散，邪去表解则肺安喘止。刘教授常用温宣法和清宣法，前者以小青龙汤为基础方温肺散寒化饮，后者以桑菊饮合麻杏石甘汤为基础方疏风散热清肺。用药宜清灵，切莫宣发过度，达"轻可去实"之效。刘教授重视鼻窍和咽喉二窍的宣利畅通，因口鼻为呼吸道之门户，邪气外袭，首当其冲，故治疗过程中，常以二窍为要隘，力求截病疏邪于此。故鼻塞流涕者，常用辛夷、苍耳子、细辛、白芷、薄荷宣畅鼻窍；咽痛喉痒者，常用玄参、板蓝根、山豆根、锦灯笼、青果清热利咽。

（2）"健脾补肾法"调补素体

刘弼臣教授秉承"急则治肺，缓调脾肾"的原则，认为小儿素体脾肾亏虚或久病损伤脾肾，导致中焦运化不利，水湿内停，聚而生痰，痰随气逆，伏于肺络，外邪搏击气道发为哮喘；肾虚不纳，浮气不敛，气化不利，水湿泛滥，痰饮留肺，成为夙根。肾主纳气，为先天之本，脾主运化，为生痰之源。哮喘因反复外感或劳作失度或饮食失宜或久久不愈，皆与脾肾之气充盛不足密切相关。故缓解期或正虚邪恋期宜从补益脾肾法施治。除典型表现外，脾常不足者，多伴偏食厌食、自汗乏力、少气懒言，故治疗以六君子汤或补中益气汤为基础方，健脾化痰，升清扶正；肾常不足者，多伴五迟五软，尿频遗尿，畏寒肢冷，故治疗以六味地黄汤或金匮肾气丸为基础方，补肾纳气，温阳定喘。肺脾不足者，常用太子参、黄芪、白术、茯苓、炙甘草；纳差者，常用焦三仙、谷稻芽；痰多色白者，常用陈皮、苏子、半夏、炒莱菔子；遗尿尿频者，常用枸杞子、益智仁、芡实、煅龙骨、山萸肉；多汗者，常用桂枝、白芍、浮小麦、五味子。

（3）"宣敛调肺法"固卫祛邪

刘教授宗《黄帝内经》之旨，认为哮喘主要病位在肺，肺居上焦，为五脏之华盖，主气司呼吸，开窍于鼻，在体合皮毛，外邪犯肺则宣降无权，久病则肺气不敛，加之肺气通调水道，肃除痰饮异物，呼吸不利，则水液痰饮异物稽留，阻塞气道，日久痰瘀互阻，胶着难除，形成"夙根"。其中，痰、饮、水、瘀为主要致病产物，多相杂为患，医籍中亦有"饮发于中，咳喘有声""内有瘀血，气道阻塞，不得升降而喘者"的表述。上述有形或无形之邪，每因外邪引触或久病肺脾肾三脏正气耗损，逐邪无力，则诱发哮喘，故不可不顾。刘教授善以宣敛并行治法处理肺气和邪气的正邪关系，强调既有宣通升降之别，又有散敛补泻之异。临证时，其巧创"银花乌梅紫菀汤"，全方共七味，其中，金银花、紫菀疏散肺中热邪，降气化痰；乌梅、五味子敛肺抑肝，防肺气过升而耗散，地龙、钩藤通络平喘；紫石英色紫入血分，体重能下达，温肾纳气，敛肺定喘，全方宣降相宜，敛散相兼，共奏清肺化痰、降气平喘之功。

刘教授根据哮喘分期不同，患儿体质差异，在银花乌梅紫菀汤基础上，灵活配以"宣肺解表""通窍利咽""通腑降气""健脾化痰""补肾定喘"等诸法,其中,尤以宣散鼻窍及咽喉邪气为代表的调肺法,对治疗哮喘发作期具有重要的临床指导意义。

2.病毒性心肌炎证治

病毒性心肌炎是儿科常见的心血管疾病之一,是由病毒感染引起的一种心肌局灶性或弥漫性病变。本病常继发于感冒、肺炎、麻疹、腮腺炎、传染性单核细胞增多症、腹泻等病毒感染性疾病过程中,其临床症状及预后表现悬殊,轻者无明显自觉症状,仅以心电图异常改变为主,重者可出现心律失常、心脏扩大、心源性休克,甚至猝死。根据其临床症状不同,中医将本病归属于"心悸""胸痹""虚劳"等范畴。刘教授认为本病多因温邪致病,具有卫气营血的变化规律,故可归属到"温病"范畴,根据"温邪上受,首先犯肺"的致病特点,刘教授提出了"从肺论治"的治疗思想。

(1)温邪致病,治肺为要

刘教授认为,本病常因感受风热或湿热毒邪致病。前者多见于冬春季,以风温之邪为主,病起于头面部,起病较急,以肺卫实证居多;后者多见于夏秋季,以湿热之邪为主,易侵犯三焦,尤犯心肺。心主血脉,肺主诸气,二者相合,共主气血运行。小儿肺脏娇嫩,不耐寒热,口鼻、毛窍为邪所侵,犯于肺卫,出现发热、恶寒、流涕、鼻塞、咽痛;心肺同居上焦,邪气犯肺,出现咳嗽、气短、咯痰;侵犯心脉,出现心烦、心慌、胸闷、胸痛;温邪传变迅速,易逆传心包,出现神昏、谵语、抽搐。若素体禀赋不足或久病失养,则心肺气血亏虚,卫外不固,难以御邪于外,加之心气不足,行血乏力,致心脉痹阻,气血瘀滞,心脉失养,则病情迁延,故急性期当以宣肺祛邪,而慢性期当补肺养心。

(2)攘邪于外,宣肺通窍

本病以肺脏首当其冲,符合"温邪上受,首先犯肺"的特点。刘教授根据"肺开窍于鼻""咽喉为肺之门户"的体用关系，考虑到鼻咽部病灶是造成本病反复发作的潜在隐患，提出了急性期以"攘邪于外，宣肺利窍"为治疗大法，常以辛凉解表法、宣肺通窍法、清热解毒法、利湿祛痰法诸法并用，方选银翘散、苍耳子散、玄参升麻汤、甘露消毒丹为主方，单方或合方加减。鼻塞流涕者，加辛夷、玄参、石菖蒲、川芎；咽痒咽痛者，加山豆根、玄参、板蓝根、锦灯笼；咳嗽咯痰者，加芦根、白茅根、瓜蒌、黄芩；心悸胸闷者，加枳壳、苦参、黄连、郁金；痰浊内阻者，加陈皮、半夏、茯苓、泽泻；湿邪内蕴者，加藿梗、泽泻、厚朴、通草；血脉瘀阻者，加当归、桃仁、丹参、生地黄。

（3）护心调脾，敛肺实卫

本病急性期多以邪毒侵心为主要特征，温邪侵袭，多由肺卫而入，损伤营卫，血脉受损，心体受伐，心失所用，故刘教授提出"清热解毒护心"之法，针对风温之邪，治以疏风清热，解毒护心，选方银翘散，以金银花、连翘、玄参、板蓝根、桔梗、苦参、牛蒡子为主药加减化裁；针对湿热或痰热之邪，治以清热解毒，化痰利湿，选方葛根芩连汤和温胆汤，以葛根、黄芩、黄连、藿香、郁金、半夏、枳壳、苦参、瓜蒌、竹茹为主药。此外，温邪既可上犯心肺，又可中犯脾胃，出现恶心呕吐，纳差肢倦，脘痞腹泻；脾失运化，化源不充，气血亏虚，心脉失养，出现动则心慌，气短胸闷，神疲健忘；母病及子，肺脾两伤，可致卫外不固，易为外邪侵袭，出现反复感冒，面黄消瘦，自汗盗汗，湿热困脾者，治以清热化湿，选方甘露消毒丹或黄芩滑石汤，以黄芩、黄连、滑石、藿香、荷叶、通草、白豆蔻为主药；气血两虚者，治以补气养心，选方炙甘草汤和生脉散，以炙甘草、麦冬、生地黄、阿胶、白芍、炒酸枣仁、丹参为主药；肺脾气虚者，治以益气固表、敛阴和营，选方玉屏风散、桂枝汤或当归六黄汤，以黄芪、白术、桂枝、白芍、甘草、当归、生地黄、浮小麦为主药。

刘教授以温病卫气营血辨证为基础，侧重从肺论治病毒性心肌炎，急性期宣肺祛邪，逐风热或湿热之邪以截断病情加重；缓解期护心调脾，敛肺实卫，防止病情反复迁延，起到标本兼治的作用。

3.肾炎肾病证治

急性肾小球肾炎，简称急性肾炎，多急性起病，以血尿、水肿、高血压为特征。肾病综合征，简称肾病，起病相对较缓，是以大量蛋白尿、低蛋白血症、高脂血症和高度水肿为特征的一组临床症候群。二者同为泌尿系统常见疾病，儿童和青少年人群发病率较高。中医将二者归属于"水肿病"范畴，依据肿势、病位、病因等差异，分别冠以"阳水"和"阴水"。刘老认为，急性肾炎多因于外感起病，病变过程中多兼有血尿、高血压、水肿，故治疗上应在传统阳水治疗基础上，配合清热解毒，活血化瘀之法；而肾病虽素以"阴水"命名，但小儿体秉阳常有余，且临床发病多虚实夹杂，故治疗宜慎用温补。

（1）疏风宣肺，利湿清热

肺主皮毛，脾主四肢，开窍于口鼻，感受风热或湿热之邪，从口鼻而入，熏蒸窍道，致咽喉赤肿溃烂，疮疡肿毒侵袭肌表，湿毒犯脾，邪侵肺脾，使肺失宣降，脾失健运，水道通调不利，邪遏水停，泛于肌肤，发为水肿，故《素问》中载："肾汗出逢于风，内不得入于脏腑，外不得越于皮肤，客于玄府，行于皮里，传为胕肿"，《济生方》中载："少年血热疮，遂生疮疥，变为肿满。"刘教授认为，阳水为病，多为外感风邪，内蕴湿热，肺气郁闭，水道失职，水液泛滥，加之湿热内盛，损及血络，故治疗当以宣肺为要，佐以清热、利湿、凉血、活血之品，截断病情，他据此而创制了"鱼腥草汤"，方中鱼腥草15g、半枝莲15g，二者味辛性寒，可清热解毒、活血利湿；倒扣草30g、灯心草1g，二者酸苦性寒，清热解毒、利尿消蛋白；益母草15g、白茅根30g，辛寒甘润，活血凉血，通络祛瘀；车前草15g，甘寒滑利，清热利湿。鱼腥草汤为肾炎、肾病证属阳水的基础方，临床针对不同表现可灵活化裁，如风邪偏重，恶寒咳嗽者，合麻黄连翘赤小豆汤加减；咽肿鼻塞者，配伍玄参、山豆根、板蓝根、辛夷、苍耳子；肿势迅速者，合五皮饮或五苓散加减；皮肤疮毒者，合五味消毒饮加减。

（2）凉血止血，活血通络

临床上血尿为主的患儿亦不鲜见，常因感冒或疲劳后反复，病情缠绵难愈，刘教授认为血尿产生多由湿热之邪久蕴下焦，灼伤肾脏与膀胱血络所致。根据血尿发病缓急以及伴随症状不同，处方略有差异。如急性期肉眼血尿或镜下大量血尿者，多为血热或湿热较重，治宜清热凉血止血，以鱼腥草汤合小蓟饮子或猪苓汤加减，可酌加女贞子、旱莲草、血余炭、三七粉等；如血尿日久，多有镜下少量红细胞或血小板偏高，伴见面色不华或晦暗，乏力体倦，纳差神疲，多为气虚血瘀或虚火灼络所致，治宜活血通络、滋阴补气，以鱼腥草汤合牛膝四物汤加减，可酌加黄柏、知母、牡丹皮、黄芪、白术、泽兰、地龙、桃仁、丹参等。上述活血通络之品，可以降低血黏稠度，缓解高凝状态，防止肾小球硬化。

（3）固脾滋肾，平补阴阳

肾炎肾病后期常可见尿中少量红细胞、蛋白持续不消或反复出现，成为治疗的难点。刘教授认为，小儿脾肾常不足，脾虚日久，失于健运，不能泌别清浊，脾气不升，清阳不举，精微下泄水道；肾气亏虚，封藏不固，加之湿热留恋，灼伤肾络，伤阴耗气，故治疗上应以健运中气、滋补肾气为法。考虑到肾为水火之脏，喜润恶燥，脾为土脏，喜燥恶湿，加之小儿属稚阴稚阳之体，故用药宜避免过于香燥或滋腻。临证时根据脾肾亏虚的轻重之别，偏于脾气不足者，应侧重培土制水，以补中益气汤合实脾饮为基础方，重用黄芪以提振脾气；偏于肾气肾阴不足者，应侧重补肾气、滋肾阴，以知柏地黄丸合二至丸为基础方，重用倒扣草以凉络利湿，清余邪而不伤阴。

4.重症肌无力证治

重症肌无力是一种主要累及神经-肌肉接头处突触后膜上乙酰胆碱受体的自身免疫性疾病。多发于头面部肌肉（眼睑肌、眼外肌、咽喉肌）和四肢肌肉，表现为眼睑下垂、视力模糊、斜视、眼球转动不灵活、表情淡漠、构音障碍、咀嚼无力、吞咽困难、抬头抬臂提腿困难等。往往起于一侧眼睑下垂，逐渐累及对侧，并蔓延全身各处骨骼肌，严重者可出现呼吸困难，甚至危及生命。上述症状多呈现朝轻暮重，活动后症状加重，休息后减轻的特点。本病可发生于各年龄段，1~5岁儿童高发，女性患儿多见。绝大多数患儿以眼肌症状为首发，较少进展为全身型。中医根据其临床症状，将本病归属于"痿证""睑废""视歧"等范畴。如《素问·生气通天论》载："湿热不攘，大筋软短，小筋弛张，软短为拘，弛张为痿"。《灵枢·大惑论》载："精散则视歧，视歧见两物"。刘教授将本病与脾肾肝三脏加以关联，认为先天禀赋不足，后天生化乏源是发病的主要原因，并据此提出了"虚则补之，损者益之"的治疗大法。

（1）补气升提

刘教授认为，小儿生机蓬勃，发育迅速，脾胃运化能力相对薄弱，且脾脏柔嫩，饥饱失度，寒温失宜，易损伤中州，致气血生化乏源，故《小儿药证直诀》中云："脾胃虚弱，四肢不举，诸邪遂生。"四肢百骸，肌肉筋脉失于气血濡养，呈现一派痿软无力之象。其中，眼睑属肉轮，内应于脾，脾气升提精微滋养目窍，则视物清晰，转动灵活，脾虚则睑废不用；脾虚酿生痰湿，痰湿郁阻经络，则筋脉不利，四肢不用。因此小儿重症肌无力多以脾气虚衰，气津不升为主，临床多表现为面色无华，倦怠乏力，食欲不振，口淡或黏，四肢沉重，便溏薄，易患外感，舌质淡，苔薄白，脉缓弱，治疗宜以补气升提兼以化痰通络为法，方选补中益气汤加减，党参、黄芪、茯苓、炒白术、炒白芍、当归、柴胡、葛根各10g，陈皮、升麻各5g，易感者加防风，湿盛者加苍术，食欲不振者加焦三仙，恶心呕恶者加藿香、佩兰，呵欠频作者加草果、白豆蔻。刘教授喜将中药制马钱子粉（别名番木鳖）一味与健脾诸药同用，一般用量0.1~0.2g，他认为该药具有通经络，止疼痛，散结消肿的作用，合补脾升阳药可通阳窍、行诸络，具有强筋起痿之良效，尤善复眼肌动力，合诸甘温之品则补偏救弊，相得益彰。本药性味苦寒，临证时应注意其毒性，只可冲服不能入药煎。

（2）峻补脾气

因于复感或治疗中断，本病可出现气短难吸，吞咽困难，语声低微，痰涎壅盛，脉微弱或腹大无根之象。刘教授认为，此象多由脾胃气虚至极，肺脾气脱，中气大陷所致，其病发急迫，病势凶险，当峻补脾肺之气，升阳举陷兼以豁痰开窍，临证方选升陷汤加减。方中生黄芪宜大量，一般常用量30~60g，佐以柴胡9g、升麻9g升举阳气，桔梗9g开提肺气，党参15g、山萸肉10g、五味子10g益气敛气，胆南星6g、天竺黄10g、白附子10g、僵蚕10g豁痰利窍，制马钱子0.2g通络散结。必要时采用中西医结合疗法进行救治。

（3）温补脾肾

刘教授发现，在疾病进展期和激素减量过程中，往往会出现脾肾阳虚的证候，表现为全身肌肉乏力，活动后明显加重，伴见吞咽困难，构音不清，颈软腿沉，腰膝酸软，胸闷气短，倦怠神疲，畏寒肢冷，大便溏薄，小便清长。刘教授认为，肾为先天之本，内寄元阳，藏精生髓，精髓荣养百骸需肾阳鼓动，而脾为后天之本，脾气健运，化生精微有赖于肾阳温煦，二者生理上相互依存，病理上互为因果。重症肌无力病初多见于脾气虚损，而后期多气损及阳，可由中阳下陷过渡为脾肾阳虚证型。加之小儿本为稚阴稚阳之体，脾肾素虚，不耐疾病戕害，故后期治疗在提振中阳基础上常配合温补脾肾治法。右归丸加减，常用鹿角胶、淫羊藿、巴戟天、补骨脂、菟丝子温补肾阳；熟地黄、山萸肉、枸杞子、杜仲补肾填精；益智仁、黄精、肉豆蔻温补脾阳；熟附子、干姜、肉桂温阳通经；生黄芪、升麻提振中阳。

（4）滋补肝肾

除脾气不足，脾肾阳虚外，尚有一类患儿表现为肝肾阴虚之证，表现为眼睑下垂、复视、斜视、凝视，眼球或四肢震颤，伴见面色潮红，手足心热，盗汗虚烦，舌咽干燥等症。刘教授认为，肝开窍于目，肝受血而能视，血旺则视物清楚，眼球动转灵活。久病精血亏虚，肝木失养，不能上济目窍，则动眼无力，视物不清，视角偏斜；肝肾不足，水不涵木，血虚生风，血不柔筋，则肌肉震颤，故治疗以滋补肝肾、息风通络为法，方选杞菊地黄丸和牵正散加减。方中枸杞子10g、山萸肉10g、熟地黄10g益肾填精；山药10g、茯苓10g健脾益气；钩藤10g、菊花10g、僵蚕10g平肝息风；白附子10g、全蝎2g疏风解痉；制马钱子0.2g疏通经络。脾虚明显者加黄精10g、白术10g补中益气；复视、斜视者加覆盆子10g、菟丝子10g。

5. 多发性抽动症证治

多发性抽动症是一种起病于儿童时期的神经精神系统疾病，临床上以不自主抽动及异常发声为主要特征。运动性抽动通常从头面部开始，逐渐蔓延至颈、肩、躯干及上、下肢，表现为快速、突发、不自主的收缩运动，发声性抽动以口鼻、咽喉呼吸肌群收缩产生气流而发声，上述抽动形式可呈现单一或多样性，症状可暂时缓解或在某些诱发因素下突然加重。多数抽动症患儿同时还伴有一种或多种共患病，如注意缺陷多动障碍、强迫障碍、学习困难、情绪障碍、品性障碍及自伤行为等。本病起病年龄较小，5~10岁发病率最高，10岁以后症状相对严重且难治，男性患病率明显高于女性。刘教授认为，本病病因有内外之分，病机有虚实之异，病理机转及病理产物复杂多样。总结起来，实证多责之风、痰、气、火，虚证多兼见阴虚、血虚。实证起病急，病程短，抽动强劲有力，频繁发作；虚证起病缓，病程长，抽动无力，时发时止。在辨证中，刘教授以"肝风"立论，倡导"外风引触肝风"之机，善用"从肺论治"治法，通过分析病邪性质、脏腑虚实、邪正盛衰等引领施治法则。

（1）推崇"肝风证"病名，奠定从肝论治基础

本病临床上以各种形式的抽动为特征，虽部位不同，但都以动为核心症状。医圣钱乙在《小儿药证直诀·肝有风甚》中云："凡病或新或久，皆引肝风，风动而上于头目，目属肝，肝风入于目，上下左右如风吹，不轻不重，儿不能任，故目连扎也。"说明无论新病痼疾，凡触动肝风者，皆可出现目睛异动之象。《黄帝内经》中提到："风胜则动""诸风掉眩，皆属于肝"，明确指出全身动摇的病症皆归属于肝，责之于肝风。刘教授认为，多发性抽动症的症状多病起于头面，变化莫测，上下激荡，符合"风为阳性，善行数变"的特点；因其病发于内，病位在肝，起病隐匿，缠绵难愈，与外感六淫中的风邪致病模式不尽相同。根据其"动而不任"的证候表现及病理特点，他认为本病与中医学"肝风证"十分吻合，此病名涵盖了中医病因、病位、病性，对于深入探讨抽动症中医病机、规范中医辨证奠定了研究基础。

（2）本源在肝，诱因在肺

刘教授根据本病临床特点，将其病机归结于肝风内动，并确立"肝风证"病名。他认为，小儿肝常有余，情志不遂，肝失疏泄，郁久生风，则发为抽动。肝主筋，开窍于目，在声为呼，风

阳上袭，故多首犯头面眼目，喊叫秽语。小儿肺常不足，不耐寒热，易为外邪所侵，肺金有伤，难以克木，肺虚金亏，不生肾水，则水不涵木，水虚火亢，则心火偏亢，风火扰动，抽动难平。基于五行生克制化理论观点，刘教授提出本病"源于肝而发于肺""从肺论治"是切断病邪入侵，防治疾病传变的重要途径。他主张治疗早期宜截病于初，采用"迎而击之"之法，一方面可以阻断病邪深入，防止外风引动肝风，一方面通过健脾补肺，克制肝气过旺，以安未受邪之地，防止耗伤正气。据此刘教授创制验方息风静宁汤，组成包括：辛夷10g、苍耳子10g、玄参10g、板蓝根10g、山豆根5g、木瓜10g、半夏5g、伸筋草15g、钩藤10g、全蝎3g、白芍30g，方中辛夷、苍耳子宣肺利鼻；玄参、板蓝根清热利咽，奏护窍安肺祛外风之功；钩藤、半夏、全蝎平肝息风，伸筋草、木瓜、白芍舒筋活络，达平肝柔筋息内风之效。该方肝肺同调，既截断病源，又消除内风，配伍精当，相得益彰。

（3）阴阳失衡，风痰鼓动

刘教授认为，本病虽治在肝肺，但不离乎五脏。五脏阴阳平衡，则机体协调无病。小儿为"纯阳之体"，生长迅速，阳常有余，阴常不足，具体表现为心肝有余，脾肾不足。心肝之阳，亢旺于上，脾肾之精，竭夺于下，是内风生成的重要内在因素，叶天士在《临证指南医案》中提出："内风，乃身中阳气之变动"。由此，肝风证可发于肝脏本身，出现肝阳化风或热极生风，亦可由他脏引触，出现阴虚动风、血虚生风或土虚动风。此外，肝风证常挟多种病理产物，以挟痰者居多。他认为，外邪袭肺，失于宣肃，布津不利则凝而为痰；肝气郁滞，疏泄不利，气滞水停则聚而生痰；饥饱伤脾，失于健运，精微不散则化浊为痰。阳盛则痰升，风盛则痰动，风痰鼓动，横窜头面四肢则抽动不已，阻于肺窍咽喉则怪叫连连。故阳亢阴弱，风痰鼓动是多发性抽动症反复发作、缠绵难愈的主要病理基础。故治疗时宜在治风基础上，佐以化痰通络、宁心清火、养血滋阴之品。

（4）巧用风药，灵活施治

刘教授认为，肝为刚脏而主内风，肺为娇脏而主外风，二者刚柔相继，阴阳相殊，用药当和而不同，方能取效。他将息内风之药分为三类，第一类为虫蛇之品，以全蝎、蜈蚣、僵蚕、白花蛇为代表，功在入络搜风，穿透力强，适用于抽动频发，动作剧烈之实证；第二类为金石之品，以龙骨、牡蛎、珍珠母、龟甲为代表，功在重镇息风，平抑肝阳，适用于病情日久，抽动顽固难愈之虚证，但此类药久用以伤脾胃，故不宜久用，脾胃虚弱者当佐以焦三仙、谷芽、焦白术健脾助运。第三类为草木之品，以天麻、钩藤、菊花、白芍为代表，功在平肝疏肝，此类药物药性平和，适用于抽动不甚剧烈，证属虚实均可。散外风之药多根据病发部位选择，如搐鼻者，治以辛夷、苍耳子通鼻窍；喉鸣怪叫者，治以蝉蜕、僵蚕、牛蒡子祛风利痰；咽痛咽痒者，治以板蓝根、玄参、山豆根解毒利咽；眨眼挤眉者，治以青葙子、谷精草、蒺藜祛风明目；咧嘴呲舌者，治以白附子、石菖蒲、胆南星祛风痰，散结滞；扭颈摇头者，治以羌活、葛根、桑枝祛风舒筋。

【医案传真】

1.哮喘案

患儿，男，8岁，1997年11月15日初诊。

患儿哮喘病史4年。每因受凉或剧烈运动后出现咳喘反复发作。3天前因受凉后出现发热，咳嗽，胸闷，气促。刻下症：体温暂正常，恶寒，入夜咳嗽，喘促，痰多，鼻塞，偶有喷嚏，流清涕。听诊：咽充血，双扁桃体Ⅰ度肿大，无渗出物，双肺可闻及痰喘鸣音，舌淡红，苔薄白，脉浮滑。实验室检查：血常规：

白细胞：$8.5 \times 10^9/L$，中性粒细胞0.65，淋巴细胞0.33，嗜酸性粒细胞0.01。胸片示：双肺纹理增重。

西医诊断：支气管哮喘急性发作。

中医诊断：寒哮。

辨证：风寒外袭，痰湿犯肺。

治法：温肺散寒，豁痰平喘。

处方：小青龙汤化裁。

麻黄5g、桂枝5g、白芍10g、炙甘草3g、细辛1.5g、干姜1g、五味子10g、紫菀10g、钩藤10g、地龙10g、紫石英15g、杏仁10g。5剂，水煎服，每日1剂，分2次服用。

二诊：11月21日。患儿恶寒、发热消失，鼻塞流涕减轻，喘息明显缓解，咳嗽阵作，喉中痰鸣难咯出，面色萎黄，纳差，大便不成形。证属肺脾气虚，痰湿内蕴。治以健脾化痰，止咳平喘。

处方：太子参10g、茯苓10g、炒白术10g、炙甘草3g、陈皮5g、姜半夏5g、乌梅10g、紫菀10g、钩藤10g、地龙10g、紫石英15g、焦三仙10g。10剂，水煎服，每日1剂，分2次服用。

三诊：12月2日。患儿病情平稳，活动后偶有咳嗽喘促，纳食转佳，大便正常。上方加黄芪15g、款冬花10g，继服10剂以巩固疗效。

按：哮喘病，起因复杂，病症顽固，极易反复。其多由外感六淫、内伤饮食或接触致敏源所诱发。部分病例随年龄增长、发育日臻健全，症状发作次数减少直至完全缓解。但若反复发作，正气亏虚，则夙根难拔，罹患终身。本病患儿哮喘病史4年，每因受凉或运动后哮喘发作，可知其肺脾正气不足，痰邪内伏，脾虚则运化不利，酿生痰湿，肺虚则御邪无力，排痰困难，故有"脾为生痰之源，肺为贮痰之器"之说。风邪内侵，扰动伏痰，痰随气动，攻冲肺窍，肺失宣肃，则喘咳痰鸣。刘教授针对风寒引触，痰饮伏肺的病机，病初采用"急则治标"之法，施用小青龙汤散寒温肺化痰饮，配合银花乌梅紫菀汤降气敛肺止咳喘。缓解期采用"缓则治本"之法，多从肺脾不足论治，以六君子汤为底方，辅以焦三仙健脾助运杜生痰之源；黄芪补肺益气固表实卫，款冬花敛肺止咳防肺气耗散。全方权衡标本，散中寓补，肺脾同治，小儿哮喘急性期和缓解期均可借鉴使用。

2.病毒性心肌炎案

患儿，女，9岁，1996年4月9日初诊。

患儿2个月前因发热、鼻塞、流涕、咳嗽10天，经外院诊断为：支气管炎，予抗生素及对症治疗后热退，咳嗽减轻。近1个月出现心悸、胸闷、喜长叹气、气短乏力，动则汗出，咽痛，食欲不振，活动后症状加重，曾在北京儿童医院诊断为：病毒性心肌炎，予营养心肌药物治疗，症状未见好转。刻下查体：面色不华，鼻腔红肿，咽部充血，双侧扁桃体Ⅱ°肿大，未见分泌物，舌淡红，苔白腻，脉滑兼促。双肺呼吸音略粗，心率126次/分，心律不齐。实验室检查：心电图示：窦性心律不齐，频发室性早搏。心肌酶示：肌酸激酶同工酶31U/L，谷丙转氨酶45U/L，谷草转氨酶49U/L。

西医诊断：病毒性心肌炎。

中医诊断：心悸。

辨证：邪毒侵心，心脉失养。

治法：清咽利肺，养血调心。

处方：玄参10g、板蓝根15g、山豆根5g、辛夷10g、苍耳子5g、青果10g、苦参15g、锦灯笼10g、芦根20g、瓜蒌皮12g、黄芪15g、麦冬10g、五味子10g、丹参15g、当归10g、焦三仙各10g。7剂，水煎服，每日1剂，分2次服用。

二诊：4月16日。咽痛明显减轻，纳食转佳，心悸略减，仍乏力，动喜汗出，上方去锦灯笼、青果、山豆根，加白芍10g、茯苓10g。继服14剂。

三诊：5月2日。诸症明显减轻，效不更方，继以上方加减调服2个月，并嘱避免感冒及过度劳累。3个月后复诊，诸症消失，心电图及心肌酶检查正常，疾病告愈。

按：病毒性心肌炎属中医学心悸、胸痹范畴。刘教授认为，本病多由外感风热或湿热所致，大部分患儿病初多有发热、咽痛、流涕、咳嗽等肺系症状，故本病亦可归属于温病范畴。心肺同居上焦，肺代心行血，温病后期伤及阴液，可致心肺气阴两伤，久则损伤正气，出现心悸、乏力、纳差等症状。故本病病位在心，病起于肺，其病机多因外邪从皮毛或口鼻而入，初犯肺卫，肺气宣肃失常，邪毒侵犯心脉，影响心血运行，久则毒伤气阴，致气血不和，心肺失养。故本病治疗当扶正祛邪相侪，心肺两脏同调，宜清咽利肺，养血调心为法。方中玄参、板蓝根、辛夷、苍耳子、青果、锦灯笼、苦参，重在清咽宣窍，逐邪外出以安肺宅；芦根、瓜蒌皮清肺宽胸以畅肺气；黄芪、麦冬、五味子补气养阴以定心神；当归、丹参调心养血以安血脉，焦三仙健脾开胃以促生化之源。后加白芍、茯苓和阴宁心，敛汗止悸。全方祛邪、护肺、宁心、健脾、敛阴、和血诸法合用，使邪有出路，肺有所安，心有所养，故收功显著。

3.急性肾炎案

患儿，女，11岁，1993年2月6日初诊。

患儿1个月前因化脓性扁桃体炎治疗1周后痊愈。1周前出现清晨眼睑浮肿，如卧蚕状，未予重视，后出现恶寒、发热、颜面及下肢浮肿加重。刻下症见：眼睑及双下肢浮肿，自觉低热，怕冷，咽痛，尿呈洗肉水样。查体：血压：150/95mmHg，咽充血，双扁桃体Ⅱ°肿大，无渗出物，心肺听诊（－），肾区叩痛（＋），双下肢轻度浮肿，舌红，苔薄白，脉滑数。实验室检查：血常规：白细胞：15×10^9/L，中性粒细胞0.78，淋巴细胞0.12，血沉：

45mm/h，尿常规：镜下红细胞满视野，蛋白（++）。

西医诊断：急性肾小球肾炎。

中医诊断：水肿（风水证）。

辨证：湿热下注，肾络受损。

治法：清热宣肺，利水消肿。

处方：鱼腥草汤加减。

玄参10g、板蓝根15g、山豆根5g、鱼腥草15g、半枝莲15g、灯心草1g、益母草15g、车前草15g、倒扣草30g、白茅根30g、三七粉（分冲）3g。15剂，水煎服，每日1剂，分2次服用。

二诊：2月23日。恶寒、低热、咽痛基本消失，浮肿症状明显减轻，尿色偏黄，血压：120/85mmHg，血常规：白细胞：11×10^9/L，中性粒细胞0.67，淋巴细胞0.23，尿常规：红细胞5~10/HP，蛋白（+）。上方去板蓝根、山豆根，加蝉蜕10g、赤芍10g、大小蓟各10g。继服15剂。

三诊：3月9日。小便外观颜色基本正常，全身未见浮肿，纳食略差，偶有腰痛。血压106/70mmHg，血常规白细胞：7.9×10^9/L，中性粒细胞0.57，淋巴细胞0.34，尿常规：红细胞1~2/HP，蛋白（±）。上方去玄参、大小蓟、灯心草、赤芍，加怀牛膝15g、山萸肉10g、炙黄芪10g，继服15剂。

四诊：3月26日。纳食略增，腰痛减轻。后以六味地黄丸和补中益气汤化裁调治2个月巩固疗效，实验室复查结果基本正常，随访半年未再复发。

按：刘教授认为，小儿急性肾小球肾炎以"阳水"居多，每因肺脏感受外邪，邪气传变迅速，使肺气失宣，脾失运化，肾失温煦，水道通调不利，风水阻遏，泛滥肌肤发为水肿。风水上袭头面则眼胞浮肿，邪毒侵袭咽喉则咳嗽咽痛，水湿阻遏中焦则纳差腹胀，湿热下渗膀胱、损及血络则出现血尿、蛋白尿。故早期治疗宜宣肺解毒、利水消肿为主，佐以凉血活血。刘教授自拟经验方"鱼腥草汤",方中鱼腥草、半枝莲、车前草清热解毒、利水渗湿;倒扣草、灯心草清热利尿消肿;白茅根、益母草凉血利水;佐以玄参、板蓝根、山豆根清咽利窍,恢复肺气宣肃,三七粉止血和络,祛瘀生新。病后脾肾阳气损伤可致疾病反复,故后期治疗宜健脾补肾,扶助阳气为法,如阳损及阴,可以滋阴补肾善后。刘教授主张,选用温阳滋阴之法,当慎用滋腻温燥之品,以防滞胃伤络,当以平补阴阳为宜。

4.重症肌无力案

患儿,女,4岁,1994年5月16日初诊。

患儿1个月前无明显诱因出现左眼睑下垂,晨轻暮重。曾于当地医院就诊,新斯的明试验(+),诊断为:眼肌型肌无力。家长拒绝西药治疗。刻下症见:左眼裂4mm,右眼裂10mm,眼肌疲劳试验(+),眼球活动度可,无吞咽困难,无复视,面色少华,乏力懒言,纳食差,大便溏薄,手足欠温,舌淡苔薄白,脉沉细无力。

西医诊断: 重症肌无力(眼肌型)。

中医诊断: 睑废。

辨证: 中气下陷。

治法: 补中益气,升阳举陷。

处方: 补中益气汤加减。

黄芪30g、党参10g、白术10g、白芍10g、茯苓10g、当归10g、升麻6g、柴胡6g、葛根10g、山药10g、益智仁10g、巴戟天10g、制马钱子(分冲)0.2g。30剂,水煎服,每日1剂,分2次服用。

二诊: 6月18日。左眼裂增至6mm,纳食增,面色红润,大便成形,效不更方。继服上方30剂。

三诊: 7月20日。左眼裂增至8mm,二便调,手足温,精力较前旺盛。上方去益智仁,加五味子6g、山萸肉10g,再服3个月。嘱平素避免风寒及过度劳累，适当增加营养。半年后随访，未再复发。

按：眼肌型重症肌无力患儿发病部位多局限于眼外肌，主要表现为眼睑下垂，部分可出现复视，病情每因劳累后加重，反复发作，缠绵难愈。刘教授认为，脾在体主肌肉，肾注精于目，小儿为稚阴稚阳之体，脾肾不足，则精气血不能濡润眼窍及周围肌肉，出现眼睑下垂无力，开阖失常。肾气不充，则视物不清，阳气不旺，则四体不勤，肢末不温。故本病证属脾虚气陷，肾阳失煦，治疗宜补气升阳为法。处方补中益气汤加减，方中重用黄芪以升脾气，补虚损，辅以山药、益智仁、巴戟天温补脾肾之阳，滋养脾肾之阴，以达阴阳双补之妙，制马钱子苦寒，入肝脾经，强筋通络，以复肌肉之力，末以五味子、山萸肉温肾填精，以增先天之精。全方重在温补建功，培本澄源，标本兼施，立法稳健。

5.多发性抽动症案

患儿，男，8岁，1997年6月12日初诊。

患儿2年前出现眨眼、耸鼻，家长未予重视，半年后患儿出现不自主扭颈、抖肩，遂于当地医院就诊，经头颅CT、脑电图检查未见异常，诊断为"抽动障碍"，予氟哌啶醇等药物治疗，初服2个月患儿抽动症状控制良好，后因感冒症状再次加重，并出现喉中发声，西药加量症状未见明显控制，后辗转就医症状仍反复。刻下症见：眨眼频繁，搐鼻咧嘴，扭颈抬肩时发，喉中吭吭声不断，夜寐不实，二便调，舌淡，苔薄黄，脉弦滑。

西医诊断：多发性抽动症。

中医诊断：肝风证。

辨证：肝亢化风，风痰鼓动。

治法：调肺平肝，化痰息风。

处方：息风静宁汤加减。

辛夷10g、苍耳子10g、玄参15g、板蓝根10g、山豆根5g、白附子10g、菊花10g、蒺藜9g、半夏6g、木瓜10g、伸筋草15g、白芍30g、当归10g、钩藤10g、全蝎3g、蜈蚣1条。14剂，水煎服，每日1剂，分2次服用。

二诊：6月27日。眨眼症状明显减轻，发声次数减少。继服上方30剂。

三诊：7月30日。头面部抽动明显减少，偶有喉中发声，并自诉咽部痒感带痰，喜清嗓，上方去全蝎、蜈蚣、蒺藜，加青果10g、锦灯笼10g，再服2个月，诸症皆消除。后以六君子汤加减调理半年，疾病告愈。

按：《黄帝内经》有云："风胜则动""诸风掉眩，皆属于肝"。凡人体出现抽动、震颤等症，实为风邪鼓动所致，属于肝风内动所引。风阳鼓动，性善上行，往往挟痰上扰头面，阻滞经隧，一遇情志不舒或外风引触，则痰随风动，窜扰不宁，诸窍被扰，以致抽动、发声发作。故其病本于肝，触发在肺，风痰为病理产物，治疗应以调肺平肝、化痰止痉为法。本例患儿发作时间较久，症状反复，有加重倾向，多因肝郁日久，失于调达，化火生风，肝亢乘脾，反侮肺金，使肺脾气虚，痰邪由生。故处以息风静宁汤加减，方中苍耳子、辛夷、山豆根、板蓝根、玄参散口鼻咽喉之风，清热解毒以安肺气；白附子、半夏、蒺藜散头面之风痰；菊花、钩藤疏肝平肝以抑肝风；全蝎、蜈蚣搜经隧游风以息内风；当归、白芍养血柔肝；木瓜、伸筋草舒筋活络。诸药相合，截断病势，散敛兼施，共奏调肺平肝之效。

（王道涵　整理）

裴学义

调脾胃斡旋四旁，重阴分保护生机

【名医简介】

裴学义（1926~2017年），男，汉族，北京市人，主任医师，教授。为第二批、第三批全国名老中医药专家学术经验继承工作指导老师，享受国务院政府特殊津贴。2000年荣获全国名老中医药学术经验继承优秀指导老师，2017年荣获第三届首都国医名师。历任北京市东城区联合诊所所长、北京儿童医院中医科主任医师，曾任中华中医药学会理事。

1944年裴老毕业于北平国医学院医科班，毕业后正式拜北京四大名医之一孔伯华先生为师，随师研习十一年，深得其真传，经常代师应诊，医治好许多疑难病患者，以擅长治疗疑难杂症而闻名。20世纪50年代初期，裴老积极协助传染病医院、北京儿童医院治疗各种瘟疫杂病，成绩卓著，因此受北京儿童医院诸福棠院长之聘到北京儿童医院工作。

学术上，裴老潜心钻研，不断实践，勇于创新。20世纪50年代乙型脑炎病势凶险，死亡率极高，裴老与中医科同仁一道研制出脑炎散和清消散，使临床有效率上升至90%以上。20世纪70年代婴儿黄疸又逐年增多，裴老对其病因病机深入研究，研制出金黄利胆冲剂、益肝降酶冲剂。临床观察有效率达82.9%。

裴老一直默默耕耘在儿科临床工作70余年，以疗效明显、医术精湛而受到同道们的赞誉。在患儿家长中享有很高的威望。

【主要学术思想】

在临证中，裴老一直强调"精"与"活"。精是指在理论上要穷究中医的理、法、方、药，熟谙历代医家的验方效案。在临床上要精于四诊八纲，明析辨证用药；活则要触类旁通、闻一知十，他常对学生讲："尽信书不如无书"。也正是由于精湛与灵活使裴老临床治病效如桴鼓、令病家信服而走上名医之道。很多人称裴老为温病大家、滋阴学派，实际上这反映出了裴老不墨守于《伤寒论》，用仲景之方治百家之病。裴老从不推崇一家而非议他家，而是取各家之长，灵活化裁以治今病。他每每提到医生治病的关键就在于认证识病，如真能识别伤寒，决不能怀疑麻黄桂枝之法不可使用。反言之，如真能识别温病，也决不至于用麻桂辛温治伤寒的方法来治疗温病。正所谓"有是证用是方"。裴老临证时特别强调小儿脾胃功能，他时常提到"有胃气则生，无胃气则死"。他认为水有源，树有根，人身也有根本。一是先天之本肾，一是后天之本脾。脾之所以为后天之本，是因人体出生后，必资谷气，安谷则昌，绝谷则亡。脾主运化水谷，为胃行其精气，唯脾气健旺，水谷精微才能化生气血，和调五脏、洒陈六腑，发挥营养作用，维持生理机能。故脾胃旺则百疾不生，脾胃壮则五脏六腑皆壮，身体各部位无不壮，反之皆弱。关于胃者，必从胃治，不关于胃者，亦时刻不忘脾胃这一根本。不但伤食、积疳、吐泻从脾胃论治，而且咳嗽、黄疸、肿病也从脾胃图治，用药方面处处体现他调中州、斡旋四旁的原则。

小儿为纯阳之体，生机蓬勃发育旺盛，感邪之后热变最速，极易出现阳热亢盛、津液耗损之象。裴老临床时还十分注意救阴护液，以妄攻峻补，损阴竭津为禁约。他常说阴液不伤或虽伤不甚，便可抗御邪热不致深入，其病即轻浅易愈。若阴液大伤无以制阳则阳热更亢，其病就更重难疗。即所谓"留得一分阴液，便有一分生机。"因此阴液的存亡关系到疾病的预后善恶。

他还强调因人、因时、因地制宜，如治疗外感疾病，常结合四季用药，春季多风，常用防风等散风解表药，夏季多湿，加用藿香、佩兰等芳香化湿解表之药，秋季多燥，选用桑叶、菊花、杏仁等辛凉甘润之品，冬季寒冷，加入荆芥等辛温发散解表之药，另外，根据体质不同，裴老用药也有侧重，如体质消瘦的患儿常属阴分不足，虚火内扰，治疗宜育阴清热，选用鲜芦根、鲜白茅根、石斛、生地黄等甘寒养阴之品，体质肥胖的患儿常属脾阳不足，痰湿壅盛，则方中宜加半夏、橘红、茯苓、苍术、白术、滑石等健脾祛湿之品。

1.婴儿肝炎综合征

婴儿肝炎综合征是一种临床症候群，主要表现黄疸、肝脾肿大、肝功能异常等。主要病因有：①感染：多由宫内病毒感染引起，如巨细胞病毒、风疹病毒、EB病毒、嗜肝病毒、肠道病毒等。②先天肝胆系统发育异常：如胆道闭锁和先天性胆总管囊肿等。③先天遗传代谢病：如 $\alpha 1$ 抗胰蛋白酶缺乏症、Citrin 缺陷症、半乳糖血症、酪氨酸血症、进行性家族性肝内胆汁淤积等。有40%的婴儿肝炎综合征目前原因尚不清楚。

本病中医学属于"胎黄""胎疸"范畴，临床有阴黄、阳黄之分，如黄色鲜明如橘皮属于阳黄；如黄色晦暗属于阴黄。裴老根据病情特点分期论治，临床研究显示裴老经验方药治疗黄疸在降低血清胆红素方面速度更快、幅度也更大，降低了长时间胆汁淤积、肝细胞损害加重所引发肝硬化的风险，对改善婴儿肝炎综合征的预后起到了促进作用。

（1）病因病机

裴老认为本病初期以黄疸为主，主要是在胎内禀受了母体的湿热之邪，湿郁不化，蕴结不解，胆液为湿热所伤，失其疏泄，外溢发为黄疸。正如《诸病源候论·小儿杂病诸候胎疸》曰：

"小儿在胎,其母脏气有热,熏蒸于胎,至生下小儿体皆黄,谓之胎疸也"。若湿热蕴蒸,黄色明亮,属于阳黄;若胎儿禀赋不足,脾气虚弱则脾不化湿,湿郁中阻,肝失疏泄,胆液外溢而发黄,则色黄晦暗如烟熏,属阴黄。若黄疸日益加重,色黄而黑,出现腹胀青筋暴露、胁下痞块,常伴大便色白,为湿毒深入,脉络郁滞,呈瘀血黄证。如《张氏医通·黄疸》说:"诸黄虽多湿热,然经脉久病,不无瘀血阻滞。"恢复期大多数患儿黄疸逐渐消退,但临床表现肝酶反复升高,裴老认为此期应为湿毒未尽,蕴郁肝经,肝失疏泄条达所致。

（2）辨证论治

①黄疸期

阳黄:为湿热蕴结,裴老重在清化湿热,方药为生麦芽、茵陈、金钱草、通草、丹参、泽兰、黄柏等。裴老用生麦芽,生发脾胃之气,疏肝解郁,脾气健运,肝气调达,水湿得化,热无所附,胆汁则循常道而行,黄疸自退。如清代陈士铎《石室秘录》云:"黄疸虽成于湿热,毕竟脾虚不能分消水湿,以致郁而成黄。"茵陈、金钱草可祛湿解热,利胆退黄,通草、黄柏清热利尿,引肝胆湿热下行入膀胱,从小便而出,丹参、泽兰活血、行滞、疏通肝脉利胆退黄。

阴黄:为脾虚湿郁,裴老治以健脾化湿祛瘀,在阳黄方中加入茯苓、白术及青黛、血竭、明矾、琥珀4种面药冲服,以加强健脾化湿、活血通络之功。若出现腹壁膨隆、青筋暴露,肝脾肿大明显,则方中加入橘核、桃仁、红花、大腹皮、鳖甲等活血祛瘀、通络消癥。

②恢复期

常常表现黄疸消退、肝酶反复升高:治疗主要以祛湿解毒,疏肝散结为主,基本方为青黛、紫草、蒲公英、紫花地丁、马齿苋、败酱草、虎杖、土茯苓、生铁落、白花蛇舌草等,方中诸药均可入肝经，全方有清肝热、祛湿毒、凉血散瘀之功，现代药理研究也证实，虎杖对肝细胞有保护作用，可增加胆汁分泌，丹参能够改善微循环，对肝脏有保护及免疫调节作用，麦芽、贯众、蒲公英、地丁、虎杖、紫草、白花蛇舌草、土茯苓等均对肝细胞具有保护作用，可降低转氨酶，治疗急慢性肝炎。茵陈、金钱草、黄柏、通草、泽兰、明矾等有促进胆汁分泌和排泄作用，并可抑制肝脏炎症反应，改善肝脏微循环，抑制凝血，促进肝细胞再生及促进肝细胞的恢复，抗肝脏纤维化。

裴老治疗婴儿肝炎综合征首先辨阴阳、其次重脏腑，病因归结为湿热、脾湿、肝郁、血瘀，强调分期论治。

2.过敏性紫癜

过敏性紫癜是一种以小血管炎为主要病变的全身性血管炎综合征，多见于儿童和青少年，临床以皮肤紫癜、关节肿痛、腹痛、便血、血尿和蛋白尿为主要表现。其病因和发病机制目前仍不明确，感染、食物、药物、虫咬及预防接种等都可以作为致敏因素，但临床上大多数病例查不到过敏原。近年研究发现，IgA介导的免疫异常在该病发生中起重要作用，IgA在血液循环的血管壁沉积，导致病人的血管通透性出现明显增高，致使血液发生渗出，引起黏膜、皮肤以及患者内脏器官等的病变。过敏性紫癜的发病特点是反复发作，缠绵难愈，大约1/3的病人在随访期复发最多可达10余次。约30%~50%患儿则出现肾脏损害，主要表现为肉眼血尿或镜下血尿及蛋白尿，部分患儿的血尿、蛋白尿可持续数年。

本病属中医"发斑"和"血证"的范畴，有"肌衄""葡萄疫""斑疹""斑毒"等名称。其证候以下肢红色皮疹、关节肿痛、腹痛、便血、尿血为主要表现。裴老在本病的治疗上，早期强调凉血以止血，而慎用温经止血之药，以防闭门留寇，使疾病缠绵难愈。若病情日久反复不愈，出现乏力、面黄，舌淡、脉缓之虚象时方中可加用性温收涩之止血药物，如血余炭、蒲黄炭等，治疗后应使血止而不留瘀，瘀化而不动血。治疗上清热利湿，和血化瘀贯穿始终。

（1）病因病机

裴老认为本病虽以出血为主要表现，但其本质为湿热蕴积，逼迫营血，血不归经所致，病因可归为风、热、湿（毒）、瘀、虚五方面。内因为湿热蕴积阳明，外因为感受风热毒邪，内外相合，伤络动血发为紫斑。湿热熏蒸，津液受到煎熬易致血液黏滞，加之离经之血瘀阻于内，可造成反复出血不止而使疾病缠绵反复、久治不愈。如《诸病源候论》中说："斑毒之病，是热气入胃，而胃主肌肉，其热夹毒蕴积于胃，毒气蒸发于肌肉，状如蚊蚤所啮，齿斑起，乃匝遍体"。故本病发病脾肾不足是本，湿热郁滞，外邪侵袭为标。急性发作期以湿热内盛，血热妄行为主，属实证、热证。慢性期则以气血阴亏，血脉瘀滞为主，属虚证、瘀证。如《医宗金鉴》曰："青紫斑点其色反淡，久则令人虚羸"。

（2）辨证论治

①初期

多为皮肤型，表现紫癜以下肢和臀部为主，对称分布，颜色鲜红，大小不等。证属湿热内蕴，熏蒸肌肤，治疗以清热利湿、解毒和血为主，裴老以青黛、紫草、紫花地丁、赤芍、牡丹皮、生苡薏仁、败酱草、地肤子、白鲜皮为基本方剂以清积热、除湿毒、和血化瘀。若皮疹迁延日久，色淡或色紫暗，则加血余炭、蒲黄炭、丹参、川芎活血化瘀以止血。若伴有关节肿痛者，属湿热邪毒，痹阻关节，方中加怀牛膝、鸡血藤、黄柏、威灵仙等清热祛湿，活血活络。

②中期

患儿常出现腹型，表现为腹痛，呕吐，便血等消化道症状，证属热毒伤血，瘀结胃肠，方中加橘核、乌药、延胡索、乳香、没药、郁金行气止痛。如呕吐加竹茹、半夏、化橘红降逆止呕。如便血加地榆炭、槐角凉血止血。

③中后期

若出现尿检异常则发展为肾炎型，表现为蛋白尿和血尿。蛋白尿主要为先天脾肾不足，湿热内蕴，伤及下焦，分清泌浊功能失司，方药用苦参、石韦、凤尾草、倒扣草、生山药、芡实等健脾固肾、清利下焦湿热。血尿为湿热蕴积日久，伤及肾络，血不归经而致。方药用鲜茅根、小蓟、连翘、赤小豆、藕节、知母、生黄柏、仙鹤草、茜草、莲须、淡豆豉等清利下焦湿热、凉血止血。若血尿日久不消、反复不愈者可加血余炭、蒲黄炭、生牡蛎、生熟地等温通经脉止血。

3.流行性乙型脑炎

流行性乙型脑炎简称乙脑，是由乙脑病毒引起的以脑实质炎症为主要病变的中枢神经系统急性传染病。人畜共患病，儿童易感，夏秋高发，临床上以高热、意识障碍、抽搐、病理反射及脑膜刺激征为特征，重者常出现中枢性呼吸循环衰竭，可有后遗症。本病具有传染性、流行性、季节性和地域性，目前西医以对症治疗为主。

（1）病因病机

裴老认为乙脑在中医应属于"湿温""暑温"范畴，其病机与暑湿之邪的侵袭密切相关，即湿热蕴结，上蒙清窍。乙脑多发于夏秋季节，夏末秋初正值天热多雨、湿热蒸腾之时，暑多夹湿。如《黄帝内经·热论》说"凡病伤寒而成温者，先夏至日者为病温，后夏至日者为病暑"。《温病条辨》中提及"长夏受暑过夏而发者病名为伏暑"。临床治疗方面，裴老注重分期论治：初期以轻症多见，中医辨证以卫分证或卫气同病为主；中重型病例以急症、重症多见，中医辨证以气营两燔、内陷心包型为主；后遗症期因病程日久，湿热之邪耗伤气阴，且久病入络，瘀血与湿热互结，病情多见迁延。

（2）辨证论治

裴老治疗上强调首先明确湿邪与热邪的比重，再结合正气盛衰、感邪轻重，判断病情轻重。若湿重于热，一般感邪尚浅，临床多为轻型；热重于湿，提示病邪由浅入深，多为中型；若湿热俱盛，表明邪盛正衰，多为重型。如清·薛生白《湿热病篇》云"热得湿而愈炽，湿得热而愈横，湿热两分，其病轻而缓，湿热两合，其病重而速，湿多热少，则蒙上流下，当三焦分治。湿热俱多，则下闭上壅，而三焦俱困矣"。裴老不局限于传统的卫气营血辨证和三焦辨证，更结合临床实际，分期分型治疗。临床以辛凉芳化、清热解毒为治疗法则，其中辛凉透邪之法贯穿治疗的始终。

①发病初期（轻型）

此期湿重于热，疾病初起，邪入卫分或卫气同病。一般症状较轻，可见发热，微恶风，头疼嗜睡，神志清，无惊厥，有时伴轻度吐泻，口渴多饮，舌苔白，脉滑数。治疗宜辛凉芳化，处方以银翘散加减。药味多选用鲜芦根、藿香、生石膏、金银花、连翘、六一散、菊花、荷叶、薄荷、葛根等清热解表。此期湿重于热，除辛凉解表之药，还宜佐芳香化浊之品。选用药物多质地轻盈，尽量避免或少用寒滞之品如生地黄、玄参等，以免阻遏气机。如叶天士说"清气，热不可寒滞，反使邪不外达而内闭，则病重矣"。

②急性发作期（中型）

此期热重于湿，多见气营两燔证。临床表现为高热持续不退，神志模糊，面赤口渴，汗出，头身灼热，舌质红，苔黄白，脉洪大。治疗以辛凉透邪、芳香开窍为主。选方为白虎汤加减，药味多选用生石膏、知母、藿香、佩兰、鲜芦根、石菖蒲、郁金、荷叶、金银花、连翘、六一散、竹叶等清热解毒。因小儿脾常虚，药味多甘寒或咸寒，既避免苦寒败伤脾阳，又顾护津液，可见裴老深得温病之精髓。

③急性进展期（重型）

此期湿热俱盛，病邪迅速传变入里，出现气营两燔或内陷心包等危重症。临床表现为高热、昏迷、角弓反张、口眼歪斜、牙关紧闭、四肢厥冷、口吐白沫，舌红绛、苔黄厚或褐色、脉数。治以辛凉透邪，芳香开窍，镇肝息风为主。药味多用生石膏、藿香、佩兰、鲜芦根、鲜茅根、僵蚕、石决明、全蝎、钩藤、石菖蒲、郁金、金银花、连翘、羚羊角等。

④后遗症期

此期为高热、抽风、昏迷日久，内耗气阴、正虚邪恋，病情迁延难愈，加之久病入络，瘀血与湿热互结，蒙闭清窍，病机虚实夹杂。临床表现可有失音、失语、失明、不能行走等症。治疗上侧重开窍醒脑、通经活络、活血化瘀。失音、失语可加用石菖蒲、郁金、蝉蜕、凤凰衣等祛风清热，豁痰开窍；失明可加用白芍、石斛、天冬、麦冬、生地黄、玄参、密蒙花、青葙子等养阴清热，滋补肝肾；不能行走可加用桑寄生、龟甲、龙骨、独活、伸筋草、木瓜、威灵仙、川芎、丹参等补肾活血，滋阴缓急。

【医案传真】

1.婴儿肝炎综合征案

刘某，男，52天，2002年1月4日初诊。

皮肤黄染49天，伴大便陶土色20余天。患儿生后3天出现皮肤黄染，一直未退。纳奶可，小便黄染尿布，大便稀溏、呈陶土色。查体：患儿发育营养尚可，皮肤、巩膜中度黄染、黄色晦暗，腹胀，肝肋下4.0cm，剑突下2.0cm，脾肋下1.0cm，舌质红，苔白厚腻。辅助检查：肝功能：总胆红素101μmol/L，直接胆红素61μmol/L，谷丙转氨酶（ALT）95IU/L，谷草转氨酶（AST）

74IU/L，腹部B超：肝脾大，肝实质回声增强，胆囊可充盈；同位素扫描：胆囊、肠道显像延迟。

西医诊断：婴儿肝炎综合征。

中医诊断：黄疸。

辨证：脾虚湿困，肝郁血瘀。

治法：健脾化湿，祛瘀通络。

处方：生麦芽10g、茵陈12g、金钱草10g、通草3g、丹参10g、泽兰10g、黄柏3g、茯苓10g、白术4g。每剂煎2次，每次煎30ml，每次服30ml，日服2次。另青黛、血竭、明矾、琥珀各0.3g入汤药冲服。

患儿服药6周，黄疸消退，但肝酶较前升高，谷丙转氨酶154IU/L，谷草转氨酶110IU/L。裴老改方为益肝降酶方，方药为青黛3g，紫草10g，蒲公英10g，紫花地丁10g，马齿苋10g，败酱草10g，虎杖10g，土茯苓10g，生薏苡仁20g，生铁落10g，白花蛇舌草10g。治以清肝祛湿解毒，服药3个月，肝酶恢复正常，病情痊愈，随诊一年，未见病情反复。

按：本患儿生后3天出现黄染，一直未退，黄色晦暗，大便稀溏，呈陶土色伴肝大，属阴黄证。其病机为脾虚湿阻、肝郁血瘀，胆汁不循常道以致身目发黄。故黄疸期治疗重在健脾利湿、化瘀退黄，方中生麦芽、茯苓、白术健脾益气，和中祛湿；茵陈、金钱草、通草清利肝热，祛湿退黄；丹参、泽兰疏肝解郁，活血化瘀；青黛、血竭、明矾、琥珀四种药面，主要是清肝利胆、化瘀行滞以防胆汁淤积日久形成癥瘕、积聚等。待恢复期即黄疸消退，肝酶反复升高期，则选青黛、紫草、蒲公英、紫花地丁、马齿苋、败酱草、虎杖、土茯苓、生铁落、白花蛇舌草等重在祛湿解毒、护肝利胆。

2.过敏性紫癜案

张某，男，3岁，1998年12月18日就诊。

皮疹10天。10天前患儿双下肢出现红色皮疹，3天前出现茶色尿。皮疹时消时现，无腹痛及便血，纳食不香。查体：呼吸平稳，双下肢散在红色皮疹，分布对称，压之不褪色，腹软，无压痛，未扪及包块，舌淡红，苔略白，脉滑细。辅助检查：尿常规：尿蛋白（+++），镜检红细胞15~20个/HP。

西医诊断：过敏性紫癜（皮肤、肾炎型）。

中医诊断：肌衄、尿血。

辨证：毒热内蕴，循经下注。

治法：清热解毒，止血固精。

处方：青黛3g、紫草9g、紫花地丁9g、蒲公英9g、鲜茅根30g、大蓟9g、小蓟9g、仙鹤草15g、三七粉3g、神曲9g、凤尾草15g、倒扣草30g、血余炭10g、蒲黄炭10g、金银花炭10g。每剂煎2次，每次煎50ml，每次服50ml，日服2次。

二诊：1999年1月17日。服药1个月时，复查尿常规：尿蛋白（±），镜检红细胞1~3个/HP。双下肢皮疹消退。家长诉患儿睡眠不实，在方中加夜交藤15g，14剂。

三诊：1999年2月1日。尿蛋白（－），镜检红细胞0~3个/HP，前方中加莲须10g、淡豆豉12g、生牡蛎30g，21剂。

四诊：1999年2月28日。总计服药3个月，尿常规已正常，双下肢皮疹未再复发。

按：本例病案起病较急，病史10天即累及肾脏，出现血尿、蛋白尿。考虑为湿热毒邪蕴结于内，循经下注所致。因患儿病情进展较快，故治疗上需标本兼顾，祛邪与止血固精并行。方中以青黛、紫草、紫花地丁、蒲公英清热解毒，祛湿凉血；以鲜茅根、大小蓟、仙鹤草、三七粉、血余炭、蒲黄炭、金银花炭凉血止血兼活血化瘀而治疗尿血，针对蛋白尿，加入凤尾草和倒扣草，二者均为苦寒之药，凤尾草入肾可清热利湿、凉血止血，倒扣草走表可解表利水活血，二者同用可表里相助，通里达外，使血行不妄，血止不凝，气血畅达，下窍通利。患儿纳食不馨，在方中加了一味神曲体现了治病时刻顾护小儿脾胃的观点。

3.流行性乙型脑炎案

王某，女，4岁，1997年8月27日初诊。

发热2周伴抽搐。患儿2周前出现发热，体温38~40℃，发热第2天出现抽搐，四肢发紧，双目上吊，喉中痰鸣，神志不清，当地医院予抗感染治疗1周，仍神昏，间断抽搐，来我院诊治，做腰穿后诊断为乙型脑炎，予抗病毒，降颅压治疗1周，体温降至38℃，仍间断抽搐，每日2次，神志不清，痰多，大便每日2~4次。查体：患儿神志不清，昏迷状，四肢发紧，喉中痰鸣，颈抵抗（+），巴氏征（+），布氏征（+），克氏征（+）。舌质红，苔黄白厚腻，脉滑数。辅助检查：脑脊液检查常规：细胞数108个/mm^3，中性粒细胞0.32，淋巴细胞0.68。脑脊液生化：正常。

西医诊断：乙型脑炎。

中医诊断：惊风。

辨证：湿热蕴结，蒙蔽心窍。

治法：清热化湿，醒脑开窍。

处方：藿香10g、佩兰10g、僵蚕10g、钩藤10g、全蝎6g、蜈蚣1条、石菖蒲9g、郁金9g、杭菊9g、薄荷6g、滑石9g、鲜芦根30g。每剂煎2次，每次煎50ml，每次服50ml，日服2次。另：局方至宝丹1粒，分2次服用。

二诊：1997年6月10日。服药2周，患儿体温降至正常，仍神志不清，反应迟钝，抽搐次数减少，1~2天发作1次，项强，四肢肌张力仍偏高，舌质略红，舌苔白，脉弦细。证治同前，前方去局方至宝丹，加天竺黄10g、磁石10g，14剂。

三诊：1997年6月24日。病情逐渐好转，神志朦胧，偶有小的抽搐，体温正常，21剂。

四诊： 1997年7月15日。体温正常，神志清，抽搐消失，能回答简单问题。

按： 本病中医归属湿温、暑温范畴，其病机为湿热蕴结，上蒙清窍，扰动神明，肝风内动所致。治疗上主要以清化湿热，息风开窍醒脑为主。用藿香、佩兰芳香化湿，菊花、薄荷疏风清热，钩藤、全蝎、石菖蒲、郁金镇肝息风，开窍醒脑。鲜芦根配滑石清热淡渗利湿，在以上药物基础上加用"三宝"之一"局方至宝丹"以加强清热豁痰开窍，止痉醒神之功。该患儿经过两个月余的中药调治收到了明显的疗效。

（胡　艳　整理）

温振英

扶正祛邪重脾胃，中西汇通创新知

【名医简介】

温振英（1928年~2003年），女，汉族，辽宁省辽阳县人，教授、主任医师、博士生导师。第二届首都国医名师。第3、4批全国老中医药专家学术经验继承工作指导老师，曾获国务院"医疗特殊贡献"奖并享受国务院政府特殊津贴。国家中医药管理局全国名老中医药专家温振英传承工作室指导老师，北京中医药薪火传承"3+3"工程"温振英名医传承工作站"导师。

温振英1947年考入沈阳医学院，1948年转湖南湘雅医学院进行本科学习。1953年毕业，曾先后在中国医科大学、北京医学院（现北京大学医学院）妇儿医院负责教学及临床工作，期间曾跟随著名儿科专家秦振庭教授学习多年，受益匪浅。1959年积极响应政府号召参加北京第一届西医离职学习中医班。1961年毕业后分派到北京中医医院，从事中医儿科医、教、研工作60余年。温老是全国儿科中西医结合研究会创办人之一，曾兼任中国中西医结合学会儿科专业委员会委员、全国优生科学协会理事、中国儿童营养专业委员会委员、《实用儿科临床杂志》编委、《中医杂志》特邀编审等。

【主要学术思想】

温振英教授治学严谨，学识渊博，熟读经典，博览各家之长，尤以《黄帝内经》《伤寒论》《小儿药证直诀》《脾胃论》《格致余论》《温病条辨》等书对其影响深远。临床工作中，温老虚心求教，不仅向本专业的祁振华、周慕新、杨艺农等多位儿科名医学习，还与皮肤科专家赵炳南、肾病科专家姚正平、风湿痹证专家王为兰等前辈深入探讨学习，博采众长，融会贯通，并非常注重中医药学在传承基础上的不断创新。

学术上，温振英教授倡导从中医诊病"整体观"延伸到"整体医疗"理论，即在"辨体质"的基础上进行"病体同调""标本兼顾""辨证施治"。由于病邪的性质、种类、强弱及致病途径不同，而个体又有脏腑气血津液及阴阳盛衰的差异，体质因素往往决定疾病的从化，在疾病初始阶段即可表现出不同的证候类型。故而诊疗疾病需紧密结合患者的体质特点，方能取得较好的疗效。其次，面对疾病复杂病机，温老提出"首从脾胃着手论治"，要深入理解"脾为后天之本"和"胃为人之本"的真谛。强调脾胃不仅主饮食的受纳、运化，还有营养五脏和司卫外的免疫功能。第三，强调运用"扶正祛邪"法防治外感性疾病。正气乃人身根本，邪气乃疾病之标，故治病必须时刻顾护人体正气。《黄帝内经》谓："正气存内，邪不可干；邪之所凑，其气必虚。"故在治疗上常采用扶正固本法或扶正祛邪兼施，以调动人体正气，调节阴阳气血津液的平衡，使"阴平阳秘"，进而达到扶正祛邪之效。第四，强调"养阴精护津液"。温老认为，小儿虽易热多火，但其为"稚阴稚阳"之体，其脏腑娇嫩，气血未充，故其所谓"火热"并非实火，而是相对阴虚的一种状态。且随着现代生活条件的改变，小儿多嗜食肥甘及烹炸食品，精神压力亦不断增加，阴虚体质患儿不断增多，故治疗应结合患儿体质特点，注意养阴润燥，少用苦燥伤阴之品。第五，重视中医保健工作，运用中医学理论发挥儿童保健优势。以最大限度地防止或减少孩子的痛苦，减轻父母的焦虑，保障儿童快乐健康成长，同时也能够节约国家医疗支出，降低财政负担。第六，强调要用发展的眼光看问题,《黄帝内经》距今已有二千多年的历史,自然环境、气候条件、生活方式、疾病谱的改变以及人们体质等因素都发生了较大的变化,因此要用历史唯物辩证法的观点分析各时期医学著作所处的时代背景、社会地理环境,以正确地理解各医家的观点、药物运用,同时要敢于依据当代情况对疾病有更深的认识,结合自然气候、人们体质等特点而有所突破和发展,提出新理论、开创新途径、研制新的中药方剂。

一、小儿肾病综合征

肾病综合征(NS)是儿童肾脏疾病常见病之一,临床以单纯型肾病为主,病理类型多为微小病变型。糖皮质激素足量治疗为首选,但部分患儿存在耐药、易感染、频复发等情况,给治疗带来诸多困难,温振英教授根据多年临证经验,采用中西医结合治疗本病,取得了良好效果。

(一)中西医结合治疗下的辨证施治

儿童肾病综合征属于中医学"水肿"范畴,因临床以全身浮肿为主要表现,多伴有面色㿠白,倦怠乏力等症,故多属于"阴水"虚寒证。其病因多由小儿先天禀赋不足,脾肾素虚或久病体虚,肺、脾、肾三脏功能虚损,气机失调、三焦壅塞、水道不通、水湿泛溢而成水肿。王肯堂《证治准绳》指出水肿病的病机:"肾为本,肺为标,皆至阴以积水"。而儿童肾病多由于呼吸道感染而诱发,因此谓其"其标在肺,其制在脾,其本在肾"。其病变脏腑多与肺、脾、肾相关,但总以脾为重点。激素治疗之前,常用"健脾益气、温阳利水"法,方选实脾饮加减,方药如生黄芪、党参、茯苓、车前子、大腹皮、冬瓜皮、陈皮等。如伴有呼吸道感染、面目浮肿较重,应配合"宣肺利水"法,上方加桑白皮、麻黄。若阴囊、下肢浮肿较重可加附子、肉桂温阳利水。如经过激素治疗,病初可以"健脾益气"为主。但若激素使用时间过长或用量过大，出现柯氏综合征或病情深入，导致阳损及阴，出现头晕、面颊潮红、舌红少苔、脉象弦细等肝肾阴虚证候，治疗应以"滋阴凉血、补益肝肾"法为主，药物常选用枸杞子、金樱子、山萸肉、玄参、牡丹皮、天花粉、枇杷叶、知母等。如激素不敏感，尿蛋白持续不转阴，脾虚进一步发展，可致肾阳不足，表现为面色㿠白，四肢不温、舌质淡胖、脉象沉细等脾肾两虚之证，应治以健脾温肾法，药物可选用生黄芪、党参、山药、仙灵脾、金樱子、茯苓、泽泻等。频复发患儿多以此型为主。对于肾炎型肾病或疾病迁延不愈，症见面色暗红，舌质紫暗或有瘀点等表现，应治以"活血化瘀法"。但小儿肾病，以虚为本，且脏腑娇嫩，脾常不足，故用药不宜过猛，用药常以益母草、泽兰、茜草、丹参、当归等药为主。中西医结合治疗小儿肾病，应注意辨病和辨证相结合，并分析病情，根据标本，运用不同的治疗法则。

（二）预防感染，减少复发

感染是儿童肾病综合征最常见的并发症以及引起死亡的主要原因，据20世纪80年代国际小儿肾脏病机构组织统计，因感染导致NS儿童直接或间接死亡者约占70%，同时，感染也是引起NS患儿病情反复和（或）加重的诱因和先导，并可影响激素的疗效。NS患儿易发感染除与体液免疫功能低下（免疫球蛋白从尿液中丢失、机体合成减少、分解代谢增加）、细胞免疫及补体免疫系统功能不足、蛋白质营养不良、局部血运循环障碍等因素相关外，激素和（或）免疫抑制剂的应用亦可降低人体的免疫力，诱发病毒、细菌等多种病原微生物的感染。采用中西医结合治疗不仅可以减低激素的用量、缩短病程、提高疗效、减轻药物毒副作用、改善患儿生存质量，而且还具有预防感染、减少复发等效果。现代药理研究显示，中医药防治小儿肾病综合征的作用机制，可能与保护机体下丘脑－垂体－肾上腺（HPA）轴的作用、抵抗外源性糖（盐）皮质激素对HPA轴的反馈抑制、增强HPA轴的分泌功能；调节机体免疫功能，增加抵抗力，抵御感染；促进人体骨髓造血祖细胞集落生成及粒细胞水平的升高，拮抗免疫抑制剂的毒副作用；提高骨密度及血钙含量，减少尿钙排出；抗凝、降脂等多种因素相关。大量临床报道表明，中西医结合治疗小儿肾病疗效显著，已经成为临床共识。中医药从整体观念出发，通过健脾助运，扶助正气，调整机体阴阳平衡，达到"阴平阳秘"，同时培土又可生金，使肺气宣发功能正常，卫外功能充盛，机体不易受外邪侵袭，标本兼顾，辨证施治，灵活化裁，对小儿肾病综合征疗效显著，弥补了单纯应用激素、免疫抑制剂治疗的不足，显示其独特的优势。

（三）减少激素副作用

长期或大量服用糖皮质激素可出现肝肾阴虚或阴虚阳亢等证。部分患儿口服激素后可出现能食善饥、口渴喜冷饮、周身汗出、自汗盗汗、大便干结者，稍一饮食不节则可出现呕吐、泄泻等。因此在辨证治疗上，除要考虑能食善饥、口渴喜饮、大便干结属胃热的一面，也要注意，自汗盗汗、易呕吐、泄泻、气阴两虚、脾胃虚损的一面。在治疗上应采用滋养胃阴、助运消化的药物，如天花粉、乌梅、生麦芽、山楂等治之。而苦寒、滋腻、消导等药味如黑白丑、大黄、熟地黄、莱菔子等应慎用之。以防损伤脾胃，使生化乏源，百病丛生。

二、儿童支气管哮喘

（一）病因病机

哮喘是小儿常见的变态反应性疾病，近年尤以咳嗽变异性哮喘的发病率逐渐增高，发病年龄偏小。其发病与患儿体质、环

境污染、感染、甚至药物因素均有重要关系。在对小儿哮喘的认
识上，温振英教授经历了由传统到现代，由古出新的变化。她认
为中医学古代文献中所记载的哮证、喘证非指现代的变应性哮
喘病，所以应用中医药治疗现代的哮喘病要以中医基础理论作指
导，用辩证思维与科学的发展观来审视传统经验的方药。

西医学认为，具有遗传倾向的变应性体质是本病的主要内
因；而中医学认为则是肺脾肾三脏功能失调。对于外因，西医学
认为，外源性的变应原有吸入性、食入性及接触性的，通过肺、
胃肠道和皮肤被吸收而发生过敏反应。而中医学的外因却是风寒
暑湿燥火，此为"外邪"，因中医学理论有"肺主皮毛"，故通过
皮肤接触发生的哮喘亦与肺相关，从肺理论。最初温振英教授
也以"脾为生痰之源，肺为贮痰之器"、哮喘严重者端坐呼吸属
"肾不纳气"或咳嗽剧烈而遗尿谓之肾虚来解释中医治疗哮喘采
用调肺脾肾的理由。通过长期的调查研究和临床总结，温振英老
师突破了传统中医学理论，提出了独特的学术观点。

（二）治疗法则

温振英老师对小儿哮喘病的治疗，多从养阴平肝、祛风解
痉、定喘止咳立法，并根据疾病过程中出现的兼症辨证用药。过
敏体质的儿童往往有过敏性鼻炎、哮喘和各种皮肤过敏症合而
为病。三者常交替出现，温振英老师称之为"小儿过敏三联征"，
所以强调选用具有"一专多能"的抗过敏药味。另外，由于小儿
哮喘内因以阴虚为本，选祛风药味时定要慎用温燥之品，如麻
黄，性辛温，有发汗平喘利尿功效，临床多用于咳喘病的治疗，
但其辛温之性易于伤阴，对于阴虚哮喘病人要慎用，尤其对于纯
阳之体、感受外邪易于化热伤阴的小儿更应避免。

1.急性发作期

基本方：防风、柴胡、白蒺藜、白果、乌梅、天花粉、五味

子、石菖蒲、紫草、紫菀、桑椹、黄精、诃子、紫苏梗。

咳嗽变异性哮喘方：白薇、白茅根、白蒺藜、桑白皮、防风、柴胡、五味子、诃子、石菖蒲、乌梅、桑椹、黄芪、黄精、玄参。

方中防风、柴胡、白蒺藜祛风平肝解痉；白果、五味子解痉定喘；玄参、天花粉、乌梅、五味子、百合可滋养肺肾之阴；玄参、紫草又可清热解毒、凉血活血；石菖蒲开窍宽胸、豁痰祛湿；紫菀润肺镇咳。若合并感染发热者，均可与清热解毒退热药同用。其中温振英老师最喜用的清热解毒药为土茯苓，因为它具有清热解毒之功，但性平味淡，不伤患儿脾胃，可长期服用，且无异味而为众多患儿接受。

2.哮喘缓解期

基本方：黄芪、黄精、桑椹、陈皮、白薇、白茅根、白蒺藜、百合、乌梅、五味子、白果、石菖蒲。

方中黄芪益气补肺，黄精补脾肺，桑椹补肝肾，三药合用以补益气血；玄参、天花粉、乌梅、五味子、百合可滋养肺肾之阴；诃子敛肺化痰止咳。现代药理学研究显示，乌梅、生黄芪、柴胡、白蒺藜有抗过敏作用；紫草、黄精、防风、五味子、紫菀有抑菌、抗病毒作用。

三、小儿厌食

厌食是儿科常见就诊的原因之一，也是目前儿童保健咨询的主要内容之一。中医称为"恶食""不食""不思食"等。《素问·五常政大论》谓："土乃润，水丰衍，寒客至，沉阴化，湿气变物，水饮内稸，中满不食"，《赤水玄珠》谓："由脾胃馁弱或病后而脾胃之气未复或痰客中焦，以故不思食，非心下痞满而恶食也"。食欲不振、不思食、厌食、恶食的实际意义相同，仅严重程度不同而已。其病因较多，凡影响消化道的消化功能，使消化液的分泌较少，消化酶的活力减低的局部或全身性疾病或喂养失调、精神因素、不良生活环境等均可导致小儿厌食。小儿生长发育全赖脾胃源源不断地运化水谷、化生精微以滋养五脏。但小儿生机蓬勃，发育迅速，营养需要较多，而小儿脏腑是"成而未全，全而未壮"，故决定了"小儿肠胃嫩弱""脾常不足"的生理特点和"易虚易实"的病理特点。

（一）辨证分型

临床主要分为虚、实两大类。

1.实证

实证可继发于温热病后痰阻中焦或湿热蕴脾，临证以厌食、干哕、呕吐、脘腹痞闷、大便不爽、舌红苔腻、脉象滑数为主；若饮食不节导致伤食食滞，多症见厌食呕恶、脘腹饱胀、大便秘结、苔厚脉滑等；若食滞化热，则表现以舌红苔黄、口渴便干、手足心热为主。此类患儿因病程短、病情轻，当主要疾病痊愈后厌食多自然改善。如病情严重，可在原发病治疗基础上酌加消导之品，如山楂、神曲、麦芽、鸡内金、枳壳等。

2.虚证

虚证患儿，多病程较长，病因复杂。或因疾病迁延，损伤脾胃或由长期饮食不节、喂养不当所致。厌食患儿虽多属虚证，但在治疗上要注意辨别气虚、阴虚，分辨有无夹滞及兼证。具体证候表现如下：

（1）脾胃气虚

面色萎黄，倦怠乏力，厌食或不思食，食量减少，食后腹胀，食而不化或大便溏薄夹不消化食物，或虽成形而次数增多，舌淡苔薄白，脉缓无力。

（2）脾胃阴虚

饥不欲食，口渴咽干，喜食冷饮，大便偏干，小便短黄，手足心热，唇红，舌红少津，苔少或花剥，脉象细数。

（3）脾虚夹滞

多没有饮食停滞病史。具有脾气虚的临床表现，食而不化，大便黄黏酸臭，舌苔白厚或黄。

（二）治疗

厌食症临床多以脾气虚为主，故治疗常以四君子汤为主，并根据虚损的程度及兼证的不同随症加减。如脾胃气虚明显则在四君子汤的基础上加陈皮、蔻仁、生麦芽、生稻芽等行气开胃之品；如脾胃阴虚则在原方基础上加天花粉、石斛、乌梅、荷叶、枇杷叶等养阴和胃之品。临证需注意，患儿虽有喜食凉饮，大便干等症，不可误认为里实热证，妄用苦寒攻下之品，如大黄、芒硝之类败伤脾胃，加重病情。如有夹滞，克伐消导不可过猛，可酌加山楂、麦芽、陈皮、鸡内金等一二味健脾助运之品为宜。尽量避免槟榔、三棱、莱菔子等品。使用时药量不可过重，常以6~10g为宜。

（三）预防调护

厌食症多以饮食不节、喂养不当为病因，厌食日久，多数患儿常伴贫血、反复呼吸道感染、微量元素缺乏、营养不良、矮小、佝偻病等。因此，本症的预防调护应以改善喂养方法，调节饮食结构，增加营养要素为原则。温老强调，改善喂养方式及增加营养要素应结合中医理论。中医认为厌食症的病机多为脾胃虚弱，功能失调，故治疗应以补益脾胃为基本原则。预防也要重视扶正补虚，健脾和胃。《素问·藏气法时论》谓"饮食自倍，肠胃乃伤"。李东垣《脾胃论》谓"内伤脾胃，百病丛生"，都强调了顾护脾胃是防病保健的首要措施。同时，小儿为稚阴稚阳之体，脏腑娇嫩，脾常不足，且年龄越小，脾常不足的表现越突出。因此喂养方法及饮食选择都要注意结合这一特点。《黄帝内经》指出五谷、果、畜、菜"气味合而服之，以补精益气"，强调饮食要"热无灼灼，寒无凄凄，寒温中适"。结合儿童的生理病理特点，其喂养要有适应不同年龄的主食、辅食，饮食结构应当多样化，且要寒热适中。而目前社会上普遍的现象是父母或老人喂养多重视高营养、高蛋白等食物的摄入，而忽视了粗粮细做、水果蔬菜、多种维生素及矿物质的均衡。或嗜食油炸膨化食品、贪凉就冷。尤其对脾胃阴虚患儿，经常喜食雪糕、冰镇酸奶等冷饮。这些都易损伤脾胃，不利患儿成长。其次，对厌食伴发的贫血、缺铁、微量元素缺乏等，而投以铁剂、锌剂等需注意对脾胃的影响，对于厌食所致的贫血，不可妄投滋腻腥浊之品，如阿胶、熟地黄等，应以健脾和胃为主，因脾为后天之本、气血生化之源，脾健则气血充盛，故常选用陈皮、鸡内金、生麦芽、生稻芽、茯苓、大枣、莲子肉等。温老曾以健脾益气法为主治疗128例营养不良性贫血患儿，用四君子汤去甘草加生黄芪、陈皮，通过补气和胃，促进营养物质的吸收，取得了良好疗效。对于厌食导致的反复呼吸道感染，运用健脾和胃、培土生金之法，通过扶助正气，增强免疫力，明显减少了反复呼吸道疾病的发病次数，起到了防病保健的作用。

【医案传真】

1.支气管哮喘案

刘某，男，7岁，2012年3月1日初诊。

患儿10天前低热、鼻塞流涕、咽痛，经治疗热退。近7天咳嗽阵作，呛咳少痰，夜间喘憋，白天活动多时亦觉呼吸急促、胸闷、纳差，二便正常。既往史：自幼反复呼吸道感染，曾患肺炎3次。2年前曾诊为支气管哮喘，予激素吸入治疗1年余，现已停用。有支气管哮喘家族病史。

四诊： 面色萎黄，眼周、鼻周、口周暗淡。咽不红，双肺呼吸音略粗，可闻及呼气相哮鸣音。舌嫩红少苔，脉细滑。

西医诊断：支气管哮喘。

中医诊断：哮喘。

辨证：肺阴不足，虚风内扰。

治法：祛风润肺，止咳平喘。

处方：防风10g、醋柴胡10g、白果6g、石菖蒲6g、细辛2g、土茯苓12g、乌梅10g、五味子10g、苏梗10g、北沙参15g、紫菀10g、桑白皮10g。7剂，每日1剂，水煎服。

2012年3月8日二诊。患儿服中药后咳喘较前明显缓解，早晚时有咳嗽，有痰色白，皮肤瘙痒。听诊双肺呼吸音清，未闻及喘鸣音。舌淡红苔薄白，脉细滑。查体可见鼻后滴漏，考虑早晚咳嗽是鼻涕倒流于咽部引发，目前喘息已平，气阴未复，且鼻窍不利，故治以疏风通窍，益气养阴法。

处方：防风10g、醋柴胡10g、白蒺藜9g、乌梅10g、五味子10g、北沙参15g、石菖蒲6g、益智仁10g、黄精15g、百合15g、生黄芪15g、土茯苓12g、陈皮10g、紫菀10g、牡丹皮10g。14剂，每两日1剂，水煎服。

按：患儿素有哮喘病史，此次发作由呼吸道感染诱发。患儿面色萎黄、气池色暗是久病气虚的表现。舌质嫩红、少苔考虑是平素乃阴虚体质，因低热3天、就诊时咽不红，不考虑是热邪伤阴的证候。因此本患儿证候为气阴两虚体质，平素虚风内潜，本次外感后外风引动内风而致哮喘发作。经采用祛风润肺，止咳平喘之法哮喘缓解，二诊根据临床表现采用疏风通窍，益气养阴法，此后诸症平复。

2.肾病综合征案

于某，男，5岁，2004年8月17日初诊。

眼睑、腹部肿胀10天。患儿10余天前因感冒咳嗽用西药治疗后咳嗽缓解，10天前出现眼睑水肿，昼夜不消。后水肿逐渐加重，周身悉肿，腹大。查尿常规：蛋白（+++），镜检无红、白细胞。血生化提示总蛋白低，胆固醇高。目前尚未用激素治疗。既往史：自幼纳差，大便溏，3岁后易呼吸道感染。现诊：面色萎黄，眼睑水肿，肤色透亮，咽不红，胸部水肿不显著，肺呼吸音清晰。腹胀大，腹壁中度水肿，腹水征不明显，下肢轻度水肿。舌质淡红嫩，舌苔白根厚，脉细。

西医诊断：肾病综合征。

中医诊断：水肿。

辨证：脾肾气虚，表虚不固。

治法：健脾益肾，固表利水。

处方：生黄芪15g、黄精15g、桑椹15g、补骨脂10g、生薏苡仁10g、冬瓜皮10g、冬瓜子10g、赤小豆12g、陈皮10g、枳壳10g、乌梅10g、五味子10g、荷叶12g。14剂，每2日1剂，水煎服。

本方同时配以养阴益气抗毒合剂口服防治上呼吸道感染。健脾益气合剂口服健脾扶正。因此例系外地患儿故医嘱：所患为轻型单纯性肾病，防治上呼吸道感染保护胃气减少复发，此病可以自愈，若加激素，本方不停可以继服，若恶化尽可能来京复诊。

二诊：2004年10月20日。服药后一直未感冒，全身水肿逐渐消退，下肢水肿消退在先，眼睑水肿最后。现有时晨起眼睑微肿，尿常规蛋白波动在（-）（±）或（+），未加激素，食欲尚好。面色苍白，咽不红，后壁光滑。舌质嫩红，舌苔中心浅黄，脉滑。考虑患儿目前全身水肿消失，尿蛋白稍有波动。咽不红，后壁光滑，脉滑是正常之象，而面色由萎黄转苍白，舌质由淡红转嫩红，舌苔由根白厚转成中心浅黄，是水湿已消，肺气已固，但脾肾未健，气阴两虚。治法：健脾益气，养阴固肺。开长期服用方善后，若遇复发，前来北京复诊。

处方：生黄芪15g、黄精15g、沙参15g、党参10g、陈皮10g、枳壳10g、乌梅10g、五味子10g、桑椹15g、女贞子10g、墨旱莲10g、桑寄生12g、白薇10g、白蒺藜10g、白茅根15g、石菖蒲6g、土茯苓12g。14剂，每2日1剂，水煎服。

2005年8月20日三诊。诉：药后1年中感冒2次，未发热，感冒后尿蛋白（＋）一次，一次（－）。已于外院复查血生化"大致正常"，进入恢复期。

四诊：面色转荣，舌淡红，苔少，脉滑。虽临床辨证接近正常，但恢复期仍需预防上呼吸道感染，故仍以补肺、脾、肾善后。

处方：生黄芪15g、沙参15g、黄精15g、党参10g、桑椹15g、乌梅10g、五味子10g、陈皮10g。

按：本例患儿初诊时根据病史诊为单纯性小儿肾病综合征无疑，全身悉肿且眼睑水肿已治疗10天未愈，水湿泛及全身是三焦气化不利的结果，应调理三焦，气化水道，但小儿素体脾虚易感，且经治疗咳嗽已止，咽不红，肺呼吸音清晰，说明上焦已开，中焦未实，下焦不利。治疗方案重在调肺、脾、肾三脏兼以通调水道，益肺固表。温老除了治疗水肿，尤其注重加强了上呼吸道感染的防治，使得患儿病情稳定，水肿未再反复，尿检也随防治上呼吸道感染而近痊愈，提示小儿肾病，既不能见肾虚即用六味地黄；也不能见水肿，就理三焦、疏水道，而要辨证，审因施治。另如前所述，温老在诊治小儿肾病综合征时要参考是否已经激素治疗来辨证。除了应用中医药治疗肾病外，还要考虑如何应用中药来弥补和纠正因用西药而产生的不良反应。

3.厌食案

陈某，女，2岁6个月，2004年10月5日。

自幼纳差、消瘦为主诉就诊。患儿自幼纳差、消瘦。出生后母乳喂养，1岁6个月才添加米粉等辅食。现症：多汗（自汗、盗汗），腹胀，大便偏干。检查微量元素缺锌。皮肤瘙痒，易过敏。其母有过敏症。体瘦，面萎黄，色暗。舌质淡红嫩，苔少，脉细。

西医诊断：食欲不振。

中医诊断：小儿厌食。

辨证：脾胃不和，阴虚肺燥。

治则：健脾和胃，养阴润肺。

处方：防风10g、白果6g、石菖蒲6g、益智仁10g、乌梅10g、诃子6g、土茯苓12g、黄精15g、百合15g、陈皮10g、山楂10g。7剂，每两日1剂，水煎服。

二诊：药后1个月复诊时主诉：纳食增，腹胀、多汗减轻，皮肤过敏症消。

按：患儿母乳喂养，1岁6个月才加辅食，使脾胃功能未及时得到锻炼，故母乳不足断奶时，患儿已习惯母乳，难以接受新的饮食，故脾胃不和、消化不良，而出现腹胀的症状和缺锌的结果。盗汗，舌质嫩，苔少，大便偏干，是阴虚的表现。皮肤瘙痒，易过敏，是阴虚肺燥的表现。因为"肺主皮毛"，故皮肤病与肺受病有关。本例病人虽主诉为纳差、消瘦，其原因在于喂养不当，需调整喂养方法；而皮肤瘙痒，易过敏，是亟待治理的病证。故辨证为脾胃不和、阴虚肺燥。治以健脾和胃、养阴润肺。健脾和胃主要采用温老研制的健脾益气合剂（四君子汤去甘草，加生黄芪、陈皮）为主方兼加入养阴润肺祛风（抗过敏）之法。其中开胃药仅陈皮、山楂是针对主诉纳差、厌食的。其余防风、白果祛风抗过敏。石菖蒲、益智仁促进消化液分泌，祛湿消胀。乌梅、诃子、五味子、百合养阴止汗，针对阴虚体质用药治疗过敏症。这样治疗1个月，使长期厌食的症状随之好转。此例说明中医辨证必须辨病因病机，四诊合参地分析，提示了中医药辨证整体医疗的优势，体现了温老整体医疗的思想。

（李　敏　胡锦丽　整理）

陈昭定

以脾胃为枢　调脏腑气血

【名医简介】

陈昭定（1938~2015年），男，汉族，福建省福州市人，教授，主任医师，博士生导师。全国第三、四批名老中医专家学术经验继承导师。曾任北京儿童医院中医科主任，为北京同仁堂名医馆特聘专家，获首都国医名师（第二届）奖及"世界知名医学家获奖成果精选"荣誉证书。历任原国家劳动及社会保障部医疗保险药品咨询专家，原国家食品药品监督管理局新药评审会评审委员，国家中医药管理局科技成果评审委员会委员，中华中医药学会儿科分会（第三届）常务理事，北京中医学会儿科专业委员会主任委员，中医儿科杂志、北京中医药杂志、中国中医急症杂志编委及顾问等职。

陈昭定主任1938年7月出生在一个高级职员家庭，1957年考入上海中医学院医疗系，他有幸聆听海派名家如程门雪、黄文东、章巨膺、金寿山、石筱山、陆瘦燕、陈大年、顾伯华、徐仲才、王玉润、裘沛然、凌跃星、张羹梅等老师授课嫡传，打下了坚实中医基础。1963年毕业后分配到北京儿童医院工作，跟师金厚如老中医。金老师承于清廷御医李春沂和张贵廷先生，学验俱丰。陈老继承金老的学术思想，尤其是传承金老在儿科热病诊治中灵活辨证的丰富经验，体会到散剂量小味淡效宏的特点，树立了研制更多符合小儿特点，便于接受的儿科药物发展理念。20世纪70年代后期，跟师北京地区祖传三代的著名小儿科大家王鹏飞老中医，虚心学习，潜心研究王老独特诊疗经验及祖传。

【主要学术思想】

陈老从医50余载，在儿科临床实践中，研读经典，博采众方，尤其推崇钱乙临证注重儿科特点，善于保护脾胃，主张调气运脾，调肝清热，多用丸散等学术观点，吸收李杲脾胃论的思想，并继承京城"小儿王"王鹏飞顾护脾胃，调和气血的临床经验，形成自己一系列学术思想：如小儿不是简单的归为缩小的成人，无论是其生理病理特点，还是其诊治思想，用药特点都有其独特的规律，诊疗需突出中医儿科诊治特点；治疗疾病注重以"脾胃为中心"，调和气血，活血化瘀；调理脾胃，以运脾消食为主；重视儿科中医药需与西医学接轨，诊治强调病证结合，局部辨证，微观辨证与整体辨证相结合；注重与时俱进，创新发展儿科中药制剂，注重儿科中成药的合理开发和利用等。陈老尤其擅长小儿呼吸系统疾病、消化系统疾病及疑难杂病的诊治。

1.小儿反复呼吸道感染证治

小儿反复呼吸道感染是指单位时间内上、下呼吸道感染反复发作超过规定次数而言的一种临床综合征，具有反复发作，病程较长，迁延难愈，病因复杂，涉及多种呼吸道病种的特点。在中医学中本病属"体虚感冒""咳喘""久咳""虚证""自汗"等范畴，对本病病因病机的认识，可概括为肺气虚弱、卫表不固、营卫失和、肺脾两虚、脾肾两虚、本虚标实、瘀血致病、阴虚致病等。陈老在防治本病的过程中强调治未病的思路和方法，主张在缓解期强化治疗，借此时机调整患儿身体机能状态、增强体质，以防止疾病反复发作。其对本病的学术观点体现在以下几方面：

（1）肺脾气虚是小儿反复呼吸道感染的本质特征

小儿生理特点是"肺常不足""脾常虚"。肺主一身之气，外

115

合皮毛，开窍于鼻，能布卫气于体表。肺为娇脏，小儿肺脏更为稚嫩，卫外不固，易为外邪所侵。卫气源于中焦脾胃，具有护卫皮肤腠理，调节毛孔开合的作用。脾胃为"气血生化之源"，营卫的化生必赖脾胃对饮食五谷的腐熟与运化，水谷精微上输于肺，肺卫得以正常发育及发挥生理功能。小儿为稚阴稚阳之体，脾胃的形质与功能均未臻完善与成熟，而小儿生长发育所需的大量营养物质均赖脾胃之运化与腐熟，脾胃不堪其负而极易形成脾胃虚弱之态。脾为肺之母，脾胃虚弱，"土不能生金"，肺卫失固而致反复呼吸道感染。临床所见此类患儿多为肺脾不足之体，腠理不密，脾胃不健而易于受邪，而反复感染及攻伐之剂的应用又进一步伤伐肺脾，形成恶性循环。

（2）肝旺积滞是小儿反复呼吸道感染重要的病理环节

小儿另一生理特点是肝常有余。现代儿童中由于独生子女的增多，父母长辈的溺爱，使其娇姿任性，情绪易于波动；同时学习压力的增加，使儿童易出现紧张及焦虑情绪，因此常出现肝木偏亢的现象。木亢侮金，使肺卫不固，木亢乘土，又见土不生金。因而脾运失健，气血生化乏源，肺卫失养、毛窍不固而反复易感。

小儿脾胃薄弱，多贪口食，恣食肥甘，容易为乳食所伤。加之感染期大量药物的使用更伤脾胃。脾胃受损、运化失常，水谷不化精微而水反为湿、谷反为滞，积滞困阻于中，郁而化热，蕴湿成痰，痰湿上储于肺，易为外邪所引而发病。

（3）健脾益气固表兼清肝热、消积滞为小儿反复呼吸道感染缓解期的主要治则

①健脾益气、固表御邪

小儿肺脾气虚、卫表不固是反复感染的根本原因，因此强健脾胃，使卫气化源充足，卫气强健使邪不可近是治疗的关键。这源于"脾胃虚损、诸邪遂生"及"四季脾旺不受邪"的理论，遵循"治病求本"的原则。陈老用玉屏风散为基础方。玉屏风散由

黄芪、白术、防风组成。方中黄芪甘温升阳，内补脾肺之气，外可固表止汗为君药；白术健脾燥湿、甘温益气，助黄芪益气固表为臣药。风为百病之长，小儿脏腑薄，藩篱疏，易为风邪所伤而病变多端。一味防风性微温，味辛甘以祛风解表。黄芪配防风，散中寓补，补内兼疏，相畏相使，相得益彰。风能胜湿，少量防风有助于白术燥湿健脾。对于表虚自汗明显者，常加用浮小麦、煅牡蛎、麻黄根等固涩敛汗，加强固表作用。

②滋阴活血、固护阴液

小儿阳常有余、阴常不足，尤其温热邪气最易耗伤人体阴液，加之感染期大量抗生素、抗病毒药物的应用更伤小儿肺脾之阴。脾阴虚则人体精血化源不足，影响五脏六腑发挥正常功能，患儿表现为"手足烦热，口干不欲饮，烦满，不思食"。肺之阴液来源于脾胃所化之水谷，脾虚则不能输肺，母不养子，子无所生，临床见"咳嗽气塞痰多，久则食不甘，便燥结"。陈老常重用黄精滋补脾肺之阴。黄精味甘平，归脾、肺、肾经。《本草便读》云："此药味甘如饴，性平质润，为补养脾阴之正品"。脾阴充足则肺得其养。临床还常配伍玉竹、百合等甘、淡、寒之品滋阴生津，乌梅、五味子等酸甘之品以酸甘化阴。

感染反复发作，病久入络为血瘀。肺朝百脉、主治节，肺气失治则气机逆乱而见血行瘀滞。反复感染，肺脾气虚不但使血液生化乏源，也无力鼓动血行，血行不畅则成瘀，血络瘀阻，反过来又影响肺气之宣降，使肺气更虚，腠理不固而抗病能力下降。临床所见患儿面色发青，爪甲青紫，指纹紫滞等即为血瘀之象。陈老应用紫草、丹参益气活血。紫草甘寒，有清热解毒、凉血活血之功，既可清除伏留于血分之余毒，又可活血化瘀；丹参为血中气药，活血凉血、行气散瘀。

③消积化滞、清热平肝

陈老一向注重对小儿脾胃的调理，认为饮食积滞、内热外感是反复感染的重要环节。因此对于因湿热、食积内停而致反复感染者，表现为胃脘饱胀，消化不良，嗳气食臭，腹胀，腹痛，大便干结等症，常重用清化湿热、消积导滞之法，以除内热积滞之源。常用藿香芳香化湿，佛手芳香和中、理气化痰，用焦山楂、炒谷稻芽、鸡内金、莱菔子消食导滞，化橘红理气燥湿。清热平肝之品陈老常用青黛清肝热，钩藤、珍珠母镇肝息风。

2.小儿遗尿症证治

遗尿症是指5岁以上儿童夜间不能从睡眠中醒来控制排尿而发生的无意识排尿行为（Nocturnal enuresis，NE）。发病机制大致认为与患儿排尿中枢发育不全或发育迟缓、睡眠和觉醒功能发育障碍、神经内分泌因素、遗传及精神心理因素有关。遗尿症具原发性（PNE）和继发性（SNE）、单纯性（MNE）和复杂性（CNE）之分。PNE指尿床从婴儿期延续而来，从未有过6个月以上不尿床；SNE指有过6个月以上的不尿床期后再出现尿床；MNE指仅有夜间尿床，白天无症状，不伴泌尿系统和神经系统解剖或功能异常；CNE指除夜间尿床外，白天伴有下泌尿系统症状，常继发于泌尿系统或神经系统疾病。原发性单纯性遗尿症在儿童最为常见，病程多数长达数年之久，对小儿身心健康造成不良影响。

（1）重视肺脏在遗尿症水液代谢中的作用

小儿遗尿症在古代医籍中称之为遗溺，发病原因责之为膀胱失约。肾为主水之脏，藏真阴而寓元阳，职司二便，与膀胱互为表里，肾阳之蒸腾气化作用司职小便之存贮与排泄。肾气不足、气化无力、下元虚寒是膀胱失约的主要原因。人体水液代谢还包括三焦气化、肺气宣发及脾之运化。"三焦者，决渎之官，水道出焉"。肺主治节，为水之上源，通调水道、下输膀胱，为肾之母脏。肺金失于清肃与敷布，则"上虚不能制下"。脾为中土，为水液上输下达之枢机，脾土失于正常传输，则水失于制，均能导致小便失约而自遗。然《景岳全书》云："凡治小便不禁者，古方多用固涩，然固涩之剂，不过固其门户。此亦治标之意，而非塞源之道也。盖小水虽利肾，而肾上连于肺，若肺气无权，则肾水终不能摄，故治疗者必须治气，治肾者必须治肺。"故陈老尤重视肺的宣发肃降功效在遗尿发生中的作用。

（2）强调宣肺利水法在小儿遗尿证治疗中的应用

陈老在小儿遗尿症的治疗中采用五脏辨证，认为小儿遗尿症为肺脾肾三脏水液代谢失调所致，以温肾健脾、宣肺利水为主要治则。临床常用自拟遗尿方，由益智仁、覆盆子、菟丝子、芡实、茯苓、泽泻、鸡内金、银杏、麻黄等组成。方中益智仁、覆盆子、菟丝子、芡实温肾祛寒、固脬缩尿，面白肢冷、智力较差等肾阳虚衰明显者，可加用补骨脂以辛温助阳缩尿。遗尿症小儿常表现夜间睡眠深沉、不易唤醒。陈老认为"阳气入阴则寐"，若阳气不足，阴气偏盛，则寐多而难醒；若阳虚痰湿偏重，则痰浊蒙闭清窍、阳气郁而不达则深睡难醒。故化痰利湿也是治则之一。痰湿的形成主要责之于脾运化水湿功能的不足，陈老认为木瓜能够辗转中洲之湿浊，配合茯苓健脾祛湿可除生湿之源，中焦湿浊严重者陈老常用化橘红燥湿以消痰浊。泽泻入肾与膀胱经，通因通用，可佐助茯苓利水渗湿；麻黄、银杏开宣肺气、肃肺缩尿。

陈老宣肺利水治遗尿主要体现在麻黄、银杏两味药的运用。麻黄入肺及膀胱经，辛温发散、宣肺通阳化气，西医学常用麻黄素治疗因排尿中枢及睡眠觉醒中枢发育不全所致遗尿。药理研究表明，麻黄碱能兴奋大脑皮质和皮质下中枢，引起精神兴奋、失眠等症状；可使膀胱三角肌和括约肌的张力增加，使排尿次数减少，甚至产生尿潴留。陈老常将麻黄用至6~8g，以兴奋中枢提高患儿觉醒能力。银杏，又名白果，专入肺经，《本草纲目》载："白果熟食温肺益气，定喘嗽，缩小便，止白浊。"陈老将麻黄、银杏两药相配，麻黄宣肺、银杏敛金，宣塞结合使膀胱开合有度、水道通畅。同时肺为肾之母，金生水，此宣上通下、以上制下之法不同其他方剂一味温补脾肾，体现"以气治水、以肺治肾"法则。

（3）重视行为心理辅助治疗

西医学治疗小儿遗尿症目前主要采用行为治疗与药物干涉相结合的方法，尤其强调行为、心理因素在遗尿治疗中的重要作用。陈老将此法与中药治疗相结合，取得了较好疗效。针对遗尿患儿害羞、焦虑、恐惧等情绪，进行心理疏导治疗，包括正确地解释病情，多安慰、多鼓励，给患儿足够的心理支持。行为治疗主要包括：指导家长对患儿进行憋尿训练，使患儿学会增加膀胱容量，并找到知晓膀胱胀满的感觉，以帮助患儿大脑皮质建立来自于膀胱刺激的警戒点。入睡后定时唤醒患儿，使患儿在清醒的状态下自行如厕，以此形成条件反射。精神心理行为治疗与中药相结合，可提高疗效、缩短疗程，促进患儿身心健康成长。

3.小儿注意缺陷多动障碍

注意缺陷多动障碍是一种神经性脑功能轻微失调综合征，多发于6~14岁的儿童，是一种常见于儿童时期的行为障碍，主要表现为注意障碍，注意力不集中，多动不宁，容易激惹，任性冲动等，还常见伴发心理障碍，学习困难，品行障碍，抽动障碍及某些情绪障碍等。近年来在我国发病呈上升趋势，本病严重损害儿童的身心健康，也给家庭和社会带来危害，在儿科，尤其神经科和儿童保健门诊中常见，陈老对本病有着独到的临床治疗经验。

中医古医籍中无儿童多动症这一病名，中医根据临床表现将其归属于中医"躁动""失聪""健忘"等范畴。现将治疗本病的体会总结如下：

（1）明辨病因，谨守病机

陈老强调注意缺陷多动障碍的病因是先天禀赋不足，后天护养不当，外伤，病后，情志失调等造成。陈老还认为本病与遗传及体质因素相关：如双亲有心理或精神障碍的儿童发病率明显高于正常儿童；分娩过程中颅脑损伤，窒息、黄疸，婴儿时期的惊风，热病、疳证及颅脑外伤等可致发本病。不健康的饮食习惯、环境污染以及家庭失和，缺乏关爱，心情压抑及不良的教育方式等因素都可造成儿童精神心理异常，促使本病发生。陈老指出生物学因素是导致本病的主要因素和基础，而环境因素则起促进或加重作用。尤其看电视、玩电脑、"玩伴危机"等不良刺激对本病的发生有着重要的影响。故本病病机在于脏腑功能失常、阴阳失调，病位在心、肝、肾三脏。心藏神，肾藏志，心气不足，则智窍不通而昏聩不敏，接受及理解能力差，学习成绩不良。肾阳不足，则神志不聪而善忘，肾阴不足则水不涵木，肝阳偏亢，则见神飞扬不安，志存变无恒，情反复无常，性急躁而不耐烦等神、志、情、性四种异常表现。另外脾为后天之本，气血生化之源，主四肢肌肉，七情主思，与心、肝、肾都密切相关，故脾与注意缺陷多动障碍的关系也很密切。

（2）规范诊断，中西并重

陈老认为对于注意缺陷多动障碍的诊断，中医需参照美国精神病学会《精神障碍诊断与统计手册》第四版，简称（DMS–ⅳ）作为临床诊断标准，结合心理测试，包括注意力测试，家庭、学校调查问卷，多动量表等为注意缺陷多动障碍的患儿做出诊断，进行综合评价，这样才能规范诊断。在治疗方面，需辨病与辨证相结合，要详尽地进行病史收集、结合检查，望闻问切，根据临床表现，辨证治疗。陈老根据多年临床经验将注意缺陷多动障碍分为三型。

①肾阴不足，肝阳偏亢型

表现为多动多语，急躁易怒，冲动任性，难以自抑，神思涣散，难以静坐，注意力不能集中，两颧潮红，五心烦热，口干咽燥，盗汗，喜食冷饮，舌质红，少苔或无苔，脉细数或弦细。

②心脾气虚，神失所养型

表现为心神涣散，注意力不集中或虽能集中但时间短暂，活动过多，动作行为杂乱无目的性，气短，精神倦怠，常自汗出，记忆力差，喜忘心悸，夜寐不宁，多梦夜惊，口吃，面色㿠白少华，纳食不佳，舌质淡红，苔薄白，脉虚或细弱。

③湿热内蕴，痰火扰心型

表现为多动不安，难以平静，烦躁不宁，冲动任性，难以制约，神思涣散，注意力不能集中，胸中烦热，懊憹不眠，纳少，尿赤，口渴，大便燥结或溏而不爽，舌质红，苔黄厚腻，脉浮滑数。

（3）阴阳平衡，加减用药

"阳常有余，阴常不足"是儿童的生理特征，对注意缺陷多动障碍的治疗，陈老强调调整阴阳平衡，从治肾为本兼以平肝、清心、健脾、安神益智、祛痰化瘀、标本同治，调整内脏功能，平衡阴阳，消除症状的方法。《素问·阴阳应象大论》中言"阴静阳躁，精神乃至"，即阴主柔静，阳主刚躁，两者和谐，相辅相成，则机体调节功能协调而无病。陈老根据经验制定了基本方"安神定志汤"，并在其基础上根据辨证进行加减用药。

基本方（安神定志汤）：天麻10g、钩藤10g、石菖蒲10g、郁金10g、珍珠母30g、石决明15g、远志10g、菊花10g。

肾阴不足，肝阳偏亢型：加青黛3g、紫草10g、山药12g、茱萸10g。

心脾气虚，神失所养型：加炙甘草6g、浮小麦30g、夜交藤30g、白芍6g。

湿热内蕴，痰火扰心型：加陈皮10g、半夏6g、茯苓12g、竹茹10g。

陈老与时俱进，对于西药如利他林、匹莫林、可乐定等药物的药理药效也颇有了解，并根据患儿使用这些药的情况，对中药进行调整，同时注意心理和行为治疗，注重辅导父母，进行学习干预，配合感觉统合训练，有条件也可进行脑电生物反馈治疗等，综合治疗能取得较好的疗效。

【医案传真】

1.反复呼吸道感染案

董某，女，5岁，2003年7月23日初诊。

近半年患儿间断发热，体温每高至39℃，伴咽痛，多次被诊为化脓性扁桃体炎。每次发作均需静点抗生素方可缓解。此半年间已发作6次。就诊时化脓性扁桃体炎刚愈。患儿平素进食少，易汗出，二便正常。查患儿面黄身瘦，咽充血，双侧扁桃体Ⅱ度肿大。舌质红苔白微腻，脉滑。

西医诊断：反复呼吸道感染。

中医诊断：乳蛾恢复期。

辨证：余邪未尽，卫表不固。

治法：清解余邪，益气固表。

处方：青黛3g、紫草9g、白芷8g、山豆根8g、苏子10g、苏梗10g、黄精10g、黄芪20g、白术10g、防风10g。7剂，每日1剂。

二诊：服前方7剂患儿一般情况好，无病情反复。舌质红，苔白微腻，脉滑。辨证：肺脾气虚，湿热内蕴。

治法：益气固表、清热燥湿。

处方：黄精10g、紫草9g、白芷8g、山豆根8g、青黛3g、黄芪20g、白术10g、防风10g、藿香10g、知母10、黄柏10g。14剂，每日1剂。

三诊：患儿服上方14剂后无扁桃体炎发作，胃纳有增，出汗减少，舌质红，苔薄白，前方去藿香，加乌梅10g，14剂。

药后随诊4个月，患儿无扁桃体炎发作，食欲增加，体质改善。

按：小儿反复呼吸道感染肺脾气虚为本，外感时邪为标。本患儿反复发作扁桃体炎致扁桃体持续肿大，就诊时处于病情恢复期，此时治疗一方面应去除残留病邪，使邪去正安；同时注意培补脾肺之气、调畅气血，以期正气存内、邪不可干。方中青黛、紫草清解余热、凉血散瘀；白芷、山豆根祛风除湿、解毒利咽；藿香、苏子、苏梗芳香疏化、解表散邪。诸药合用达到毒去血净，气血调和。黄芪、白术、防风益气固表实卫，防邪再入。黄精平补气阴，配合紫草清热凉血、滋阴固本，有效阻止该病反复发作。

2.遗尿案

闫某，男，6岁，2004年3月19日初诊。

患儿从小夜间尿床至今已6年，每晚1~2次，尿色淡，睡眠深沉不易被唤醒，白天无遗尿现象。无尿频、尿急、尿痛等表现。检查尿常规正常，拍骶椎片正常。患儿平素纳差，常因白天玩耍疲劳或遇寒而症状加重。大便正常。舌质红苔白，脉沉。患儿舅舅有遗尿病史，至青春期自愈。

西医诊断：遗尿。

中医诊断：遗尿症。

辨证：脾肾两虚，膀胱失约。

治法：温补脾肾，宣肺缩尿。

处方：益智仁10g、麻黄5g、银杏10g、覆盆子10g、芡实10g、鸡内金10g、石菖蒲10g、泽泻10g。14剂，每日1剂。同时对患儿进行行为治疗，指导家长对患儿进行憋尿训练、夜间定时唤醒训练。

二诊：患儿服药2周后病情变化不著，仍遗尿每晚1~2次。辨证同前，处方：银杏10g、麻黄7g、益智仁10g、覆盆子10g、补骨脂12g、芡实10g、鸡内金10g、菟丝子10g、煅牡蛎30g。14剂，每日1剂。

三诊：病情好转，每晚遗尿1次，并有两晚未尿床，夜间易叫醒，食欲好转，平日汗多。上方去补骨脂、煅牡蛎、加茯苓10g、石菖蒲10g、浮小麦30g，14剂，每日1剂。

四诊：患儿此次服药后遗尿明显好转，每周遗尿1~2次，可自己醒来排尿，胃纳增加。继服下方巩固：银杏10g、芡实10g、覆盆子10g、益智仁10g、麻黄7g、鸡内金10g、石菖蒲10g、菟丝子10g。

按：遗尿症患儿多病史长，夜尿频繁，尿色清淡，睡眠深沉，遇寒加重，常伴胃纳不佳，脾胃失和，证属先天肾精不足、后天脾阳失养致膀胱失司，治疗总以温补脾肾、益气固摄为纲。方中覆盆子、菟丝子、补骨脂、益智仁养真阴、补肾精、温补脾肾、固精缩尿以治其本；芡实、鸡内金、煅牡蛎补脾健胃、益阴止遗助收涩。然水液运化总不离肺气之下降生水，输于膀胱，故用麻黄开宣肺气，提壶揭盖，配伍银杏使膀胱开合有时、宣塞有度。

3.多动症案

陈某，男，10岁，2003年5月6日就诊。

患儿多动，注意力不集中，成绩差，伴不自主眨眼3个月余。患儿较胖，自上小学，表现为情绪容易冲动，上课注意力涣散，小动作多，学习困难，成绩较差，近3个多月来，症状加重，并出现不自主眨眼、烦躁多怒，上课注意力更加不集中，学习成绩明显下降，经常做梦，故来就诊。查体：神志清、精神尚可、体态自如，不自主眨眼、眼神运动灵活，心肺腹查体未见异常。舌质偏红、苔白。脉象：弦数。实验室及特殊检查结果：脑电图（－），头颅CT（－），注意力测评为严重注意力涣散。

西医诊断：注意缺陷多动障碍。

中医诊断：肝风、风痰。

辨证：肝气郁结，化火生痰。

治法：疏肝清热，化痰息风。

处方：青黛3g、藿香10g、天麻6g、钩藤10g、生石决明15g、白蒺藜10g、胆南星4g、石菖蒲10g、郁金10g、菊花10g、珍珠母30g、青礞石15g。14剂，水煎服，每日1剂，并嘱：饮食清淡，少看电视。

药后眨眼稍减轻，余无特殊变化，睡眠欠佳，做梦仍多，舌脉同前，上方加夜交藤30g、薄荷6g，共14剂。

药后患儿睡眠改善，急躁情绪逐渐稳定，该患儿以上方为基础，调整治疗3个月，精神明显好转，性格较前开朗，眨眼缓解，小动作减少，注意力涣散减轻，学习成绩有所提高，情绪也逐渐稳定。

按：多动症是一种神经性脑功能轻微失调综合征，主要表现为注意障碍，注意力不集中，多动不宁，容易激惹，任性冲动等，还常见伴发心理障碍，学习困难，品行障碍，抽动障碍及某些情绪障碍等。本患儿陈老一方面以生石决明，白蒺藜、僵蚕、天麻等清热镇肝息风；另一方面又以胆南星、青礞石、石菖蒲、郁金清热化痰开窍；同时加菊花或薄荷疏肝理气，凉肝透气，夜交藤改善睡眠，收到较好的疗效。陈老强调要根据患儿的不同症状、证候进行辨证论治，通过调整人体脏腑、经络、气血功能整体活动状态及脾胃功能，提高患儿对社会和自然环境的适应能力，中医治疗不仅能改善核心症状，还能改善影响患儿生活质量的一些伴随症状，用药安全、可控，可长期服用，且停药后复发率低，同时中西医相互配合，可提高临床疗效，减少西药不良反应。

（甄小芳　陈　芳　侯林毅　整理）

王应麟

四诊合参，尤重望诊，五脏兼顾，脾胃为重

【名医简介】

王应麟（1939年~2023年），男，汉族，北京人，主任医师，教授。第三届首都国医名师，第三、第四、第五批全国老中医药专家学术经验继承工作指导老师。2013年获"月犁传统中医奖"，被授予"百姓信得过的中医师"称号。

王应麟教授出身于中医世家，其祖父、父亲均为享誉京城的"小儿王"。王应麟教授自幼随祖父王子仲先生、父亲王鹏飞先生（均为已故北京著名中医儿科医学家，有京都"小儿王"之美誉）学医。1958年考入北京中医学院（现北京中医药大学）中医医疗系，1964年毕业后到江西省人民医院、江西省儿童医院工作，1984年调入北京中医医院儿科。曾担任北京中医医院儿科主任，北京中医药大学儿科教研室主任，北京中医学会儿科委员会委员，北京市新药审批委员会中医组委员；《北京中医》杂志编委会委员；北京老医药卫生工作者协会理事，国家药品监督管理局药品审评专家库专家，中华医学会、北京医学会以及北京市医疗事故技术鉴定专家库成员等多项社会职务。在王应麟教授50余载中医儿科临床、教学、科研工作中，参与多项科学研究，其科研成果多次获得北京市科学技术进步奖；同时王老致力于中医儿科科普宣传工作，出版及发表多部中医科普论著与10余篇中医儿科科普论文。

【主要学术思想】

王应麟教授出身于北京中医儿科名医世家，王氏家族四代行医，以儿科、妇科为主。王老秉承家学，又接受了系统的院校教育，博采众家之长，集50年临床经验，逐步总结出一套独特的中医儿科辨证论治规律。

王应麟教授深受脾胃学说的影响，认为脾胃受损，百病皆生。小儿的生理特点为"脾常不足"，同时小儿饮食不知自节，饥饱不能自调，加上现代儿童喂养常饮食结构或习惯不合理，导致内伤饮食成为儿科诸病的重要病因。

王应麟教授认为，脾为湿土，主运化水谷精微，六淫之邪或饮食不节均易伤脾，其中又以湿邪伤脾最为多见。胃为燥土，主腐熟水谷，小儿感受六淫之邪，常因小儿"纯阳之体""阳常有余、阴常不足"出现邪从热化，燥热最易损伤胃阴。故提出"脾湿、胃热"为小儿脾胃失调的重要病机。脾湿与胃热直接影响着水谷的受纳与运化，而湿性凝滞，阻碍气机，热性蒸腾，扰乱气机，导致脾胃中焦气机升降失司。同时脾湿与胃热可互相影响、互相转化。小儿脾胃虚寒、气阴两伤等病机，亦多为脾湿和胃热发展所致。

因此王应麟教授在临床诊治患儿时，首先判断小儿脾胃功能之强弱，一旦出现脾胃功能不足，必先及时扶助脾胃之气。同时处方用药重视顾护脾胃，无论治疗何病，用药不使过剂，不犯胃气，不用或慎用药性峻猛之品，贵在轻清、和平，以免损伤脾胃。王应麟教授在临证治疗小儿诸病时，擅长从脾胃入手施治，特别是治疗小儿疑难杂病，常从脾胃立论，辨证治疗，疗效显著。他特别重视脾胃和其他脏腑的关系，善于运用五行生克制约，阐明各脏之间的联系和疾病相互传变的关系。另一方面，王应麟教授认为脾胃功能的正常与否，对疾病的发生发展及转归至关重要。所以临床上对任何病症的后期调理，均以健运脾胃为主，并且用药需掌握好调补、润燥、理气三者之间的配合。

此外，王应麟教授在诊疗过程中四诊合参，尤重望诊，倚重独特家传小儿望诊方法：望上腭、望头顶污垢、望手掌等。同时并不忽视其他诊法，而是强调四诊合参，不可偏颇。

1.小儿哮喘

哮喘是小儿时期的常见肺系疾病，是一种反复发作的哮鸣气喘疾病，临床以发作时喘促气急，喉间痰喉哮鸣，呼气延长，严重者不能平卧，呼吸困难，张口抬肩，摇身撷肚，口唇青紫为特征，常在清晨或夜间发作或加剧。中医理论认为，哮喘患儿素体肺脾肾三脏不足，反复发作，导致肺气阴耗伤，脾阳受损，肾阴阳亏虚。在缓解期，可出现肺脾气虚，脾肾阳虚，肺肾阴虚等证候。发作期以邪实为主，缓解期以正虚为主，也有发作迁延，虚实夹杂的复杂证候。故本病发作期当治肺为主，辨寒热虚实随证施治，缓解期扶正固本，调肺脾肾之功能，消除伏痰夙根。王应麟教授结合多年临证经验，对本病的病因病机及治法有其独特认识，兹介绍如下。

（1）病因病机

王应麟教授认为，小儿哮喘发作常由感受外邪、接触发物、情志失调或劳倦过度等因素诱发。小儿肺脏娇嫩，脾常不足，肾常虚。肺虚则卫外失固，腠理不密，易为外邪所侵，邪阻肺络，气机不利，津液凝聚为痰；脾主运化水谷精微，脾虚不运，生湿酿痰，上贮于肺；肾气虚弱，不能蒸化水液而为清津，上泛为痰，聚液成饮。肺、脾、肾三脏功能失常，导致痰饮留伏，临床尤其责之于肺、脾两脏。如遇外邪乘虚入侵，邪入肺经，引动伏痰，导致痰阻气道，肺失肃降，气逆痰动而发为哮喘。因此痰饮内伏是哮喘的内因。其中"痰"是小儿哮喘的重要病理因素。

（2）治则治法

王应麟教授临床治疗小儿哮喘，强调急则治标，缓则治本。整体围绕"痰"之病理因素而治。即哮喘发作期，化痰降气平喘为主；缓解期，当以养肺润肺、健脾化痰、益气固表或补肾纳气，调补肺脾肾三脏，以绝痰源。具体用药方面，王应麟教授结合家传经验及自身临床经验，以家传"银苏固肺系列治咳方"为主进行加减治疗，根据小儿哮喘急性期、缓解期之不同，分证论治。

①急性发作期

以银苏固肺止咳方合三子养亲汤为主方。银苏固肺止咳方组成：银杏、苏子、紫菀、葶苈子、白前、前胡、枇杷叶、天竺黄。

临证加减：痰热壅盛伴喘促加胆南星、瓜蒌；肺燥热咳加川贝母；久咳加款冬花；胸膈满闷不舒加苏梗。

②慢性缓解期

小儿哮喘急症已解，进入间歇期或以咳嗽变异性哮喘为主要表现，王应麟教授常用方：南沙参、茯苓、化橘红、玄参、白茅根、前胡、白前、枇杷叶。

临证加减：夜咳不剧，晨起或运动后咳嗽或伴喘促，加乌梅、瓜蒌；咽喉不利加桔梗、板蓝根。

小儿哮喘缓解期，无明显咳喘症状，王应麟教授以增强肺、脾、肾三脏功能为主，预防哮喘反复发作。临证常用方：沙参、麦冬、百合、生山楂、川贝母养肺润肺、健脾化食。

临证加减：咳频痰少，加百部；肾虚气逆喘息，加沉香。肝肾阴虚者，加女贞子、旱莲草或合六味地黄汤加减。

2.小儿抽动障碍

抽动障碍是一种起病于儿童和青少年时期、具有明显遗传倾向的神经精神性疾病。本病患病率男性高于女性，主要表现为不自主的、反复的、快速的一个部位或多部位肌肉运动性抽动和发声性抽动，并可伴有注意力不集中、多动、强迫性动作、思维或其他行为症状。抽动障碍的病程较长，容易反复，需较长时间治疗。王应麟教授结合多年临证经验，对本病的病因病机及治法有其独特认识，兹介绍如下。

（1）病因病机

中医认为本病的病因主要是禀赋不足或后天护养不当、外伤、病后、情志失调等。王应麟教授认为小儿抽动障碍是由多种因素协同作用造成的一种综合征，如微量元素失衡、维生素中毒、父母早婚早育、小儿发育过快等。家庭环境因素，如父母吵架、分居、离婚或经济情况拮据、经常打骂孩子，老师、同学的歧视等与该病的发生也有关。

中医认为人的情志活动与内脏有着密切的关系，《素问·宣明五气篇》："五脏所藏，心藏神，肺藏魄，肝藏魂，脾藏意，肾藏志。"五脏精气的充盈与情志相互影响。王应麟教授认为，小儿抽动障碍表现出的各种抽动症状以及情绪失调，多动烦躁，主要与肝肾两脏密切相关。小儿脏腑娇嫩，形气未充，稚阴稚阳之体，阳常有余，阴常不足，肾常虚，极易形成阴虚阳亢或虚阳上浮之象，表现为兴奋多动、烦躁易怒。肝主升发，调畅气机，肝气调达则五脏俱荣，同时肝藏血，主筋，体阴而用阳，依赖于肾阴滋养。小儿阴常不足，加之后天调养不当，造成肝肾阴虚之候，则导致肝阳偏亢，阴虚风动，筋脉拘挛，出现全身各处不同程度的抽动症状。同时肝肾两脏失调，导致心、脾、肺三脏受损，五脏阴阳之气失衡，导致心神失养、脾虚生痰、肺气失宣等诸多证候。同时，肺脾精气不足，卫外不固，患儿更易感受外邪，外邪刺激更易加重病情，二者相互影响。

另一方面，王应麟教授重视"痰"在小儿抽动障碍中的影响。所谓"怪症多因痰作祟"，脾为生痰之源，肺为贮痰之器，风性主动，善行而数变，风痰之邪久羁不去，上犯清窍则挤眉弄眼；上袭鼻窍则鼻塞耸动；上壅咽喉则咽痒不适，怪声连连；流窜经络则肢体动作多。因此小儿抽动障碍的发生也与风痰鼓动密切相关。

总体来说，王应麟教授认为小儿抽动障碍的总体病机属阴阳失调，辨证为本虚标实，以肝肾阴虚为本、肝亢风动为标，同时常兼夹痰浊、湿热、瘀血等病理因素。

（2）治则治法

王应麟教授认为本病总属本虚标实，以肝肾阴虚为本、肝亢风动为标。因此治疗上以平肝潜阳、养阴清热、标本兼治为基本治疗原则。对于肺脾气虚、痰湿明显的患儿，需从肺脾论治，抽动症状明显时以祛风除痰为主，痰消风去则抽动自止，后期健脾益肺，以防复发。

王应麟教授治疗小儿抽动症用药：益智安神系列方加减，药物组成：钩藤、僵蚕、郁金、丹参、红花、青礞石、磁石、夜交藤、珍珠母、合欢皮。方中钩藤、僵蚕平肝清热；郁金、丹参、红花活血开郁；青礞石、磁石平肝潜阳、镇惊安神；夜交藤、珍珠母、合欢皮养血和血安神。

临证加减：颈肩部耸动加葛根；耸鼻加辛夷、苍耳子疏风开窍；咽部"吭吭"出声加桔梗、射干；皱眉、眨眼揉眼加菊花、木贼、密蒙花、谷精草、决明子等清肝明目；清嗓频繁、喉中痰多加茯苓、化橘红健脾化痰；晃腿、攥拳加女贞子、旱莲草、桑枝养阴清热通络。

【医案传真】

1.支气管哮喘案

王某，男，5岁，2012年8月8日初诊。

发热1天，患儿受凉后发热，体温最高38.5℃，自服退烧药，现热退伴咳嗽，喘憋，喉中痰鸣，咽痛，纳差，大便干，精神弱。既往：哮喘病史，每年发作1~2次。

西医诊断：支气管哮喘。

中医诊断：哮喘。

辨证：痰热蕴肺，肺失宣降。

治法：清肺化痰，降逆平喘。

处方：银杏6g、苏子10g、紫菀10g、寒水石10g、前胡10g、白前10g、葶苈子10g、炙枇杷叶10g、天竺黄10g、胆南星3g、莱菔子10g。

二诊：5剂药后，患儿喘憋大减，咳嗽减轻，仍咳，痰少，减寒水石、葶苈子、莱菔子、胆南星，加百部10g、百合10g。

按：该患儿受凉引发伏痰，蕴结于肺，肺失肃降，发为咳喘，治疗以化痰平喘为主，痰祛喘自消，复诊考虑痰热伤阴，故加百合、百部增强止咳之力并固护肺阴。

2.小儿抽动障碍案

项某，男，8岁半，2012年10月8日初诊。

反复皱眉、眨眼，咽部出声2年余。患儿2年来反复皱眉、眨眼，咽部不时发出"吭吭"声，摇头晃腿，缩颈鼓肚子，每遇上感、咳嗽、情绪波动后加重，病情时有反复、苦不堪言，经西医综合检查未发现任何异常指标，记忆力及学习能力尚可，注意力欠集中，纳可，寐欠安，大便干，小便略黄。舌淡红苔黄，脉滑数。

西医诊断：抽动障碍。

中医诊断：小儿抽动症。

辨证：肝肾阴虚，虚火上炎。

治法：平肝潜阳，养阴清热。

处方：钩藤10g、僵蚕10g、石菖蒲10g、郁金10g、丹参10g、桔梗6g、射干10g、玄参10g、炙枇杷叶10g、夜交藤10g、珍珠母（先煎）15g。共10剂，水煎服，每日1次。

　　二诊：咽部"吭吭"声明显减少，上课注意力比较集中，大便正常。原方减射干、炙枇杷叶。再服10剂，诸症基本消失。

（丁丹丹　整理）

安效先

勤求古训，博采各家之长

【名医简介】

安效先（1942年~），男，汉族，北京市人，中共党员，教授，主任医师，博士生导师，全国中医药传承博士后导师。中国中医科学院儿科学术带头人，享受国务院政府特殊津贴专家、第三、四、五、六批全国名老中医药专家学术学术经验继承工作指导老师。首都国医名师。担任中华中医药学会儿科专业委员会顾问，北京中医药学会、儿科专业委员会、北京中西医结合学会儿科分会名誉主任委员。国家食品药品监督管理局新药审评专家，中华医学会及北京医学会医疗事故鉴定委员会委员，第二、三届中医药学名词审定委员会委员，《中国药物警戒杂志》《中医儿科杂志》编委等多项职务。

安效先教授1962年考入北京中医学院中医系，在秦伯未、任应秋、陈慎吾、董建华、印会河、王永炎等名老中医的言传身教下，寒窗苦读六年，博闻强记，细心研读中医药理论经典，阅读了大量的中医药文献以及报刊杂志。熟记大量方剂中药歌诀，许多典籍原文至今也能随口成诵。1968年以优异成绩毕业后被分配到山西省右玉县人民医院工作10年，积累了丰富的中西医临床经验。1978年以优异成绩考入首届全国中医研究院研究生班，师从著名中医儿科专家王伯岳先生，在名师的熏陶之下成长，阅读兴趣和范围十分宽广，在研究生学习之时，他精读四大经典、诸家本草及后世各家之论。并参与编写了王老主编的我国现代第一部大型儿科著作《中医儿科学》。使其对中医儿科各家学派源流及理论有了系统的认识，为他之后从事的中医儿科临床工作打下了坚实的理论基础。

【主要学术思想】

安效先教授从事儿科医、教、研工作50余载。他认为中医各个学术流派及其学说的形成，是特定历史条件下的产物，各派都有自己的精粹所在，共同丰富了中医宝库。所以学习中医不要有"门户之见"，应做到"集百家之长，不拘一家之言"。受到近代医家张锡纯《医学衷中参西录》"盖小儿虽为少阳之体，而少阳实为稚阳"的启发，安教授提出小儿"少阳体质"学说。体禀少阳，阳既未盛，阴又未充，故外易为六淫所侵，内易被饮食所伤。少阳属火，无论外感或是内伤，皆易化热化火，甚至引动肝风。如小儿外感发热在发病之初多实证热证，应在解表同时选用寒凉之品以清热解表。但不可一味苦寒，专执于"纯阳"，疾病后期出现寒证、虚证，应以扶正为主或温阳益气或固护阴液，扶正祛邪，不可专执于"稚阴稚阳"滥用补益。

安效先教授重视小儿疾病的防治，小儿为少阳之体，易患热病，且温热邪毒传变迅速，很快入里伤阴，表现为卫气营甚至血分同病的证候。针对这种特点，他非常赞成姜春华先生的"截断扭转"学说，在发病早期就采用卫气营血同治，使邪气不得深入，扭转病情；阴液未伤时即佐以甘寒生津、滋阴退热之品。所谓"留得一份阴液，便有一分生机。"在瘥后防复方面，安效先教授认为小儿内伤杂病，多与脾胃失调有关。"调脾胃即是安五脏"，常用培土生金法，预防小儿反复呼吸道感染、哮喘等呼吸系统疾病；肾病综合征尿蛋白长期不消者，系脾气虚衰，升降失常则清阳不升，精微不能归藏，随尿下流而出现蛋白尿。采用健脾益气法可鼓舞脾气，升清降浊，使清浊各行其道，尿蛋白得以清除。调理脾胃，可使脾胃健运，则肺气得养，心血得滋，肾水得利，肝阳得御，五脏六腑安和。

安效先教授临证强调辨病辨证相结合，抓住主要矛盾。

临证坚持遵循中医理论遣方用药，按照中药性味归经和药效特点配伍组方，强调以法统方，善用专方专药，同时参照中药现代药理研究成果以开拓思路，提高疗效。

1.小儿咳嗽变异性哮喘

咳嗽变异性哮喘是儿科的常见病，是支气管哮喘的特殊类型，其特征为持续咳嗽或咳嗽反复发作，若不及时治疗，有可能转变为典型的哮喘。因为没有典型哮喘的喘息症状和肺部阳性体征，容易造成误诊、误治，从而影响儿童的身体健康。

安效先教授根据患儿的临床表现，如咳嗽突然发作，咳嗽气急，难以自制，部分患儿还合并有过敏性鼻炎或者过敏性结膜炎，存在咽痒、鼻痒、流涕、喷嚏、眼痒等症状，均体现了风性主动、善行数变及风盛挛急的特点。安效先教授提出风伏肺络的观点，一但入络，就容易形成一种慢性病理表现，病久风邪伏于肺络，留而不去，形成巢穴，即病根。一旦有外风激荡，外风引动内风，病人就咳嗽。可以说内风是病变基础，咳嗽均是由外风引动的，一跑一跳或者冷风一吹，呼吸时气道干涩，很容易诱发咳嗽，与外风有很大关系，故在治疗时，要考虑散风解痉。内风的产生和肝气有关，因为风气通于肝，所以治疗时加了柔肝、疏肝、缓肝，敛肝。安效先教授认为内风和脾关系不大，脾和风气无关，脾主湿，如果脾气虚，则肺气虚，表卫不固，容易外感风邪。

总之，安效先教授认为小儿咳嗽变异性哮喘的主要病机为风邪内伏于肺络之中，外风引动内风而作咳，因内风伏于肺络之中留连不去，故咳嗽缠绵难愈。针对风伏肺络的病机，临床以疏风宣肺，解痉止咳为法，从而恢复肺之宣降，缓解气道挛急而止咳。在疏风宣肺，解痉止咳的基础上根据患者的具体症状而加入其他治法。如患儿近期感染痰热较盛可在此基础上加入清化痰热法；若肝火偏旺，可加入泻肝清肺法；咳嗽日久，伤耗肺阴，可加入敛肺润肺法；咳嗽日久，动则作咳，可加入滋补肺肾法。法随证立，方随法出，辨证、立法、用药三者丝丝入扣，则可提高疗效。

安效先教授治疗小儿咳嗽变异性哮喘具体药物有：炙麻黄、杏仁、蝉蜕、川贝母、黄芩、桑白皮、葶苈子、苏子、五味子、石菖蒲、地龙、射干、生白芍、当归、炙甘草、苍耳子、辛夷、仙鹤草、百部等。其中炙麻黄、杏仁、葶苈子、苏子等宣肺降气止咳，以恢复肺之宣发肃降；黄芩、桑白皮清解肺热；川贝母、百部等润肺降气止咳；石菖蒲化痰通窍；蝉蜕、五味子等解痉止咳，现代药理研究两者均具有抗过敏功效；仙鹤草药性平和，不仅可以活血止血，又可补虚治疗脱力劳伤，西医学研究其有止咳平喘功效，仙鹤草配伍百部可用来治疗新久咳嗽。阵咳剧烈，难以抑制，咽喉、气道部位痒感明显者，加生白芍、炙甘草缓急解痉止咳；夜咳明显者，加当归养血润燥治咳逆上气。现代药理学证实当归中含有的正丁烯夫内酯和藁本内酯对气管平滑肌具有松弛作用，并能对抗组胺-乙酰胆碱引起的支气管哮喘；夜间阵咳或者活动、哭闹后咳嗽者，加人参胡桃汤温肾纳气；阵咳剧烈，咳时面红耳赤甚则呕吐，肝火犯肺者，加青黛、木瓜、生白芍、炙甘草泻肝火、清肺热、敛肝气。

2. 小儿抽动障碍

抽动障碍是儿童较常见神经系统的疾病，以不自主的、反复的、快速的一个或多个部位肌肉抽动或发声抽动为基本特征，部分患儿伴有情绪障碍、注意缺陷多动性障碍和强迫障碍等。该病容易反复发作，不易控制，严重者可影响学习及身心健康。部分患儿的病情可延续至成年，甚至影响其就业、社交等社会活动。

目前西医学对该病的病因及发病机制尚不清楚，一般认为可能与遗传、脑神经递质功能异常及环境因素等有关，其中多巴胺活性过度或突触后受体功能代谢异常是目前大多数学者认同的病理生理过程。中医古籍对本病无相应的病名，亦缺乏系统的论述。根据患儿反复不自主的抽动症状（如点头、眨眼、努嘴、耸肩、抬腿、鼓肚子等），多将其归入"肝风证""瘛疭""慢惊风"等范畴。宋·钱乙《小儿药证直诀》中有"凡病或新或久，皆引肝风，风动而止于头目，目属肝，风入于目，上下左右如风吹，不轻不重，儿不能任，故目连札也"的描述，与本病临床症状的表现相似。

安教授认为该病的发生与小儿特有生理特点、情志异常、外感风邪等因素有关。小儿为少阳之体。人身生长之阳气，就五脏而论，主要体现于心肝二脏。心肝之气阳旺盛，则小儿生机蓬勃。《育婴秘诀》曰："盖肝之有余者，肝属木，旺于春，春乃少阳之气，万物之所资发生者也。儿之初生曰芽儿者，谓如草木之芽，受气初生，其气方盛，亦少阳之气，方长而未已，故曰肝有余。有余者，乃阳自然有余也。"小儿少阳之气方长未已，其肝之有余是相对的、稚弱的有余，并非强实、成熟之谓。各种致病因素影响机体，导致阴阳失衡，肝阳易旺。肝为风木之脏，肝主筋，又主疏泄。肝失疏泄，筋失所养，风动筋挛，则见点头、摇头、伸颈、眨眼、皱鼻、摆臂、扬手、握拳、蹬足等。若所欲不遂，情绪抑郁而致五志过极，肝郁化火，火极生风，肝风循经而上，故见眨眼、皱鼻、举眉、喉部发声。肝失疏泄，必先克伐脾土，使脾之健运失职，则水湿不化，痰浊内生，痰阻心窍，络脉痹阻而见吐痰、喉间发出奇特叫声等。小儿心神怯弱，对外界的调节适应能力差，易为外物所扰。临床常可发现患抽动障碍的小儿或多或少有性格内向、执拗、急躁易怒、易兴奋、易紧张、敏感、自卑、胆小、孤独等各种神经质特点或心理障碍，家长在学习上提过高的要求，使孩子的精神压力大。这些性格特征及情绪方面的改变属于中医情志方面的疾病，即心主神明功能的异常。另本病患儿在抽动时常伴有喉部异常发音、猥秽语言等。因"言为心声""心为声音之主也"。《素问·脉要精微论》曰："言语善恶，不避亲疏者，此神明之乱也。"可见，心功能失调，神明被扰，则可能出现语言的准确性等方面的异常。另外，安师认为外感风邪也是导致该病反复、加重的原因之一。因外风可引动内风，风痰相搏，上犯清窍，流窜经脉而搐作。故老师认为本病病位在肝，可影响他脏。肝风夹痰，心神失养之证，应是本病的主要证型。

针对本病肝风夹痰，心神失养之证，安师常采以平肝息风、养心安神兼豁痰开窍为治疗大法。常用方剂为天麻钩藤饮加减。方药为：天麻、钩藤、蝉蜕、白僵蚕、法半夏、茯苓、生白芍、炙甘草、石菖蒲、酸枣仁、木瓜、生龙牡、夏枯草、全蝎、地龙、当归、丹参、伸筋草、白术、川贝母、竹茹、羚羊角粉等。方中天麻具有镇静催眠、抗惊厥、改善学习记忆的功效。钩藤性寒，清热息风止痉，为治疗热病惊厥抽搐之要药，可松弛平滑肌，有镇静作用。蝉蜕、僵蚕为传统的动物药，具有息风解痉、化痰散结等功效。芍药甘草汤可缓解肌肉痉挛。半夏自古就用以治疗失眠，据《灵枢·邪客》篇记载：对于"邪气"客人，令人目不瞑，不卧出者，饮以半夏一剂，可使"阴阳已通，其卧立至"。现代药理研究表明，半夏提取物对小鼠具有显著的镇静催眠作用。茯苓具有利水渗湿、健脾补中、宁心安神之功效。石菖蒲芳香性燥，能化痰浊、开心窍，具有镇静、抗惊厥的作用。龙骨为重镇安神、平肝定志之佳品，现代药理研究显示，龙骨对小鼠具有镇静和抗惊厥的作用。牡蛎滋阴潜阳、清热除烦、化痰散结；同时由于其含有碳酸钙、磷酸钙，具有镇静催眠、抗惊厥、减轻骨骼肌的兴奋性等药理作用。木瓜，酸、温。归肝、脾经。

有平肝舒筋，和胃化湿的功效。羚羊角粉可清肝、心经之火，有平肝息风之效。

在药物治疗的同时，安老师还强调对患儿进行心理调护。家长教育方式要恰当，对待患儿要有耐心，不要施加过多压力，尽量减轻其课外负担，对患儿的抽动症状不要提醒、呵斥、教训，控制患儿玩电脑游戏、看电视的时间，避免让患儿过度紧张、兴奋和疲劳。同时因感冒可以加重或诱发患儿的病情，所以在治疗过程中和治愈后，患儿应加强体育锻炼，增强体质，提高免疫力，预防感冒。

3.小儿过敏性紫癜

过敏性紫癜是儿科常见病。近年来发病呈上升趋势。该病是由免疫复合物介导的全身变态反应性血管炎。主要累及毛细血管及微动脉和微静脉，使血管壁通透性和脆性增加导致皮肤、黏膜及内脏器官出血。临床表现复杂多样，几乎全部患儿会出现皮肤紫癜，约半数合并腹痛和或关节肿痛，半数合并肾脏损害。少数患儿合并肺、心、肝、脑的损害。本病的预后取决于肾脏损伤的程度。过敏性紫癜与中医文献中的"发斑""斑毒""葡萄疫""肌衄""血溢""紫癜风"相类似。安效先教授认为可分期辨证论治本病。发病早期几乎全部是实热证。风为百病之长，易挟外邪致病，小儿体属少阳，一旦受邪，迅速内传并化热、化火，所谓"六淫之邪，皆从火化"。火热与气血相搏，灼伤脉络，血溢于脉外而发为紫癜。风热毒邪灼伤肠络则腹痛便血；流注关节则出现关节肿痛；灼伤肾络则尿血。且皮肤紫癜皮疹多形易变或见风团，关节肿痛发无定处，并伴有皮肤瘙痒，符合"风者，善行而数变"及"无风不作痒"的风性特点。故治疗应以疏风清热解毒凉血止血为大法。方用银翘散合犀角地黄汤加减。本方配伍特点是凉血与活血散瘀并用，正如叶天士所云："入血就恐耗血动血，直须凉血散血"。已有大量的药理研究和临床应用表明银翘散具有较强的抗菌、抗病毒和抗感染作用，且具有较好的抗变态反应作用。配合活血止血药其作用更强。犀角地黄汤中犀角现已被水牛角取代，具有明显缩短血管收缩时间及降低毛细血管通透性的作用；生地黄有止血、扩张冠状动脉、增加血流量，增加机体组织耐受缺氧的能力；牡丹皮、赤芍具有增强血流量、改善微循环、调节免疫功能，并有对抗自由基损伤作用。安效先教授认为在发病早期不宜使用补益药物，因"气有余便是火"。

小儿"阳常有余，阴常不足"。若邪热不去，迁延日久或调治失宜则伤阴。表现为发病中期出现阴虚火旺，灼伤血络，致血溢脉外发为紫癜。时发时止。治疗用滋阴凉血法，方用二至丸加减。旱莲草养阴益肾，凉血止血。现代药理研究表明旱莲草有增强免疫、抗突变和保肝的作用。女贞子补肝肾阴，清虚热，是清补之品。有增强网状内皮系统吞噬能力，增强细胞免疫和体液免疫的作用；并有止咳、缓泻和抗菌作用。

发病后期由于病程长，反复发作，邪热停留日久，由络入脏，损伤肾之气阴。肾主封藏，肾精不固，精微物质外泄而出现蛋白尿；肾之气化不利，水湿停留而为水肿。治宜益气养阴，凉血化瘀。需注意补益不宜温燥，活血不宜破血。方用参芪地黄汤加减。气虚明显者予归脾汤加减以补气摄血。安效先教授常用太子参替代人参。太子参性甘、微苦，平，主要功效是补气生津。含有人体必需的多种氨基酸和微量元素。黄芪对体液和细胞免疫均有明显双向调节作用，且有抗炎、改善毛细血管通透性、改善微循环的作用。山药益气养阴，补脾肺肾。具有滋补、助消化、止咳、祛痰和脱敏作用。山萸肉，酸、微温质润，其性温而不燥，补而不峻，既能补肾益精，又能温肾助阳；为补益肝肾之要药。有利尿降压作用；对痢疾杆菌、金葡菌及真菌等有不同程度抑制作用；体外试验证明其有抗组胺作用。

安效先教授强调血瘀证贯穿疾病始终。本病瘀血产生的原因有三：离经之血便是瘀血；邪热熏蒸津液而成瘀血；久病气虚，推动无力而成瘀血。但是临床观察有典型血瘀证候的病例非常少见。从微观辨证角度看"瘀"主要表现在血小板计数增高；血液黏稠度增高，即高黏滞血症；免疫复合物的形成与沉积损伤到肾脏出现血尿和蛋白尿甚至肾功损害。且肾脏受损的程度直接影响到本病的预后。活血化瘀类药可以降低血液黏稠度，改善微循环，抗血栓形成；还可减少循环复合物的产生。常用的药物有丹参、川芎、牡丹皮、益母草、桃仁和当归等。

此外，安效先教授认为湿热证亦可同时出现于各个证型中。小儿"脾常不足"，对某些异体食物禀赋不耐，脾失健运，致使湿热内生或外感湿热之邪，内蕴脾胃。且热灼津液，影响气化，湿热之邪下注膀胱或下移于小肠，则出现尿短赤浑浊。用西医学观点来看，一些感染造成的急性炎症，由于机体反应性增高，其分泌物及代谢产物大多浑浊黏稠，在中医辨证恰属湿热。另一方面，与小儿"肾常虚"也有密切关系。邪热停留日久，由络入脏，停留于下焦，损伤肾之气阴，使肾脏气化不利，水湿停留而为水肿，且郁久而化热，湿浊内阻，内犯五脏则预后不良。湿性黏腻与热互结，使疾病缠绵难愈，故病程较长或反复发作，很难速愈。治疗湿热有一定困难，如吴鞠通所说："徒清热则湿不退，徒祛湿则热愈炽"。清利湿热的方药常选二妙散、三仁汤、六一散、八正散、黄连、黄芩、薄荷、荷叶、白花蛇舌草、黄柏、车前草、土茯苓等。

4.小儿发热

发热是儿科最常见的主要症状之一，安效先教授认为小儿肺、脾、肾三脏功能尚未成熟完善，使得小儿肌表卫外功能不足，抵御外邪能力薄弱，易为风、寒、暑、湿、燥、火、毒邪侵袭而引起发热。这种发热称之为外感发热。亦有因气血不足，精气内损引起的发热，则为内伤发热。但大多数发热，为先有正气亏虚，再被外邪侵袭，形成虚实夹杂之证。安效先教授总结治疗小儿发热的方法有七种。

（1）发汗退热法

此法是儿科临床上最为常用的方法，适用因外邪侵犯肌表引起的发热，病位在表，通过疏散表邪，达到解表热的目的，故又称为解表法。根据外邪性质不同，可分为辛温与辛凉两种解表方法。安效先教授认为小儿为"少阳之体"，感邪易从阳化热，所以我们在临床上看到的发热小儿几乎都为风热证，故临床治疗多用辛凉解表法，常用方剂如银翘散加减，药如金银花、连翘、青蒿、薄荷、荆芥穗、芦根。若高热，唇焦口干，心烦，小便短赤，表明热已入里，肺胃同病，表里俱热，可用银翘白虎汤加黄芩、炒栀子、生地黄、玄参等。

安效先教授强调，临床采用发汗退热方法治疗外感发热时，应根据患儿年龄、体质，掌握药物适当剂量，避免过汗，反复发汗，因汗为津液，过汗可伤津耗气，若汗出不止，易造成亡阳。

（2）清气退热法

外感表邪不解或治不得法，使邪由表入里，传变到气分。这种病理变化在小儿外感热病时表现尤为明显，体现出"发病急，传变快"的病理特点。当外邪内传到达气分，出现高热持续不退，口渴引饮，舌红苔黄，脉数洪大，必须清气泄热方使病解。常用方药如白虎汤加减。气分证多由卫分证发展而来，在传变过程中常见卫气同病、表里共热的表现，可用银翘白虎汤卫气同治。

（3）清营退热法

温热邪毒或伤寒化热未解，再向里传变，即可入营动血。表现为舌质红绛，心烦神昏，斑疹出血，夜热较甚，治疗用清营凉血解毒方法。

清气法和清营法是治疗发热，尤其是温病发热的两大治法，是治疗温病传变不同阶段，不同层次的不同方法。临床当该使用清气而用清营反使邪郁不解，当用清营而用清气会使邪热更燔，变生他证。辨别邪热入营最明显的特征是舌质由红转绛，同时出现斑疹出血，心烦神昏。常用方药如清营汤，清宫汤，犀角地黄汤等。在方中用金银花、连翘、竹叶目的在于促使邪气透热转气而解。小儿感受风热邪毒时传变最快，往往出现"气欲热，营欲蒸，血欲动"的复杂局面，因此治疗卫分证时即应想到气、营、血的防治，及早选用相应药物截断扭转，阻止病变向危重发展。

（4）调和营卫退热法

该法治疗外感发热，始于《伤寒论》，用桂枝汤治疗风寒伤人肌表，出现腠理不固，卫气外泄，营阴不能内守，卫强营弱的发热，汗出，恶风，鼻鸣干呕的外感表虚证。以桂枝汤调和营卫，目的在于解表祛邪，服药后啜热粥，借水谷精气充养中焦以助发汗祛邪。安效先教授认为桂枝汤又不单纯是治疗伤风表虚证发热的方剂，对体质虚弱而营卫不和或外感发热自汗出之证均可适用。有增强机体免疫功能的作用。所以桂枝汤除外感风寒表虚感冒的发热外，加黄芪，党参补气之品治疗阳虚气弱，长期低热的内伤发热。

（5）和解退热法

和解法用于邪在少阳，半表半里证。表现为往来寒热，胸胁苦满，心烦喜呕，默默不欲饮食，口苦，咽干，目眩。往来寒热是一天中可数次发作忽寒忽热。其病机系外邪由表入里，位于半表半里之间，外与阳争而恶寒，内与阴争而发热。因病邪不在表不宜发汗，又不在里不宜用下，而采用小柴胡汤和解少阳，和其里而解其表。和其里不使邪再内犯，解其表使邪外出，目的仍在祛邪。小柴胡汤中柴胡和黄芩相伍，轻清升散，疏邪透表，苦寒清少阳相火；人参、姜、枣益胃气，生津液，扶正以助祛邪，同时实里防邪入里。如此可使"上焦得通，津液得下，胃气因和，身濈然汗出而愈。"

（6）清化退热法

清化法适用湿热证。夏秋季节如发湿温，暑湿等湿热病证。湿为阴邪，热为阳邪，虽性质不同，但湿热一经结合，如油入面中不易分解。热以湿为依托，湿不化，热亦难解。故治疗湿温病的发热，往往如抽丝剥茧，去了一层又来一层，不像伤寒发热可一汗而解，温病发热一清而愈，表现出治疗上的复杂性。若误用养阴柔润之品，与湿相结合，使病愈深而不可解。唯有用清热化湿两相兼顾方法。在具体应用时还须考虑湿热孰轻孰重，斟酌用药。常用方药有三仁汤、甘露消毒丹等。清热利湿，芳化行气，如此湿邪得去，热毒得清，气机调畅，诸症自愈，以新加香薷饮祛暑解表兼清湿热。

（7）补益退热法

补益退热法适用于治疗内伤发热。在儿科所见内伤发热，大抵可分为气虚发热与阴虚发热。这种发热一般以长期低热为主。

气虚发热表现为身热有汗，潮热畏寒，神疲懒言，四肢无力，食欲不振，面色㿠白，睡眠张口露睛，脉无力。气虚表卫不固，最畏风寒，但得暖则减，与外感风寒表证，因邪正交争的恶寒，即使被覆向火，厚衣拥炉仍不能解的表现大不相同。对于气虚发热的恶寒，若误用发散之剂，阳气欲虚，表愈不固，而致汗出不止。误用苦寒之剂，则损伤脾胃，出现呃逆。若误用滋阴药物，可使大便溏泄。应用益气升阳、甘温除热的补中益气汤是治疗气虚发热的常用方剂。

阴虚发热，主要表现午后发热，夜热早凉，心烦盗汗，形体消瘦，舌红少苔，脉细数。这种发热的病机在于肝肾阴虚，相火偏旺。可用清骨散，青蒿鳖甲汤之类，以滋肾养阴，清透伏热。临床常见小儿感染后低热长期不退，是因阴津耗损，余邪留恋使伏热不清所致。可用青蒿鳖甲汤加白芍、玄参、地骨皮、白薇养阴清热；邪气盛可加大青叶，加强清热解毒之功。

安效先教授认为上述仅为儿科临床上常用的退热方法。此外，尚有通腑泄热、消导退热、表里双解、化瘀退热等多种方法，以上诸法临床应根据患儿实际情况灵活化裁，在辨证的基础上或一法独施或数法合用，防止单一化或公式化的治疗。

5.小儿难治性肾病

肾病综合征简称肾病，是由于肾小球滤过膜对血浆蛋白的通透性增高、大量血浆蛋白自尿中丢失而导致一系列病理生理改变的一种临床综合征，以大量蛋白尿、低白蛋白血症、高脂血症和水肿为其主要临床特点。自20世纪50年代以来口服糖皮质激素一直是公认的一线治疗方法。虽然有80%~90%的肾病患儿初始激素治疗可获完全缓解，但有76%~93%的患儿复发，其中45%~50%为频复发或激素依赖。临床上将激素耐药、激素依赖及激素敏感但频复发者归为难治性肾病范畴。在使用大量激素治疗基础上常联合一种，甚至多种免疫抑制剂治疗，部分患儿疗效却仍不尽人意。如何充分利用中西医结合的优势，取此之长，消彼之短，减少或减轻副作用的发生，是提高该病临床疗效的关键。

安效先教授认为小儿难治性肾病属于中医学"水肿""虚劳"范畴。病程长，病情反复发作，迁延不愈，表现出一派虚象，与中医久病多虚的认识一致。病变涉及肺、脾、肾三脏，而以脾、肾为主。由于脾肾虚损使五脏六腑既无阴精濡养，又无阳气温煦，整个机体代谢呈现失调状态，产生了一系列虚损的表现。尤其是脾肾的虚损使肺气不足则肌腠不密，卫外失固又成为容易感染的原因，从而使病情反复发作难于治疗。然就其本质而论，虚损为本，因感染出现的一些实证则为本虚标实。

安老师认为小儿难治性肾病可分为风水泛滥型、湿热内蕴型、脾虚水泛型及脾肾两虚型。各证型之间有着相互转化，彼此过渡的内在联系。临床以脾肾气阴两虚型最为多见，表现为头目眩晕、面色嫩红、手足心热或潮热盗汗、小便赤黄而少、肢体浮肿、倦怠乏力、舌红少苔、脉细无力等。主要与小儿体质特点有关。小儿为"稚阴稚阳"之体，无论是作为物质基础的精、血、津、液，还是脏腑功能活动均属嫩弱。且小儿"脾常不足""肾常虚"，作为机体阴精物质的蛋白随尿流失，进一步耗损肾阴，最终形成脾肾气阴两虚。同时安老认为瘀血阻络也是本病的主要特征。正如古人所云："气为血之帅，气行则血行，气滞则血瘀"。古代医家对水血同源，水血互患的辨证关系多有阐述。早在《素问·调经论》已经明确指出"瘀血不去，其水乃成"。又如唐容川《血证论》中说："瘀血化水，亦发水肿"。瘀血不仅是致病因素，又是导致该病反复发作的一种主要病理产物。故瘀血阻络贯穿于本病的始终。临床上亦证实患儿若存在血液高凝状态、高脂血症等均可使病情反复、加重。此外，应注意下焦湿热的存在，此为治疗不效，反复发作的另一重要原因。

鉴于小儿难治性肾病临床以脾肾气阴虚型为多，滋肾益气法是治疗小儿难治性肾病的主要方法之一。临床常选用六味地黄汤合二至丸加减。药如生地黄、山萸肉、牡丹皮、山药、女贞子、旱莲草、白茅根、益母草、茯苓、泽泻、炙黄芪、太子参、制黄精等。用参、芪、白术、山药健脾益气，以恢复脾主升清、布散精微的功能；生地黄、山萸肉、黄精、菟丝子、枸杞子滋肾养阴，以补肾精之不足。如此脾肾双补，气旺精足，俾阳生阴长，精化气，气生精，从根本上恢复阴阳协调的平衡状态。其中就其药性而言，既有静药，亦有动药。动静结合，滋而不腻，补而不滞，温而不燥，可收滋阴益气、脾肾双补的功效。对于小儿来说尤为适宜。伴有尿血者，常辨证选用大小蓟、白茅根、仙鹤草、蒲黄炭、乌梅炭、侧柏叶、三七粉等。有泌尿道感染属下焦湿热者，常选用柴胡、车前子、黄柏、五味子、白花蛇舌草、土茯苓等。有血瘀表现者，常用地龙、丹参、川芎、赤芍、益母草等。

同时安教授强调辨证论治与专方药相结合，可明显提高临床疗效。如利尿的茯苓、泽泻、猪苓、车前子、益母草、玉米须等；消除尿蛋白的蝉蜕、益母草、白茅根、石韦、人参、黄芪、山药、山萸肉、莲子肉、芡实、金樱子等；增加血浆蛋白的人参、党参、黄芪、黄精等；降低血脂的生山楂、首乌、泽泻、绞股蓝、草决明等；降血压的夏枯草、菊花、钩藤、杜仲、桑寄生、怀牛膝等。生地黄配仙灵脾能增强肾上腺皮质功能，同时可减轻外源性糖皮质激素副作用的神经内分泌免疫学效应。自古有"阳虚易治，阴虚难调"的说法，故安教授认为本病疗程较长，多在1个月以上方见效果。益气养阴方药对提高血浆白蛋白、降低总胆固醇、减轻尿蛋白确实有作用，从而达到调整免疫功能，减轻肾脏损害的疗效。

【医案传真】

1.抽动障碍案

王某某，男，6岁3月，2020年7月14日初诊。

眨眼、张口、清嗓子1年。平时容易嗳气，睡眠好，脾气急躁，纳食好，大便干。舌淡红，苔白，肺、心（－），脉细滑。

西医诊断：抽动障碍。

中医诊断：抽动症。

辨证：心肝火旺兼有痰湿。

治法：平肝清心，豁痰开窍。

处方：天麻钩藤饮加减。

天麻10g、钩藤10g、蝉蜕10g、白菊花10g、法半夏6g、茯苓10g、生白芍15g、炙甘草6g、石菖蒲10g、远志6g、酸枣仁10g、木瓜10g、枳壳10g。上方14剂，水煎服，每日1剂，分2次服用。羚羊角胶囊0.15g，2次/天。

二诊：2020年8月1日。院外脑电图正常，抗"O"小于

200IU/ml，药后偶有清嗓子，嗳气，食欲好，大便先干后软，睡眠好。舌质淡红，苔薄白，脉弦滑，肺心（-）。

处方：天麻10g、钩藤10g、蝉蜕10g、白菊花10g、法半夏6g、陈皮6g、茯苓10g、（包煎）旋覆花（包煎）10g、生白芍15g、炙甘草6g、石菖蒲10g、远志6g、代赭石10g、生龙牡各（先煎）30g、酸枣仁10g、木瓜10g。共14剂，水煎服，每日1剂，分2次服用。

三诊：2020年8月15日。嗳气止，清嗓子明显，无抽搐，大便干，2~3天一次，睡眠好。舌质淡红，脉滑，肺心（-）。

处方：天麻10g、钩藤10g、蝉蜕10g、白菊花10g、法半夏6g、茯苓10g、生白芍15g、炙甘草6g、桔梗6g、玄参10g、麦冬10g、木蝴蝶6g、石菖蒲10g、远志6g、防风10g、生龙牡各（先煎）24g。14剂。随访半年未抽动。

按：小儿抽动障碍发病率近年来明显增加，但发病原因仍不明确。以其多发性抽动，其性属风，病位在肝，以影响心神多见，治疗当以平肝息风，化痰通络，安神定志为常用之法。方选天麻钩藤饮加减。天麻、钩藤、菊花、蝉蜕为君药，有平肝息风之功；芍药甘草汤柔肝缓急，缓解肌肉痉挛；半夏、茯苓、木瓜、石菖蒲燥湿健脾化痰；远志、炒酸枣仁滋阴安神。二诊患儿嗳气明显，加陈皮、旋覆花，代赭石化痰降气。三诊患儿嗳气止，清嗓子明显，大便干燥，2~3天一次。前方去陈皮、旋覆花、代赭石，加桔梗6g、玄参10g、麦冬10g、木蝴蝶6g，滋肺阴润大肠。再配"风药中之润药"防风，胜湿止痉。临床疗效显著。但是安效先教授反复提到该病以病程长，易反复为特点，故应坚持治疗以冀痊愈。

2.小儿咳嗽变异性哮喘案

郭某某，男，2岁4个月，2014年4月11日初诊。

家长代诉患儿咳嗽4个月，不发热，早晚咳嗽重，有痰，活动后咳嗽，不喘，大便干。既往有湿疹史，外祖父有过敏性鼻炎史。查体：咽红，舌红，苔白，肺心（－）。

西医诊断：咳嗽变异性哮喘。

中医诊断：咳嗽。

辨证：风伏肺络。

治法：疏风宣肺，通络止咳。

处方：炙麻黄3g、蝉蜕6g、杏仁10g、川贝母10g、黄芩10g、桑白皮10g、葶苈子6g、苏子6g、五味子6g、石菖蒲6g、仙鹤草10g、百部10g。共7剂，水煎服，每日1剂，分2次服用。

二诊：2014年4月18日。咳嗽减轻，有痰，大便不干。舌红，苔白，肺心（－）。

过敏原检查：患儿血清总IgE（＋），蛋白（＋＋＋）。

处方：上方加桔梗6g、紫菀6g。共7剂，水煎服，每日1剂，分2次服用。

三诊：2014年4月25日。白天偶尔咳嗽，夜里咳嗽多，有痰，大便不干。咽红，苔白，肺心（－）。

处方：黄芩10g、知母6g、桑白皮10g、地骨皮10g、杏仁10g、川贝母10g、葶苈子6g、苏子6g、五味子6g、当归6g、乌梅6g、仙鹤草10g、百部10g。共7剂，水煎服，每日1剂，分2次服用。

按：此病例为风盛痉咳。当祛风止咳，用蝉蜕、麻黄以祛除外风兼有利咽之效。用五味子以收敛肺气、同时该药有抗过敏作用。故外风可除，内风可止。二诊时咳嗽减轻，有痰不多，原方加桔梗、紫菀润肺化痰。三诊去宣肺之麻黄，以免过度消耗肺气，选用泻白散，同时加乌梅以收敛肺气止咳，加当归养血活血化瘀。

3.过敏性紫癜案

徐某，男，7岁，2013年2月2日初诊。

家长诉患儿1个月前出现双下肢皮肤紫癜，踝关节疼痛，无血尿，无腹痛，期间在儿童医院住院治疗10天，皮疹消退，出院3天后又出现发热，热退后双下肢皮肤紫癜复发，伴有踝关节痛，大便干，2日未行。追问病史1个半月前有感冒。查体：双下肢皮肤可见暗红色紫癜，伴有瘙痒感，咽红，舌红，苔黄，肺心（－）。血、尿、便常规均正常。

西医诊断： 过敏性紫癜。

中医诊断： 紫癜。

辨证： 血热妄行，热迫血溢。

治法： 清热解毒，凉血化瘀。

处方： 犀角地黄汤加减。

水牛角30g、赤芍10g、牡丹皮10g、黄芩10g、连翘10g、蝉蜕6g、白茅根10g、仙鹤草10g、炙麻黄5g、金银花10g、生地黄10g、桑枝10g。共7剂，水煎服，每日1剂，分2次服用。同时叮嘱患儿不要吃鸡蛋、牛奶、肉类、鱼、虾及螃蟹等食物，忌食生冷油腻之品。

二诊： 2013年2月9日。患儿皮肤紫癜逐渐消退，关节疼痛减轻，偶有腹痛，大便正常。查体：双下肢皮肤紫癜变淡，大部分消退，咽红减轻，舌红，苔白，肺、心、腹检查正常。

处方： 上方去炙麻黄、金银花、桑枝。加炙甘草6g、延胡索6g、白芍10g。共7剂，水煎服，每日1剂，分2次服用。

三诊： 2013年2月16日。患儿皮肤紫癜消退，但汗多，乏力，无腹痛，无关节痛，无其他不适，大便正常。查体：舌红，苔少，肺、心、腹正常，脉细。

处方： 太子参10g、麦冬10g、五味子6g、生地黄10g、牡丹皮10g、地骨皮10g、山萸肉10g、山药10g、浮小麦30g、生龙牡各30g（先煎）、大枣6枚。共7剂，水煎服，每日1剂，分2次服用。

按： 患儿在感冒之后出现皮疹、腹痛、关节肿痛等典型过敏性紫癜的表现，系外感风热之邪，邪毒炽盛，扰入血分，灼伤脉络，迫血妄行，血不循经，溢于脉外，发于皮下为紫癜；邪气留滞中焦，阻遏气机，腑气不通则腹痛、便秘；邪滞关节则关节肿痛。处方予以犀角地黄汤清热解毒、凉血化瘀止血，同时应用祛风之品，使得风热毒瘀同除，后期治以益气养阴之方善后，使肺脾功能得以恢复，避免复发。

4.小儿发热案

李某某，男，1岁，1998年5月20日初诊。

心脏杂音9个月伴青紫2个月，于1998年3月7日收入院。诊断为先天性心脏病，法洛四联症，于1998年4月7日在全麻体外循环下行"法洛四联症根治术，房间隔缺损修补术"，2周后超声心动发现心内赘生物生成。患儿术后持续高热6周，抗生素治疗效果不很满意。体温38~39.5℃，双目无神，汗出不多，口腔溃疡，胸部缝合口开裂，肉芽组织灰白，持续静脉滴注维持血压，心电监护，鼻饲维持营养，舌质红绛，唇红，口腔黏膜有淡黑色分泌物附着。

西医诊断：先天性心脏病，法洛四联症，感染性心内膜炎，伤口感染，缺血缺氧性脑病。

中医诊断：发热。

辨证：气阴两虚，热毒未尽。

治法：益气养阴，清热解毒。

处方：生脉饮合青蒿鳖甲汤加减。

西洋参6g（另煎）、麦冬10g、五味子6g、青蒿10g、知母6g、牡丹皮10g、地骨皮10g、炙鳖甲10g、青黛6g、儿茶6g、炙黄芪10g、黄芩10g。上方4剂，每剂煎50ml分次鼻饲。

西医治疗：多种抗生素（阿莫西林克拉维酸钾、环丙沙星、氟康唑）静脉滴注治疗效果不满意，强心利尿对症营养支持（地高辛、呋塞米、极化液等）治疗。

二诊：1998年5月25日。患儿服药4剂后体温逐渐恢复正常，血压平稳，已不用升压药，口腔溃疡渐愈，拔鼻饲管可以进食。精神状态正常。

治法：益气养阴清热佐以活血通脉。

处方：炙黄芪10g、生晒参6g、麦冬6g、五味子10g、青蒿10g、牡丹皮6g、地骨皮10g、炙鳖甲10g、生山药10g、忍冬藤10g、丹参10g、白薇10g。

按：先心病患儿均有先天禀赋不足，心气虚弱，气血运行不畅，血脉瘀滞的病理基础，为温热毒邪入侵心脉，引发感染性心内膜炎创造了条件。本例患儿系先天性心脏病术后并发感染性心内膜炎，临床辨证属热毒侵心，且发热时间长久，气阴耗伤明显，然高热不退，口腔溃疡则为热毒尚存余邪未尽，故用黄芪生脉饮益气养阴；青蒿、鳖甲滋阴清虚热；黄芩、青黛清解余留热毒，使扶正而不恋邪，解毒而不伤正，收到气阴以复，余邪以清，热退病入坦途，使患儿转危为安。

5.难治性肾病案

韩某，男，5岁，2013年5月17日初诊。

患肾病综合征3个月，院外经泼尼松、低分子肝素抗凝、血浆扩容、呋塞米利尿、环磷酰胺冲击治疗等疗效欠佳，蛋白始终未转阴，平时维持在（++）~（+++）水平，感冒后加重。患儿就诊时面色㿠白，双眼睑及双下肢浮肿明显，腹部膨隆，无发热，无咳喘，无鼻塞流涕，无尿频、尿急，消谷善饥，大便成形，2次/日，小便泡沫多，24小时总入量620ml，总出量990ml。查体：库欣综合征（+），咽红，舌质淡红，苔薄黄腻。心肺（-），腹部膨隆，叩诊呈浊音。尿液分析：尿蛋白（+++）。

西医诊断：肾病综合征（难治性）。

中医诊断：水肿。

辨证：脾肾两虚，水湿泛滥。

治法：补肾健脾，利水消肿。

处方：防己黄芪汤合五苓散、五皮饮加减。

生黄芪10g、炒白术6g、白芍10g、茯苓皮10g、防己6g、车前子10g、猪苓10g、泽泻10g、桑白皮10g、大腹皮10g、丹参10g、赤芍10g、桂枝6g、生地黄10g、仙灵脾10g、白茅根10g。共7剂，水煎服，每日1剂，分2次服用。

二诊：2013年5月24日。患儿双眼睑轻度浮肿，双下肢无明显浮肿，食欲佳，大便调，小便泡沫较多，24小时总入量1180ml，总出量1200ml。查体：库欣症（+），咽红，舌质淡红，苔薄黄。心肺（−），腹部膨隆，叩诊呈鼓音，移动性浊音阴性。尿液分析：尿蛋白++。

处方：生黄芪10g、太子参10g、炒白术6g、生地黄10g、生山药10g、山萸肉10g、益母草10g、石韦10g、蝉蜕10g、大腹皮10g、土茯苓10g、炒薏苡仁15g、车前子10g、泽泻10g、白茅根10g。共7剂，水煎服，每日1剂，分2次服用。

三诊：2013年5月31日。患儿双眼睑及双下肢无明显水肿，食欲佳，大便调，小便泡沫减少，24小时总入量1000ml，总出量1100ml。查体：库欣症（+），咽稍红，舌体胖大，舌质淡红，苔薄白。心肺（−），腹部稍膨隆，叩诊呈鼓音，移动性浊音阴性。尿液分析：尿蛋白++。

处方：炙黄芪10g、太子参10g、生地黄10g、山药15g、山萸肉10g、益母草10g、白茅根10g、石韦10g、蝉蜕10g、炒薏苡仁15g、芡实10g、金樱子10g、土茯苓10g、白花蛇舌草10g。共7剂，水煎服，每日1剂，分2次服用。

四诊：2013年6月7日患儿双眼睑及双下肢无明显水肿，食欲佳，大便调，小便泡沫减少，24小时总入量850ml，总出量900ml。查体：库欣症（+），咽稍红，舌体胖大，舌质淡红，苔薄白，指纹紫滞在风关。心肺（−），腹部平坦，叩诊呈鼓音，移动性浊音阴性。尿液分析：尿蛋白（-）。

处方： 炙黄芪10g、太子参10g、生地黄10g、山药15g、山萸肉10g、益母草10g、白茅根10g、石韦10g、蝉蜕10g、炒薏苡仁15g、芡实10g、金樱子10g、土茯苓10g、白花蛇舌草10g、荷叶10g。共7剂，水煎服，每日1剂，分2次服用。

按： 患儿首诊时浮肿明显，腹部叩诊为浊音，结合其面色㿠白，舌质淡红，苔薄黄腻，考虑为脾肾两虚，水湿泛滥，标实为主，住院期间在西医常规对症治疗的基础上配合防己黄芪汤合五苓散合五皮饮加减口服，旨在去其水湿之邪以利尿消肿。待患儿水肿逐渐消退之后，处方思路逐渐过渡为以补益脾肾气阴为主，方用参芪地黄汤加减，可提高机体的免疫力，促进蛋白合成，提高血浆白蛋白水平，同时根据患儿尿中蛋白阳性，加用蝉蜕、芡实、石韦、益母草以助消除蛋白。经治疗患儿的尿蛋白水平逐渐下降，并转阴。肾病综合征患儿应坚持长期的治疗，使尿蛋白维持在阴性，并使机体的各项机能逐渐恢复，预防外感，注意饮食调养，使疾病得到控制并痊愈。

（潘　璐　整理）

王素梅

重经典尚经方，衷中参西，病证结合

【名医简介】

王素梅（1950年~），女，汉族，辽宁清原县人，教授、主任医师、博士研究生导师。全国暨北京中医药薪火传承"3+3"工程建设单位刘弼臣名家研究室负责人。2017年担任京津冀协同发展项目廊坊市中医院"刘弼臣名老中医学术传承推广基地"负责人。中华中医药学会儿科专业委员会第三十五、三十六届副主任委员，世界中医药学会联合会第一、二届儿科专业委员会副会长，世界中医药学会联合会儿童医药健康产品产业委员会副会长，中国民族医药学会儿科分会副会长，中华中医药学会儿科流派传承共同体副主席，北京中西医结合学会第四届儿科专业委员会副主任委员，北京中西医结合学会第一届多动抽动专业委员会主任委员。北京中医药大学学术委员会委员，《北京中医药》《中医儿科杂志》编委。国家第五批名老中医药专家学术经验继承工作指导老师，第四批北京市名老中医药专家学术经验继承工作指导老师，第五批北京"双百工程"中医药专家学术经验传承工作指导老师。

王素梅教授自幼就萌生当医生的愿望，其响应上山下乡的号召，接受生产实践教育。由于其工作努力，有很好的文化基础，很快被选到卫生队。不久后毅然到上海第一医学院（现复旦大学上海医学院）学习，1977年毕业后到北京中医药大学东直门医院儿科工作。置身于这样一所中医底蕴深厚的教学医院，有全国儿科名家刘弼臣教授、孙华士、任奉文等名老中医药专家的指导，又在北京中医药大学"西学中"培训班系统学习了中医基础理论及儿科专业知识，后于首都医科大学附属儿童医院内科、北京大学第一医院（妇产儿童医院）肾病科进修学习，使其逐渐形成了"参西衷中，融会贯通"的病证结合诊疗特色。在继承刘弼臣学术思想的基础上，坚持研读中医经典，医术得以不断精进，技术全面，经验丰富。在治疗很多小儿疾病尤其是"两动一闭"（抽动症、多动症、自闭症）有独到认识，其提出"从肝脾论治小儿抽动症"的学术观点和治疗理念广为业界认可，患者遍及海内外。

【主要学术思想】

王素梅教授从医近50年，其治学之路，体现了其坚持传承和不断创新的思想和理念。其不仅用心研读经典，也在临床上不断揣摩验证前贤们的学术思想。因为受过系统的西医思维培养，其在传承中不是简单地辨证，而是强调辨病和辨证结合。正如近代中西医汇通医家张锡纯指出"欲求医学登峰造极，诚非沟通中西医不可"。王教授推崇"师古而不泥古，参西而不背中"的精神，认为真正做到"传承精华，守正创新"，就要关注西医学的进展，关注科学技术发展，既可以更好地传承，也能实现守正创新的突破。其强调先言病，再论治疗。一如喻嘉言《寓意草》所言"先议病后用药""若不论病，则药之良毒善恶，何从定之哉？"王教授对儿童神经行为疾病两动一闭以及反复呼吸道感染、湿疹等认识独到，形成了自己独有的学术见解。其提出从五脏辨治两动一闭，安神定志贯穿始终，重视疾病中的风痰瘀病理因素。如倡导"扶土抑木"治疗小儿抽动症，并创制新方"健脾止动汤"。重视五脏辨证，根据不同证候特点，系统地提出了从肝脾论治七法，即从肝论治的"疏肝解郁""潜阳平肝""清热平肝""重镇平肝"四法；从脾论治的"益气健脾""健脾化痰""运脾消滞"三法。辨治反复呼吸道感染时，认为肺脾两虚为本病的基本病机，强调分期辨治。小儿湿疹为本虚标实，"本"为脾失健运，水湿内阻，心肝火旺，毒邪外泄；"标"乃风湿热邪，侵犯肌腠。辨证时需要分清标本缓急，即在发作期，标实为主，治以祛风清热，解毒透疹；在缓解期，本虚为主，治以健运脾胃，利湿凉血。

1.儿童抽动症证治

儿童抽动症是一种起病于儿童及青少年时期的神经精神性疾病，临床表现为多种运动性抽动及一种或多种发声性抽动合并出现。本病病程长，共患病多，病情缠绵难愈，容易反复。王素梅教授基于小儿肝常有余、脾常不足的生理特点，结合饮食不节、情志不舒的常见病因，认为本病病位多在肝脾，其病机当为脾虚肝亢，风痰内扰。确立"扶土抑木"大法，予健脾平肝、息风化痰为治。并依据土虚木亢的病理状态及证候不同，分别提出了扶土法三则和抑木法四则分证而治。为提高疗效，常结合外治法，尤其创新性地将揿针用于本病。

（1）扶土法

①益气健脾法，用于抽动不著或缓解期伴有脾气虚、肺脾气虚，症见面色不华、易外感、纳差、大便偏稀者，方选六君子汤，常用药如太子参、党参、茯苓、黄芪、白术等。

②健脾化痰法，用于纳差、胸闷作咳、喉中声响、脾气乖戾、注意力不集中、舌苔白腻者，方选异功散或二陈汤，常用药如半夏、陈皮、茯苓、炒白术、党参等。

③运脾消滞法，用于因脾胃素虚或饮食不节，损伤脾胃，致脾失健运，积滞内停，症见纳差、腹胀、腹部按压疼痛、口味酸腐、大便偏干、苔厚，方选健脾丸，常用药如党参、白术、枳实、焦三仙、佛手、姜黄、陈皮、神曲等。

（2）抑木法

①疏肝解郁法，用于性格内向，不喜与他人交流，胸闷喜叹息者，方选逍遥散，常用药如柴胡、郁金、薄荷、佛手、香附等。

②潜阳平肝法，用于先天不足或后天失养，肾阴不足，水不涵木，肝阳失潜或肝血不足，筋失所养，阳亢风动，症见体形偏瘦，头晕面赤，五心烦热者，方选天麻钩藤饮或大定风珠，常用药如天麻、钩藤、石决明、龟甲、鳖甲、生牡蛎、生地黄、枸杞子等。

③清热平肝法，用于长期情志不畅，郁久化火或平素脾气暴躁，抽动症状频繁有力、动作幅度大，喉中怪声响亮者，方选泻青丸，常用药如龙胆草、夏枯草、生石决明、黄芩、连翘、防风、羌活等。

④搜风平肝法，用于抽动怪异，部位较多，顽固不愈者，常用全蝎、地龙、乌梢蛇、僵蚕、蝉蜕等虫类药，加强入络搜风效果。

王素梅教授除用上述扶土抑木法辨治内风，还强调疏风解表药的应用，如疏散风寒常用防风、羌活、柴胡、桂枝、荆芥、藁本等；疏散风热常用金银花、连翘、薄荷、菊花、牛蒡子、蝉蜕等。尤其善用防风，辛甘微温，有"风药中润剂"之称。取其以下功效：①疏散外风，以截断外风引动内风的路径；②升散火郁，因气郁化火，火郁生风，取火郁发之之意；③引经作用，使药物直达病所。本病抽动症状常首发于头面，唯风药可上达巅顶。

王素梅教授善于将上述治法有机结合，以六君子汤合泻青丸加减化裁创制健脾止动汤，统驭诸法。方中太子参、炒白术、茯苓、山药、半夏、陈皮健脾益气，燥湿化痰；天麻、钩藤平肝阳，息肝风；川芎、当归养血柔肝息风；防风、蝉蜕、僵蚕疏散外风，平息内风。全方具有健脾平肝，息风止抽，可用于多发性抽动症的发作期及缓解初期。

（3）改进"咽四针"技术，创新性地应用揿针治疗发声性抽动

发声性抽动较之运动性抽动，对药物敏感性相对较差，往往病程更长、更易反复。王素梅教授依据脏窍相关、体用学说、脏腑辨证等中医理论，对本症状提出自己独特的见解，认为发声性抽动的病位主要在咽喉，而五脏之经皆为之络属。其中，肝经"布胁肋，循咽喉"，脾经"挟咽，连舌本，散舌下"，肾经"循咽咙，挟舌本"，肺经"从肺系，横出腋下"，心经"上挟咽，系目系"。

王素梅教授借助经络学说和针灸疗法，将成人"咽四针"技术成功地引入到发声性抽动治疗体系中，以揿针代替毫针，开创了揿针治疗发声性抽动的先河。揿针可以长时间刺激穴位，且不受制患儿活动限制，治疗时痛苦小，安全性高，提高了治疗依从性。

对于顽固性发声，着重咽喉局部施穴，常选取喉结旁，前正中线旁开约2寸，以喉结高点水平，沿甲状软骨边缘向上、向下各5分，左右共4个治疗点。具有利咽宣窍，祛风止抽的作用。除此之外，结合临床辨证，主要选择人体背俞穴为主穴，如选取肝俞疏肝利胆，息风止动；心俞宽胸理气，通络安神，可抑心火，疏通脑络而安神；脾俞健脾和胃，助运升清，利湿化痰，达扶土抑木之功；肺俞疏通宣降，调达气机，祛风利咽止抽；肾俞益精强智，调和阴阳，达滋水涵木之功；另取大椎、身柱醒脑调神，行气疏风。

2.儿童多动症证治

王素梅根据"阴平阳秘，精神乃治"及"阴静阳躁"的阴阳理论，认为人体只有在阴阳平衡的状态下，才能保持精神、情志、活动的稳定，而小儿生理特点表现为"阳常有余，阴常不

足"，因此，在一定条件刺激下，这种平衡易被破坏而出现阴阳失衡的现象，可将其概括为"阴虚为本""阳亢为标"的基本病机特征。根据小儿"两有余，三不足"的五脏生理特点，提出心肝有余，易生风动火；脾肺肾不足，易生痰、生饮、生湿，少精少血，五脏功能异常与上述病理产物的兼杂并存往往是本病进展变化的关键。王素梅教授认为本病症状庞杂，但归纳起来，不离"动""躁"两大核心症状，而这恰与肝的生理特性十分契合。基于阴阳、脏腑辨证理论，主张"燮理阴阳，安神定志"，从心肝脾论治多动症，调肝的主导思想当贯彻始终，化痰法不可或缺。

（1）健脾平肝，化痰宁神

王素梅教授基于从肝脾论治抽动症的经验，临证中逐渐形成了从心肝脾论治多动症的诊疗思路。她认为多动之"动"，不同于抽动之"动"，前者既包含行为过多、言语冒失，又包含注意力不集中、情绪不稳定，此动为阳亢于外，阴静不足，神失内守。强调从心肝脾三脏论治该病。如脾虚肝亢、痰扰心神，则可表现注意力不集中、健忘、学习能力下降、多动，面色萎黄，纳食不佳，容易疲劳等，方用健脾定志汤，此为健脾止动汤合孔圣枕中丹加减化裁而来。方药如党参、白术、茯苓、陈皮、法半夏、栀子、天麻、钩藤、川芎、当归、石菖蒲、远志、白芍、生龙骨、龟甲等。如夜寐不安，可酌加酸枣仁、柏子仁、百合、合欢皮等养心安神之品。

（2）清热泻火，化痰安神

王素梅教授认为小儿脾常不足，心肝常有余。随着生活水平的逐渐提高，小儿普遍喜食肥甘之物，肉类进食较多，而水果蔬菜较少，恣食甘肥，酿生痰湿。脾虚失健，水湿不化，湿郁阻滞，湿凝成痰。心肝偏亢，易于化火。痰热扰心则胸中烦热，懊憹不眠；痰气走窜、内扰心神、心神失守则注意力不集中，情绪不稳定，多梦烦躁。痰热扰心证多表现为多动多语，烦躁不宁，冲动任性，难以制约，兴趣多变，注意力不集中，胸中烦热，睡眠不安，多梦磨牙，口苦，便秘尿赤，舌质红，苔黄腻，脉滑数等。拟方礞石静安汤，为孔圣枕中丹合礞石滚痰丸化裁而来，药物组成为青礞石、黄芩、栀子、大黄、远志、石菖蒲、郁金、龟甲、生龙骨、益智仁等，旨在化痰清火、镇惊安神。如冲动，多动明显，亦可合黄连温胆汤。

（3）基于象思维，注意平肝息风

王素梅教授还善于借鉴中医文化里的"象思维"用于指导多动症的病机分析及辨证论治，以刘弼臣从肺论治的"外风"致病观点与肝亢化风的"内风"致病观点为基础，肺脾合调与肝脾同治有机结合，通过斡旋中焦之气以散外风、平肝风，进而达到"阴平阳秘，精神乃治"的目的。临证时常酌加防风、天麻、羌活、薄荷、蝉蜕、僵蚕等祛风息风之属。

3.儿童自闭症证治

自闭症是一类以不同程度的社会交流障碍、狭隘兴趣、重复刻板行为以及感知觉异常等为核心特征的发育障碍性疾病。王素梅教授基于中医经典理论，结合本病的临床表现，认为本病应以阴阳为辨治基础，五脏为辨治核心，五脏-五神-五官为辨治经纬，痰为主要病理因素，病位在脑窍，神机失用是其病机的关键。治疗以开窍醒神益智为原则，注重平秘阴阳，调和脏腑功能，尤其强调益肾填精，并以化痰开窍法贯穿治疗始终。善用温热药物，酌加活血化瘀通络之药，以使五脏安和，阴平阳秘。

①补肾填精，开窍益智

本证为肾虚精亏、脑髓失养，表现为智力落后，动作发育迟滞，语言不清或自言自语，与他人无目光交流，舌淡苔白，脉细或指纹淡红。王教授擅用左归饮、地黄饮子等补肾填精，合孔圣枕中丹开窍益智。常用熟地黄、枸杞子、龟甲、菟丝子等补肾填精益髓，酌加巴戟天、鹿角胶、肉桂等补阳之药，如《景岳全书》所言"善补阴者，必于阳中求阴"。《寿世秘典·调摄》云："胃强则肾充而精气旺，胃病则精伤而阳气衰。"先天有赖后天化生气血的充养，故补肾勿忘健脾，如脾胃不健，纳差食少者，常加益黄散、异功散等运脾和胃。

②健脾温肾，化痰开窍

本证为脾肾阳虚、痰蒙清窍，表现为患儿智力及动作发育落后，神疲倦怠，双目无神，表情淡漠兼见患儿形体偏瘦，面色晦暗，纳差，大便或干或稀，手足不温，舌淡苔白或白腻，脉细滑或指纹淡红。王教授治以健脾温肾、化痰开窍，自拟附桂益智汤，温养脾肾以化痰饮，使清阳升发，脑窍复用。方中制附子温补脾肾、温化痰饮，肉桂大热入肝肾，和附子补火助阳；熟地黄补肾填精益髓，半夏、陈皮健脾化痰，合欢皮解郁安神。如痰多，舌苔腻，可合礞石滚痰汤。如患儿面色暗、手足不温，强调温热药的使用，善用附子、肉桂温补脾肾之阳。

③和解枢机，平肝潜阳

本证为枢机不利、肝阳偏亢，表现为生长缓慢，目不识人，多动，注意力不集中，烦躁易怒，入睡困难或睡眠不宁，舌红苔白或黄，脉弦等症状。治以和解枢机、平肝潜阳，王教授选用柴胡加龙骨牡蛎汤加减，其中小柴胡汤和解枢机，使肝气条畅，以"清阳实上窍"，再配以生龙骨、生牡蛎摄纳浮阳、重镇安神，茯苓宁心安神。肝郁化火，伤阴耗液，加入百合、枸杞、黄精、龟甲、生石决明等以清热、养肝、平肝。

④清热泻火，豁痰开窍

本证为肝郁化火、痰热扰神，患儿多动、冲动、坐卧不安，入睡困难或睡眠不宁，烦躁易怒，容易激惹，舌红苔黄，脉弦。治以清热泻火、豁痰开窍，王教授自拟礞石定志汤，由《泰定养生主论》中礞石滚痰丸化裁而来，主要药物为青礞石、栀子、石

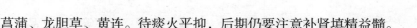

菖蒲、龙胆草、黄连。待痰火平抑，后期仍要注意补肾填精益髓。

4.反复呼吸道感染证治

反复呼吸道感染是指一年内发生上、下呼吸道感染的次数频繁，超出了正常范围，临床表现为反复感冒、扁桃体炎、支气管炎、肺炎等。王素梅教授认为小儿脏腑娇嫩，肌肤薄弱，藩篱疏松，易感外邪；复感儿肺脾两脏更虚，卫外功能薄弱，且不耐寒热。饮食、调护和用药不当，六淫之邪或从皮毛或从口鼻，侵袭肺脏，导致反复外感。故肺脾两虚为本病的基本病机。在反复感染、反复恢复的循环过程中，正邪的消长变化，是反复呼吸道感染分期论治的病理基础。强调对本病的辨治要全程管理，分期辨治，将病程分为急性期、亚急性期、缓解期、恢复期四个阶段，根据各期特点，辨为风邪犯肺、余邪未尽、卫表不固、脾肺两虚四个证型。发作期主张控制标症以治疗急症；恢复期病已痊愈大半，主张以药力缓和的膏方调补善后。

（1）急性期祛风解表宣肺

急性期，常因风邪袭肺起病，患儿出现发热、流涕、咽痛、咳嗽等卫表失和、肺气失宣之证。"急则治其标"，当先解表后治里，应以祛风解表宣肺为主，方用银翘散加减。正虚则少加补益之药以扶正祛邪，夹痰则合二陈汤等化痰之剂，夹滞则用焦山楂、焦槟榔、鸡内金等消食化积之品，夹惊则用珍珠母、生龙齿、生牡蛎等安神之药，夹湿则加藿香、泽泻、苍术等化湿、利湿、燥湿之品。

（2）亚急性期清热养阴

急性期后，热退表解，进入亚急性期。因复感儿体质较差，又因大病初愈、正气未复，故此阶段常有邪气留恋，稽留不退，入里化热，同时又可伴见阴虚或气阴两虚之证。故应以清热滋阴为主，方用沙参麦冬汤加减。如阴虚较甚则重用沙参、麦冬、石斛、玉竹等滋阴之品，伴有气虚则酌加太子参、白术、仙鹤草等益气之药，实热稽留不去则加竹叶、石膏、栀子、黄芩等清热之品。

（3）缓解期固表止汗

缓解期邪气已尽，正气未复。此阶段以正虚为主，常见热盛伤津耗气导致的气阴两虚，临床可见自汗盗汗、乏力倦怠等表现。此阶段应以固表止汗为主，方用玉屏风散加减。痰多者加半夏、陈皮等理气化痰，汗多者加麻黄根、浮小麦等敛汗固表。

（4）恢复期补益肺脾

恢复期病已痊愈大半，《素问·五常政大论》曰："大毒治病，十去其六；常毒治病，十去其七；小毒治病，十去其八；无毒治病，十去其九"，故应在病程将尽之时，以药力缓和的膏方调补肺脾，扶正善后。王教授自拟补肺膏方：黄芪10g、白术（麸炒）8g、山药8g、党参5g、太子参5g、北沙参5g、麦冬4g、防风4g、菟丝子3g、陈皮5g、茯苓6g、辛夷（包煎）4g、五味子5g、白果5g、紫菀5g、款冬花5g、浙贝母5g、黄芩5g、连翘5g、木香3g、地锦草2g、山楂5g、鸡内金5g、甘草2g、谷芽6g、当归4g、清半夏4g、甜叶菊1g。7剂，制成膏方，每日1剂。

5.湿疹证治

湿疹是一种慢性、复发性、严重性疾病，主要临床特征为皮损呈对称性、多形性、复发性以及剧烈瘙痒等。王素梅教授基于中医经典理论，结合本病的临床表现，认为本病的病变脏腑以脾胃为主，为脾虚失运，关乎五脏，病变脏腑可涉及心、肝、肺；重视风邪、湿邪、热邪在小儿湿疹发病中的作用。治疗强调五脏调和，以健脾为根本，法以健脾化湿，清心解毒，疏肝利湿，宣肺祛邪为主；兼顾祛邪止痒、养血润燥之法。重视祛除病理因素，灵活应用祛风法，清热法，除湿法。

（1）注重从脏腑论治

①健脾化湿

《诸病源候论》曰："脾主肌肉，内热则脾气温，脾气温则肌肉生热也；湿热相搏，故头面身体皆生疮。"王素梅教授认为小儿为稚阴稚阳之体，脏腑娇嫩，形气未充，脾常不足，各种原因导致脾失健运，湿浊内生，加之肌肤脆弱，腠理不密，藩篱不固，风、湿、热邪从外侵袭，与内湿相搏结，蕴而成毒，郁闭肌表腠理，发为小儿湿疹。脾与胃，互为表里，故而小儿湿疹的病位在脾胃。脾虚湿蕴证患儿多体胖，临床发病较缓，脾虚不运，湿邪内停，外泛肌肤则皮损暗红不鲜、渗液、水疱，造成病情缠绵难愈。治以健脾化湿，以参苓白术散加减。

②清心解毒、养血润燥

《素问·至真要大论》病机十九条提到"诸痛痒疮，皆属于心"，清·《医宗金鉴·浸淫疮》中描述："此证初生如疥，瘙痒无时，蔓延不止，抓津黄水，浸淫成片，由心火脾湿受风而成。"《诸病源候论》曰："风瘙痒者，是体虚受风，风入腠理，与血气相搏，而俱往来在于皮肤之间。邪气微，不能冲击为痛，故但瘙痒也。"故王素梅教授认为若心主血脉功能失调、心火亢盛，可导致血分热盛，脉中火热之邪伤及血络，迫汗外溢，则皮肤糜烂、流滋；如病久伤阴，心血暗耗，血虚则脉涩，肌肤失于濡养，则皮肤干涩、脱屑瘙痒；在慢性期，血虚脉涩而生瘀滞，瘀阻经络，血不濡肤，则皮损粗糙、肌肤甲错。心经风热证表现为发病急，病程短，皮损潮红，有丘疱疹，抓破渗液流滋水，灼热瘙痒，伴心烦口渴，身热不扬，大便干，小便黄赤。舌红，苔薄白或黄、脉滑或数。治以清心解毒，以竹叶石膏汤加减。血虚风燥证表现为反复发作，病程缠绵，数年不愈，皮损色暗或色素沉着或皮肤粗糙肥厚、剧痒，伴有面色不华，纳差，腹胀。舌淡，苔薄，脉弦细。治以养血润燥、祛风止痒之法，以四物消风散加减。若小儿瘙痒频发，往往烦躁不安、不能安眠，加剧湿疹症状。可酌加镇静安神药物如生龙骨、生牡蛎、珍珠母等。

③疏肝利湿

《景岳全书》云："若本无外感，止因内火上炎而为痒为痛者，人亦称为风热，盖木属肝，肝主风，因热极而生风者，热祛风自熄，此不宜散者也。"小儿肝常有余，若邪热过盛，肝火上炎，亦发为痒痛。疏泄不利，亦会形成肝经湿热证。发病时间短，临床症见皮损潮红，水疱，糜烂，渗液，灼热剧烈瘙痒，抓破滋水淋漓，浸淫成片，伴身热不扬，腹胀便溏，小便黄。舌红，苔黄腻，脉滑数。治以清热利湿、解毒止痒，以龙胆泻肝汤加减。

④宣肺祛邪

《医宗金鉴·血风疮》指出："此证由肝、脾二经湿热，外受风邪，袭于皮肤，郁于肺经，致遍身生疮。"本病除表现为肝脾二经湿热，若肺气虚弱，不能布津，皮毛失于滋润，致皮枯毛憔，卫外力弱，易于外感。肺热津伤，阴虚血燥，皮毛失养，则憔悴枯槁、肌肤甲错等。肺气失宣，湿热搏结，浸淫皮毛腠理，则生湿疮等。邪犯肺卫证发病急，病程短，多表现为皮损潮红，有丘疱疹，抓破渗液流滋水，灼热瘙痒，舌红，苔薄白或黄、脉浮数，多伴外感表证。治以宣肺祛邪，以银翘散加减。

（2）辨别病理因素，法宜祛风、清热、除湿

湿疹的发生不单是一个病理因素所致，往往合而为病。强调病理因素风、湿、热的辨治。风邪可单独致病，也可以与其他病理因素合而致病，如风湿、风热。风邪致病有以下特点：皮疹多发于上部；发无定处，风团样表现，时起时消，瘙痒剧烈，皮肤可见干燥脱屑。湿邪有内湿、外湿之分，小儿湿疹以内湿与外湿相合致病。湿邪致病有以下特点：皮疹以水疱为主或为多形性或皮肤糜烂或浸淫四窜、滋水淋漓，常常病于下部，病程缠绵，难以速愈。热为阳邪，火热同源，热为火之渐，热微则痒；火为热之甚，热盛则痛。热邪致病有以下特点：皮疹以红斑、红肿、脓

疱、糜烂为主，自觉瘙痒甚至疼痛。祛风法包括疏风清热、祛风胜湿；清热法包括清热解毒、清热凉血；除湿法包括清热利湿、健脾化湿。根据患儿皮损表现的轻重不同，来权衡遣方用药。常选用疏风清热药物如防风、荆芥、蝉蜕、白蒺藜、黄芩等；祛风胜湿药物如羌活，白鲜皮、徐长卿等；清热凉血药物如紫草、牡丹皮、生地黄、赤芍、槐花、马齿苋等；清热除湿药物如龙胆草、苍术、白术、茵陈、黄连、黄柏、薏苡仁等。

【医案传真】

1.儿童抽动症案

冯某某，男，9岁，2019年6月12日初诊。

反复不自主眨眼、耸鼻、扭颈、清嗓子3年余。3年前患儿无明显诱因出现眨眼、皱眉，程度较轻，之后相继出现耸鼻、点头、扭颈、抖手、喉中发声等诸多症状，就诊于当地医院，诊为儿童抽动症，予口服盐酸硫必利片，效果欠佳。现患儿频繁手部抽动、耸肩、偶眨眼、扭颈，喉中吭吭声频发，性情急躁，磨牙，面色不华，纳欠佳，大便时干时稀，日1次，舌尖红，苔白微腻，脉弦。相关辅助检查无异常。

西医诊断：多发性抽动症。

中医诊断：儿童抽动症。

辨证：脾虚肝亢证。

治法：健脾平肝，化痰息风。

处方：健脾止动汤加减。

太子参10g、白术10g、半夏5g、陈皮6g、防风6g、钩藤10g、川芎6g、白芍10g、木瓜9g、茯苓10g、山药10g、伸筋草15g、羌活6g、葛根10g、石菖蒲10g、龙胆草6g、地龙10g、百合10g、荷叶6g、木贼10g、煅珍珠母20g。30剂，水煎服，每日2次。加强饮食起居护理，心情保持愉悦。

二诊： 7月12日，患儿面色较前红润，抽动明显减轻，有轻微扭颈、眨眼，舌淡红、苔白，脉细。予祛风通络、清热明目、补益肝肾治疗。处方：防风10g、荆芥10g、桑枝15g、葛根10g、谷精草10g、菊花10g、茯苓10g、山药10g、何首乌10g、生龙齿15g、白附子3g、鸡血藤10g、当归10g、龟甲10g。30剂，水煎服，每日2次。

三诊： 8月13日，患儿症状基本消失，疲劳时偶有扭颈，舌质红、苔白，脉细，予健脾补肾通络善后。处方：太子参10g、茯苓10g、白术（麸炒）10g、山药10g、肉苁蓉10g、补骨脂10g、木瓜10g、伸筋草15g、葛根20g、桑枝15g、胆南星6g、菟丝子10g、龟甲10g、当归10g。30剂，水煎服，每3天1剂。

四诊： 10月13日，仍以上方加减，服药改为每5天1剂，治疗2个月后，病情稳定，停药观察随访无复发。

按： 该病案为风痰作祟，其本为脾虚。古人曰"脾为生痰之源，治痰不理脾胃，非其治也""擅治痰者，惟能使之不生"，由于小儿多脾常不足，加之目前小儿饮食多喜肥甘厚味，致痰湿内生，故如不健运脾气，单纯疏肝平肝，则肝风愈亢而无制，挟痰肆虐，致抽动症状变化多端，反复不定。所以多发性抽动症的治疗应重在健脾祛痰，扶土抑木。本案例即先健脾助运，酌以平肝息风，待脾气健运，再加强平肝息风药物的应用。而风药，由于其入络搜风功效最著，止抽当为首选。如此既健脾化痰，又平肝息风，并加强饮食起居护理，做到辨证施治，对症用药，故疗效显著。

2. 儿童多动症案

患儿，男，10岁，2014年3月21日初诊。

注意力不集中、多动3年。患儿上课时注意力不集中，小动作多，脾气急，易烦躁，大便干，小便黄，舌质红、苔黄腻，脉滑数。

西医诊断：注意缺陷多动障碍。

中医诊断：儿童多动症。

辨证：痰热内扰证。

治法：清热泻火，化痰安神。

处方：礞石静安汤。

青礞石12g、柴胡10g、白芍10g、陈皮10g、法半夏6g、茯苓10g、胆南星10g、牡丹皮6g、天麻6g、川芎10g、石菖蒲12g、益智仁10g、黄连6g、钩藤10g、龟甲10g、生龙骨15g。14剂，水煎服，每日1剂。

二诊：多动好转，注意力较前集中，脾气好转，仍时有烦躁，大便偏干，舌质红、苔薄黄，脉滑。好转，多动减少，继守原方加减治疗3个月余，注意力集中，偶有多动，脾气可，二便调，成绩较前明显提高，逐停药。

按：儿童多动症以注意力不集中、活动过度、情绪冲动和学习困难为特征。王教授认为痰与火是致病的关键。小儿脾常不足，肝常有余，脾虚失健，水湿不化，凝而成痰，热蕴痰结，痰热久壅，扰动心神，则注意力不集中、多动、冲动，难以自制；痰火耗伤津液，则口苦，纳呆，便干，尿赤，舌质红、苔黄腻、脉滑数是痰热之象。

论治痰热内扰型多动症时多予礞石滚痰丸加减论治。方中青礞石、陈皮、半夏、石菖蒲、远志化痰宁神开窍；生龙骨、生牡蛎、珍珠母、钩藤、龟甲、鳖甲滋阴平肝。若阴虚有热，加生地黄、牡丹皮、知母滋阴清热；痰郁化热，加胆南星、竹茹清化热痰；心经有热，加郁金、黄连、栀子清心宁神。诸药合用痰火得清，肝阳得潜，心神得养。诸症渐平。

3.儿童自闭症案

吕某，男，4岁6个月，2018年5月18日初诊。

不能与人正常交流2年余。家长自述患儿不能连贯说话，说话时眼睛不能与人对视，常常答非所问。患儿多动，静坐不能，夜间睡眠不安，胆子偏小，怕闻及异常声响。刻下症见：好动任性，回答问题常答非所问，不与人对视，脾气急躁，常大喊大叫。纳可，小便短赤，大便干，两天一行。查体：患儿形体偏瘦，面色不华，舌红，苔黄腻，脉滑数。实验室检查：注意力测试评分及智力测试评分均低于正常值。

西医诊断：孤独症谱系障碍。

中医诊断：癫证。

辨证：痰热内扰证。

治法：清热豁痰，宁心开窍。

处方：礞石滚痰汤加减。

青礞石10g、栀子3g、黄芩10g、大黄3g、远志10g、石菖蒲10g、郁金10g、百合12g、益智仁10g、知母6g、生地黄10g、熟地黄10g、煅珍珠母20g。30剂颗粒剂，开水冲服，每日2次。

二诊：6月20日，患儿睡眠明显好转，活动略静。加焦山楂10g，砂仁5g，继服30剂。

三诊：7月25日，患儿面色较以前明显红润，大便每日一行，舌淡红，苔薄黄，脉滑数。去砂仁，加龟甲10g、熟附子6g，继服30剂。

四诊：8月27日，患儿可与人对视并简单交流，能背诵短诗，脾气较前缓解。后予滋肾健脾平肝之剂巩固疗效。随访一年，智商达正常同龄水平，已上小学。

按：该病案患儿先天脾肾不足，脾虚易生痰，且小儿属纯阳之体，邪气易从阳化热，痰热互结，蒙于心窍。表现为不能与人交流，目光不能与人对视等。土虚木易乘之以致肝阳上亢，扰乱清窍，则打人毁物，脾气乖戾，夜卧不安。故其病之根本在于脾肾不足，顽痰作怪。疾病初期以邪盛为主，正虚为辅，予礞石滚痰汤清热豁痰，宁心开窍。疾病中期患者症状明显改善，以正虚

与邪实并见，故予礞石滚痰汤配伍滋肾阴温肾阳之补药和消食导
滞之品健脾和胃，以利后天之本，助气血生化。二者相配并补先
后天之本，固本与祛邪并重。疾病后期邪实已去大半，而礞石滚
痰汤为豁痰开窍之重剂，应中病即止，以免徒伤正气，故疾病后
期以扶正为主。予滋肾平肝之剂巩固疗效，调节先天之不足。

4.反复呼吸道感染案

患儿，女，3岁7个月，2016年11月17日初诊。

反复肺炎1年余。既往患儿反复发作肺炎，刻下症见：咳嗽，
时有咯痰，手足心热，纳呆，大便干，舌红、苔薄白，脉细。查
体：面色可，心肺听诊未及异常。血常规、C反应蛋白正常。

西医诊断： 反复呼吸道感染。

中医诊断： 易感儿。

辨证： 肺脾两虚证。

治法： 养阴固表，健脾润肺。

处方： 泻白散合沙参麦冬汤加减。

桑白皮10g、地骨皮10g、南沙参10g、麦冬6g、黄芪10g、黄
精10g、山萸肉10g、白术（麸炒）10g、浮小麦10g、泽泻10g、
麻黄根8g、龟甲10g、牡蛎10g、鱼腥草12g、白芍6g。7剂，水
煎服，每日1剂，分2次服。先予汤药7剂清理余邪、固表养阴。

二诊： 服药7剂，患儿咳嗽、咳痰消失，无明显手足心热，
食欲稍有改善，大便调。舌脉同前。继予补肺膏方健脾益肺，以
缓补善后。方如下：黄芪10g、白术（麸炒）8g、山药8g、党参
5g、太子参5g、北沙参5g、麦冬4g、防风4g、菟丝子3g、陈皮
5g、茯苓6g、辛夷（包煎）4g、五味子5g、白果5g、紫菀5g、款
冬花5g、浙贝母5g、黄芩5g、连翘5g、木香3g、地锦草2g、山
楂5g、鸡内金5g、甘草2g、谷芽6g、当归4g、清半夏4g、甜叶
菊1g。14剂，制成膏方，第1周每日1剂，之后每2日1剂。

药后诸症缓解，随访1年，肺炎未作，停药期间偶有感冒，

自行服药，很快缓解。

按： 该患儿反复肺炎1年余，此时经前诊治，听诊已无啰音，血常规等实验室指标恢复正常，故诊断为反复呼吸道感染恢复期。患儿咳嗽已减，手足心热、便干属肺阴虚，纳呆属脾气虚，舌脉亦属虚象，故辨证为脾肺两虚证，以养阴固表、健脾润肺为法，在泻白散清散余邪后投以补土生金的补肺膏方。王教授常用泻白散与沙参麦冬汤合用，共奏养阴清肺之功。其中桑白皮、地骨皮、南沙参、麦冬清退虚热兼以止咳利肺，合黄芪、炒白术、黄精以气阴双补，更以山萸肉、浮小麦、麻黄根、生牡蛎、龟甲、白芍等大队收敛之品固护正气；因考虑补不可过，故反佐泽泻；肺热余邪，辅以鱼腥草清肺，并续以补肺膏方气阴双补、理气化痰以善后。

5. 湿疹案

患儿，女，8岁，2018年3月8日初诊。

皮肤湿疹反复发作2年余。皮肤粗糙脱屑作痒，以肘弯、膝弯为甚，且平素体力欠佳，神疲乏力，纳差，夜寐不安，舌淡红、苔薄白，脉细。

西医诊断： 湿疹。

中医诊断： 湿疮。

辨证： 血虚风燥证。

治法： 养血润燥、疏风止痒、运脾化湿。

处方： 四物消风散加减。

白鲜皮9g、蝉蜕6g、荆芥6g、防风6g、赤芍6g、生地黄12g、川芎6g、薏苡仁12g、茯苓9g、炙甘草6g、大枣10g、牡丹皮6g、紫草10g、当归12g、黄芪9g。7剂，水煎服，每日1剂，分次服用。

二诊： 3月15日。药后湿疹瘙痒好转，渗出液已干，纳食增加，夜寐渐安。继守原方治疗14天。

三诊: 3月29日。患儿皮疹渐愈,瘙痒渐止,纳可,夜眠已安,加参苓白术健脾化湿,补脾益气。处方:太子参6g、白术(麸炒)6g、茯苓9g、黄芪6g、白鲜皮6g、赤芍6g、荆芥6g、防风6g、蝉蜕6g、甘草(炙)6g、大枣10g、牡丹皮6g、白蒺藜6g、紫草6g、地肤子6g、仙鹤草6g。

四诊: 服14剂后湿疹瘙痒已平。随访1年,偶有轻发,服药即愈。

按: 本案患儿平素脾失健运,不能运化水湿,日久水谷精微不化,营血不足,以致脾虚湿蕴、血虚风燥导致肌肤失养。病情迁延,反复发作,皮肤粗糙、干燥。治疗以养血润燥、运脾化湿、疏风止痒主。发作期,一则由于外感风湿热邪所致,二则因外邪不去,郁而化火,伤阴耗血,肌肤失养,血虚生风化燥,风盛则痒。用荆芥、防风以祛风胜湿,紫草、牡丹皮以凉血活血、解毒透疹,当归可补血活血,润肠通便。荆芥、防风是王素梅教授常用的祛风止痒药对,紫草是治疗湿疹必用之药。白蒺藜、紫草、地肤子、赤芍等,用来清热利湿,解毒止痒,凉血活血,以缓解皮疹症状。待病情稳定后则以参苓白术健运中州,使脾土得健,水湿得化。仙鹤草能够收敛止血、解毒补虚,可谓是标本兼顾。

(崔 霞 整理)

徐荣谦

阐明"儿童体质本源"，创"神魂意魄志辨治"

【名医简介】

徐荣谦（1950年~），男，汉族，吉林省蛟河市人，现为北京中医药大学东直门医院儿科主任医师、教授、博士生导师。国家级第五批师承制指导老师；北京市第四批师承制指导老师；北京中医药传承"双百工程"指导老师；"小儿王"刘弼臣教授的开山大弟子，"臣字门学术流派"第六代嫡系传人，医名"徐济臣"。北京市"中医儿科学"精品课程学科带头人；教育部精品课程"中医儿科学"学科带头人；国家二级重点学科"中医儿科学"的学科带头人。第三批北京同仁堂"中医大师"。中国中医药研究促进会小儿推拿与外治分会名誉会长。中华中医药学会少儿推拿传承发展共同体名誉主席。全国中医药高等教育学会儿科教育研究会理事长。中国中医药研究促进会综合儿科分会会长。中国中医药研究促进会中医儿科医师合作共同体工作委员会主席。中国医药卫生文化协会中医儿科文化分会会长。

徐荣谦教授出身于中医世家，三代从医，父亲徐绍恩为当地名医，祖籍山东，清朝初年迁移到辽宁盖州。其父师承其表兄，科班出身，参加了辽宁盖平中医传习所学习，结业后在吉林省蛟河市新站镇悬壶济世。徐老自幼耳濡目染，对中医产生浓厚的兴趣，8岁起就被面提耳授、背诵中医入门的基础教课书《药性赋》《汤头歌诀》与《频湖脉学》。1966年至1968年，停课三年在家，徐荣谦教授跟随父亲在家系统地学习了中医基础。当时其父有一个徒弟叫徐忠钦，1958~1962年间跟师，所以徐荣谦教授每天跟着旁听，耳濡目染。1966年起的近三年里完成了《中医学概论》《伤寒论》等基础著作的学习。其父徐绍恩认为《药性赋》《汤头歌诀》与《频湖脉学》这三本书是学好中医的入门基础，必须时时诵读，要熟读、熟背、烂熟于心。尔后又学习了《经络》等著作。在随父出诊的过程中，掌握了许多乡村常见病和多发病的诊治，为今后从事中医事业打下良好的基础。1974~1978年在北京中医学院中医系就读，系统学习了中医理论，不但学习了《伤寒论》《温病条辨》《黄帝内经》《金匮要略》中医四大经典。同时学习了《正常人体解剖学》《生理学》《病理学》《药理学》等西医基础课程。四年的高等院校理论与实践的教育，造就了一个名医的魂。1978年毕业后因学习成绩突出，被分配到北京中医学院东直门医院儿科工作。1990年被选为刘弼臣教授的学术继承人，为第一批全国老中医药专家经验继承工作的学术继承人，于1995年7月4日在人民大会堂参加了出师仪式。尔后又先后拜四川的王静安（主张火毒学说，善小儿推拿）、吉林长春的王烈（长春中医药大学教授，以治喘为著，认为哮喘分为苗期、根期、发作期）、山东的张奇文（主张温补学说，以用鹿茸治疗鼻炎为一大特色）为师，间断学习3年。从医60余载，悬壶50年，专业从事中医儿科临床45年。因其学有渊源，辨证精准，施治果敢，每多效验，深得患儿家长与患者信赖。

【主要学术思想】

徐荣谦怀济世悯幼之心，德艺双馨。中医理论造诣精深，阐明芽儿"少阳"体质本源，堪为"儿童体质学之父"。医术精湛，首创"神魂意魄志辨证论治"体系，疗效更著。就诊者络绎不绝，被誉称"小儿王"。

徐老学术思想源于《黄帝内经》、钱乙的《小儿药证直诀》，创造性地提出了人体"正常体态"的"三阳学说"。并在此基础上提出"儿童健康、亚健康及疾病三种体态"与"儿童九种体质学说"。首创婴儿"元阳论"与"三阳学说",完善和发展了中医儿科基础理论。在继承刘弼臣教授调肺学派基础上,完善了"少阳学说"的理论体系,形成了以"少阳学说"为中医儿科基础理论,在"五脏论治"的基础上,首创"神魂意魄志辨证论治"。形成以"神魂意魄志辨证论治"为基础,突出"从调胆论治与调肺论治相结合、伤寒六经辨证与温病卫气营血辨证相结合"、内治与外治相结合的临床医疗特色。

1. 首创"三阳学说"

儿童阶段的"少阳体态"

儿童阶段的特点是"阳生阴长"。儿童不同于成人的最显著区别是犹如草木之嫩芽,一方面,朝气蓬勃,处于不断的生长发育中。另一方面,无论是阳气还是阴液均处于稚嫩状态,显得弱小,但是阴阳二气相比,阳气始终处于主导地位。小儿初生即开始了自身独立的阴阳平衡。但是儿童期间阴阳平衡处于不稳定状态。随着阳气的生发,旧的阴阳平衡被打破,伴随着阴液的补充,又形成新的阴阳平衡。儿童这种阴阳平衡不断的更迭与替换,构成了儿童期间身体不断生长发育的规律性。

青壮年阶段的"太阳体态"

青壮年时期的特点是"阴平阳秘"。

老年阶段的"夕阳体态"

老年阶段的特点是"阳微阴衰"。

"少阳体态""太阳体态""夕阳体态"合并称为"三阳学说"。

2. 首创"儿童体质学说"

提出"儿童健康、亚健康、疾病三种体态"及儿童九种体质。

儿童的身体状况分为健康、亚健康和疾病三种状态。健康儿童属于"平和"体质,阴阳处于相对平衡状态,儿童亚健康体态的突出特点就是一个字"偏"，它既不同于"健康儿童"的平和体质，也不同于疾病状态的"证候"。基于儿童"少阳体态"的特点，依据五脏证治的流派辨证思想，总结出儿童的九种体质特点。儿童体质辨识的重点是辨清"亚健康儿童体质"，与疾病状态的"证候"彻底分开来。从"治未病"的高度来认识"儿童体质"通过"纠偏"及合理的调理，"亚健康状态的儿童"是可以恢复到"健康儿童"状态的。

（1）平和质

气血调和，体形匀称，体型健硕，发育正常，面色红润，毛发光泽，目光有神，呼吸和畅，唇色红润，精力充沛，心情愉悦，精力充沛，活泼好动，睡眠安稳，二便通畅。

（2）偏肺虚质

面色偏白而欠泽，落魄寒惨，声音较低微，气息偏弱，皮肤容易出汗或干燥，鼻孔偏燥或偶有鼻塞流涕，偶有鼻出血，偶有夜眠打鼾，时感咽喉不适或干痒，胸廓扁平，易反复感冒，时有轻咳，舌质淡，舌苔白，指纹浮红，脉象多浮。

（3）偏脾虚质

面色微黄少泽，失意倦怠，形体偏瘦，肌肉松弛，性情喜静，容易疲乏，懒于运动，口水较多，食欲稍差，偏食，大便偏溏，唇色、舌质、爪甲偏淡，舌体胖嫩，时有地图舌，指纹淡滞，脉象浮缓。

（4）偏肾虚质

面色偏黑而少光泽，志短骨软，身材偏小，毛发少泽，记忆力较差，气息低怯，腿脚偏软，不能久行，喜让人抱，小便偏多，大便偏干，舌胖嫩，指纹色淡或暗，脉沉迟。

（5）偏肝亢质

面色泛青少泽，丢魂失貌，脾气暴躁，性情偏激，任性冲动，固执己见，夜卧欠安，时感口苦，偶有惊惕或有磨牙，头屑偏多，头发油腻，面红目赤，大便色青，舌质偏青，舌苔薄黄，脉象偏弦，指纹色青。

（6）偏阳热质

面色红赤，性情亢奋，易于激动，活泼多动，嬉笑话多，喜冷恶热，口渴喜饮，鼻干咽燥，口唇红赤，心烦意乱，时有梦话，夜卧不安，扬手踯足，小便短黄，大便偏干，吐舌弄舌，舌质干红，苔黄厚腻，脉数，指纹色紫。

（7）偏阴虚质

形体偏瘦，头发干枯少光泽，眼睛干涩，鼻腔微干，口唇偏干，口燥咽干，渴喜冷饮，时有盗汗，心烦多梦，性情急躁，活泼好动，皮肤干燥，手足心热，小便短黄，大便偏干，午后两颧潮红，舌质红，少津少苔，指纹偏紫，脉象细数。

（8）偏怯弱质

面色多变而少泽，性格内向，懦弱谨慎，缺乏自信，胆小易惊，睡中哭闹，梦中易惊，敏感多疑，畏缩不前，遇事优柔寡断，鼻周泛青，指纹青紫，舌淡苔白，脉多弦细。

（9）特敏质

胎禀不足，素体虚弱，形体瘦弱，面色偏白而虚浮，食欲不振，筋骨痿软，容易感冒或皮肤瘙痒，皮肤一抓就红且易出现抓痕。反复皮疹，时打喷嚏，鼻塞流涕，时轻时重。每遇花粉等特殊物质则症状突然加重，甚则危及生命。

3. 首创"元阳论"

所谓的"元阳"既是"纯阳"。"纯阳"首见于《颅囟经·卷上·脉法》，书中云："凡孩子三岁以下，呼为纯阳，元气未散。

（1）"元阳体质"的年龄阶段

具有"元阳"体质者是初生小儿，一般不超过3岁。故"三岁以内，为元阳体质"。3~14岁为"少阳体质"。14~24岁之间，仍处于生长发育阶段，为青春期，元气未散，属于"少阳体质"

至"太阳体态"的过渡阶段。24岁左右,"真牙生,而长极"后,才真正进入到"太阳体质"的成人期。

（2）"元阳"的源头

"元阳"源自父母之先天。好比植物的种子,带有生命的种子。种子储藏了遗传的精华,具有传承生命功能的种子。

（3）"元阳"与"芽儿"

古代中医儿科医家将小儿比作春天草木刚发的茸芽,非常贴切。但是若将3岁以内的婴儿比作植物种子刚发的嫩芽,则更加适宜。植物的种子在适宜的温度下,无论是埋入土中（必须是含有种子需求的足量水分）或者只是放入适度温度的水中。植物的种子只要吸收水分（阴液）,即可发芽,破壁而出。植物种子在这一刻,充分彰显了"纯阳"本质特性。此时的植物种子在适宜的温度下,只需要水分（阴液）,即可开始新的生命周期运行。用以比喻3岁以下的婴儿实在是再贴切不过了。当嫩芽长到一定的长度,才开始生根,用根来继续完成养分的吸收。例如我们日常生活中生的黄豆芽、绿豆芽等,一般当芽长到两寸以内时,即可当蔬菜食用。若进入生根阶段以后,就会长出绿叶。长出绿叶的豆芽就不那么鲜嫩啦,食用性就会大大降低。此时,种在地里的种子发芽,为嫩芽期。随之根部开始生根,芽上开始长叶。芽上长叶标志芽的下部开始生根。生根长叶则标识芽儿阶段的终止,进入幼苗阶段。相对小儿而言,幼苗阶段标识小儿则脱离婴儿阶段,进入了幼儿阶段。

种子皆内藏元气,动物种子的元气包含"元阳"与元阴两个部分。如卵生动物的卵,受精卵才是具有生命力的种子。未受精的卵,不具备发育新生命的能力,不能称之为种（种子）。受精卵的蛋清为阳;蛋黄为阴。一旦遇到合适的温度,蛋白就会吸收蛋黄的阴为营养物质,开始发育。一般30日左右即可发育成熟破壳而出。

（4）"元阳"与"纯阳"

"元阳学说"充分保留了道家"阴阳观"的精华。道家的"阴阳观"认为一切生命形式皆以阳气为要。故《景岳全书·阴阳篇》云："天地阴阳之道，本贵和平，则气令调而万物生，此造化生成之理也。然阳为生之本，阴实死之基。故道家曰：分阴未尽则不仙，分阳未尽则不死。"

中医儿科最早的著作《颅囟经》源头有三种说法。其中，从中医文献角度看。最早提及《颅囟经》者为隋代巢元方的《诸病源候论》。诸病源候论中《小儿杂病诸候·养小儿候》云："中古有巫方，立小儿《颅囟经》以占夭寿，判断疾病死生，世所相传，始有小儿方焉。逮乎晋宋，推诸苏家，传袭有验，流于人间。"此说，证明早在隋代的晋宋时代《颅囟经》已经流于人间。在此之前《颅囟经》在哪里呢。在道家中流传。《小儿杂病诸候·养小儿候》又云："小儿始生，生气尚盛"。其所谓的"生气尚盛"实则指的就是"元阳之气"。此说实为将道家的"纯阳"学说与中医阴阳观贴近，便于中医接受和理解。明代"万氏"特支持"纯阳学说"。如《育婴家秘·鞠养以防其疾四》云："小儿纯阳之气，嫌于无阴，故下体要露，使近地气，以养其阴也。"尔后《育婴家秘·鞠养以防其疾四》又在"家传三法"抱龙丸解中明确说：抱者，养也。龙者，纯阳之物。益震为龙，东方乙木也，为少阳之气，时至乎春，乃万物发生之始气也。乙者，肝木也。肝为风木，初生小儿，纯阳无阴，龙之象也。肝为有余，少阳之气壮也。肝主风，小儿病则有热，热则生风，上医虑之，制此方以平肝木，防惊风，此抱龙之名义"。但是清代早期温病学家吴鞠通也认为"纯阳学说"为道家学说。故在《温病条辨·解儿难·俗传儿科为纯阳辨》云："古称小儿纯阳，此丹灶家言，谓其未曾破身耳，非盛阳之谓。"吴鞠通认为"纯阳学说"为道家"阴阳观"毋庸置疑。但是，吴鞠通认为"谓其未曾破身耳"

则大错特错。

（5）"破身"与"元气"

"元阳"不同于"元气"。"元阳"是指遗传于父母，具有生命力的"种子"中所凝练与储备的具有生长之机的"精华"。

"元气"一方面指的是推动"种子"焕发生机，破壁与破壳而出的元阳之气。另一方面是指促进"幼苗"与"孩童"生长发育的原动力。贯穿于整个儿童阶段。

所谓"破身"一般是指男女进入青春期之后，发生两性关系后，称为"破身"。而三岁内的"孩童"何以"破身"？"男童"几乎不可能！而"女童"也仅为极个别现象。故所谓的"元气未散"并不等同于"破身"说。

综上所述，"元阳"是指3岁以下孩童的元阳体质，"元阳体质"源自于父母先天。"元阳"是指具有"生命力"精华凝练的"种子"，发育成下一代"生命"。

4.首创"湿毒论"

湿瘟疫毒简称"湿毒"，属"瘟疫"的一种。湿为阴邪，具有阴寒的属性。毒为疫毒阳邪，具有阳热的性质。湿与毒相混，如油和面，胶结一起。故湿毒具有"阴寒与毒热"的双重特性。湿毒比湿热更烈，为瘟疫中的一种，具有传染性。湿热为普通邪气。虽然黏腻难除，但无传染性。区分二者不难。儿童成人感受的湿毒为同一种，因此成人与儿童症状相似。

湿毒为瘟疫的一种，人若感染之，本应高热，为什么感染初期往往无热或仅有低热。这是由于具有阳热之性的疫邪与具有阴寒之性的湿邪混合后，制约了湿瘟疫毒的火热之性。因此，"湿毒"既保留了具有"传染"的性质，又具有阴寒的特性。人感染后，初期无热或仅有低热。即便极期，往往热度也不是很高。常常表现为身体困倦，周身酸懒，头重如裹，呕恶纳差，胸脘痞闷，大便不调，黏腻不爽。同时，"湿毒"具有"湿热"的特性。

湿毒犯肺后，可遵循湿热的传变规律，上蒙下流。"湿毒"上蒙，清窍被蒙，则头重、头痛，困睡多眠。下流则小便黄赤，大便黏腻不爽。脾喜燥恶湿，湿易困脾，则身体酸沉多困。湿毒易犯心营，则心胸烦闷不舒，心悸气短。甚至入营，嗜睡昏厥。

总之，"湿毒"侵人，主要犯肺，阻塞气道肺络，宣肃失司，故咳嗽痰黏难咯。"湿毒"亦可损心、犯脾、侵肝、袭肾，上蒙下流。儿童由于阳气偏盛，因此化热发热较成人明显。但是，小儿体质单纯，基础疾病少，故症状相对轻一些，重症病例少一点。湿毒性质黏腻，如油和面。一但染上，则黏腻难祛，潜伏期要长，康复起来也缓慢些。这就是我们将"新冠病毒感染"定为"湿毒"原因。

（1）从"湿毒"解析新冠病毒感染的病性与疫源病因

根据本次"新冠病毒感染肺炎"发病情况，确定"新冠病毒感染肺炎"属于"瘟疫"的范畴。如《素问·刺法论》说："五疫之至，皆相染易，无问大小，病状相似。"

根据"新冠病毒感染肺炎"的临床症状来看，其病源病因不是普通的"风、寒、暑、湿、燥、火"的六淫之邪。而是具有"瘟疫"性质的"湿瘟疫毒"，简称"湿毒"。诚如《瘟疫论·自序》中所云："夫温疫之为病，非风、非寒、非暑、非湿，乃天地间别有一种异气所感。"

所谓的"异气"暨"戾气"为"疫疠"之气。故《瘟疫论·原病》又云："疫者感天地之疠气……无论老少强弱，触之者即病。"

（2）"湿毒"的特性

"湿瘟疫毒"简称"湿毒"。"湿毒"具有"阴寒与毒热"的双重性。"湿毒"属"瘟疫"的一种。湿为阴邪，具有阴寒的属性。毒为疫毒阳邪，具有阳热的性质。湿与毒相混，如油和面，胶结一起。故湿毒具有"阴寒与毒热"的双重特性。

　　"湿毒"为瘟疫的一种，人若感染之，本应高热，为什么感染初期往往无热或仅有低热。这是由于具有阳热之性的疫邪与具有阴寒之性的湿邪混合后，制约了湿瘟疫毒的火热之性。因此，"湿毒"既保留了具有"传染"的性质，又具有阴寒的特性。人感染后，初期无热或仅有低热。即便极期，往往热度也不是很高。常常表现为身体困倦，周身酸懒，头重如裹，呕恶纳差，胸脘痞闷，大便不调，黏腻不爽。同时，"湿毒"具有"湿热"的特性。

　　"湿毒"不同于"寒湿"和"湿热"。"寒湿"与"湿热"虽然黏腻难除，仍属于普通的"六淫邪气"，不具有"天地间别有一种戾气"的"传染"性质。因此，"寒湿"与"湿热"不能作为"新冠肺炎"病源病因。

　　"湿毒"为"疫邪"，具有"天地间别有一种戾气"的"传染"性质。符合"新冠肺炎"的病源病因。"湿毒"比"湿热"性质更烈，儿童成人感受的湿毒为同一种"疫邪"。因此，成人与儿童症状虽然有轻重的微小差别。但是，基本症状相似。

　　（3）"湿毒"侵犯人体的病理机转

　　"湿毒"属于"瘟疫"，侵犯人体遵循温病的传变规律。即"温邪上受，从口鼻而入"。诚如《瘟疫论·原病》云："邪自口鼻而入，则其所客，内不在脏腑，外不在经络，舍于伏脊之内，去表不远，附近于胃，乃表里之分界，是为半表半里，即《针经》所谓横连膜原是也。"

　　"湿毒"从口鼻而入，首先犯肺。尔后遵循湿热的传变规律，上蒙下流。

　　"湿毒"上蒙，清窍被蒙，则头重、头痛，困睡多眠。下流则小便黄赤，大便黏腻不爽。脾喜燥恶湿，湿易困脾，则身体酸沉多困。如浮越于少阳，则有胁痛、耳聋、寒热、呕而口苦。湿毒易犯心营，则心胸烦闷不舒，心慌气短。甚至入营，嗜睡昏厥。

（4）"湿毒"的治法特点

早期清热与芳香化湿并重。"湿毒"疫病早期即使不发热，也不应单纯使用"芳香化湿"之法。而应在清热祛湿的基础上，佐以芳香化湿，方可截杀"湿毒"，防止后来形成燎原之势。

极期清热与祛湿并重。极期以清除热毒为要，佐以祛湿。只有清热与祛湿同步进行，方可退高热，解"湿毒"，缓解病情。

后期"湿毒"黏腻羁留。应注意清热祛湿与"扶正"相结合，方可康复。即一方面清除"湿毒"余邪；另一方面恢复肺脏功能，才能康复。

总之，"湿毒"侵人，主要犯肺，阻塞气道肺络，宣肃失司，故咳嗽痰黏难咯。"湿毒"亦可损心、犯脾、侵肝、袭肾，上蒙下流。儿童由于阳气偏盛，因此化热发烧较成人明显。但是，小儿体质单纯，基础疾病少，故症状相对轻一些，重症病例少一点。湿毒性质黏腻，如油和面。一旦染上，则黏腻难祛，潜伏期要长，康复起来也缓慢些。这就是我们将"新冠病毒"定为"湿毒"原因。

5.发展完善"少阳学说"

"少阳学说"源于七千年前"河图洛书"的"阴阳学说"。《周易·系辞》上曰："河出图，洛出书，圣人则之"。"河图主偶、洛书主奇；河图主静、洛书主动。"八卦是根据"河图洛书"推演出来。先有阴阳，"两仪生四象，四象生八卦"。所谓的"四象"中既有"少阳"一说。"少阳"一词也见于中医最早的经典著作《黄帝内经》。例如《素问·阴阳类论》云："一阳也，少阳也"。王冰明确地注曰："阳气未大，故曰少阳"。俗语讲得好"一阳复始，万象更新"。"少阳"在脏腑象征着"肝"，在天象征着"东方"，在四季象征着"春天"。充分展现了小儿"生机蓬勃，生机盎然"体质特点。故"少阳学说"为小儿体质学说的理论基础。

（1）少阳主春

"少阳"在四季之中主春。春季为小儿生长发育最旺盛的季节。故明代万密斋在《育婴秘诀·五脏证治部论》中云："春乃少阳之气，万物之所以生发者也。小儿初生曰芽儿者，谓如草木之芽，受气初生，其气方盛，亦少阳之气方长未已。"少阳在天，象征着东方，在季节上象征着春季；在人体象征着少火，少火即是人体生命之源，维系着小儿生生之气；在脏象征着肝，在腑象征着胆；在植物则象征着萌芽。此即《素问·阴阳应象大论》所云"少火生气"之意。小儿初生如草木方萌，时刻都处于不断的生长发育中。

（2）少阳主肝胆

《素问·六节藏象论》："肝者，罢极之本，魂之居也，其华在爪，其充在筋，以生血气，其味充，其色苍，此为阳中之少阳，通于春气。"指出肝与春天的气候相通应。人体脏腑阴阳属性及气机升降与四时之气的阴阳消长相互通应。肝脏在五行属木与春季联系，说明肝脏应于春季主生发的特点。如《素问·五常政大论》中云："敷和之纪，木德周行……其用曲直，其化生荣，其类草木，其政发散，其候温和，其令风，其脏肝……其应春。"

（3）少阳主肾

《灵枢·本输》云："少阳属肾。"少阳属肾之说，虽历代有争议，然不能改变肾与少阳的密切关系及在儿童生长发育中的作用。肾为真阴真阳之所在，其中的真阴禀于父母之精，即先天之精，主骨生髓，为小儿生长发育之根，小儿生长发育过程中，骨骼、牙齿、头发、耳朵、津液以及男孩生殖之精、女孩月经的产生无不与肾脏密切相关。真阳亦称元阳，始于小儿。

（4）少阳为枢

"少阳为枢"之说源自《黄帝内经》。《素问·阴阳离合论》云："厥阴之表曰少阳，少阳根起于窍阴，名曰阴中之少阳，是故三阳之离合也，太阳为开，阳明为阖，少阳为枢……太阴之后名曰少阴，少阴根于涌泉，名曰阴中之少阴……是故三阴之离合也，太阴为开，厥阴为阖，少阴为枢。"枢是机枢、枢纽之意，重点强调"动"。少阳与少阴同样具有枢转之意，"少阳学说"只强调"少阳为枢"，而不强调"少阴为枢"，这并不是由于"少阳学说"只强调"阳"而忽略了"阴"。根据中医学阴阳互根、相互为用、相互依存，独阳不存、孤阴不长的阴阳观来看，小儿出生之后就存在着自身的阴阳平衡。小儿机体的"阴阳平衡"是维系小儿生命的基本要素。故《素问·宝命全形论》云："人生有形，不离阴阳"。小儿自离开母体后，就开始了自身阴阳平衡的过程，其生长发育主要关乎于"阳"。"阴"相对于"阳"，始终处于从属的地位。阳气的生发、枢转、变化带动着阴液的生发、枢转和变化。这一点正是"少阳学说"不同于"稚阴稚阳学说"的根本所在。因此，"少阳学说"以"少阳为枢"作为理论核心。小儿基本的生理特点与病理特点都集中体现在一个"变"字上，用"少阳为枢"来解释其变化更为恰当。

（5）少阳的核心是螺旋上升的动态阴阳平衡

《素问·宝命全形论》云："人生有形，示离阴阳。"《素问·生气通天论》又云："阴平阳秘，精神乃治。阴阳离绝，精气乃绝。"小儿自从离开母体，就开始了自身平衡的过程。人体的阴阳变化与"天癸"密切相关，阳气在"天癸"来临之前和到来以及"天癸"的离去，其盛衰变化的阶段性十分明显。小儿"天癸"未至，阳气旺又稚嫩，形成"阳生阴长"的"少阳"体质；青壮年随着天癸来临，阳气强盛，阴液充盈，形成"阴平阳秘"的"太阳"体质；老年人随着"天癸"消退，形成"阳气不断式微，阴液不断衰减"的"夕阳"体质。

小儿"体禀少阳"，其阴阳平衡不同于健康青壮年稳定的阴阳平衡。小儿与老人的阴阳平衡都是处于不稳定的状态，二者不稳定的区别在于老年人的阴阳平衡是随着阳气气逐渐衰微，阴液也随着不断衰减的不稳定状态；而小儿的阴阳平衡是处于阳气不断生发，阴液随之不断补充的状态。老年人为"夕阳"，正如俗话所说"夕阳无限好，只是近黄昏"；儿童则恰恰相反，体禀少阳，好像早晨初升的太阳，生机盎然，活力充沛，处于不断的生长发育状态。

"少阳学说"强调小儿时期是处于一种连续的、以阳气为主导的螺旋式上升状态的阴阳平衡状态。旧的阴阳平衡被不断生发的阳气打破，阴液随之迅速跟进，又形成新的阴阳平衡，从而使旧的阴阳平衡被新的阴阳平衡所取代。这种螺旋上升式阴阳平衡的不断更迭和替换构成了小儿生长发育的全过程。

小儿阴阳平衡更迭和替换不是匀速进行的。小儿时期阴阳平衡更迭的速度主要决定于阳气的生发速度。阳气旺盛，生发得快，则阴液的生长速度也快。小儿时期阴阳平衡更迭的速度时快时慢，具有一定的规律性，如此便形成了小儿生长发育的规律。即年龄越小，生长发育越快。这种特点在3岁以前的小儿表现得尤为突出。

6.首创"神魂意魄志辨证论治"

（1）"神、魂、意、魄、志"彰显"芽儿"的体质核心

"神、魂、意、魄、志"是小儿生命形式存在的核心，主导小儿身体全部的生命活动。小儿初生，其基本生命活动即为"神、魂、意、魄、志"所支配，表现出"五脏六腑"的各种生理功能不断的发育和完善。《小儿卫生总微论方》中强调了"魂魄""精神""精志""意智"的小儿发育的核心。带动了心、肝、肺、脾、肾五脏依序生长完善的顺序。

（2）"神、魂、意、魄、志"受损伤则百病丛生

"神、魂、意、魄、志"分别藏于五脏之中。故《素问·宣明五气篇》云："五脏所藏，心藏神，肺藏魄，肝藏魂，脾藏

意，肾藏志，是谓五脏所藏。"心藏神，主血脉。肺藏魄，主皮肤。脾藏意，主肌肉。肝藏魂，主筋。肾藏志，主骨。因此，心神受扰，往往脉率失常。肺魄受扰，则皮肤感觉异常。脾藏意受到侵扰，则肌肉异常或瘦或肥，肌肉酸软乏力。肝藏魂受扰，则筋的功能失常，或抽动挛急或迟缓无力。肾藏志受扰，则骨受其害，或个矮或骨细瘦弱或骨骼畸形，等等。故有《素问·宣明五气篇》又云："五脏所主，心主脉，肺主皮，肝主筋，脾主肉，肾主骨，是谓五主。"之说。"神、魂、意、魄、志"与人体的"悲、忧、思、恐"等情志密切相关。《素问·宣明五气篇》云："五精所并，精气并于心则喜，并于肺则悲，并于肝则忧，并于脾则思，并于肾则恐，是谓五并，虚而相并者也"。"神、魂、意、魄、志"不但与人体的情志相关，而且与"五脏六腑"的功能失常和疾病有关。

（3）神魂意魄志辨治

通过神魂意魄志辨治不但可以辨治情志与精神类疾病，而且通过神魂意魄志辨治还可以提高小儿常见病证的临床疗效。

7.处方特点

在全面继承刘老的"少阳学说"和"五脏论治，突出从肺论治"学术观点的基础上，特别强调"调肝"的重要性。在选方上，在"调肺基本方"的基础上，常合并使用"小柴胡汤剂"，形成"以五脏学说与伤寒六经学说相结合"的临证特点。喜用"医圣"张仲景《伤寒论》中的经方，如麻黄汤、小青龙汤、大青龙汤、麻杏石甘汤、五虎汤、射干麻黄汤、桂枝麻黄各半汤等。另外喜用儿科鼻祖钱乙的方子，如泻白散、泻黄散、补肺散等。

8.用药特点

（1）用药量偏大

典型表现在黄芩的用法用量上。黄芩具有清热燥湿、泻火解毒、安胎、凉血止血之效，为平和之剂。临床最大量可用至30g。依据来源于北京中医药大学宋孝志教授和高齐民教授的"镇衄汤"（有止血之效）中黄芩的用量达一两；另来源于李时珍《本草纲目·黄芩》条中治疗自己的久咳，效果甚佳，用之于小儿久咳和退高热，临床疗效佳。善用蕤仁、白屈菜、鹅管石、白薇、芦根。芦根有清肺的作用，在千金苇茎汤中为君药，有止咳和解表之效，并具有透疹作用，还可利小便，且有增加甜度的效果。

（2）"湿毒"的用药特点

治疗湿毒一方面重用三黄：所谓三黄即黄芩、黄连与黄柏三味药。三黄味苦性寒。寒能清热，苦能祛湿。用三黄治疗湿毒，尤为适宜。炒栀子通利三焦，生石膏退十二经之淫热，故可退极期之高热。早期"湿毒"在上，单用黄芩即可，可以大泻肺火。后期湿毒黏腻羁留难清，黄芩与黄连同用即可。另一方面合理使用人参。人参味甘，大补元气，止渴生津，调荣养微。人参为补气之王者。尤其善补肺气，对于新冠肺炎后期，肺气大损之时，更应使用人参。但是，为大补之品，非虚莫用。实火使用人参势必火上浇油，火热更甚，古有人参败毒散，是治疗虚人外感之方，非虚之证不可滥用。

9.临证经验

在刘弼臣教授调肺学派基础上，独创从胆论治小儿多种疾病。

（1）小儿闭塞性细支气管炎证治

此病属于中医儿科临床疑难杂症，根据发病的主要症状，属于中医学"喘证、马脾风、肺胀"等范畴，病因分为内因和外因，内因责之于小儿肺脾肾三脏不足，正气虚损，肌松骨弱；外因责之于外感邪气。外邪侵袭肺卫皮毛，耗伤正气，引动肺络伏痰发病。小儿正气不足，痰饮留伏是小儿闭塞性细支气管炎的病理基础。治疗原则为辛开苦降，方选小苦辛汤和五虎汤加减而成加味小苦辛汤以调畅气机，清热涤痰，止咳平喘，使正气得复，邪气渐去，肺之宣肃功能恢复正常，则其病可愈。方中炙麻黄味辛、微苦，性温，为肺经专药，善开泄腠理而发越阳气，具有发汗解表，宣肺平喘之功，为君药；杏仁味苦，性微温，归肺、大肠经，具有止咳平喘，润肠通便作用，与麻黄相配伍，一宣一降，可增宣降肺气，止咳平喘之功。细辛辛温香燥，通达内外，外助麻黄解表宣肺，内能和干姜、半夏温散水饮，燥湿化痰。杏仁、干姜、半夏、细辛4味共助麻黄舒肺郁，宣气机，化痰平喘，是为臣药。生石膏辛甘大寒，用量大于麻黄，可使麻黄宣通肺气而不助热，且兼有透热生津之功效；黄芩、黄连味苦性寒，清热燥湿，泻二焦之实热，又能兼制姜、夏温燥助热，故三药共为佐药。本方辛温苦降，寒热并用，宣降相施，共奏调畅气机，清热涤痰，止咳平喘之功，体现了"治痰贵在治气，气顺则痰饮自消；止咳先祛痰，痰去咳自止"之意。

（2）儿童腺样体肥大证治

此病应归属于丹溪"痰夹瘀血，遂成窠囊"之说范畴，是气滞和痰阻相互为患，基本病机为"邪羁、气滞、血瘀、痰结"，虽属"痰证"范畴，"痰之所生，非独脾也，其他脏腑功能失调亦可生痰"，而"肺主一身之气，气为血帅，血为气母，气行则血行，气滞则血瘀，气滞血瘀皆可生痰为患"。邪气内羁，患儿一身之气机失于平衡，升降浮沉失调，导致"气、血运行不畅，痰瘀伴生，上郁于鼻腔，郁结成囊"，导致腺样体肥大，故CAH的基本病机是"邪羁、气滞、血瘀、痰结"，应用清腺方加减以祛邪、理气、化瘀、祛痰、散结（蒲公英、金银花、炙麻黄、莪术、川贝母、山慈菇、桂枝、炒栀子等），方中蒲公英、金银花清热解毒祛邪，为君药；炙麻黄、莪术宣肺理气、化瘀消积，为臣药；川贝母、山慈菇化痰散结，桂枝祛湿化饮散结。共为佐药；炒栀子祛邪清鼻，炙麻黄宣肺通鼻窍，共为使药。进而提出中医中药"三期论治"小儿腺样体肥大的治疗思路。初期为风热郁结证，此期往往由于小儿肺气不足，内外合邪而为病。其病机为风热袭扰，痰凝血瘀。治疗以疏散风热、化痰散结为主。方用银翘散进行加减；中期为痰瘀互结证。由于病情日久所导致，其病机以"血瘀、痰结"为要。治法宜活血祛瘀，化痰散结。方用清腺方加减（自拟方）；后期为肺肾阴虚证。常见于患儿由于先天禀赋不足，病情日久所致。其病机以肺肾阴虚为本。治法以补肺养阴，填精益髓为基准。方用六味地黄丸加减。

（3）小儿抽动症证治

多发性抽动症又称为抽动-秽语综合征，临床以慢性、波动性和多发性的运动肌不自主抽动或伴不自主的发声性抽动及猥秽语言、模仿言语等为主要表现。徐荣谦教授认为小儿体禀少阳，具有"肝常有余，脾常不足"的生理特点，本病病变部位在肝，与脾肾关系密切，病机风扰痰动，属本虚标实，以脾虚或肾虚为本，风痰阻络为标。"诸风掉眩，皆属于肝""抽动责之于风，秽语责之于痰"，治疗以息风化痰为大法，善用虫蛇类药息风止抽动，如全蝎、蜈蚣、蕲蛇、乌梢蛇、白花蛇等；善用青礞石、清半夏、天竺黄、胆南星等化痰除怪声，配合钩藤、络石藤、石楠藤等藤类药物以增强息风效果；病程日久，伴有脾虚肝亢的，宜扶土抑木，息风止抽，方用白术散加味；"风、痰"在本病的发生过程中，占有非常重要的地位，既是病理产物，又反过来成为致病因素；对于顽固性的抽动可选用青礞石去老痰；临床观察发现抽动症反复多与感冒、精神刺激、食用海鲜等发物、劳累等引发肝肺升降失调、风痰横窜经络有关，此时恢复肝肺平衡、息风化痰成为治疗关键，采用从肺论治与从肝论治相结合，通过祛邪调肺、平肝息风，使"龙虎回环"、气血调和，达到治疗目的。

（4）夜惊病证治

夜惊在古代文献中的记载多见于小儿"夜啼""客忤"的范

畴，夜啼是儿科的常见疾病，一般认为多属脾寒、气滞，心热、惊恐所致，隋·巢元方在《诸病源候论》中，正式提出"夜啼"这一病名，提出夜啼的病因为"小儿夜啼者，脏冷故也"。因"胆主十一脏腑"，若胆气虚寒，可波及心、肝、脾、肺、肾等脏器。所谓的"胆寒证"是源于孙思邈在《千金方》中提出"大病后，虚烦不得眠，此胆寒故也"。惊恐伤神为小儿夜惊发病的外因，而"胆虚神怯"为夜惊患儿常见的发病内因。"胆者，中正之官，决断出焉。"徐荣谦教授以柴芩温胆汤为主方治疗小儿夜惊，从调胆入手，壮其胆气，以达到和解少阳，温胆宁神，以安五脏的功效。在临床中用方遣药之时常加入蝉蜕、钩藤、酸枣仁。蝉蜕味甘，性寒，入肺、肝经可疏散风热，祛风解痉；钩藤味甘，性微寒，入肝、心包二经，可息风止痉，清热平肝；酸枣仁味甘，性平，入心、脾、肝、胆经，可宁心安神、养肝、敛汗，诸药合用，未有多余滥用之弊，共奏和解少阳、温胆宁神之效。

（5）徐氏小儿摩按法

主要特色之一是"摩挲"，摩是抚摸；挲是用手轻轻按着，一下一下地移动；摩挲是用手轻轻触及皮肤的移动。摩挲手法适用范围广，可以应用的部位很多。在总结前人的基础上，突出"轻摩"为主，提出"重按理其筋膜肌肉，轻按调其五脏六腑"，人体脏腑、皮肉、筋骨、四肢百骸的生理功能是以气血为物质基础的，而气血是通过经络运行转输于全身各组织、脏器的。用轻摩手法于体表一定部位或穴位，通过经络的传导起到调整气血与脏腑的作用，发挥人体的调节功能，使气血运行通畅、脏腑调和、阴阳平衡以达到防治疾病和康复机体的作用。"摩挲"的手法突出轻柔、快速的特点。轻，是指手刚刚接触到皮肤；柔，是指手在皮肤表面轻轻摩挲。手在皮肤摩挲的速度为100~150次/分。这是一种治疗儿童哮喘的非药物疗法。对于缓解儿童支气管哮喘急性发作、增强体质、减少发作频率和时间、减少发作次数，疗效肯定，能极大缓解患儿及家长痛苦，减少家庭、社会负担。

【医案传真】

1.新冠病毒感染肺炎案

患儿，男，2岁8个月，2020年2月初诊。

持续发热10天就诊。与确诊新冠肺炎的父亲（已住院治疗）有接触，诊时发热，体温最高37.8℃，热峰2次/日，不伴寒战、惊厥，无呕吐、腹泻，无流涕、打喷嚏，无明显咳嗽，舌质红，苔黄腻，脉滑。外院新型冠状病毒核酸检测提示阳性，今来我院就诊，门诊以新型冠状病毒肺炎确诊病例收入院。

血常规：白细胞6.19×10^9/L，中性粒细胞1.74×10^9/L，淋巴细胞3.89×10^9/L，血红蛋白123g/L，血小板251×10^9/L，C反应蛋白正常，血小板比容0.04g/ml，红细胞沉降率2mm/h，肝、肾功能、心肌酶谱均正常，CMV–AB、EB–AB正常，甲型流感核酸正常，乙型流感核酸正常，支原体抗体正常，新型冠状病毒核酸阳性。心电图正常。肺部CT：右肺上叶小斑片状模糊影。

西医诊断：新型冠状病毒肺炎（轻症）。

中医诊断：瘟疫。

辨证：疫毒闭肺证。

治法：清热化湿，开肺祛毒。

处方：三黄石膏汤和千金苇茎汤加减。

黄芩15g、黄连3g、黄柏6g、生石膏30g、炙麻黄4g、炒栀子6g、淡豆豉6g、生薏苡仁15g、芦根15g、冬瓜子15g、苏子10g、杏仁8g、炙甘草10g、桂枝6g、桑叶15g、浙贝母10g。3剂颗粒剂，每日1剂，分3次水冲服。

二诊：患儿无咳嗽，舌质红，苔腻微黄，脉滑。调方三仁汤加减：杏仁4g、薏苡仁15g、淡竹叶6g、茯苓6g、连翘15g、砂仁

4g、焦三仙各6g。颗粒剂4剂水冲服,每日3次。

三诊: 7日后复诊患儿无咳嗽,无发热,食欲可,舌红,苔白腻微黄,上方加藿香、厚朴温化祛湿。颗粒剂4剂水冲服,每日3次。

四诊: 患儿无发热,无咳嗽,食欲正常。复查CT双肺纹理增强,新型冠状病毒核酸检测在首次阳性后11天转阴。

按: 根据我国"新型冠状病毒感染肺炎"患儿临床特点和流行病学状况,认为本病属于中医"温疫"范畴。其病因主要为"湿毒"。"湿毒"为"湿瘟疫毒"的简称。具有"湿邪"与"疫毒"的双重特征。明代吴又可的《温疫论》明确指出:"瘟疫之为病,非风、非寒、非暑、非湿,乃天地间别有一种异气所感""疫者,感天地之疠气"。

徐老认为:"湿毒"从口鼻而入,内犯于肺,宣肃失司,则鼻痒咽痛,咳嗽有痰;上源不利,水湿停肺,肺气闭郁,口周青灰,呼吸不利,发热咳嗽;郁而化热,形成湿热。湿热炎肺,肺气闭塞,高热胸闷,咳嗽喘促;炼液生痰,痰热互结,闭阻肺气,气急鼻煽,痰声漉漉,状如拽锯。若"湿毒"由肺犯胃,胃失和降。则脘腹闷胀,恶心纳差,甚则呕吐;或由肺犯脾,则身体沉重,肌肉酸痛,大便溏薄;或湿热由卫及气,则高热稽留。邪气渐退或余毒未尽,痰热留恋,低热留连,咳嗽有痰;或阴液大损,咳嗽痰黏;或肺脾气虚,面色黄白,低热起伏,纳呆便溏。若"湿毒"炽盛,高热羁留,亦可引动肝风,抽搐不已;肺与心同居上焦,肺主气而心主血。气行则血行,气滞则血瘀。疫邪由肺袭心,血瘀加重气滞,形成恶性循环,心阳虚衰,险象环生,危及生命。其基本病机:"湿毒闭肺"。治疗原则以开肺祛毒为基本大法。

依据临床证候,徐老提出了五期(潜伏期、疾病初期、中期、末期、康复期)八种证候(湿毒侵鼻、湿毒侵咽、湿毒犯肺、湿毒炎肺、疫毒闭肺、湿毒困肺、阴虚肺热、肺脾气虚）的辨证治疗及调理措施，认为肺开窍于鼻，与喉相连通，故外邪袭肺，每从口鼻咽喉而入，出现呼吸道病变，多见鼻喉部的症状，如鼻塞、流涕、喷嚏、喉痒、音哑失音等，进则影响到肺，导致肺气不利，变生他证。以肺为首，或影响其他脏腑，强调从调肺入手，抓住要害，出奇制胜，协调五脏五行生克乘侮的关系，使肺气充旺，达到邪去正安的目的。

本病例证属疾病中期疫毒闭肺证，方选三黄石膏汤和千金苇茎汤加减以清热化湿，开肺祛毒。三黄石膏汤实为黄连解毒汤合栀子豉汤加味而来，徐老善用此方治疗以发热为主兼有肺系疾患的传染病。方中三黄是指黄芩、黄连、黄柏，均为苦寒之品，都具有清热泻火的功效。从具体归经来看，黄芩入心、肝、胆、肺、大肠经；黄连入心、胃、大小肠；黄柏入肾、膀胱、大肠经；从功能主治看，黄芩善清上焦火，黄连能泻中焦火，擅清心除烦；黄柏善清下焦火，能退下焦虚火。三黄分别清上、中、下焦之热，是治疗热病极其有效的药物。栀子通泻三焦之热，栀子豉汤宣泄除烦，加石膏则清泻里热的功能更强，麻黄、生姜、大枣在三黄石膏汤的配合下，成为辛凉解表之剂，发汗逐邪，清泻里热。

徐老在清泻里热的过程中，多加用白薇、生石膏保存津液。三黄属于苦寒之品，有伤阴败胃的不利一面，所谓"苦燥伤阴，苦寒败胃"。对于脾胃虚弱的小儿，量不宜过大，合理配伍，中病即止。首诊以热为多，合用千金苇茎汤在清热的同时佐以化湿，自可脉静身凉；二诊患儿热势已去，以湿为多，水湿内停，故选用三仁汤以宣上、畅中、渗下，使三焦宣畅，上下分消，湿化热清，诸症自除。徐老治疗肺系疾病善用芦根，认为其有清肺的作用，在千金苇茎汤中用作君药，有止咳和解表之效，并具透疹之功。同时芦根具有矫味的作用，可方便患儿服用。

2.夜啼案

患儿，男，1岁6个月，2017年9月5日初诊。

夜间睡眠突然惊醒哭闹1个月。诊时家长诉夜间睡眠时突然坐起、哭喊，呈恐惧状，伴呼吸急促、心率加快，10分钟后安抚可入睡。平素胆小，纳可，二便可。舌质红，苔白腻，脉弦滑。鼻周泛青，心肺（－）。

西医诊断：儿童夜惊症。

中医诊断：夜啼。

辨证：胆气虚寒，痰火扰神。

治法：温胆宁神，祛痰清热。

处方：柴芩温胆汤加减。

柴胡10g、黄芩12g、陈皮9g、法半夏6g、茯苓12g、炙甘草9g、枳实3g、竹茹3g、炒酸枣仁15g、石菖蒲6g、郁金9g、钩藤9g、蝉蜕6g。14剂，水煎服，每日1剂，分3次温服。

二诊：药后诸症明显好转，舌脉同前，守上方加苍术6g、焦三仙各10g固护中州。14剂，水煎服，每日1剂。药后症状基本消失，随访半年未复发。嘱患儿服药期间尽量减少对患儿的不良刺激，并做好精神安慰。

按：本案属中医夜惊范畴。夜惊是指婴幼儿入夜则啼哭不安，时哭时止或每夜定时啼哭，甚则通宵达旦，但白天能安静入睡的一种病证。一般预后良好，通过调治可获得痊愈。《素问·灵兰秘典论》说："胆者，中正之官，决断出焉。"徐老在长期的临床过程中，通过对胆、胆与五脏关系的认识，形成"从胆论治"的观点。认为"惊恐伤神"为小儿夜惊发病的外因，而"胆虚神怯"为夜惊患儿常见的发病内因。柴芩温胆汤为主方治疗小儿夜惊，从调胆入手，壮其胆气，以达到和解少阳，温胆宁神，以安五脏的功效。

柴芩温胆汤，是在宋代陈无择《三因极一病证方论》中温胆汤基础上加入柴胡、黄芩而成，主治为"虚烦"和"惊悸"。小儿为少阳之体，易体内蓄热，因此多使用温胆汤加柴芩来治疗。柴芩温胆汤主要由柴胡、黄芩、陈皮、半夏、枳实、竹茹、茯苓、甘草等组成。柴胡、黄芩不仅具有清热之性，清胆腑之热，防止温胆汤的温性太过；还具有燥湿而不伤阴之功，并且可以发挥化痰之利，此两药为君药；陈皮、半夏温化痰浊；枳实、竹茹清胆腑之热，这四味为臣药；茯苓健脾化湿，炙甘草为使，可健脾益气，调和诸药。徐老在临床中常加入蝉蜕、钩藤、酸枣仁、石菖蒲、郁金。蝉蜕味甘，性寒，入肺、肝经，可疏散风热、祛风解痉；钩藤味甘，性微寒，入肝、心包二经，可息风止痉、清热平肝；酸枣仁味甘，性平，入心、脾、肝、胆经，可宁心安神、敛汗。石菖蒲性温、味苦辛，归心肝经，可化痰开窍安神；郁金性寒，味辛、苦，归肝、心经，可清心解郁，加强化痰开窍安神的作用；诸药合用，未有多余滥用之弊，共奏和解少阳、温胆宁神之效。另外，小儿夜啼的治疗需要及早治疗，否则会造成多种儿童青少年精神障碍。

3.闭塞性毛细支气管炎案

患儿，男，5岁，2011年7月9日初诊。

反复发热、咳喘1年，确诊闭塞性毛细支气管炎半年，就诊时见：发热，体温38.2℃，咳嗽喘憋，喘促气急，喉间痰声辘辘，夜间喘憋尤甚，焦躁不安，纳差，大便偏干。舌红苔黄腻，脉浮滑数。肢体消瘦，颧部红赤，唇口青紫，三凹征阳性，咽稍红，扁桃体Ⅱ度肿大，双肺呼吸音粗，可闻及痰鸣音及喘鸣音，右肺尤甚，北京儿研所查高分辨CT示：马赛克灌注，右肺显著。

西医诊断：闭塞性细支气管炎。

中医诊断：喘证。

辨证：痰热闭肺，气滞血瘀，肺失宣降。

治法：清肺涤痰，宣肺开闭，化瘀通络，降气平喘。

处方： 加味小苦辛汤加减。

炙麻黄3g、苦杏仁10g、细辛1g、生石膏（先下）30g、黄芩15g、黄连3g、干姜1g、半夏10g、青礞石15g、桑白皮10g、白果6g、白前10g、川芎6g、桃仁10g、沉香末（分冲）1g、芦根15g、炙甘草10g。3剂，水煎服，1剂/天，分早、中、晚、睡前4次服用。

二诊： 患儿服上方2剂后身热即退，咳喘较前明显减轻，夜寐转安，纳食仍差，二便可。查体：唇口鼻周泛青，两颧泛红，三凹征阴性，咽红，扁桃体不大，心音有力，心率90次/min，律齐，各瓣膜听诊区未闻及杂音，双肺呼吸音粗，右肺仍可闻及喘鸣音和少量痰鸣音，舌红，苔腻微黄，脉浮数。症见痰热渐退，肺络渐通，气机得以宣降。继以化痰平喘、散瘀通络，并增开胃消食之品。上方去沉香，减生石膏至20g，加鸡内金10g、谷芽10g、麦芽10g。14剂，水煎服，1剂/d，仍分早、中、晚、睡前4次服用。

三诊： 药后诸症减轻，夜间仍时有咳嗽，运动后可见喘促，纳食转佳，二便调。查体：三凹征阴性，咽稍红，扁桃体不大，心（-）。双肺呼吸音粗，右肺偶闻痰鸣音，舌红苔腻，脉滑。证属痰瘀未尽，余热未清。治以清肺涤痰、化瘀通络法，佐以养肺阴，和胃气。方药如下：炙麻黄3g、苦杏仁10g、细辛1g、生石膏20g、炙甘草10g、黄芩10g、黄连1g、干姜1g、半夏10g、青礞石15g、芦根15g、桑白皮10g、白前10g、桃仁10g、石斛20g、麦冬20g、谷芽10g、麦芽10g。上方续服2个月，随访半年，病情无反复。

按： 小儿闭塞性细支气管炎属于中医儿科临证疑难杂症，治疗颇为棘手。徐荣谦教授认为少数儿童发生本病，与自身"少阳体质"密切相关，小儿时期阴阳稚嫩，脏腑形态及功能均相对不成熟、不完善，尤其是"肺常不足"，卫外不固，外邪易于反复入侵，日久不愈，虚、痰、瘀三者结成窠臼，潜伏肺窍，每因外感而诱发。其病机关键是"肺气郁闭"。在治疗上主张以扶正祛邪，辛开苦降为法。本证以加味小苦辛汤为基本方加减化裁，辛开苦降，调畅气机；兼以宣肺开闭，祛痰逐瘀；同时重视调理脾胃，最终使正气得复，邪气渐去，肺之宣肃功能恢复正常，则其病可以向愈。

4.霰粒肿案

患儿，男，2岁3个月，2017年6月10日初诊。

双眼睑肿物3周。就诊时见：揉眼睛、异物感、频繁眨眼、双眼充血、眼部分泌物较多、流泪，平素食欲佳，性情暴躁，现唇干、口渴，纳可，大便干，小便调。舌红苔稍腻，脉弦滑，指纹紫滞达气关。视力正常，右侧上眼睑外侧及左侧下眼睑内侧均可触及黄豆粒大小肿物，触按有软核，边界清楚，无压痛，左侧肿物较大约1.5cm×1.5cm，与皮肤无粘连，右侧触及1.0cm×1.0cm硬结，硬结处睑结膜充血。

西医诊断：睑板腺囊肿、结膜炎。

中医诊断：胞生痰核。

辨证：肝亢脾虚。

治法：清肝泻火，散霰消肿，健脾化痰。

处方：蕤仁（打）30g、柴胡9g、黄芩15g、蒲公英9g、龙胆草6g、菊花9g、密蒙花9g、桑叶9、桂枝6g、炒栀子9g、莪术9g、川贝母6g、煅牡蛎（先煎）30g。7剂，水煎服，每日1剂，文火煎煮两次，分3次饭后1小时服，药液内服，药渣湿热敷患处。嘱：注意眼睛卫生，禁食生冷、鱼虾发物。

二诊：家长诉患儿服药后症状明显减轻，哭闹减少，患儿眼部皮肤无明显发红，分泌物略减少，右侧上眼睑肿粒明显缩小，约1.0cm×1.0cm，左侧下眼睑可触及米粒大小肿物，双眼充血明显减轻，无明显异物感，眨眼减少，余症同前。在原方基础上加甲珠10g、谷精草10g、木贼草10g增其疗效，再连服7剂。

三诊：左侧眼睑肿粒基本消失，右侧上眼睑肿粒明显缩小，约小米粒大小，双眼睑结膜轻度充血，睑缘无红赤。守上方继服14剂，后每2周复查一次。

四诊：家长诉服药1个月后患儿眼部硬结已经完全消退，眼部红肿、流泪症状均消失。查体：双眼睑未触及明显肿块，睑结膜轻度充血，舌红苔腻，脉弦细。为防复发，继服中药以固疗效。上方去木贼草、甲珠，加芦根30g、鸡内金15g，7剂，水煎服，每日1剂。随症加减共治疗2个月而痊愈，随访至今未复发。

按：睑板腺囊肿为小儿常见的眼部疾病，又称霰粒肿。中医称之为胞生痰核，又名"疣病""睥生痰核"，是指胞睑内生硬核，触之不痛，皮色如常的眼病。西医治疗本病以手术刮除为主。

本病与肝关系最为密切。小儿体禀少阳，生理上处于"肝常有余"的状态。目为肝之窍，若家长娇宠过度，则造成小儿情绪急躁、易激惹，导致肝疏泄功能失常，少阳枢机不利，气郁化火，肝经有热，循经上犯，熏灼目胞，则胞络瘀阻、凝结成核。故治以清肝泻火、散霰消肿，健脾化痰。临床用药以蕤仁、蒲公英、川贝母、菊花、桑叶、密蒙花、木贼草、桂枝、莪术、甲珠、煅牡蛎、芦根为基本方。本方重用蕤仁为君药，蕤仁专入肝经，为清肝明目之要药，用于治疗各种火热性眼疾，疗效突出。通过清肝健脾，改善机体内环境，从而防止本病的反复发作，但治疗不及时或不恰当，亦可对小儿眼部外观或视力产生影响，因此还应积极治疗。纯中药治疗本病安全性高，在临床实践中也收到了良好的效果，能避免患儿手术的风险，为小儿睑板腺囊肿的保守治疗提供了新思路。

5.腺样体肥大案

患儿，女，6岁，2012年1月就诊。

患儿张口呼吸，憋气，打鼾6个月，伴鼻塞，偶尔睡觉憋醒伴呼吸困难。舌红，苔白腻，脉象弦滑。查体：鼻腔黏膜充血，重度肿胀，咽红，扁桃体Ⅱ度肿大，咽后壁淋巴滤泡增生，心肺（－）。实验室检查：鼻内镜腺样体肥大Ⅲ度，占据鼻腔上部3/4，腺体扩展到鼻腔后端，阻塞后鼻孔及咽鼓管咽口。

西医诊断：腺样体肥大。

中医诊断：痰核（中期）。

辨证：痰瘀互结。

治法：活血祛瘀，化痰散结。

处方：清腺方加减（自拟方）。

蜜麻黄4g、醋莪术10g、川贝母10g、山慈菇5g、煅牡蛎30g、浙贝母10g、桂枝10g、炒栀子10g、柴胡10g、黄芩15g、蒲公英15g、半夏15g、玄参10g、甘草10g，14剂。制成配方颗粒，开水冲服。每次1袋，2次/日。

二诊：患儿已无半夜憋醒、鼻塞的情况，仍有张口呼吸、打鼾。查体：鼻腔黏膜充血，中度肿胀，咽红，双侧扁桃体Ⅱ度肿大，舌红苔白，脉象弦滑。此期在"血瘀、痰结"的基础上，还需注重"邪羁不去"，效不更方，继用上方加减，加蝉蜕10g、僵蚕15、薏仁30g。共计14剂。服法同前。

三诊：服药后2周张口呼吸、打鼾症状明显缓解，继以活血散结，化痰健脾。

按：中医认为儿童腺样体肥大主要有内因和外因两方面。内因为小儿虽禀赋少阳之体，具有肺常不足、肝常有余的生理特点。而腺样体位于的鼻咽喉后部，是肺、肝二经循行之处。若因调护失宜或气候骤变，则易于感受外邪，邪气内侵，上扰鼻咽气道，经脉郁结为患。病情日久则出现痰饮内结、瘀血阻络而成腺样体肥大之象。为此，徐荣谦教授认为本病的基本病机为痰凝血瘀。其治疗大法总以化痰散结为主。进而提出中医中药"三期论治"小儿腺样体肥大的治疗思路。

本案属于中期痰瘀互结，治疗后期加入蝉蜕治以寒凉，降其气火，使痰凝之气不上冲；僵蚕，其性辛散，有祛外风、散风热之功，有祛除"邪羁"之效；葳仁，此药具有散热养肝的功效，同时具有引经至鼻咽部的效果，因腺样体位于鼻咽后部，此部位乃是肝经循行之处，加上小儿肝常有余，气血津液皆停聚于此，日久则易"血瘀、痰结"。

6.抽动症案

患儿，男，6岁，2012年10月20日初诊。

挤眉眨眼，四肢抽动1年余。就诊时见挤眉眨眼，四肢抽动，摇头晃脑，喉中吭吭声，平素胆小，睡眠差，脾气急，烦躁，纳食可，二便调，舌淡红、苔薄白，脉弦滑数。当地医院做脑电图、CT检查未见异常。

西医诊断：多发性抽动症。

中医诊断：慢惊风。

辨证：胆气受损，波及肝心。

治法：养心安神，温胆化痰，平肝息风。

处方：温胆汤合天麻钩藤饮加减。

竹茹10g、枳实10g、清半夏10g、陈皮10g、茯苓20g、炙甘草10g、钩藤10g、全蝎10g、乌梢蛇30g、远志12g、珍珠母30g、牡蛎30g、白芍20g、天麻10g。14剂，每日1剂，水煎服。

二诊：服药后除仍有眨眼外，余症状均好转。查体：面色青黄，鼻黏膜充血Ⅱ度，咽红、扁桃体Ⅱ度肿大，无分泌物。舌淡红、苔薄白剥脱，脉弦滑数。上方去远志12g，加煅磁石30g、葳仁（打碎）30g、石斛20g、穿山甲珠10g、三七粉（冲服）5g、辛夷10g、蒲公英30g、柴胡10g、黄芩20g。14剂，每日1剂，水煎服。

三诊：服药后症状均好转，双眼眨动不明显。查体：面色稍青，鼻黏膜充血Ⅱ度，咽红，扁桃体Ⅱ度肿大，无分泌物。舌淡红、苔薄白有剥脱，脉弦滑数。上方去辛夷10g，加莪术10g，改茯苓为30g、钩藤为20g。继服30剂后，临床治愈。

按：该患儿发病虽无明显诱因，但其自幼胆小。《类经·藏象论》云："肝胆相济，勇敢乃成。"可知其胆气素亏。肝胆互为表里，胆病时常易累及肝而扰动内风，故见挤眉眨眼、四肢抽动、摇头晃脑。肝胆受损，疏泄失职，气机不利。气不行津，津聚为痰，故见喉中吭吭声，脉弦滑数。气郁化火，扰动心神，故见睡眠差、烦躁。其病机为胆气受损，波及肝心。治以温胆化痰，平肝息风，养心安神。故方选温胆汤为基础，取其温胆化痰之意，合钩藤、全蝎、乌梢蛇、天麻以平肝息风，白芍以养血柔肝，远志、牡蛎、珍珠母以镇静安神。二诊时患儿仍有眨眼，故去远志加煅磁石、蕤仁以加强清肝明目、养心安神之功；舌苔剥脱提示胃阴不足，故加石斛以益胃生津。三诊时患儿已无明显症状，故增大茯苓、钩藤用量继服30剂以巩固疗效。

7.荨麻疹案

王某，男，5岁，2018年6月初诊。

皮肤出现斑片状丘疹伴瘙痒10天。就诊时见全身皮肤斑片状丘疹，色白，边界清晰，搔之即出，时隐时现，伴瘙痒，白天尚可，夜间瘙痒尤甚，严重影响睡眠。纳食可，眠差，大便2次/日，不成形。在外治疗效果不佳，主动寻求针灸治疗。舌淡红，苔白腻，脉浮紧。

西医诊断：荨麻疹。

中医诊断：瘾疹病。

辨证：风寒蕴肤证。

治法：疏风散寒，运脾利湿。

取穴：百会、神庭、印堂、太阳、中脘、天枢、关元、足三里、三阴交、太冲、曲池、合谷、血海，留针20分钟。大椎、肺俞、膈俞、胆俞不留针。隔日一次。

留针过程中患儿入睡，醒后腹部两侧丘疹明显减少。

医嘱：禁食生冷、肉蛋奶、鱼虾等发物。

二诊：患儿家长诉针刺当夜，患儿睡眠较前明显好转，瘙痒明显减轻，偶有因搔抓而出现斑片状丘疹。查体可见腹部两侧及四肢少量斑片状丘疹色淡、丘疹面积较小。针刺穴位不变。

三诊：患儿瘙痒明显好转，夜间睡眠可，偶有因搔抓出现小片团块，色淡，时发时消。针刺穴位不变，嘱患儿饮食清淡，勿过饱过饥。其后患儿未来就诊，1周后随访，未再发作。

按：荨麻疹中医称"风疹块""瘾疹""风团疙瘩"。属于"风瘙瘾疹"范畴。中医学认为此病的发生多责之于风，外感风邪夹热夹湿均可出现风团。西医认为本病是一种皮肤黏膜小血管扩张及渗透性增强引起的局限性、一过性水肿反应。徐荣谦教授认为出疹类疾病其在发展到某一阶段均有相同的病机，均可采取解表清里、表里双解之法兼或祛风或利湿或活血或清里热均可收到很好的效果。结合此病患，其病因为食用海鲜后出现风团，西医责之为过敏反应，中医可认为是饮食不洁，风邪外袭。在针刺治疗上以安神、祛风、活血、健脾为法。诸痛痒疮皆属于心，瘙痒类疾病安神最为重要，尤其是夜间痒致心神不宁则眠差，故加用百会、神庭、印堂、太阳。腹部穴位的选择有健脾消导之功，徐老认为小儿脾常不足的特点多与疹类疾病有一定的联系，如慢性湿疹多与饮食不节有关，故在临床用药中多佐以益胃消导之品。另外，曲池、合谷、血海、太冲的选取则有活血散风之效。足三里、三阴交有健脾益胃之功。大椎、膈俞多用于成人的瘙痒症，一般以采用放血法，对于小儿放血难度较大，故选用针灸速刺。徐老认为，调肺可治五脏，肺为五脏华盖，属卫，可宣发卫气，外邪入侵则先犯于肺，小儿尤甚，调肺可温煦肌肤，启闭汗孔，抵御外邪。调胆可安睡眠，胆主气机升降，胆气不宁则可魂魄不安，夜寐不实，故加用肺俞及胆俞取安五脏神而止痒之功。

（刘南萍　整理）

闫慧敏

宗仲景之法，兼收并蓄，博采众长

【名医简介】

闫慧敏（1954年~），女，汉族，北京市人，教授、主任医师、博士生导师。首都名中医，全国第五批、第六批、第七批老中医药专家学术经验继承工作指导老师，福堂儿童医学发展研究中心中医儿科专委会主任委员、国家重点专科项目负责人，北京市中西医结合诊疗中心负责人及北京市小儿脾胃病重点学科负责人。首都医科大学中医临床学系副主任委员，世界中医药联合会儿科分会副会长；世界中医药联合会中药上市后再评价专业委员会常务理事；首都医科大学中医临床学系副主任委员；首都医科大学中西医结合学系委员；中华中医药学会儿科分会第三、第四、第五届副主任委员；中华中医药高等教育学会儿科分会副理事长；北京中西医结合学会儿科分会主任委员；北京中医学会儿科分会副主任委员；北京中医学会急诊委员会及医院管理委员会顾问；中华中医药学会科学技术奖评审专家；中华医学会科学技术奖评审专家；北京市高级职称评审委员会委员等职。

闫老于1975年毕业于北京中医药大学，为首批全国老中医药专家学术经验继承人，师从刘韵远先生。近40年来从事中西医结合诊治小儿疾病的临床与科研工作。在中医、中西医儿科消化、呼吸等方面临床经验丰富，临床、科研、教学、防病等方面均走在中医儿科发展的前沿。自1987年开始重点从事消化专业的临床与科研，1990年创建北京儿童医院胃镜室，对小儿胃镜特点及胃肠道疾病临床宏观辨证与镜下微观辨证作了深入研究；1993年以来曾获科技成果奖6项。发表论文40余篇，SCI文章4篇；主编或参编著作4部。已完成多项省、部、国家级及局级课题。

【主要学术思想】

闫老行医40余载，一直从事儿科医、教、研工作。重视小儿的生理病理特点，注重当代小儿的体质特征，审因论治，以八纲辨证、脏腑辨证为核心，强调四诊合参，尤重小儿望诊，传承刘韵远先生独创小儿舌诊观察法，并予以继承发扬。强调首先辨病，在辨病的基础上进行辨证施治，以免贻误病情。谨守病机，辨证用药以扶正祛邪为总则，虚实兼顾、标本兼治。无论是对脾系疾病的治疗，还是对于其他外感或内伤杂病的治疗，扶助正气方面无不强调以顾护脾胃为中心，兼顾他脏。强调祛邪为治疗过程中的关键环节，注重内外之邪兼顾，尤重食积、湿热、痰饮和血瘀之邪。

1.小儿咳喘证治

小儿肺常不足，呼吸系统发育不完善，肺系疾病常发。闫老扶正祛邪，强调辨清寒热，祛除外邪以及痰饮之内邪并重，顾护脾胃，化痰护肺，共奏良效。

（1）初期祛除外邪，避免清泻太过

肺为娇脏，闫老认为，小儿病初，易受寒邪侵袭，形寒饮冷皆可伤肺，外感风寒之证相对多见。表邪未去，又过服寒凉之剂，伤及卫阳之气，阻遏气机，痰饮加重。故表邪留恋，肺失宣降阶段，尤应重视风寒之证，切忌一味使用寒凉清热之品清泻肺热。如见小儿咳痰色白黏或稀白，口唇色淡，舌尖红，苔薄白，指纹浮红或兼见恶寒、发热、鼻塞、流涕、无汗、口不渴、苔薄白、脉浮紧之症，属风寒咳喘，宜疏风散寒，宣肺止咳，杏苏散加减，酌情选用杏仁、荆芥、紫苏叶、桔梗、前胡等散寒之品，伴喘息可酌加麻黄、射干等宣肺止喘；对于外感寒邪较重患儿多嘱用生姜与药同煎，温肺散寒，化痰止咳。若见发热恶寒，汗出口渴，苔薄黄，脉浮数，为风热之咳喘之证，多以桑菊饮加减，可选用薄荷、牛蒡子、蝉蜕、桑叶、菊花、金银花、连翘、鲜芦根等疏散风热、清肺化痰。小儿在咳喘初起症见喘憋气促、咳痰不利、高热大汗、咽干口渴、舌红苔黄、脉数有力等，则加用生石膏、黄芩、鱼腥草等药清泻肺热。而对于寒热并存的患儿，要分清主次，酌情加减，寒温并用。

（2）急性咳喘祛除痰阻，治肺调气

肺主一身之气而外合皮毛，主宣发和肃降，小儿肺脏娇嫩，肺气未充，卫外不固，对病邪侵袭的抵抗能力较低，故容易反复感受外邪。闫老指出，肺系疾病之痰，多表现为狭义之痰，为外邪袭肺，肺气失于宣发肃降，肺津流动受阻，无法疏通，凝聚而成痰，气道分泌物增多所致。其多为有形之痰或黏稠或清稀，阻于肺络，影响肺气宣肃，导致咳喘之证。而肺脏气机不利，则导致痰饮之邪无力排出气道，加重痰阻症状。故肺为贮痰之器。痰阻气道，为肺系疾病的重要症状和病机之一。故清除痰阻之邪，为肺系疾病的要点。

急性咳喘、痰阻气道之证，以清宣肺气、化痰排痰为主。治疗用药多宣降互济，注重调畅气机，升中有降或降中有升，使肺之宣发肃降功能恢复正常，而咳喘止。外邪束肺、肺气失宣之咳嗽，宜予如前述之辛温或辛凉宣肺之法。而对于肺气膹郁，痰浊不降，痰阻气道，肺气上逆，失于肃降之咳喘，则予降气化痰。患儿多证见咳嗽痰多，色黄，甚或咳喘气急者，为痰热蕴肺，予苏子降气汤，酌加苏子、厚朴、姜半夏、前胡、白前降逆化痰；痰饮中阻、痰声较重、痰湿壅肺者，酌加茯苓、橘红等理气燥湿化饮；莱菔子、瓜蒌降气化痰，葶苈子豁痰泄肺等；如伴有咳喘较重或伴呃逆、呕吐等症，可用代赭石、地龙重镇降逆、清肺定喘。

（3）慢性咳喘化痰护肺，兼顾肺脾肾三脏

小儿"脾常不足""脾为生痰之源"，咳喘的发生，尤其是慢性咳喘的发生，多与脾胃运化失常有关；湿浊困脾或脾虚湿困，脾失健运，肺失宣降，水湿停聚内结而成痰饮。故闫老治疗慢性咳喘，培土生金兼以温肾，化痰护肺，兼顾肺脾肾三脏。

小儿为稚阴稚阳之体，闫老祛痰时不用过于苦寒、戕伐太过之品；健脾以运脾为主，不能一味补脾，以免致脾胃气机壅滞。如咳嗽咳痰，色白而清稀，气短乏力，多汗，食纳欠佳，腹胀，便干或溏稀，舌质淡红或边有齿痕，苔白，脉濡细等，加用太子参、茯苓、白术等温中健脾，更可加用干姜，温化寒痰，利湿化饮；纳差，苔白厚腻者，可佐以化橘红消食化痰，焦山楂、鸡内金等消食健脾之药，以使补而不滞；便溏可佐以陈皮、半夏、山药等以助脾阳，温化痰饮；腹胀便干，佐以瓜蒌、厚朴行气除胀，祛痰消痞。对于久咳脾肾两虚、摄纳无权的患儿，还应佐以肉桂少许，以温肾纳气，鼓动脾阳，化痰止咳。

（4）反复咳喘分期而治，标本兼顾

反复咳喘之证病机较为复杂，多寒热互见、虚实夹杂、其根本在肺脾肾三脏气机失调，肺实则散，急性咳喘多以宣肺散寒、化痰平喘为主，佐以扶正之法。宜用青黛、银杏，苏子、苏梗、白前、前胡、葶苈子、莱菔子等散肺降气之药。而咳嗽日久，迁延难愈或反复发作，痰少气逆，呛咳气短，肺气浮散，肾不纳气，气虚则敛，宜益肺化痰、温补脾肾，逐渐改善气道高反应性，缓解症状。在临床应用中，患儿虽咳喘较急，但兼见气短神疲等气虚之症，可于宣散之剂中予以收敛之药，使其散不太过；如麻黄、桂枝、生姜等辛温发汗，散寒化饮而止咳平喘，配以黄芪、白果等补敛肺气，五味子酸涩以敛气养血，以防其温燥辛散太过而耗气伤津之弊。患儿若见咽红干痒，手足心热，盗汗、舌红脉细数，干咳声哑等肺肾阴不足之虚喘，则以敛为主，于收敛之剂中佐以宣散之品，使敛不滞邪，并酌加麦冬、沙参、浙贝母之类，滋阴敛肺，地骨皮可泻肺中深伏之火，对于阴虚有热者尤宜。干咳频繁的患儿，可酌情加用适量僵蚕、钩藤，以镇惊止咳。如在哮喘急性发作时，以降逆平喘、化痰止咳为主，祛邪为要，要先辨清寒热，如是寒喘则用小青龙汤加减，温肺化痰平喘；若是热喘则选用泻白散合麻杏石甘汤加减，泻肺清热平喘。而症状控制后，患儿虽咳喘症状暂时控制，但往往易反复发作，伴有气短多汗、食少腹胀等肺脾肾三脏不足之证，予补虚扶正，调治肺脾肾三脏，坚持扶正治疗，才可以逐渐减少哮喘反复发作次数，使之疗效持久。在哮喘急性期多以宣肺散寒、化痰平喘之法进行治疗，佐以扶正之法，主要用药：炙麻黄、银杏、白前、前胡、干姜、炙百部、五味子、苏梗、苏子等加减，祛邪为主，辅以扶正；而在其缓解期则以益肺化痰、活血补肾之法兼以活血行气，扶正为主，辅以祛邪，主要用药：炙麻黄、麻黄根、银杏、黄芪、生牡蛎、苏子、紫菀、款冬花、仙灵脾、川芎等加减，扶正祛邪，治疗哮喘的总有效率达到88%。

（5）活血逐瘀，阻止咳喘反复发生

"瘀血乘肺，咳逆喘促""血积既久，亦能化为痰饮"（《血证论·瘀血篇》）。瘀血与痰浊都是疾病过程中形成的病理产物，又都可以成为新的致病因素。咳喘反复发作，久病瘀血阻滞脾肺气机，肺失宣肃，痰饮停肺，痰瘀交互，互为因果。对于此类患儿，闫老适当佐以活血化瘀药缓解咳喘症状。闫老在宣降肺气之药中适当加用桃仁、红花、丹参等活血化瘀之品，通过益气活血，化痰通络行气，痰瘀并治，调畅气机，扶正祛邪并重，常常取得较好的疗效。

综上，闫老对小儿肺系疾病的治疗有独到之处，首辨寒热，扶正重在顾护脾胃兼以调护肺肾之气，调畅气机，祛邪注重祛痰化饮、行气活血通络，祛除痰饮血瘀，使邪去正安，处处体现了扶正祛邪并用的思想，每获良效。

2.小儿黄疸证治

小儿黄疸是儿科常见疾病之一，在中医属于"胎黄"的范畴，以颜面、躯干、白睛等发黄为主要表现，可伴有大便颜色改变，尿色改变，胁下癥块，严重者可引起神经系统发育异常、肝纤维化、肝硬化、凝血功能障碍、多脏器损害等危险及不良预后，需早期干预，积极救治。闫老在长期治疗小儿黄疸的过程中，不断思考，传承发扬，开拓创新，对小儿黄疸的发病机制、治疗原则、干预措施等方面有着非常丰富的经验，总结出首辨阴阳，次抓湿瘀、先后天并调，气血同治的治疗原则，治疗效果颇佳。

（1）首辨阴阳

闫老熟读中医经典，将经典著作作为临证诊治的指南和原则。《黄帝内经·阴阳应象大论篇》提出："察色按脉，先别阴阳"。因此，无论何种疾病，首先辨别阴阳是诊治疾病的前提。闫老在小儿黄疸的临证方面，也是以此为总纲。在小儿黄疸辨别阴阳的经验方面，闫老吸取了古代医家及现代医家的治疗经验，结合儿科临床特点及自身行医收获，提出了符合婴儿实际情况辨证方法的证候特点。她认为既往常规认为的通过观察皮肤颜色辨别小儿黄疸阴阳是片面的，不完整的，她经常引用俞长荣老对黄疸论述，即"灿灿橘子色，并非尽阳黄"为依据，告知我们，在临证判断阴阳时，要四诊合参，综合分析。

闫老根据阴、阳的基本特征，提出了阳黄证患儿除皮肤黄色鲜亮外，往往伴有烦躁不安、食欲良好、无明显腹泻、可伴有发热、指纹紫滞等特点，其中大便金黄色或者深黄色、舌红、舌苔黄厚或者白厚腻是其重要辨证依据；阴黄证患儿除皮肤黄色晦暗少泽外，往往会出现喜静喜睡、少食、形寒怕冷、指纹淡红，其中大便浅黄色或者白陶土色、舌淡、苔薄白是其重要辨证依据。

（2）次抓湿瘀

闫老秉承既往医家对黄疸的论述特点，认为湿、瘀是小儿黄疸的主要病因之一，同时可兼具热邪。阳黄证患儿往往湿热并现，阴黄证患儿往往湿瘀共存。

因此在阳黄的治疗中，提出利湿、清热之法，从而达到邪去黄退。常用茵陈、金钱草等清热，泽泻、茯苓、车前子利湿。热象明显患儿，如舌苔黄厚腻明显、大便干结，予泻黄散加减清脾胃伏火。湿邪内蕴明显患儿，如大便稀溏、舌苔白腻、吐奶，予五苓散或平胃散加减利湿行水、运脾祛湿。

阴黄证患儿往往由于小儿脾常不足，运化失司，湿邪内蕴，湿从寒化，困阻中州，胆液被遏；或始为阳黄，失治误治，损伤脾阳，寒湿内蕴，发为阴黄。因此，在阴黄的治疗中，闫老强调要根据小儿生理特点，酌情温养兼清余热。临床常应用干姜、桂枝等温阳燥湿。此外，闫老喜用秦艽。《药性论》中记载秦艽可"利大小便，瘥五种黄疸"，同时，秦艽为风药，有"风能胜湿"之功。她认为该药辛、苦、平，润而不燥，无论寒湿、湿热皆可用之。因此，闫老在临床治疗阴黄证患儿，常用秦艽联合茵陈，防止茵陈利湿太过而伤脾阳。

闫老认为，无论阴黄、阳黄，均以湿邪困阻中焦为主要病机，而大部分胎黄的患儿都伴有腹胀、肝脾肿大、静脉曲张等表现，提出瘀血阻络也是胎黄的重要病机之一。因此，在胎黄的治疗上应将活血化瘀贯穿始终。在活血化瘀药物中，除加用丹参、赤芍外，尤擅长应用莪术。闫老认为，莪术为"气中血药"，虽破血逐瘀力强，但攻伐正气力弱，将莪术与黄芪同用，使得攻补相得益彰，达到祛邪而不伤正的效果。

尤其阴黄的患儿，往往以腹胀、腹壁静脉曲张显露、胁下痞块明显为特点。因此在阴黄患儿中，闫老更强调湿瘀在胎黄中的发病机制。她继承了前一辈名老中医裴学义老的经验，将血竭、琥珀等药物应用治疗方中，相须而用，既能活血散瘀，又能祛湿补虚，使邪去而不伤正。

（3）先后天并调

闫老认为，小儿黄疸，阴黄也好，阳黄也罢，都与胆汁不循常道，溢于肌肤有关。只有肝之疏泄功能正常，胆才能正常排泄贮藏胆汁；只有胆汁排泄无阻，肝才能发挥其疏泄的作用。同时闫老提出肝肾同源，作为先天因素，肝肾在胎儿形成发育过程中起着非常重要的作用，小儿黄疸往往与先天肝肾不足有关。因此，对于小儿黄疸的治疗，调补肝肾、疏肝利胆、调畅气机是闫老的主要治疗方法之一。方中常配伍枸杞子、女贞子、柴胡、郁金等滋补肝肾、疏肝理气、行气解郁，同时配伍枳壳促胆气通降，顺应胆腑"通降为顺"之性。

闫老强调小儿黄疸"病见于肝胆而攸关于脾胃"，病位在肝胆，但病本在脾胃。因此闫老经常加用健脾化湿之品治病求本。根据小儿稚阴稚阳的特点，同时继承了裴学义老的临证经验，闫老常用生麦芽健脾疏肝和胃。她引用《医学衷中参西录》对麦芽的评价即"虽为脾胃之药，而实善疏肝气"，常在方中加大生麦芽剂量，以收健脾、养胃、和中、滋养后天之本、行气疏肝之效。

（4）气血同治

闫老在小儿黄疸的治疗过程中注重正气的顾护，强调气血的固护和滋养。她认为病程的那一个阶段，都要重视对气血保养。早期黄疸明显时，湿邪壅盛，无论寒湿还是湿热均可阻滞中焦，造成运化无力。因此她根据辨证应用太子参、黄芪、白术等健脾益气类药物。随着病程的进展，患儿邪蕴日久，损伤正气，脾肾亏虚。同时胎黄患儿病情迁延，治疗时间长，无论中药、西药均可能导致耗气伤血之弊。因此，临床遣方用药多以调补气血、补益肝肾、扶正祛邪为原则，常用黄精、五味子、酸枣仁、枸杞子、女贞子等养阴扶正，促进病情恢复。

【医案传真】

1.反复咳喘案

患儿，男，3岁1个月，2014年1月27日就诊。

反复咳喘10个月余。患儿10个月余前曾患重症支原体肺炎于呼吸内科住院治疗。出院后仍反复咳喘，复查胸部CT示"广泛马赛克征"，诊断闭塞性毛细支气管炎，呼吸内科予口服小剂量阿奇霉素和强的松5mg/d，活动和哭闹后仍有阵咳，时有轻喘，活动剧烈时甚有口唇发绀，咳痰色白而稀。手足心热，多汗易感，纳差乏力，偶有恶心，急躁易哭，睡眠欠佳，大便干稀不调。查体：患儿呼吸平稳，面色少华，口唇偏暗，喉中隐有痰鸣。听诊双肺闻及散在细小水泡音和痰鸣音。舌质淡，苔少，脉沉细无力。

西医诊断：闭塞性细支气管炎。

中医诊断：久咳。

辨证：肺脾气虚，痰湿闭肺。

治法：温阳化饮，健脾利湿。

处方：玉屏风散合苓甘五味姜辛汤化裁。

黄芪9g、太子参9g、煅牡蛎10g、黄芩6g、防风9g、细辛3g、五味子10g、干姜4g、半夏6g、葶苈子6g、鸡内金9g、苏子9g、川芎9g、红花3g、神曲9g、化橘红9g，共7剂，水煎服，日2次。

二诊：精神食欲较前好转，咳喘略减，仍时有咳痰色白，偶有恶心，大便好转。去细辛、半夏、干姜，加代赭石10g、僵蚕6g、地龙6g，继予2周。

三诊：药后复诊，活动后咳喘症状减轻，咳痰减少，肺部啰音减少，食欲可，手足心热减轻，睡眠较前好转，仍多汗。去防风、葶苈子，加麻黄根10g、浮小麦30g，继续服用14剂。

四诊： 药后复诊症状明显好转，且患儿近1个月未患呼吸道感染。继续前方口服，去黄芪加用黄精10g，口服。

前后治疗3个月余，患儿平时无明显咳喘，食欲二便正常。

按： 闭塞性毛细支气管炎多从急性咳喘、重症下呼吸道感染逐渐演变而来，在其病变发展的不同时期，其临床表现不同，病机亦不同，治疗用药亦有所不同，应分期辨证施治，为难治的儿童慢性呼吸道疾病，病机复杂，治疗困难。闫老以辨病与辨证相结合，紧抓住病机，分期、分型、辨证论治，以开闭涤痰通络为核心，扶正祛邪兼顾，调和气血，辛开苦降，化瘀通滞，以缓解患儿咳喘症状。急性期清热涤痰，开肺通闭，调畅气机兼活血通络，及时解除气道阻塞，缓解期开肺涤痰通络，以促痰浊的排出，慢性期肺脾肾三脏同治，温化痰饮，化瘀通络，促进肺功能的恢复。急性期重在治肺，慢性期则重在肺脾肾三脏同治。用药独到，太子参、黄芪与苏子、葶苈子、白芥子、干姜、细辛、五味子以及黄芩、黄连等同用，理肺健脾纳肾，扶正祛邪，寒温共用，辛开苦降，消补同施，祛除痰瘀，通宣肺气，以消诸症。同时，闫老始终强调，本病治疗困难，应与中西医结合治疗，各取所长，同时注意随访观察，注意患儿肺功能的恢复，以期获得更好的疗效。

2.小儿黄疸案

患儿，男，出生2个月余，2017年11月30日初诊。

皮肤巩膜黄染1个月余。近1月皮肤巩膜黄染，外院检查总胆红素（TBiL）208μmol/L，直接胆红素（DBiL）153μmol/L，丙氨酸氨基转移酶（ALT）98U/L，门冬氨酸氨基转移酶（AST）110U/L，巨细胞病毒IgM阳性，血巨细胞病毒DNA 3.56×10^3 copies/ml。B超示：肝大，肝脏回声增强，胆囊充盈欠佳，喝奶后收缩欠佳。考虑婴儿巨细胞病毒肝炎，予更昔洛韦治疗4天，复查血常规发现中性粒细胞下降至 0.5×10^9/L，停用更昔洛韦。刻诊症见：患儿皮肤、巩膜黄染，颜色较鲜明，大便金黄色、不成形、一日数次，哭闹声音有力，食欲欠佳，腹胀，左右胁下均可触及痞块，左侧痞块距肋下4cm，右侧痞块距肋下3cm，舌淡红、苔白厚腻，指纹紫滞。

西医诊断：巨细胞病毒肝炎，婴儿胆汁淤积性肝病。

中医诊断：胎黄（阳黄证）。

辨证：湿热内蕴，瘀血阻络。

治法：清热利湿，活血通络。

处方：茵陈10g、金钱草10g、泽兰10g、丹参10g、赤芍10g、苦参6g、麦芽15g、北柴胡6g、桂枝6g、炙鳖甲10g、干姜1.5g。另外每日以青黛0.3g、明矾0.3g、琥珀0.3g、血竭0.3g研末冲服。共10剂，每日1剂，浓煎口服，每次30ml，每日2次。

二诊：2017年12月11日。患儿服用上药后，黄疸颜色较前有所消退，夜间汗出多，面色少华，大便稍稀、每日3~4次，食欲同前，腹胀减轻，胁下痞块较前稍有消退，舌淡红、苔白微黄、厚腻减轻，指纹同前。最后2剂服用时患儿对冲服药物不耐受，喂药稍有困难。实验室检查：总胆红素177μmol/L，直接胆红素92μmol/L，谷丙转氨酶150U/L，谷草转氨酶126U/L，中性粒细胞1.9×10^9/L。黄疸较前有所好转，腹胀减轻。处方：茵陈10g、金钱草10g、泽兰10g、丹参10g、赤芍10g、麦芽15g、北柴胡6g、桂枝6g、干姜1.5g、炙鳖甲10g、莪术3g、白花蛇舌草6g、陈皮6g、白芍10g、炙黄芪3g。14剂，每日1剂，服法同前。暂停冲服药物。

三诊：2017年12月26日。黄疸继续消退，以头面、躯干黄染为主，白睛黄染减轻，仅眼角稍黄，大便每日1~2次、较前成形、呈黄绿色，夜间出汗好转，食欲好转，腹胀减轻，胁下痞块进一步消退，质地变软，舌红、苔薄黄，指纹同前。实验室检查：总胆红素86μmol/L，直接胆红素45μmol/L，谷丙转氨酶100U/L，谷草转氨酶97U/L。处方：茵陈10g、泽兰10g、丹参10g、赤芍10g、麦芽15g、炙鳖甲10g、白花蛇舌草6g、陈皮6g、茯苓9g、白术6g、太子参3g、五味子6g、枸杞子6g。14剂，每日1剂，水煎服，服法同前。

四诊： 2018年1月11日。黄疸消退，大便正常，汗出减轻，纳食好转，腹胀缓解，左胁下痞块近于消失，右侧痞块减小，舌淡红、苔薄黄，指纹淡红。实验室检查：总胆红素13.1μmol/L，直接胆红素4.5μmol/L，谷丙转氨酶66U/L，谷草转氨酶87U/L。处方：茵陈10g、丹参10g、麦芽15g、炙鳖甲10g、白花蛇舌草6g、陈皮6g、茯苓9g、白术6g、太子参3g、五味子6g、枸杞子6g、青蒿6g、黄精6g。14剂，每日1剂，服法同前。

五诊： 2018年1月30日。黄疸消退，无不适表现，无腹胀，纳食好，舌淡红、苔薄白，指纹淡红。实验室检查：总胆红素11.5μmol/L，直接胆红素5.5μmol/L，谷丙转氨酶51U/L，谷草转氨酶66U/L；B超示：肝肋下1.5cm，实质回声增强，胆囊收缩较前好转，脾肋下2cm。家长要求口服中成药治疗，停用中药汤剂治疗。

按： 巨细胞病毒肝炎是小儿最常见黄疸的病因之一，往往存在肝损害及胆汁淤积表现。本患儿黄疸，皮肤颜色鲜明，结合大便金黄色、舌苔厚腻，因此首先判断为阳黄证，胁下痞块，考虑为瘀血之象。治疗方向总以清热利湿兼活血化瘀为主。初诊以茵陈、金钱草、苦参清热利湿，泽兰利水祛湿热兼以活血，同时配伍丹参、赤芍活血化瘀，鳖甲软坚散结。配伍麦芽健脾，并同柴胡疏肝利胆，促进胆汁排泄。少佐桂枝通阳、干姜温煦中焦，防止凉药之弊。二诊时患儿黄疸减轻，舌苔厚腻减轻，予莪术活血化瘀，联合鳖甲消痞散结；加用白花蛇舌草利湿清热。患儿面色少华，多汗，考虑肺脾不足，加用陈皮、黄芪补脾益肺。三诊患儿黄疸继续减轻，治疗方向逐渐转为顾护正气，调补肝脾肾，加用五味异功散健脾益气。四诊患儿黄疸消退，病情处于恢复阶段，临床无特殊不适，以健脾和胃为主，同时兼清余热，加用青蒿辛香透散，使阴分伏热透达外散。经过治疗，患儿黄疸消退，肝酶逐渐恢复，胆汁淤积缓解，肝脏损害减轻。

（郝　静　何　强　整理）

肖和印

重辨病究因，崇治未病

【名医简介】

肖和印（1958年~），男，汉族，湖南邵阳人，主任医师，教授，硕士生导师，北京市优秀名中医。曾任北京中医药大学附属东直门医院儿科主任、中国中医科学院望京医院儿科主任、北京市儿科诊疗中心建设单位负责人。现任中国中西医结合学会儿科分会副主任委员和消化学组组长，世界中医药学会联合会小儿推拿专业委员会副会长，健康中国研究中心学会儿童健康科学专家委员会副主任委员，北京市中西医结合儿科专业委员会副主任委员等职务。主持、参加国家级、省部级科研课题20余项，发表科研论文40余篇。主编由国家中医师资格认证中心组织编写的全国中医住院医师规范化培训结业考核指导用书《中医儿科学》《儿科经络按摩》，副主编《实用中医儿科学》《中医儿科治疗大成》《中西医结合临床诊疗》等中医儿科专著多部，参编国家级规划教材《中医儿科学》《中西结合儿科学》《儿科临床药理学》等著作，基层医生教材两部。参编国家执业中医师资格考试及国家中医师中级技术资格考试指导用书多部。获省部级二等奖一项、三等奖两项，国家发明专利一项。曾获北京市优秀医务工作者、北京市优秀共产党员、人民好医生等称号。2003年抗击非典担任北京中医药大学东直门医院非典医疗队队长、总主检医师、非典病房主任，此后又受国家中医药管理局派遣，前往内蒙支援，为巴盟非典中心零死亡做出了贡献，获中华中医药学会"中医药抗击非典特殊贡献奖"。

肖和印教授，1984年毕业于中南大学湘雅医学院，求学期间，勤奋刻苦，成绩优异，毕业后就职于北京中医药大学东直门医院儿科，工作期间，师承国家级名老中医北京中医药大学李素卿教授，西学中三年，开始致力于中西医结合临床与研究，并担任硕士研究生导师，培养了众多中西医结合儿科人才。凭借精湛的技术、高尚的医德，得到患儿家长及同仁的一致认可和赞誉。2021年被评为首都优秀名医，继续奋斗在临床一线，为广大患儿服务，为孩子们的健康做出贡献。

【主要学术思想】

肖和印教授多年来从事中西医结合临床与教学工作，擅长中西结合治疗小儿疾病，具有坚实的西医基础理论知识，了解临床与科研前沿，同时又系统、深入研习中医学理论，充分发挥中医药优势疗法，如推拿、敷贴等，将中西医巧妙结合，取得了很好的疗效。如创三位一体疗法治疗迁延性、慢性腹泻；提出从风论治，祛风宁肺治疗小儿咳嗽变异性哮喘；对于小儿抽动障碍，提出主要责之于风、痰，主张祛风化痰，分期论治；根据治未病原则，提出应用膏方治疗小儿反复呼吸道感染。

1.三位一体疗法治疗小儿迁延性、慢性腹泻病

小儿腹泻病是儿科临床常见病，按病程分类，2周以内的为急性腹泻，2周~2个月为迁延性腹泻，2个月以上的为慢性腹泻。临床又称迁延性、慢性腹泻，为"难治性腹泻病"。长期、反复腹泻，严重影响小儿生长发育，甚至死亡。

迁延性、慢性腹泻属中医"泄泻"中"久泻"范畴。中医认为小儿久泻的病因病机，以脾胃虚弱、脾肾阳虚多见。《医宗金鉴·幼科杂病心法要诀》概括指出"小儿泄泻认须清，伤乳停食冷热惊，脏寒脾虚飧水泻，分消温补治宜精"。肖和印教授亦认

为，小儿迁延性、慢性腹泻，病程日久，病因复杂，应详细询问病史，西医辨病与中医辨证相结合，仔细甄别病因，找到病机关键所在，给予对症治疗。他认为小儿素脾胃虚弱，脏腑娇嫩，为稚阴稚阳之体，形气未充，脾常不足，腹泻日久，更易损伤脾胃运化功能，导致脾胃受损，食积不化，而致脾虚夹积证。治疗应以健脾化湿为主兼以消导。同时，应综合应用西医已有的有效疗法，全方位治疗，遂据多年临床经验，创三位一体疗法治疗小儿迁慢性腹泻，该疗法是针对婴幼儿迁延性、慢性腹泻的发病特点，将饮食调理、西医药物和具有中医特色的中药敷贴、推拿疗法进行有效结合的一种中西医综合治疗方案。简述如下：

（1）饮食调护

肖和印教授根据迁延性、慢性腹泻患儿，肠黏膜损伤，消化功能受损，尤其重视饮食调护，他认为饮食调护是治疗迁延性、慢性腹泻的首要任务。首先，重视母乳喂养（出生后即母乳过敏者除外），母乳喂养者，继续母乳喂养；重视大米汤的应用，据《本草纲目》记载，大米可甘温补中，健脾止泻，现代药理研究认为大米可刺激胃液的分泌，有助于消化，大米还是B族维生素的主要来源，可弥补腹泻时肠道菌群失调，有益菌合成B族维生素减少带来的不适。肖教授主张迁延性、慢性腹泻患儿母乳喂养前可喂服大米汤至少20ml，2次母乳间多次补充大米汤加盐溶液。对于人工喂养的患儿，则可采用等量大米汤稀释牛奶或配方奶粉的方式，最初稀释比例为1:1，然后根据病情的好转情况，逐渐由1:2、1:3添加到正常浓度，使用腹泻奶粉或深度水解蛋白奶粉、氨基酸奶粉者亦可按照此比例换回一般奶粉；大于6个月者可用加有少量蔬菜、鱼肉末或肉末的粥面条等饮食，可予穆子粉制作米糊喂养，穆子有补中益气、厚肠胃、止泻的功用。

（2）西药治疗

包括微生态疗法、胃肠道消化酶类、锌剂等的应用。腹泻迁延不愈，患儿肠道菌群紊乱，肖教授常选用含有双歧杆菌的活菌制剂调节肠道菌群；此外，他认为迁慢性腹泻患儿肠黏膜损伤，修复迟缓，消化吸收功能障碍，营养物质消化吸收不良，重视肠道消化酶类的应用，可给予多酶片、复方胃蛋白酶、食母生片等；锌是维持正常的肠道黏膜完整性、钠水转运及免疫功能的必需微量元素。给患儿补充锌剂可以减少大便的排出量及腹泻频次，缩短腹泻持续时间，减少小儿腹泻的并发症及死亡率。肖教授常选用甘草锌或葡萄糖酸锌，甘草锌中的甘草酸可促进肠道黏膜的再生修复，在锌剂的基础上可双重促进机体对水和钠的吸收，维持机体电解质平衡。

（3）推拿及敷贴疗法

推拿及药物敷贴疗法均起源于《五十二病方》，距今已有两千多年的历史。推拿是通过对患儿特定的经络、穴位进行推、拿、提、捏、揉等手法治疗，调节胃肠道功能；敷贴是将中药制成粉末，用黄酒等调和制成药饼，敷于神阙、脾俞等穴位处，可解决患儿口服中药困难的问题。推拿敷贴治疗小儿腹泻，疗效确切、操作方便、依从性好，是儿科常用外治法。肖和印教授根据辨证论治原则，认为小儿迁慢性腹泻以脾虚和脾虚夹积型为主要证型，推拿以健脾助运、温阳止泻之法，采用补脾经，补胃经，补大肠经，清小肠经，揉板门，运内八卦，揉脐，揉天枢，揉腹，揉按足三里，推上七节骨，揉长强，捏脊等手法，每日一次。穴位敷贴处方采用参苓白术散加减，脾虚夹积者加焦三仙、炒谷芽等；肾阳虚者加附子、干姜等；兼有湿热者加黄连、车前子、黄芩等；便血者加赤石脂、白及等。

三位一体疗法治疗婴幼儿迁慢性腹泻是肖和印教授多年的临床经验总结，简单有效，无痛苦，患儿及家长依从性好，不仅能明显改善腹泻症状，对腹胀、腹痛、厌食、夜啼、多汗、生长发育缓慢等伴随症状，亦有显著疗效。

2.抽动障碍的诊治

抽动障碍是一种起病于儿童时期，以抽动为主要临床表现的神经精神疾病，主要表现为不自主的、反复的、快速的、无目的的一个部位或多部位肌肉运动性抽动或发声性抽动，并可伴有多动、注意力不集中、强迫性动作和（或）其他精神行为症状。本病被称为是一种慢性现代病，近年来发病率一直上升，多见于学龄前期或学龄期儿童，以5~10岁最多见，病情通常在10~12岁最严重。如果不及时治疗或干预，随着病程的发展与延长则会严重影响患儿身心健康。

该病属于中医"瘛疭""痉证""肝风""筋惕肉瞤""抽搐"等范畴。多数孩子是以眨眼为首发症状，抽动症状多种多样，抽动部位变化不定，与中医古籍所述"风"的特点类似，如《素问·至真要大论》："诸风掉眩，皆属于肝；诸暴强直，皆属于风。"《素问·风论》："风者，百病之长也。"《素问·骨空论》："风者，百病之始也""风为阳邪""易袭阳位""善动不居""风胜则动"等。中医的"风"，分为内风和外风。外风是外邪，是自然界中的风邪；内风，五脏皆可生风，与饮食内伤、七情等均有关系，热极可生风，肝阳可化风，血燥可生风，阴血亏虚可引动肝风等。抽动障碍病程较长，迁延难愈，与痰湿关系密切。中医痰可分为"有形之痰"和"无形之痰"。"有形之痰"指患肺部或气管疾病时，所产生的痰，而"无形之痰"是看不见的，致病广泛。据《存存斋医话》记载："痰属湿，为津液所化。盖行则为液，聚则为痰"，也就是说痰是津液聚成，是津液中的稠厚的部分，是水液、津液、血气输布失常，停滞于某一部位形成的病理产物，为阴邪。可因过食肥甘厚味，营养物质过于丰富，形成的津液过盛，失于输布，留滞而成痰。也可因脾虚运化失职，水液、五谷代谢障碍，停滞化火或肝郁化火，火炼液而成痰。

肖和印教授认为，小儿抽动障碍病理因素主要责之于风、痰，病位主要在肝，涉及脾、肺、肾。感受外邪、过食肥甘厚味、辛辣香燥之品、情志失调等，均可引动肝风，发为抽动。小儿脏腑娇嫩，阳常有余，阴常不足，感受外邪，可从阳化热，引动肝风；过食肥甘厚味，食滞胃肠，积而化热，热盛生风；肝喜调达，情志不畅，可导致气机郁滞，化火动风；小儿脾常不足，肝常有余，病程日久损伤脾胃，脾虚肝胜而动风，肝肾阴虚，阴不敛阳，阳亢而风动。病初以感受外风多见，病位在肺、肝、脾，治疗以祛外风为主。随病情深入，以内风为主，病位在肝、脾、肾，治疗以健脾平肝，息风祛痰为主。因此结合患儿体质及兼证分期论治。

（1）初期：短暂性抽动

此期一般持续1年，为短暂性抽动。多数孩子刚刚起病时，挤眉弄眼、清嗓子、耸鼻子等为主要表现，常常与感冒、鼻炎、结膜炎、过敏等有关，患儿会伴有眼痒、鼻痒、咽部异物等不适，肖和印教授认为此时病情轻浅，症状多集中在头面，以祛“外风”为主，以辛散轻扬之品，清咽利喉、疏风通窍、祛风明目等。常用方剂有玄参板蓝根汤、苍耳子散等，多选用植物类祛风药物，如荆芥、防风、藁本、羌活、桑叶、蝉蜕、夏枯草、菊花、辛夷花、苍耳子等。

（2）慢性抽动期

待病情进展、深入，表现为多种多样的动作，比如最常见的点头、摇头、皱眉、皱鼻、噘嘴、张口、扭脖子、耸肩，腹吸等，还有的时不时做鬼脸、蹲下起来、拍手等，严重的孩子甚至出现跳、蹦、敲打、打自己等等，表现复杂多样。还有患儿可以表现为吸鼻声、清嗓子、咳嗽、打嗝等发声性抽动。严重的可以表现为模仿或重复别人的语言，甚至说脏话、骂人，又称为“抽动秽语综合征”。肖教授认为此时以内风为主，典型的“风动痰扰”，自拟“息风静宁散”，处方为：石菖蒲、木瓜、伸筋草、丝瓜络、络石藤、炒酸枣仁、龙骨、牡蛎、远志、僵蚕、钩藤、石决明等。其中石菖蒲、木瓜、伸筋草、丝瓜络、络石藤化痰除湿，祛风通络；僵蚕、钩藤、石决明息风止痉；龙骨、牡蛎滋阴潜阳、镇惊安神；远志祛痰、安神益智。症状明显者，宜加重用药剂量，同时可加蜈蚣、全蝎、蕲蛇、乌梢蛇等虫类药物，此类药物性猛走窜，行表达里，无所不到，最能搜剔风邪，可明显加强搜风通络效果；可加珍珠母、磁石等镇心安神、除烦躁；火盛者，可加龙胆草、黄芩、知母等苦寒药品，泻火除烦。

（3）间歇期

患儿经治疗，抽动症状减少，常常表现为抽动偶尔发作，肖教授本着"治未病"的原则，主张继续巩固治疗，以减少抽动的发作，主要用健脾调肝、益气养阴、柔肝息风之法。常用处方有四君子汤、保和丸、生脉饮、麻子仁丸、异功散等，常用药物包括太子参、黄芪、茯苓、白术、陈皮、半夏、焦三仙、砂仁、麦冬、沙参、枳实、火麻仁、钩藤、防风、合欢皮、酸枣仁、桑葚、枸杞等。

3. 小儿咳嗽变异性哮喘的证治

咳嗽变异性哮喘（CVA）以慢性咳嗽为主要症状，常常表现为反复发作的刺激性干咳，少痰，是导致小儿慢性咳嗽的主要原因之一，部分患儿发展成为典型哮喘。本病属于中医"咳嗽""痉咳""久咳""哮咳""风咳"等范畴。古代医家对本病的描述，与风有类似之处。如《诸病源候论》一书中巢元方认为："十种咳嗽，风咳为首……欲语因咳，言不得竟是也。"描述了风咳气急而咳、呛咳、痉挛性咳嗽的特点，符合"风性善行数变""风胜则动"的特点。从西医学角度看，"风邪"的涵义非常广泛，包括呼吸道感染、吸入或接触各种外在致敏原、感受外界气候变化、冷热刺激、运动、情志刺激等因素。

肖和印教授认为CVA的发生是内风和外风共同致病的结果，

从风论治。患儿一方面感受外界风邪，另一方面，本身多为气道敏感性、过敏性体质，常见地图舌，为阴虚体质，阴虚而动风，成为伏风，感受外风，引动伏风而发病，风邪犯肺，肺失宣肃，气道挛急而咳。表现为干咳、呛咳、阵咳、痉挛性咳嗽，多数患儿还有眼痒、鼻痒、流涕等症状。治疗以祛风为原则，从肝肺论治，制祛风宁肺散，组方：荆芥、防风、生麻黄、白芷、蝉蜕、钩藤、乌梅、五味子、银柴胡、紫菀、百部、炒白术。方中以荆芥、防风为君，重在祛外风散邪。蝉蜕、钩藤为臣，祛内外之风，可平抑肝木、息风止痉，内外风兼顾；生麻黄、白芷共为臣药，可解表散寒，宣降肺气，现代药理研究表明其所含麻黄碱可缓解支气管平滑肌痉挛，起到解痉止咳的作用。风性开泄，损伤津液，同时患儿本身阴虚，津液内伤，以乌梅、五味子生津养阴、敛肺收涩，银柴胡清热凉血以散肺热，紫菀、百部润肺降逆止咳，共为佐药，祛邪不伤正，滋阴不恋邪。炒白术为使，炒白术健脾益气，可顾护脾胃之气，祛邪而不伤正。诸药配合，散中有收，有补有泄，标本兼治，以祛风为要，同时兼顾患儿阴虚体质，从根本上改善患儿内在条件，减少咳嗽的反复发作。

4.儿童反复呼吸道感染证治

反复呼吸道感染（RRTI）是指1年内发生的上、下呼吸道感染次数频繁，超出了正常范围的呼吸道感染疾病，是儿科常见病，好发于2~6岁儿童，称"复感儿""易感儿"。随着环境的变化，近年有上升趋势。该病病程较长，患儿反复呼吸道感染，缠绵不愈，损伤正气，体质愈弱，严重影响小儿的身心健康，甚至诱发他疾，导致生长发育迟缓。

RRTI属于中医学"体虚感冒""虚人感冒"的范畴。中医认为，本病发生的关键在于正气亏虚，风邪是主要诱因。《素问·评热论》所载"邪之所凑，其气必虚"，《灵枢·逆顺肥瘦》曰"婴儿者，其肉脆、血少、气弱"，《温病条辨·解儿难》中有云

"脏腑薄，藩篱疏，易于传变；肌肤嫩，神气怯，易于感触"，《灵枢·五变》载"腠理疏，则善病风"，指出卫气充足，腠理致密，邪不得侵入，若腠理疏松，则外感病邪易乘虚而入。

肖和印教授认为，RRTI的发生，以本虚为主。小儿先天禀赋不足，"脏腑娇嫩，形气未充""稚阴稚阳""阴常不足""脾常不足""肺常不足""肾常虚"，属"脏腑薄""腠理、藩篱疏"者，抵抗力差，若喂养不当、顾护失宜、气候变化等，容易感受外邪而发病。因此以"治未病"为原则，在缓解期未病先防，改善患儿体质，从而减少呼吸道感染次数。基于多年临床经验，肖教授总结RRTI患儿的体质以气虚、阴虚为多见，契合患儿的体质特点及临床表现，自研膏方，在缓解期服用，取得了很好的疗效。

（1）补气生津为主

RRTI患儿，除反复呼吸道感染外，平时表现为少气懒言，动则汗出或盗汗，面色少华，纳呆食少，气阴不足的表现，这类患儿常有早产、胎内生长发育不良等禀赋不足的病史或生后喂养不当、辅食添加不当等，表现为肺、脾、肾三脏气阴均不足，治疗以补气养阴为主，处方为：黄芪、太子参、茯苓、炒白术、北沙参、麦冬、黄精、熟地黄、枸杞子、乌梅、五味子等大量补气生津之品，补中益气、固肺益肾，养阴生津。方中以太子参、黄芪为君，太子参出自《本草从新》，性甘平，略偏寒凉，功用补气健脾、生津润肺；方中黄芪出自《神农本草经》，其性甘温，可升可降，内可补肺脾之气，外可以固表止汗，为补气圣药；以炒白术、茯苓、沙参、麦冬、黄精为臣药辅助君药，健脾益气、润肺益肾，达到气阴双补，肺脾肾同调之效，熟地黄、枸杞子、乌梅、五味子亦为益气滋阴之品，增强补气滋阴效果。

（2）消导为辅

RRTI患儿气阴不足的同时，多有手足心热、大便干或稀溏，口臭，夜寐不安等虚实夹杂的表现，因此肖教授开具膏方时，除大量补气生津药物外，会适当添加消积导滞、和中清热之品，如陈皮、厚朴、枳壳、半夏、连翘、焦三仙、鸡内金等，治疗虚中所夹之实证。此外方中加紫苏叶、防风化湿行气，疏风解表，既助脾运化，亦疏风防外感，肺脾同调。加用煅龙骨、煅牡蛎、麻黄根敛汗固表，治疗多汗、盗汗、夜寐不安等兼症。

综观全方，补中有消，补而不滞，滋而不腻。肖和印教授将上述处方，添加核桃肉、冰糖制成膏方，达到益气养阴、扶正固卫的功效，服药后患儿不仅外感次数减少、患病症状转轻，精神较前活泼爱动，面色光泽有华，纳食好转，寐安等。膏方因每次服药量少，服用方便，口感好，药效平缓，疗效确切，临床应用多年，成为小儿及家长易于接受的剂型和新型治疗手段。

【医案传真】

1.腹泻案

患儿，男，2岁，2016年6月10日初诊。

间断腹泻1年。患儿1年前无明显诱因出现腹泻，大便每日3~4次，含不消化物，无发热、呕吐，于当地医院查大便常规未见异常，予口服蒙脱石散、乳酸杆菌等治疗，好转，后病情反复，医生嘱饮食调护以小米粥为主，后饮食稍不慎即出现腹泻，大便每日2~3次，多次查便常规阴性。诊时症见：大便每日3~4次，稀糊样，黄色或绿色，时含不消化物，无黏液及血丝，食欲好，无呕吐腹痛，易哭闹。少动懒言，表情淡漠，面色㿠白，唇淡，心肺阴性，腹软，肛周不红，舌淡苔白。体重：9kg。予查血常规：血红蛋白95g/L，余未见异常。便常规：未见异常。

西医诊断： 慢性腹泻。

中医诊断： 泄泻（脾虚夹积）。

治疗方案： 饮食调护、推拿＋中药敷贴、口服微生态制剂等。

辨证： 脾虚夹积。

治法：健脾渗湿，止泻助运。

治疗方案：

①饮食调护

每日口服大米汤加食用盐（每500ml米汤兑半瓶酒盖盐，相当于1.75g），能喝多少喝多少；主食以大米粥为主，可加新鲜蔬菜。

②口服西药

培菲康，每日1粒，每日2次，食母生片，每次1片，每日3次。

③推拿

采用补脾经，补胃经，补大肠经，清小肠经，揉板门，运内八卦，揉脐，揉天枢，揉腹，揉按足三里，推上七节骨，揉长强，捏脊等手法，每日一次，连续3天。

④穴位贴敷

穴位敷贴处方：党参10g、茯苓10g、炒白术10g、山药10g、莲子10g、砂仁3g、炒白扁豆10g、陈皮6g、法半夏6g、檀香10g、焦麦芽10g、炒谷芽10g、神曲10g、钩藤10g、附子6g，共3剂，将上药研成粉末，以上海黄酒调和制成药饼，直径为2cm，厚0.5cm，置于医用胶贴中央，敷于神阙、双侧脾俞。

二诊：2016年6月13日。大便1~2次，成形，仍含少量不消化食物。饮食调护：可加少量瘦肉，治疗同前，穴位敷贴药物增加焦山楂10g。

三诊：2016年6月20日。大便每日1次，性状正常。患儿精神较前活泼，不易哭闹，饮食调护：可加少量蛋黄、鱼，治疗同前。继续巩固治疗1周。

四诊：2016年6月27日。患儿大便正常，精神活泼，面色较前红润有光泽。体重增长1kg。

按：小儿慢性腹泻，患儿消化功能受损，以脾虚为主，脾虚湿困是主要病机，治疗应以健脾止泻，同时助运为治疗方法，脾虚夹积者：加焦三仙、炒谷芽等，肾阳虚者：加附子、干姜等；兼有湿热者：加黄连、车前子、黄芩等；便血者：加赤石脂、白芨等。推拿是小儿常用外治法，通过刺激穴位经络，达到调和气血阴阳的作用，穴位贴敷以健脾化湿止泻助运为法，传统中医外治法，无痛苦，操作方便，患儿容易接受，亦能达到很好的治疗效果。本案脾虚夹积，方中临床常用太子参、茯苓、炒白术健脾止泻，炒白扁豆、砂仁渗湿，焦麦芽、炒谷芽等助消导，附子扶阳以助湿化，易激惹、烦躁者加钩藤平肝。

2.抽动障碍案

患儿，女，8岁，2018年6月4日初诊。

间断摇头、耸肩、吸肚子2个月。追问病史，患儿2年前开始出现眨眼，曾就诊于眼科，检查无明显异常。间断反复发作，自行症状消失。2个月前开始无明显诱因出现摇头，时耸肩，时吸肚子，无头痛头晕、恶心呕吐等不适，纳食可，大便偏稀，含不消化食物，睡眠欠安，磨牙。诊时症见：时摇头，同时右侧肩耸起，约2~3分钟发作1次，偶见腹吸。查体：形体偏瘦，唇淡，心肺阴性，舌淡，苔白厚，脉滑。

西医诊断：抽动障碍。

中医诊断：瘛疭。

辨证：脾虚肝旺，风痰胶结。

治法：健脾平肝，祛风化痰通络。

处方：石菖蒲10g、木瓜8g、远志10g、合欢皮10g、生龙齿20g、生牡蛎20g、伸筋草10g、丝瓜络10g、茯苓10g、五味子6g、党参10g、莲子心3g、枸杞子10g、覆盆子10g、生白术6g、砂仁3g、天麻6g、钩藤10g、酸枣仁15g、僵蚕10g、蜈蚣6g、全蝎1条。7剂，水煎服，每日1剂。

二诊：2018年6月11日。症状较前好转，大便正常，治疗同前，14剂，水煎服，每日1剂。

三诊：2018年6月25日。摇头耸肩频次减少，腹吸仍反复发作，舌红，苔腻，去枸杞子、覆盆子，加乌梢蛇10g、琥珀粉6g（冲服）。7剂，水煎服，每日1剂。

四诊：2018年7月8日。症状明显好转，偶有腹吸动作，患儿诉咽部不适，去党参、茯苓、炒白术，加蝉蜕6g、玄参10g。

按：抽动障碍，是以抽动为主要临床表现的神经精神疾病，中医认为，主要责之于风、痰，治疗以健脾平肝，息风祛痰为主。患儿发病时间较长，为慢性抽动，形体偏瘦，大便偏稀，典型脾虚肝旺，风痰胶结之证，治疗以石菖蒲、木瓜、伸筋草、丝瓜络化痰除湿，祛风通络；党参、茯苓、炒白术、砂仁健脾化湿；龙骨、牡蛎滋阴潜阳、镇惊安神；远志、酸枣仁、合欢皮宁心安神益智，治疗睡眠不安的兼症；天麻、钩藤、枸杞子、覆盆子益肾平肝；再加蜈蚣、全蝎、乌梢蛇等虫类药物，剔风搜邪，明显加强搜风通络效果。

3.咳嗽变异性哮喘案

患儿，男，7岁，2019年2月10日初诊。

间断咳嗽2个月。患儿2个月前无明显诱因出现咳嗽，少痰，睡前、凌晨或运动后咳甚，反复鼻塞、咽痒，无发热、呕吐，于外院多次查血常规未见异常，间断口服阿奇霉素8日，未见明显好转，予吸入用布地奈德、异丙托溴铵雾化吸入后好转，停药后反复咳嗽。诊时症见：咳嗽，少痰，阵咳，刺激性咳，清嗓子，鼻塞，大便干。查：唇红，咽充血，扁桃体不大，双肺呼吸音粗，未闻及干湿啰音，舌红、苔剥脱，脉细数。予查血常规：嗜酸性粒细胞0.075，余未见异常。

西医诊断：咳嗽变异性哮喘。

中医诊断：咳嗽。

辨证：风热伤阴。

治法：祛风宁肺，养阴止咳。

处方：荆芥10g、防风6g、银柴胡6g、胡黄连3g、紫菀10g、炙百部6g、玄参10g、板蓝根10g、桔梗6g、甘草3g、钩藤10g、白芍9g、乌梅10g、五味子5g、芦根20g、杏仁6g、辛夷6g、瓜蒌10g，7剂，水煎服，每日1剂。

二诊：2019年2月17日。咳嗽好转，夜间不咳，清嗓子频次减少，鼻塞好转，大便正常，舌红苔剥脱，去瓜蒌，余药同前，7剂，水煎服，每日1剂。

三诊：2019年2月24日。偶咳，少痰，舌红苔薄白，去杏仁、辛夷，加浙贝母10g。7剂，水煎服，每日1剂。

按：咳嗽变异性哮喘是小儿慢性咳嗽常见原因之一，以凌晨、运动后阵发性、痉挛性干咳为主要表现，抗生素治疗无效，支气管扩张剂可暂时缓解，患儿多气道敏感，为阴虚体质，嗜酸性粒细胞可升高。中医多从风论治，祛风止咳，养阴生津。方中荆芥、防风、钩藤可祛风宁肺平肝，内外风俱祛，紫菀、百部、杏仁润肺降逆止咳，乌梅、五味子、芦根生津养阴，银柴胡清热凉血以散肺热，桔梗、甘草清利咽喉。全方标本兼顾，减少咳嗽的反复发作。

4.反复呼吸道感染案

患儿，女，年龄5岁，2019年7月1日初诊。

反复呼吸道感染2年。患儿2年前自入幼儿园后反复呼吸道感染，平均每1~2个月感冒一次，患肺炎3次，平素纳食少，挑食，稍多进食即积滞出现呕吐、腹痛等，手足心热，盗汗，夜寐不安，大便干稀不调。诊时症见：纳少，大便偏干。查：体重14kg，形体消瘦，面色少华，咽充血，扁桃体Ⅱ度肿大，双肺呼吸音清，未见干湿啰音，腹稍胀，舌红苔白剥脱，脉细。

西医诊断：反复呼吸道感染。

中医诊断：体虚感冒。

辨证：气阴两虚，脾胃积热。

治法：益气养阴，和中清热。

处方：黄芪、太子参各150g，茯苓、炒白术、黄精、熟地黄、枳壳、连翘、焦三仙、煅牡蛎、北沙参、麦冬、枸杞子、乌梅、鸡内金各100g，五味子、陈皮、厚朴、半夏、紫苏叶、防风、麻黄根各50g。1剂，加冰糖、蜂蜜、阿胶制成膏方，服用1个月。

二诊：2019年8月1日。服药期间，无呼吸道感染发生，纳食好转，大便初头干后正常，盗汗减少，夜寐安，面色较前红润，唇红，舌红苔白，治疗同前，继续服用1个月。

三诊：2019年8月31日。纳可，寐安，大便正常，面色红润，体重增长1.5kg，治疗同前，继续服用1个月。

2020年2月3日，电话随访，患儿半年来感冒2次，自行居家口服药物后痊愈，患儿纳食可，大便正常，睡眠安稳。

按：小儿反复呼吸道感染的发生，以本虚为主，常见气虚、阴虚，同时常常伴有积滞、脾胃积热等虚中夹实的表现，治疗可从"治未病"出发，改善患儿饮食、大便、睡眠等方面，促进其生长发育，提高抵抗力，从而减少呼吸道感染的发生。可选用黄芪、太子参、茯苓、炒白术、北沙参、麦冬、黄精、熟地黄、枸杞子、乌梅、五味子等大量补气生津药物，双补气阴，配合陈皮、厚朴、枳壳、半夏、连翘、焦三仙、鸡内金等消积导滞、和中清热之品，以及煅牡蛎、麻黄根等敛汗固表，防风、苏叶祛风解表等药，全方益气养阴、扶正固卫，消补并用，补而不滞，滋而不腻。将上述药物反复煎煮、去渣浓缩，加入辅料蜂蜜、冰糖、阿胶收膏制成膏方，口感好，服用方便，小儿及家长易于接受，成为治疗小儿反复呼吸道感染的新手段。

（王红娟 整理）

王俊宏

崇仲景仲阳，重五脏证治

【名医简介】

王俊宏（1963年~），女，汉族，北京人，教授、主任医师、博士生导师，博士后合作导师。全国第七批老中医药专家学术经验继承指导老师，全国第三批中医优秀临床人才，北京市妇幼名医，北京中医药大学中医儿科学科带头人，儿科临床学系主任、北京中医药大学东直门医院儿科主任，北京中医药大学教学名师，兼任中国中医药信息学会儿科分会会长，中国民族医药学会儿科分会副会长，中华中医药学会儿科专业委员会常务委员，中国中西医结合学会儿科专业委员会常务委员，世界中医药联合会儿科专业委员会常务理事，中国中药协会儿童健康与药物研究专业委员会常务委员，感染学组副组长，中华中医药学会儿童健康协同创新平台委员会（儿童发育行为与评价方向）首席专家，北京中医药学会儿科专业委员会副主任委员，北京中医药学会应急专业委员会常务委员等。

从医35年，擅长运用中医药治疗儿科常见病、多发病；对儿科神经精神疾病多发性抽搐症、注意缺陷多动障碍、发育迟滞、儿童自闭症等有较深入研究。主持国家级课题重大新药创制、国家自然科学基金、北京市自然科学基金、首都卫生发展基金等课题10余项，主编、副主编规划教材行业教材多部。指导博士硕士多名。

【主要学术思想】

王俊宏教授长期从事中医儿科的临床、教学与科研工作，其学术思想源于《内经》《小儿药证直诀》《医宗金鉴》等中医典籍，传承儿科名家刘弼臣教授、丁樱教授的学术理论与治疗思路，对于儿科常见病、疑难病、特别是小儿神经精神类疾病的治疗有独到的见解与丰富的临床经验。王教授提出以"清热宣肺、泻肺化痰、清肺养阴、祛风固本"之法分期论治小儿咳嗽；以"运脾开胃"为基本治法，重视喂养调护，治疗小儿厌食；提出小儿抽动障碍的核心病机为"肝风内动，风痰阻络"，并立"清肝息风、豁痰通络"治法；指出小儿注意缺陷多动障碍的病机关键在于"脏腑失调，阴阳失衡，阳动有余，阴静不足"，以益气养阴、宁神安神为基本治法，创制静宁方；提出小儿孤独症谱系障碍的治疗关键在于脾、肾二脏及痰、瘀病理因素；以"清热解毒、调肺养心"为指导，分病程阶段治疗小儿心肌炎、心肌损害；注重辨病与辨证相结合，从肺、脾论治小儿过敏性紫癜，从瘀论治紫癜性肾炎；明辨风、痰、虚、瘀等病理因素，以"运脾补肾、祛风化痰"为主治疗小儿癫痫。

1. 小儿咳嗽证治

咳嗽是以咳嗽阵作为主症的肺系疾病，有声无痰为咳，有痰无声为嗽。小儿体质稚嫩，形体发育与生理功能尚未成熟，肺脾肾三脏皆不足，相较于成人更易发病。王教授认为，咳嗽各阶段应施以不同的治法、方药，并注重顾护脾胃，辨别其夹痰、夹滞及夹惊的情况，用药多轻灵平和，不过用寒凉药物，以免更伤脾气。

（1）病证初期，宣肺清热

肺为娇脏，外合皮毛，护卫气而调肌腠，易于受内外不正之邪气侵袭而致病。小儿肺常不足，寒热不知自调，最易感受六淫之邪，肺失宣肃，肺气上逆，发为咳嗽。王教授认为，小儿为"纯阳"之体，感邪后多从热化，加之生活条件改善，小儿常恣食肥甘厚味之品，致使体内蕴热，感邪后也极易化热。因此咳嗽初期，不得闭门留寇，需宣肺清热以祛邪，临床常以麻杏石甘汤为主方，并在方中加入鸡内金、生山楂等药物顾护脾胃之气，以防药物寒凉，损伤脾胃。

（2）痰热未尽，泻肺化痰

小儿脾常不足，饮食不知自节，易化湿生痰；加之余邪未尽，炼液为痰，两者相互搏结，临床常见咳嗽、咳黄痰之象。王教授认为，此邪非宣散能解，而要在化痰的基础上泻肺以祛邪，临床多用泻白散加减。泻白散出自宋代钱乙的《小儿药证直诀》，主治小儿肺盛，气急喘咳，由桑白皮、地骨皮、甘草和粳米四药组成。方中桑白皮为君药，清泻肺热，平喘止咳；地骨皮可泻肺中伏火，有养阴之功；甘草和粳米既可缓和桑白皮、地骨皮的寒性，又可培土生金。

（3）余邪留恋，润肺养阴

经治疗，表邪已去，但余邪未尽，肺为娇脏，喜润勿燥，余热化燥，蒸迫痰液，耗伤肺阴，则病势迁延。临床取治疗温病邪热伤阴的沙参麦冬汤之法，养肺胃之阴。以沙参泻白散为主方。方中泻白散清泻郁热而止咳；南沙参、麦冬补肺阴，润肺燥，使阴液充沛则燥咳自止；可加鸡内金、山楂健脾和胃，培土生金。

（4）禀赋有异，祛风固本

患儿咳嗽日久，未见恶寒发热，多于夜间或晨起较甚，可伴喷嚏、鼻塞、流涕，甚则可见喘息气促等症状，且可见每年定时发作，此为先天禀赋有异所致。王教授治疗此类咳嗽，首先辨其有无外邪侵袭，若外邪未解，则先用以上治疗思路，以祛邪为主；待外邪已散，则以银花乌梅汤为主，药由银柴胡、乌梅、五味子、辛夷、钩藤、紫菀、紫石英等组成，此方由刘弼臣教授的辛苍五味汤合过敏煎化裁而成，既可化痰平喘，又可敛肺、健脾、温肾，标本同治。

2.小儿厌食证治

厌食是以较长时间食欲低下、不欲饮食、甚则拒食或食量明显低于同龄儿童为特征的一种小儿常见病证。本病病程过久可影响患儿的生长发育，其病因多样，包括饮食不节、喂养不当、脾胃虚弱，年长儿还可见因情志不畅致厌食。王教授强调在厌食的治疗中需秉承"小儿调脾贵在运，不在补"的原则，以运脾开胃为核心治法。

（1）消积化食，调和脾胃

小儿生机蓬勃、发育迅速，对水谷精微需求量大，脾主腐熟水谷及运化输布精微，故小儿生长犹赖于脾。但小儿脾常不足，若乳食不知自节或家长强制喂食，临床常见因积滞而厌食者，有食欲不振、大便偏干、易饱胀、口气秽浊等表现。王教授常以保和丸化裁，保和丸是消食导滞常用方，《幼幼集成·食积证治》言："夫饮食之积必用消导，消者散其积也，导者行其气也"。方中以山楂消食健胃为君；善消面食痰浊之积的莱菔子为臣；辅以茯苓健脾渗湿，二陈使脾气运、气机畅则痞自除；加鸡内金消食化积，炒枳实行气除胀。大便干者加瓜蒌，瓜蒌入肺、大肠经，可清肺热、降肺气，助大肠传导，保持大便通畅、养成良好的排便习惯对厌食的防治十分关键。小儿脏腑易虚易实，宜以芳香之剂解脾胃之困，以恢复转运之机。

（2）健脾益气，和胃生津

患儿久病，影响脾胃纳运功能，因脾胃气虚致厌食者，易化热伤津，日久常致阴液亏虚。王教授多选用《小儿药证直诀》中七味白术散加减，本方由四君子汤加藿香、木香、葛根组成，四君健脾益气，葛根升阳生津，藿香化湿止呕，木香调理中焦气机，全方有升有降，有补有运，使脾气得升，胃和津运。

（3）疏肝运脾，调畅情志

临床上部分年长儿可出现厌食伴胸胁痞满，性情急躁或厌食前有情志抑郁。小儿肝常有余，脾常不足，易由于木横侮土，脾失运化而致厌食。王教授常以逍遥散为主方，逍遥散是疏肝解郁、健脾养血的代表方。柴胡、黄芩为王俊宏教授临床上常用的对药，二者一升一降，共用可调和表里、和解少阳，使肝胆气机条畅，内蕴郁热得消。对此类患儿在治疗中应注重疏肝运脾、调畅气机，脾运恢复，厌食的症状即可改善，同时需辅以心理疏导，并告知家长需改善家庭环境、多与患儿沟通。

（4）注重喂养及日常调护

"要想小儿安，三分饥与寒"。王教授指出培养良好的喂养习惯是防治小儿厌食的重要部分。幼儿在添加辅食的过程中要遵循由少到多，由细到粗，从一种到多种逐渐添加的原则；学龄期及学龄前期的儿童不应进食过多的肥甘厚腻或偏食单一的食物，应减少零食摄入，家长勿强迫进食，且应关注儿童的心理健康，坚持适度的体育锻炼。

3. 小儿抽动障碍证治

抽动障碍是儿童时期常见的神经发育障碍疾病，以突然的、反复的、快速的、不自主的、无节律的一个部位或多个部位肌肉运动性抽动和（或）发声性抽动为临床特点，可归属于中医学"惊风""瘛疭""肝风"等范畴。抽动障碍的病因是多方面的，与先天禀赋不足、感受外邪、情志失调等因素有关，其病位责之五脏，主要在肝，病初多为实证，迁延不愈易转为虚证。

王教授认为儿童抽动障碍的病位在肝，与脾关系密切，核心病机为"肝风内动，风痰阻络"。风为阳邪、性动，肝气血失调，即生内风，肝所主之筋、所合之窍、所循之经则会出现风动的症状。而引动肝风的病机多样复杂，在肝者，可由肝热生风，小儿为纯阳之体，易从阳化火，火极生风；可由阴虚生风，肝体阴用阳，小儿阴常不足，肝失濡养，肝体失用，风自内生；可由阳亢生风，小儿肝常有余，肝阳偏亢，肝阴不足，阴不制阳，而阳亢生风；亦可由外风引动，小儿腠理疏松，卫外不固，虚邪贼风，侵袭肺卫，引动肝风。

以风邪为基础，风邪与痰邪交结，形成风痰相互胶着，横窜经络的病机。脾胃转运水谷精微，为生痰之源。小儿脾常不足，加之饮食不知自节，脾失健运，水湿停运中焦，津聚为痰；若反复外感，肺失宣降，肺气壅塞可生痰；若先天不足或患病日久，肾失气化，水泛为痰。既可因风生痰，风胜热极，灼津为痰，亦可因痰生风，痰浊日久，化热生风。风痰交结，流窜经络，形成风痰阻络之证。风痰胶着难治，临床有动作复杂变化多样、反复发作、难治愈的特点。风痰上扰，则见做鬼脸、头摇；风痰交结于喉咙，则见喉间怪声；风痰横窜肢体，则筋脉拘急，出现四肢抽动；风痰扰心，则见秽语、心情烦躁、夜眠不安等扰神的症状。

王教授承袭刘弼臣教授治疗儿童抽动障碍经验方息风静宁汤的思路，针对肝风内动、风痰阻络的病机，立清肝息风、豁痰通络治法，拟菖菊止动方（组成：石菖蒲、菊花、黄连、白芍、钩藤、全蝎、制远志、郁金等）。方中石菖蒲开窍豁痰，醒神益智，化湿开胃；菊花平抑肝阳，清肝明目，疏风清热解毒；钩藤清热平肝，息风止痉；全蝎主入肝经，性善走窜，既平息肝风，又搜风通络。白芍酸敛肝阴，养血柔肝；黄连清热泻火，尤善去脾胃大肠湿热，湿去则痰消；半夏辛温而燥，长于燥脾湿而化痰浊；郁金既能清利肝胆湿热，又能活血祛瘀，行气解郁，清心凉血；远志具有安神益智、交通心肾、祛痰之效。

如见鼻塞甚者加辛夷、苍耳子、蒲公英通利鼻窍；见眨眼甚者加木贼草、蔓荆子、桑叶、决明子清肝明目；见咽部不利、喉中异声者加桔梗、甘草、山豆根、玄参、板蓝根疏风清利咽喉；见点头、摇头者加葛根、川芎；见四肢抽动甚者，加木瓜、伸筋草舒筋活络；见上肢抽动者加桑枝、姜黄；见烦躁易怒加柴胡、黄芩、夏枯草清肝泻火；见五心烦热加栀子、牡丹皮清泻火热；发作频繁、抽动幅度较大者加蝉蜕、僵蚕、乌梢蛇。

4.小儿注意缺陷多动障碍

注意缺陷多动障碍（ADHD），一般分为多动冲动型、注意缺陷型和混合型，多于儿童期起病。此类患儿临床表现为注意力缺陷、多动和冲动行为，且损害了学业活动、社交活动等。病因为先天禀赋不足，后天失养。病位主要在心、肝、脾、肾，病性为虚实夹杂，以虚为本，以实为标。病机关键在于脏腑失调，阴阳失衡，阳动有余，阴静不足。小儿心、肝有余，二脏均为阳脏，内伤七情或外感六淫、食饮不节等，皆易生火、化火，助阳伤阴，阴不制阳，阳气浮越，五神不藏，故多动难静、注意力不集中。基于此，王教授提出"益气养阴，宁神安神治疗ADHD"的学术思想。

（1）燮理阴阳，宁神定志

人体以五脏为中心，通过运行周身的经络与六腑、五官、九窍、五体等组成复杂周密的系统。五脏贮藏精气，发挥其正常的生理功能；脑为髓海，五脏六腑之精气皆上汇于脑。五脏与脑生理联系密切，通过精、气、血、津液的作用，上下沟通，协调共济，共同维持人体的生命活动。若五脏失调，功能失司，进一步影响脑的生理功能，以致人体生命活动、知觉感觉和肢体运动功能失调，发展为注意缺陷多动障碍。故王俊宏教授提出益气养阴以平衡脏腑阴阳。

（2）化痰祛瘀，醒神开窍

痰和瘀均是人体脏腑功能失司、津液运化代谢失常的病理产物，小儿阳、肝、心，三有余者，易生风化火；阴、脾、肺、肾，四不足者，常酿痰生瘀，痰瘀互结，致心欲宁而火不灭、窍欲开而痰不去、智欲聪而血不养、思欲睿而精不力、行欲检而瘀不散，临证治疗中要注重停痰与瘀血同治。刘完素言："大抵血滞心窍……调平血脉，顺气豁痰"。故遣方用药不应拘于一脏一腑，而以扶五脏正气为主兼施化痰、瘀之类。五脏气正，痰瘀失其生源，为治本，稍佐化痰、瘀之专药，助脏腑正气祛邪，为治标，虽不专化痰、瘀，实有化痰、瘀之效。王俊宏教授于临床中创制静宁方，主要包括太子参、熟地黄、枸杞子、五味子、远志、石菖蒲、茯苓。太子参味甘性平，健脾益气，养阴生津，为诸参中清补之品，"功媲人参"，广泛应用于儿科脾气虚损等诸证，熟地黄甘苦性温，滋肾养阴，填补先天，二者共为君药，有气阴双补、益气安神、填精益智之效；枸杞子气寒味苦，补益肝肾，交通心肾，五味子气温味酸，为"生津之要药，收敛之妙剂"，可以益精敛神，"补虚劳，益气强阴"，二者共为臣药，以助君药之力；远志气温味苦，"利九窍，益智慧"，安神定志，石菖蒲气温味辛，"补五脏，通九窍"，宁神开窍，茯苓味甘气平，健脾安神，三者共为佐使。

5.小儿孤独症谱系障碍证治

孤独症谱系障碍是一类以社会交往障碍及兴趣狭窄、行为刻板重复为核心症状的神经发育障碍性疾病。其病因尚不明确，可能与遗传因素、环境因素、神经生物因素、免疫因素密切相关。儿童孤独症可归属于中医神志病范畴，本病病位在脑，而脑由肾精所化，《内经》有言"人始生，先成精，精成而脑髓生"，《中西汇通医经精义》中亦有"肾精足则可化髓入脑"的说法。《灵枢·五癃津液别篇》曰："五谷之津液，和合而为膏者，内渗入于骨空，补益脑髓"。由此可见，水谷精微是维持人体精神活动的重要物质基础，而水谷精微的化生有赖于脾之运化。因此，王教授提出该病的治疗关键在于脾肾。

（1）初期运脾为主，化痰行瘀

临床中患儿就诊初期多呈现自我封闭状态，目不视人、呼之不应往往是家长最先关注到的典型症状。因此，治疗初期首当恢复呆滞之脾胃运化之力，清除痰瘀有形之邪，使中焦恢复行、转、旋、动之功。故初期当以运脾之法为重，王教授常以二陈汤及温胆汤为主方化裁使用。方中多选用半夏、陈皮、石菖蒲等开窍化浊之品，若伴见睡眠障碍，加酸枣仁、珍珠母以养心安神；情绪不稳，肝郁气滞者加柴胡、黄芩、香附以疏肝解郁；若情绪急躁，行为冲动难以控制者加用夏枯草、钩藤、牡丹皮以清肝泻火。同时，该病患儿常易伤食积滞，使病情反复，可佐以少量生山楂、鸡内金、炒莱菔子等消积之品，以助运脾化痰行瘀之效。

（2）后期补肾为主，填精益髓

孤独症发生的原因与脾肾功能失调密切相关，故在初期运脾化痰行瘀基础上，后期当重视补肾填精益髓。肾为脏腑生成之根本，脾之运化功能有赖于脾阳之充盛，脾阳根于肾阳。因此，王教授主张在患儿脾胃功能逐渐恢复后酌情增加调补脾肾药物，如熟地黄、山萸肉、枸杞子、益智仁等益肾精而养脑髓，茯苓、山药、党参、黄芪等健脾气以促进水谷精微运化，从而补益脑髓。

（3）标本兼顾，动态辨治

孤独症病程较长，一旦发病，症状多持续终身。该病临床症状异质性较高，同时可伴见如情绪障碍、睡眠障碍、胃肠功能障碍等多种表现。因此在治疗过程中，既要认识到其病机本质，也要注意兼症的治疗。紧抓就诊近期的主要矛盾，动态调整治疗方案，灵活施治，治本同时治标。

6.小儿心肌损害证治

小儿心肌损害是由多种原因引起的以心肌酶、心电图等检查存在不同程度异常，但未达到心肌炎诊断标准的一类疾病，临床表现为心悸、胸闷、乏力、长叹气等。根据症状表现，本病可归属于中医学"心悸""怔忡""心痹"等范畴。中医学认为，心肌损害的形成是由于在内小儿先天禀赋不足、素体正气亏虚，在外感受风温、湿热邪毒侵袭，心脉痹阻所致。王教授秉承"从肺论治"的学术思想，以"治心不止于心，调理他脏以治心"的观点和"调肺养心"的思路治疗本病。

（1）调肺利窍，清热解毒

小儿肺常不足，卫外不固，且心与肺同居上焦，合主一身之气血，加之小儿肺叶娇嫩，受邪则易发生传心、犯脾、侵肝、伤肾之变，故风温、湿热邪气易乘虚而入，继则侵犯心脉，心脉痹阻不通。本病在发病前常有外感病史，伴有咳嗽、流涕、咽痛等呼吸道症状，继而出现心悸、胸闷气短、长叹气等表现。病程初期从肺论治，强调清热解毒以祛邪外出，肺窍清利则邪无所依，同时切断邪毒传变至心的途径。王教授常用玄参、板蓝根、山豆根、桔梗、生甘草、辛夷、苍耳子以宣肺利咽，解毒祛邪；属风热犯心证者，常合银翘散以疏风清热；属湿热侵心证者，常合葛根芩连汤，同时加入藿香、佩兰、荷叶等化湿之品。

（2）清解余邪，以通心络

小儿脏腑娇嫩，邪毒内舍于心，稽留不去，心脏体用俱损，常见心悸、胸闷、气短、胸前区疼痛、乏力等症状。病程中期，邪气渐衰，应继续清解在心之余邪，同时结合小儿的临床表现以辨证施治。王教授常用连翘、紫花地丁、蒲公英以清热祛邪，同时合用藤类药如忍冬藤、鸡血藤以畅通心络。丹参、苦参为王教授治疗小儿心肌损害必用之药对，丹参活血清心，苦参清热燥湿，使余热得清，心脉得通。王教授注重辨病程与辨证相结合，见痰热扰心者，常合用温胆汤；心脉痹阻，气血运行不利，瘀血内生者，常合用血府逐瘀汤；兼肝气郁滞者，小儿心悸、胸闷、胸痛等表现常于生气或情绪激动后加重，可合用四逆散以疏肝理气。小儿脏气清灵，随拨随应，应结合小儿特点随证选药，不宜重用苦寒清热之品，以防败伤脾胃。

（3）健脾益肺，养心安神

病程后期，邪去正虚，小儿心气不足，阴血耗伤，肺脾两虚，常见反复心悸、气短、乏力、胸闷，伴有自汗、困倦、纳食减少、多梦难安、容易外感等表现。故后期从肺论治，强调补益肺气，增强小儿抵御外邪的能力，同时注重培补心脾之气血，酌减清热祛邪之品。小儿肺气虚者以玉屏风散补气固表，乏力明显、自汗多者可加太子参益气生津润肺；心之气血阴阳俱伤，小儿心悸多梦，面色黄暗，常用生脉散与炙甘草汤，合当归、炒酸枣仁、煅龙骨、煅牡蛎以养血复脉，宁心安神；脾胃受损，运化失司，小儿食欲减低、食积难消、大便不规律，常用二陈汤加减，合山药、炒白术、炒薏苡仁、瓜蒌、炒枳实、焦山楂、鸡内金等以运脾消食导滞；胃阴不足者可合沙参、麦冬、玉竹、石斛以滋养胃阴。小儿体禀纯阳，五脏之气贵在健运，故补益之品应温润平和，滋腻温燥厚味不宜选用。

7.小儿过敏性紫癜证治

过敏性紫癜是以小血管炎为主要病变的系统性血管炎，病变可累及多系统，临床表现为非血小板减少性皮肤紫癜，常伴腹痛、关节痛、胃肠出血和肾脏损伤等症状。本病各年龄段均可发生，但以学龄儿童多见，归属中医学"发斑""紫癜风""葡萄疫"等范畴。针对本病，王教授注重辨病与辨证相结合，认为风热、湿热为该病主要致病因素，邪气易首犯肺脾，内外相合，迫血妄行，络脉受损而致病。治疗上重视从肺脾论治，用药注重清肺利咽和顾护脾胃，强调活血化瘀法应贯穿始终，标本兼顾。

（1）分证论治

根据所受病邪偏盛的不同，王教授将本病证型主要分为风热伤络证、湿热伤络证和正虚邪恋证。风热伤络证多有呼吸道感染史，皮疹瘙痒明显，可伴发热恶寒、咳嗽咽痛等表现，治宜疏风清热，多以银翘散加减；湿热伤络证皮疹斑色深紫，多见于关节型、腹型，可伴鼻衄、齿衄、口中黏腻、肢体困重等，治宜清热利湿，可选三黄四物汤。三黄四物汤出于《医宗金鉴·幼科杂病心法要诀》，原书有言："四物三黄泻心汤，热盛吐衄功最良；芎归生地赤芍药，黄芩黄连川大黄"。其所谓的热盛吐衄，正符合湿热伤络型的表现。正虚邪恋证则多见于本病后期、紫癜性肾炎或过敏性紫癜反复发作者，因患儿素体体弱或病久正气亏虚，感受邪气后无力祛邪外出，故邪气留恋，病情缠绵易反复，其虚以肺脾气虚为主，可见乏力、纳差、咽部反复不利等表现，治宜扶正祛邪，多以归脾汤加减。

（2）注重从脾论治

一则治标，特别对于湿热证患儿，善用经验方"五草汤"，其组成为鱼腥草、灯心草、车前草、益母草、茜草、白茅根等，方中鱼腥草、灯心草、车前草清化湿热，益母草养血活血，白茅根、茜草凉血止血，诸药合用，共奏清热解毒，活血祛湿之功。二则治本，王教授特别注重调理脾胃，无论何种证型阶段，均不忘健运脾胃，起到培土生金之效，常用药物有鸡内金、生山楂、陈皮、炒白术、山药等。

（3）用药重视清肺利咽

王教授认为，外感是过敏性紫癜加重或反复的重要因素，应用清肺通窍利咽中药可有利于宣通肺气，调畅气机，起到"祛邪护肺安内宅"的作用，防治外感的同时，也能有效控制病情。常用药物如：金银花、连翘、辛夷、苍耳子、玄参、板蓝根、山豆根等。

（4）活血化瘀法贯穿始终

本病病位在血络，病变过程中瘀血贯穿始末，此瘀血类似于本病发病机制中沉积在小血管的免疫复合物，因而瘀血不去，则影响脉络运行和新血重生，且会加重出血。故在治疗用药时加用化瘀通络药，以畅络道，使气血得运，络脉条达，有助于皮肤紫癜消退及减少复发。需注意的是，活血化瘀药难免温燥之性，而本病本为血证，治疗忌耗血动血，用药不宜过于温燥。常用药物如丹参、川芎、当归、赤芍等。对于顽固性紫癜，治疗可应用破血药，如桃仁、姜黄、青皮、乳香等，但应注意中病即止，以免伐伤正气。

8.小儿癫痫证治

癫痫是多种原因导致的脑部神经元高度同步化异常放电所致的临床综合征，是儿童时期常见且危害最大的神经系统疾病之一。中医方面，癫痫症见发作时精神恍惚，甚则突然仆倒，昏不知人，两目上视，口吐涎沫，四肢抽搐或口中怪叫；发作前可伴眩晕、胸闷等先兆；移时苏醒，醒后如常人，常伴疲乏无力等症状。王教授主张结合小儿肺脾肾常不足的生理特点，辨明风、痰、瘀等病理因素，以运脾祛风化痰为主，充分发挥中医药整体辨证优势，改善癫痫患儿症状，提升身心发育质量。

（1）病理因素——风痰为主

《医学入门·痫》中有"痫有阴阳只是痰"的说法，《太平圣惠方·中风论》云："风入阳经则狂，入阴经则癫"，这些论述都为癫痫疾病的认识指引道路。王教授认为怪病多痰，小儿脾常不足，饮食不知自节，脾失健运，痰湿内生。"痰"既是病理因素，也是病理产物。机体卫表不固，易被风邪所伤，痰浊靠风上引到达巅顶，又猝遇诱发而致急性发作。王教授常以茯苓配枳壳主治痰浊阻滞引起的癫痫；党参配陈皮主治脾虚痰盛引起的癫痫；柴胡配半夏主治气郁津凝、痰浊阻滞引起的癫痫；柴胡配黄芩主治痰热闭阻脑窍引起的癫痫。

（2）标本兼治——脾肾不足

小儿脾常不足，脾胃是一身气血阴阳的最大枢纽，脾胃虚弱会导致气血不足，不能润脑髓而致神明之府失养，脾胃失司则使气血阴阳升降失常，清浊倒置，脑髓得不到清阳濡养而被阴浊蒙闭，从而导致癫痫发生。此外，还有医家认为癫痫的非急性发作期肾虚、卫气不足导致外感、惊风频发、血虚失养所致肝风内动亦是导致癫痫发生的诱因与病机。针对癫痫缓解期患儿，王教授常用六君子汤合六味地黄丸加减，方中包括半夏、陈皮、茯苓、山药、鸡内金、山楂、熟地黄、山药、山萸肉、牡丹皮、茯苓、石菖蒲、远志、当归、白芍、珍珠母、钩藤、羚羊角粉，补脾肾之不足，并养血息风，化痰开窍，标本兼治，达到较好治疗效果。

（3）临症配伍——发挥中医药优势

癫痫患者一般需要长时间用药控制其病情，长期服用抗癫痫药物期间，患者发生不良反应的比例较高。内服中药与外治法联合现代抗癫痫药物，既能发挥癫痫药物靶点明确之疗效，又能从中医整体观出发，增强机体抵抗疾病的能力，缓解不良反应，调理患儿的脏腑功能与身心发育。王教授见乏力汗出、皮肤干燥显著者配以党参、黄芪、当归；心烦、易怒者加入栀子、柴胡、黄芩；失眠、睡眠不安者加入酸枣仁、合欢皮、玫瑰花等；头痛、胸闷适当加入川芎；大便干燥、排便困难者加入瓜蒌、枳实等。

【医案传真】

1. 咳嗽案

患儿，女，8岁，2012年2月21日初诊。

主诉： 咳嗽1个月余。患儿1个月前出现发热、咳嗽，就诊于外院，诊断为"肺炎"，予抗生素治疗5日后，发热退，咳嗽稍有减轻。刻下症：咳嗽，咳黄痰，晚上较重，影响睡眠。咳嗽较重时偶有呕吐，呕吐物为胃内容物及黏液，纳眠可，大便3日一行，质干，小便黄。舌红，苔黄腻，脉数。

西医诊断： 支气管炎。

中医诊断： 咳嗽。

辨证： 痰热蕴肺。

治法： 清热化痰，泻肺止咳。

处方： 泻白散加减。桑白皮10g、地骨皮10g、黄芩10g、炒杏仁10g、鱼腥草15g、芦根15g、浙贝母10g、前胡10g、枇杷叶10g、鸡内金10g、钩藤（后下）10g、生甘草6g、蝉蜕3g、地龙10g、竹茹10g。5剂，水煎服，每日1剂，早晚分服。

二诊： 患儿咳嗽明显减轻，已无呕吐，偶咳黄痰，纳可，大便5日未行，小便稍黄。舌淡红，苔黄腻，脉略数。前方加用麸炒白术10g、砂仁（后下）6g、瓜蒌20g、麸炒枳实10g。连服7剂而愈。

按： 本例患儿咳嗽1个月余，咳痰色黄，便干尿黄，舌红，苔黄腻，脉数，为痰热蕴肺之象，治宜清泻化痰，泻肺止咳化痰。初诊方中用泻白散以清热止咳，配以黄芩清泻肺热；浙贝母、竹茹、鱼腥草、芦根清热化痰；杏仁、枇杷叶、前胡降气止咳；钩藤、蝉蜕、地龙祛风平肝以止痉咳；鸡内金健脾和胃。二诊时，患儿咳嗽明显减轻，继用前方思路，加用炒白术、砂仁、瓜蒌、炒枳实健脾行气，润肠通便。

2.厌食案

桂某，女，9岁，2022年3月10日初诊。

主诉： 纳少4年余，加重伴发育迟缓1年。患儿4年前无明显诱因出现纳少、大便干成球状，排便困难，2~3日1行，未予重视。1年前出现发育迟缓，身高及体重低于同龄儿童平均水平，就诊于我院，予中药后纳渐多，便秘好转，遂停药。2个月前发现乳房疑似发育，触痛（+），就诊于北京顺义妇幼医院，查骨龄为7岁，垂体核磁未见异常，乳房B超显示：双侧乳房发育；妇科B超：卵巢内最大卵泡直径0.4cm，诊断为：性早熟，身材矮小症，未予治疗。刻下症：纳少，大便日1行，质干，乳房发育，身材矮小，眠安。现身高1.22m，体重23kg。舌红苔薄腻，脉滑数。

西医诊断： 消化功能紊乱。

中医诊断：厌食。

辨证：脾胃不和证。

治法：运脾开胃。

处方：柴胡10g、法半夏6g、陈皮10g、茯苓10g、白芍10g、鸡内金10g、山楂10g、甜菊叶3g、麸炒枳实10g、瓜蒌15g、白术15g、牡丹皮10g、胡黄连3g、夏枯草10g、浙贝母10g、醋香附10g、连翘10g。颗粒剂，14剂，水冲服，每日1剂，早晚分服。

二诊：纳食较前好转，排便困难改善，大便日1行，质可，眠安，小便调。舌红苔薄黄，脉数。前方减浙贝母、醋香附，加姜厚朴10g、太子参10g、枸杞子10g。14剂，用法同前。

三诊：纳食好转，大便偶有质干，日1行，眠安，小便调。舌淡红苔薄白，脉数。守方继进。服用14剂后纳食明显增加。

按：小儿厌食多由脾胃气机受阻所致，本案患儿脾失健运，选用保和丸加减。方中二陈理气运脾，茯苓、白术健脾祛湿，鸡内金、山楂消食化积，枳实、瓜蒌行气通便，柴胡疏肝、白芍柔肝，调畅气机。本患儿由于厌食日久，气机阻滞，郁久化热，出现性早熟的表现，故予牡丹皮、胡黄连、夏枯草、香附、连翘理气清热，诸药共奏运脾开胃、理气清热之效。后因患儿大便干改善不明显，故加以厚朴行气；并加太子参、枸杞益肾阴清热。

3.抽动障碍案

王某，男，9岁。

主诉：眨眼及上肢抽动半年余。刻下症见挤眉眨眼，双上肢抽动，发作较频繁，偶有清嗓，纳少挑食，夜眠不安，大便干结，2~3日一行。舌质红，苔黄，脉弦数。

西医诊断：抽动障碍。

中医诊断：肝风。

辨证：肝亢风动，风痰阻络。

治法： 平肝息风，化痰通络。

处方： 菖菊止动方加减，菊花10g、钩藤10g、黄连3g、石菖蒲6g、制远志10g、生龙骨（先煎）15g、珍珠母（先煎）15g、石决明（先煎）10g、牡丹皮10g、法半夏6g、天麻10g、片姜黄6g、白芍10g、全蝎3g、麸炒白术10g、醋鸡内金10g、生山楂10g、炒酸枣仁10g、蝉蜕10g、玄参10g、板蓝根10g、伸筋草10g。14剂，水煎服，每日1剂，早晚分服。

二诊： 患儿眨眼及上肢抽动频次较前减少，食欲及睡眠较前好转，大便仍干结。舌脉如前。前方加瓜蒌15g、枳实10g，继服14剂，用法同前。

三诊： 清嗓基本消失，抽动频次较前明显减少，大便正常。前方去玄参、板蓝根、瓜蒌、枳实。14剂，用法同前。

四诊： 近几日感冒后，清嗓频繁，出现耸鼻症状，眨眼及上肢抽动频次增多。前方加辛夷、炒苍耳子、蒲公英。14剂，用法同前。

五诊： 眨眼基本消失，耸鼻及上肢抽动频次明显减少。继服上方20剂，巩固疗效。

按： 本患儿挤眉眨眼，双上肢抽动，发作较频繁，偶有清嗓，为风痰扰动之象；纳少挑食，大便干结，为脾运失健，饮食化滞之象；夜眠不安，为痰火扰心之象；根据患儿舌质红，舌苔黄，脉弦数，证属肝亢风动、风痰阻络、脾虚肝亢。治以清肝息风、豁痰通络，辅以运脾消积。方用菖菊止动方配伍运脾消积之品，方中石菖蒲、远志、天麻，息风豁痰，菊花、石决明、全蝎、蝉蜕清肝息风，通络止痉，黄连清泻火热，燥热化湿，半夏燥湿化痰，牡丹皮透热清气，龙骨、珍珠母、酸枣仁清心镇静安神，白芍、姜黄、伸筋草柔肝舒筋缓急，麸炒白术、鸡内金、生山楂运脾消积，玄参、板蓝根清利咽喉。复诊过程中，随症加减，肝风息，顽痰豁，脾运健，则诸症消。

4.注意缺陷多动障碍案

刘某，男，9岁，2021年10月8日初诊。

主诉：注意力不集中病史2年，刻下：小动作多，脾气急躁，性情易怒，盗汗明显，手足心热，夜寐欠安，大便1~2日1次，质稍干，小便正常，舌胖大，有齿痕，苔黄腻，脉滑数略弱。

西医诊断：注意缺陷多动障碍（混合型）。

中医诊断：注意缺陷多动障碍。

辨证：气阴两虚，痰火内扰。

治法：益气养阴，化痰宁心。

处方：太子参10g、生地黄10g、熟地黄10g、石菖蒲10g、郁金10g、醋五味子10g、枸杞子10g、茯苓10g、炒枳实10g、生白术10g、醋鸡内金10g、生山楂10g、牡丹皮10g、夏枯草10g、炒酸枣仁10g、瓜蒌10g、远志6g。7剂，水煎服，日1剂，分次服用。

二诊：注意力较前集中，可安静15~20min，盗汗较前好转，余症状无明显改善，大便日行1次。舌胖大而红，苔黄，脉滑数，考虑痰火未尽，黏滞留恋。前方加竹茹10g。14剂，用法同前。

三诊：学校老师反映上课期间其注意力集中程度较前持久，对学习兴趣增加，正常交流增多，打扰他人行为较前减少，但小动作仍多，晨起口中有异味，夜眠安，大便日行1次，稍干，舌脉同前。前方加黄连3g。14剂，用法同前。

四诊：家长及老师反映其小动作减少，注意力不集中较前改善，学习成绩提高，近日睡眠期间偶翻身踢被。舌淡红，苔薄黄，脉滑。前方去太子参、熟地黄，加胆南星10g，14剂，用法同前。

五诊：患儿上课注意力不集中现象较前明显缓解，学习效率提升、成绩进步，有小动作过多或打扰他人行为，经老师提醒能自我控制，冲动行为明显改善。此后继予上方加减服用，定期复诊，巩固疗效。

按：本例患儿以注意力不集中、小动作多、性急易怒为主要表现，属于注意缺陷多动障碍气阴两虚，痰火内扰证。治疗以静宁方为主方，配伍瓜蒌、炒枳实、生白术以行气化痰，润肠通便；加鸡内金、生山楂以健脾消食；牡丹皮、夏枯草以清肝泻火；远志、郁金以行气祛痰活血，安神益智。复诊沿用前方治疗思路，加用竹茹、胆南星、黄连，增强化痰之力。本案的治疗从调和五脏、平衡阴阳入手，结合开窍醒神之品，旨在调形以御神，从而缓解注意力不集中、多动、性急易怒等症状，达到形神共治的作用。

5.孤独症谱系障碍案

患儿，男，4岁3个月，2021年9月16日初诊。

主诉：言语发育迟缓，呼名不应2年余。刻下症见：患儿言语简单，仅局限为"爸爸、妈妈"及某个单字，呼名反应较差，无法听懂他人指令，无眼神交流，拒绝他人拥抱触碰。手部刻板动作较多，兴奋时多拍手大叫。运动及平衡能力差，跑跳动作笨拙不稳，身材矮小。平素喜独自玩耍，脾气急躁，易激惹。晨起喉中多有痰，纳差，饮食单调，嗜食米饭，睡眠不安，大便溏，小便调。舌质淡暗，苔薄白，脉弦细。

西医诊断：孤独症谱系障碍。

中医诊断：呆病。

辨证：脾肾两虚证。

治法：运脾补肾，化痰行瘀。

处方：法半夏6g、陈皮10g、石菖蒲10g、山萸肉10g、熟地黄10g、茯苓10g、山药12g、炒枳壳10g、生山楂10g、钩藤（后下）10g、柴胡6g、黄芩10g、珍珠母（先煎）15g、白芍15g、郁金10g、鸡内金10g。7剂，水煎服，每日一剂，分两次温服。嘱家长积极陪同患儿进行户外活动，耐心陪伴引导。

二诊：患儿睡眠稍有好转，易翻动，余症基本同前。舌淡，苔白稍腻，脉弦细。前方加牡丹皮10g、远志10g。14剂，用法同前。

三诊：患儿呼名反应有所改善，偶有眼神交流，对视后迅速躲开；可模仿部分叠词，发音不清；纳食量增加，大便每日1~2次，质可。舌淡，苔薄白，脉细。前方去珍珠母，加夏枯草10g、川芎10g。14剂，用法同前。

四诊：患儿症状较为平稳，语言模仿能力进步，手部刻板动作减少，脾气好转；3天前户外活动跌倒后出现夜间遗尿，睡眠欠安，纳食可，大便每日1次，质软。舌质淡，舌尖微红，苔薄黄，脉细。前方加黄连3g、益智仁10g、川芎10g。14剂，用法同前。

五诊：患儿近期症状平稳，语言表达欲望提高，呼名反应明显改善，对视时间延长，跑跳动作较前有力，纳可，眠欠安，二便调。舌淡，苔薄白，脉细。前方去益智仁，加酸枣仁10g。14剂，用法同前。

患儿继续于上方加减服用，春节后患儿进入幼儿园学习，家长诉患儿一般情况尚可，语言交流明显进步，可说完整短句；呼名反应及对视基本正常，现已逐渐适应幼儿园生活。

按：孤独症谱系障碍作为一种复杂的儿童神经精神疾患，其症状表现复杂多变，中医治疗时当把握核心病机分期辨治。该患儿先天禀赋不足，肾精亏虚，后天脾胃功能虚弱，运化失常，痰浊内生，故当先祛除痰浊之病理因素，健运脾胃，恢复其正常运化功能，其后方可缓缓补之，故整体治疗过程中当重视调补脾肾。选用温胆汤合六味地黄丸加减，其中半夏、陈皮运脾燥湿化痰，理气和胃；石菖蒲豁痰开窍，枳壳、山楂行滞消食，茯苓、山药健脾渗湿，熟地黄、山萸肉补肾益精，同时结合患儿具体情况适量佐以活血行瘀、安神益智之品，使治疗各期均有侧重。诸药合用，使痰浊得祛，脾胃得运，气血得生，肾精得养，脑髓得充。

6.心肌损害案

李某，男，6岁，2021年5月8日初诊。

主诉：间断长吸气1个月余，伴低头、清嗓子3天。病史简介：患儿于1个月前无明显诱因出现间断长吸气，无心悸、胸闷、胸痛，无咽痛、咳嗽、咳痰，就诊于外院，予阿奇霉素口服治疗，症状较前缓解。3天前无明显诱因出现时有低头、清嗓子。刻下症：长吸气，乏力，时有低头、清嗓子，纳一般，偏食肉食，眠可，大便日1行，质可。舌淡红苔薄白，脉弦。辅助检查：（2021-5-8东直门医院）血常规：白细胞8.09×10^9/L，红细胞4.95×10^{12}/L，血红蛋白136g/L，中性粒细胞0.472，淋巴细胞0.423，嗜酸性粒细胞0.059，C反应蛋白<1mg/L，支原体IgM抗体（±）；心肌酶谱：心肌酶肌酸激酶177.7U/L，乳酸脱氢酶230.2U/L，肌酸激酶同工酶24.7U/L；心电图：未见明显异常。

西医诊断：心肌损害。

中医诊断：心痹。

辨证：余邪未尽，气阴两虚。

治法：清解余邪，益气养阴。

处方：玄参10g、板蓝根10g、桔梗10g、生甘草6g、炒枳壳10g、丹参10g、苦参10g、阿胶10g、紫花地丁10g、法半夏6g、陈皮10g、连翘10g、炒白术10g、黄芪15g、生地黄10g、炒酸枣仁10g、牡丹皮10g、鸡血藤10g。14剂，水煎服，每日1剂，分早晚服。

二诊：长吸气症状减轻，于劳累、情绪紧张时症状易加重，乏力，偶有低头、清嗓子，情绪可，纳眠可，二便调。舌质红苔薄白，脉弦。前方加蒲公英15g。14剂，用法同前。

三诊：长吸气症状明显减轻，偶有低头、清嗓子，情绪可，纳眠可，二便调。舌质红苔薄白，脉弦。前方加太子参10g、桑叶10g。嘱患儿继服14剂，若病情无反复可停药，注意休息，避风寒，清淡饮食，调畅情志，适度进行体育活动，避免剧烈运动。

按：本案患儿心肌损害病程1个月余，证属余邪未尽，气阴两虚。初诊处方合用解毒利咽、活血通络、益气健脾、滋阴养血之品，加生地黄、牡丹皮以增凉血之力，枳壳理气以宽胸膈。二诊患儿症状缓解，但热象稍增，故加蒲公英以清除余热；三诊患儿长吸气大减，但乏力仍显，伴低头、清嗓子，故增太子参益脾润肺，桑叶疏散风热。

7.过敏性紫癜案

患儿，男，8岁。

双下肢皮疹伴踝关节肿痛1周。患儿1周前于上呼吸道感染后出现双下肢红色皮疹，大小不等、对称分布、稍高出皮肤、压之不褪色，皮疹瘙痒明显，随后出现双踝关节肿痛、行走困难、无腹痛、呕吐。就诊于当地诊所，口服维生素C、芦丁片等，症状无缓解。刻下症：患儿咽红、咽痛，无咳嗽，下肢紫癜密集、色鲜红，伴痒感，双踝关节肿胀、压痛、活动受限，关节局部皮色不红。舌质红，苔薄黄，脉浮数。中医诊断：紫癜风。中医辨证：风热伤络证。治法：疏风清热，凉血消斑。方用银翘散加减，具体药物：金银花9g、连翘6g、黄芩9g、生地黄6g、赤芍9g、防风6g、钩藤（后下）9g、白茅根15g、牡丹皮9g、紫草6g、白蒺藜9g、苦参9g、生山楂9g、鸡内金9g。3剂，水煎服，每日1剂，分早晚服。

二诊：患儿紫癜渐消，痒不明显，咽痛减轻，仍有双踝关节肿痛。舌质红，苔黄，脉浮滑。前方去钩藤、牡丹皮、白蒺藜、苦参，加川牛膝9g、片姜黄6g。5剂，用法同前。

三诊：患儿紫癜消退，无新出皮疹，双踝关节肿痛消失，予以停药，2个月后随诊病情稳定。

按：本例患儿为上呼吸道感染诱发过敏性紫癜，风热侵袭咽喉，伤及血络，蕴于分肉关节，故见紫癜色红，关节肿痛伴咽痛，故治疗以疏风清热，凉血消斑为法，方用银翘散加减。患儿皮疹瘙痒明显，为风邪偏盛所致，加用钩藤、防风、白蒺藜增强祛风止痒之功。二诊，患儿皮疹消退，但仍有明显关节肿痛，王教授选用川牛膝、姜黄二药，川牛膝通经化瘀、通利关节，且能引药下行，片姜黄破血行气、通经止痛，二者并用，共奏行气活血止痛之功，痹痛自除。

8. 癫痫案

患者，男，3岁，2021年8月初诊。

痫病史1年余，症见发作性发呆、愣神，发作时呼唤不应，1日发作5~7次，20秒后回神伴全身无力，四肢瘫软，大小便失禁，流口涎，发作后难以回忆，无全身抽搐、强直，无肌肉抽动。常规服用丙戊酸钠口服溶液、左乙拉西坦口服溶液、拉莫三嗪片、吡仑帕奈片。就诊时神疲形瘦，乏力，夜间头汗出，活动多，小动作多，纳食可，眠一般，眠中翻身，大便1~2日1行、质可。舌淡红，苔白腻，脉滑。脑电图示脑区局部尖波、棘波（具体报告未见）。

西医诊断： 癫痫（局灶性发作）。

中医诊断： 痫病。

辨证： 脾虚风痰上扰。

治法： 运脾化痰，息风开窍。

处方： 法半夏6g、陈皮10g、茯苓10g、山药12g、白芍10g、醋鸡内金10g、生山楂10g、熟地黄10g、牡丹皮10g、山萸肉10g、石菖蒲6g、制远志6g、太子参10g、当归10g、钩藤（后下）10g、珍珠母（先煎）15g、羚羊角粉（冲服）0.3g。14剂，水煎服，每日1剂，分次服用。

二诊： 患儿愣神发作频率减低，时间缩短，肌肉瘫软、口中流涎减轻，偶有烦躁，大便1~2日一行、质干。舌淡红苔薄黄腻，脉滑，前方加瓜蒌15g、麸炒枳实10g、柴胡6g、黄芩10g。28剂，用法同前。

三诊：患儿肌肉无力较前减轻，夜间头汗减轻，情绪尚可，大便1~2日一行，成形。舌淡红苔薄白腻，脉滑。处方同前，酌情将口服西药减量。

按：小儿痫病中脾虚风痰上扰为主要证候，因小儿脏腑成而未全，全而未壮，五脏六腑之不足见于肺脾肾，脾虚加之饮食不节故痰湿内生，气血生化乏源故脑髓不荣。患儿卫表不固，易被风邪侵袭，曾有惊风史，痰浊靠风上引到达巅顶蒙蔽清窍而症见发呆愣神，意识丧失。本例患者方剂选用六君子汤合六味地黄丸加减，方中半夏燥湿化痰醒脾，陈皮理气燥湿宽中，茯苓、山药健脾渗湿养胃，生津益肺，补肾涩精，鸡内金既可涩精运脾，又同山楂消食化积，熟地黄、山药、山萸肉、牡丹皮、茯苓等药补益脾阴、益肾固精，促进大脑发育，石菖蒲辛开苦泻，开窍豁痰，远志安神益智祛痰，当归、白芍与珍珠母、钩藤、羚羊角粉共奏养血息风之效，全方补脾肾之不足，同时养血息风，化痰开窍，临床上标本兼治，疗效较好。

（刘苗苗　李　园　张　蔷　周丛笑　魏　檠　刘远欧

袁振华　陈　溪　王俊宏　整理）

▶▶ 天津市

何世英

衷中参西启新知，经时并重熔一炉

【名医简介】

何世英（1912~1990年），男，汉族，天津市人，主任医师。我国近当代著名中医临床实践家、中医理论教育家和中医脑病学科奠基人。毕生致力于中医临床、教学、工作，在儿科、内科、妇科及脑病等领域均有建树。曾任天津市儿童医院中医科主任、天津市卫生职工医学院行政领导组成员兼中医部主任、天津市中医医院总顾问兼脑内科主任、中华医学会总会理事、中华全国中医学会脑病学术委员会首任主任委员、中华医学会天津分会副会长、天津市中医学会会长、天津市政府医疗事故鉴定委员会委员兼中医组组长、天津市卫生局咨询委员会副主任委员、天津市医药局顾问委员会副主任委员、高级技术职务评审委员会委员兼中医专业组组长、天津经济开发区国际医学培训中心主任、《天津中医》杂志主编、天津市科学技术协会常委、天津市政协常委、中国农工民主党天津市委员会常委等职。

何老本出身于名医辈出的书香门第，光绪庚子年间，军阀混乱、满目疮痍、民不聊生，何世英全家流离至天津，自此家道中落，家境一贫如洗。十六七岁起，何世英便开始在社会上谋生，五行八作几乎都干过，但好学的何世英从未放弃过读书，并幸得津门名医陈泽东先生指点，开始如饥似渴地诵读中医经典著作。1932年，何世英作为书童陪伴亲戚至北平华北国医学院上学，在此期间时常躲在学堂窗外偷听讲课。华北国医学院的创办者施今墨先生看到了窗外这个专心致志的年轻人，将他唤至身边，惊讶地发现何世英不仅写得一手好字，竟可将《伤寒论》《汤头歌诀》倒背如流，便破例允许其走进教室学习。在学期间，何世英的成绩始终名列前茅，深得施今墨先生喜爱和器重，后参加天津市民政厅举办的首届中医执业执照考试，何世英于近千名报名者中名列榜首，1936年毕业后悬壶于津门。何世英作为施今墨先生之高足，多年来秉承师法，每获良效，又能独立思考、推陈出新，学术上一贯主张传统中医与西医学相结合，继承与发展相结合，理论与实践相结合。在长期临床中，先为大方脉，继则专事儿科30年，晚年专攻脑病，他行医58载，医绩斐然，为津沽中医药事业做出了卓著贡献。

【主要学术思想】

何世英先生在一生的医疗、教学、科研实践中，形成了独特的中医临证思维方法，临床经验丰富，并自创多种中成药及协定方，取得了卓尔不凡的医疗效果，在津沽患者中享有崇高的声誉。其深受施今墨医学思想的影响，早就有会通中西医药之志。他始终认为中医应走中西医结合的道路，主张中西医学熔于一炉，不能有门户之见。在何老看来，中西医是在不同的历史条件下，各自形成的不同的医学体系。他指出，诊断明确、指标客观、应急措施多，是西医之长；而辨证施治、灵活性强，是中医特点。两者结合起来，扬长避短，发挥优势，就更能提高临床疗效。

1.勇于探索实践，坚持中西结合

何老认为，尽管中医、西医的理论体系不同，但其保障人类健康的总目标是一致的，提高中医学术水平，除了要认真继承前人的宝贵经验外，还必须汲取西医学及自然、社会科学知识，诊断明确，应急措施多，是西医之长；辨证施治，灵活性强，是中医之长。在天津市儿童医院工作的30年中，他曾多次参与急、危、重症病人的抢救工作，这让他更深切地体会到中西医结合的重要性。以收治乙脑为例，统计天津市儿童医院1978年共收治的乙脑患儿362例，通过西医抢救加中药治疗，平均病死率仅2.8%。

何老曾举例说："如急性肾炎患者临床症状刚刚消失，过去中医常认为病愈，但部分患者即使症状已经消除，而尿化验仍不正常，存在着临床症状再度出现，甚至发展成为慢性肾炎的可能。又如肝炎患者，如属无黄疸型，单凭中医直观诊查，很难确诊。这不但是治疗，而且是关系到防病的重大问题。"另外，当某些疾病西医一时不能确诊，难以定出有效治疗方案，仅是采取对症疗法时，中医却往往可以通过辨证论治治愈疾病，从而走在西医最后诊断之前。中医和西医各有所长，将两者结合起来，扬长避短，发挥优势，就能提高临床疗效。

何老以中西医结合的观点深入阐释儿科病的病因、病机，常能自抒新见，并以此指导用药。根据《幼科发挥》中"小儿泄泻，大渴不止者，勿与汤水饮之，饮之则口愈渴而泄愈甚，宜生脾胃之津液，白术散主之"的论说和临床经验，何老指出，对婴幼儿消化不良，西医所云低渗性脱水与泄泻变证的伤阳相似，高渗性脱水与泄泻伤阴相似，而等渗性脱水即与泄泻阴阳两伤证相似，白术散有利于高渗等渗脱水症的修复。考钱乙白术散药性略温，但何老根据临床所得，认为该方有扶助脾阳、补养脾阴的作用，这种生津护阴法如能防止体液的消耗和维持电解质平衡，可有利于减少胃肠道外的输液。对肾炎的辨证，何老提出要抓住水肿和血尿两大主症。病机上，水液潴留是静态，血尿排出是动态。治法上，利湿消肿是以动制静，清热止血是以静制动。两症并存时，重在治主症，特别是对顽固性肉眼血尿，要全力止血，不能辅以利水，以减少因动制静而影响了止血效果。他还通过对尿毒症病机的分析提出，利尿仅治其标，活血化瘀乃治其本。这一认识为进一步提高该病治疗效果做出了贡献。

2.注重小儿脏腑特性，擅长通里攻下治疗危症

何老认为中医学对"小儿稚阴稚阳之体"的说法，反映在病理上，有变化快及正不胜邪的倾向。他指出，这种看法不能仅停留在认识阶段，而应当具有预见性和采取防止病机转化的适当措施。不能选方用药一味偏执，戕伐稚阴稚阳，以致变化丛生。他创制用以治疗小儿肺炎的"肺闭宁"一方，就体现了治小儿疾病当顾及稚阴稚阳，扶持正气，抵御外邪的学术观点。该方系由麻杏石甘汤、葶苈大枣泻肺汤、生脉散三方化裁而成，具有匡扶气阴，祛邪外出的作用。临床上体质较弱的婴幼儿患肺炎而久治不愈，究其原因之一就是医者用药着重祛邪，而忽视了正气不足的一面。

何老治疗儿科疾病，紧紧地把握住小儿脏腑独特的生理和病理特点，他精辟地指出："小儿肝常有余，极易木旺生风。久病伤阴，也能导致虚风内动。心火常炽，受邪易扰清窍。脾常不足，易虚易实，转化较速。肺尤娇嫩，更易邪乘火克。"这种论点对认识小儿复杂的疾病起到提纲挈领、执简驭繁的作用。何老治疗小儿消化系统最常见的疾病如厌食、吐泻、积滞时，大多采用消补兼施之法，自制"磨积片""增食丹"等虚实兼顾、消补兼施的儿科良药，紧紧把握小儿"脾常不足"之特性。

小儿急症往往病发突然而又极易骤变，何老在治疗小儿急症中积累了大量经验，尤擅通过下法以挽危症。张仲景重视下法的临床应用，创立大承气汤、小承气汤、调胃承气汤等方剂，"釜底抽薪，急下存阴"。《景岳全书·小儿则·总论》曰："小儿之病非外感风寒，则内伤饮食，以至惊风吐泻，及寒热疳痫之类。"治疗当以祛邪为首要，通过泻下疏通，调理气机，从而扭转病情，达到化险为夷、邪去正安的目的。如9个月的高某患支气管

肺炎月余，持续高热，投麻杏石甘汤反致烦躁气急，痰声嘶嘎，便秘，腹胀如鼓，诊断为痰热闭肺，大肠壅塞，认为势必通腑以减腹压，遂投一捻金散及肺闭宁，使痰热随大便畅下而症平。患新生儿肺炎及先天性巨结肠症的李某、高某也均以泄中有补的一捻金散治愈。又如赵某患乙脑，处于深度昏迷，何老询知其大便黑褐如酱，恶臭，触按腹部有疼痛表情，舌红苔干黑有芒刺，属邪入肠腑、热结旁流，予小承气汤合桃仁、牡丹皮、赤芍、黄芩，煎汁冲紫雪丹鼻饲，终至起死回生。

3.经方、时方并重，伤寒、温病有机结合

对伤寒学派的六经辨证和温病学的卫气营血、三焦辨证，何老主张有机地予以结合，相互补充，不能基于门户之见而割裂，甚至对立起来。前者是后者的基础，后者是前者的补充和发展，这种见解在儿科领域更有其特殊意义。

一般认为，"经方"专指《伤寒论》《金匮要略》所记载的方剂，而后世医家在精研张仲景学说的基础上结合临床实践而创制的方剂谓之"时方"。"经方""时方"之争其来已久，何老认为学术流派越多，越有利于推动本学科的发展。如"经方"与"时方"之争推动了以急性热病为主的中医理论的发展和临床疗效的提高，当然也容易产生固守一隅的偏见。"经方"用之得当，效如桴鼓，这是历代医家的共识，但在某些情况下，必须按照温病辨证论治及应用"时方"才能取效。由于历史条件的局限，《伤寒论》不可能概括万病，温病学说就是在《伤寒论》基础上发展起来的。伤寒与温病是外感病的两大类型，每一类型包括若干病种，而同一病种也可能在病程中出现不同的证型。两者既有区别，又相互联系，其理论核心都是脏腑经络学说，《伤寒论》的一些方剂仍为温病学派所沿用。因此，六经、三焦、卫气营血辨证应该密切地结合起来，根据具体病情灵活掌握，"经方""时方"统一运用。何老强调，临证之际，是以保证疗效为宗旨，故

需精心辨证，据证遣方用药，当摒弃伤寒、温病门户之见，打破
"经方""时方"界限，有是证即用是方。他认为自己既不是经
方派，也不是时方派，而是综合派。

何老常将经方、时方合用以治顽疾，如麻杏石甘汤配增液
汤为主方治愈麻疹并发肺炎之危症，用桃花汤加味合苏合香丸治
愈中毒性痢疾，用白虎汤合银翘散配服安宫牛黄散将患乙脑的赵
某由昏迷、抽搐中挽救过来等。何老所创制的许多验方，如肺闭
宁、止泻2号、硬肿汤、疏表散等，也均系时方、经方合璧组成。

4.创儿科系列用药，剂型机动灵活

在天津市儿童医院任职期间，为了提高中医科的整体治疗水
平，也为了方便西学中的医师能够比较准确地使用中药，何老先
后研制了27种协定处方和固定用方，包括流行性乙型脑炎协定处
方、消黄汤、新生儿肺炎协定处方、新生儿消化不良协定处方、
肾炎血尿协定处方、肾炎水肿协定处方、肾病综合征协定处方、
解毒清血汤、脑积水方、加味小陷胸汤、复血汤、硬肿汤、驱蛔
汤、驱绦汤等。每个处方均包括药物组成、剂量、用法、服法、
功能、主治及详尽方解。在《何世英儿科医案》一书中，配有每
个方剂临床运用的典型病例，令研习者能看得懂、学得会、用得
上。透过这一首首凝聚着何世英心血和汗水的方剂，我们看到的
是一个充满着公心和仁心的精诚大医。

何老在多年专注儿科工作后，发现了不少阻碍中医儿科发
展的问题，其中他认为最为突出的是剂型问题。他发现儿童服用
汤药，有很多困难，特别是煎药问题，药量多吞服不便，药量少
达不到疗效，而且也容易烧干炭化，造成浪费。纵观历史，其实
这一问题早就引起古代医家的重视。公元十一世纪《小儿药证直
诀》中所载132方，就有124方属于丸、散、膏、丹、药饼子等
简便易服的剂型。何老认为这种传统有效的方法应该得到继承和
发扬。

　　在临床实践中，何老发现一些儿科古方和验方成药虽然流传下来，但因为年代湮远，许多在组方上几经删改，疗效不专不佳，另外，当时所存的有限种类的成药也仅能治疗少数儿科病证，大部分儿科疾病缺少专门药物。为了解决这一问题，从1960年开始，何老总结个人经验，筛选出疗效比较满意的儿科方剂，先后配制出清降丸、疏表散、清化丸、吹喉药、清肺丸、咳而安、化痰散、解痉散、肺闭宁、喘逐平、痫痛定、抗痫灵、回苏散、磨积片、增食丹、荡痫平、溃疡丸、疳积饼、胆郁通、消水灵、蟾蜍散、实肾丸、双效丸、凉荣丸、驱虫丸、蛲牙膏、除湿灵、接骨散、透脓散、烧伤药膏、平疝丸等儿科常用中成药达31种。这些儿科中成药，单纯剂型就有片、丸、糖颗粒、糖浆、水剂、散剂、软膏，治疗范围既涵盖一般儿科常见病，也包括某些儿科急性疑难危重病，使当时儿科临床治疗常见、多发、甚至疑难重症几乎都有专门的中成药。

【医案传真】

1.支气管肺炎案

　　患儿，女，13个月，1978年8月24日初诊。

　　病史简介：咳嗽发热气促喘息7天，就诊前曾服用宣肺解表之剂，就诊时高热未退（体温38.6℃），喘重痰鸣，痰黏稠黄，咯之不出，咳嗽时伴有胸部隐痛，口干欲饮，汗出不多，小便色黄，大便秘结，舌红苔薄黄，脉滑数。两肺可闻及湿啰音，胸部X线见左肺纹理增粗有片状阴影，血常规示白细胞总数和中性粒细胞数升高。

　　西医诊断：支气管肺炎。

　　中医诊断：喘嗽。

　　辨证：风痰闭肺。

　　治法：辛开宣肺，清肃化痰，定喘止咳。

处方："肺闭宁"组方合中成药小儿解热丸。

"肺闭宁"组方：麻黄3g、石膏9g、川贝母9g、杏仁5g、苏子5g、桔梗5g、顶光参5g、旋覆花5g、前胡5g、葶苈子2g、细辛2g、五味子2g、橘红6g、海浮石9g、麦冬6g、甘草5g、大枣5枚。共3剂，水煎服，每日1剂，分次服用。

二诊：1978年8月27日。患儿病情明显好转，体温正常，痰喘明显减轻，两肺啰音大部分消失，胸部X线复查肺部纹理正常，阴影消失，舌淡苔薄白，脉象略数，去小儿解热丸，继以上方6剂。

三诊：1978年9月2日。患儿诸症好转，随访4周未见复发。

按：本病的发病机制主要是风邪袭表，肺热郁内，故而高热；热盛则灼烧津液，炼液成痰，导致气道受阻，肺失宣降，因而出现咳嗽、痰鸣等肺失宣降之症候，如任其发展，则会出现毒邪内陷之闭证或虚阳浮越之脱证。本病例中，患儿痰热郁肺，肺中邪盛，咳喘已达7天，且年龄较小，如此时只逐肺中痰热，恐伤肺气，故而在治疗中要虚实兼顾。"肺闭宁"组方是何老治疗小儿咳喘的经验处方，该方由生脉饮、麻杏甘石汤、葶苈大枣泻肺汤等经方加减而成，泻中寓补，补中寓泻，既能扶正祛邪，又可防止伤及正气。方中麻黄、石膏辛凉疏泄，宣肺平喘，配以黄芩，又清肺热；葶苈子泻肺定喘；人参、麦冬、五味子益气敛肺，生津止嗽；麻黄、细辛配合五味子一开一合，宣降肺气；加橘红、苏子、杏仁、旋覆花、桔梗、川贝母、前胡、海浮石化痰止嗽；大枣、甘草协合诸药。再加上小儿解热丸，一方面清热化痰，一方面宣肺解表，事半功倍。

2.支气管哮喘案

患儿，男，8岁，1979年11月2日初诊。

咳嗽喘促2周余，近3日加重。既往患儿有慢性咳喘病史，每年发作，少则1周多则数月。查体咽喉微红，呼吸急促，听诊：

心脏位未闻及异常，肺右前方呼吸音低，两肺尖可闻及散在啰音。舌淡苔薄白，脉沉滑缓。

西医诊断：支气管哮喘。

中医诊断：哮喘。

辨证：肺脾气虚。

治法：定喘、止嗽、化痰。

处方：喘逐平加减。

海藻10g、昆布10g、北沙参10g、天冬10g、茯苓15g、麦冬10g、黄芩6g、焦神曲15g、生石膏10g、川贝母10g、半夏10g、橘红10g、旋覆花10g、桑白皮10g、百部10g、厚朴10g、枳壳10g、桔梗10g、枇杷叶15g、苦杏仁10g、蛤粉10g、冬瓜子15g、五味子6g、麻黄6g。共7剂，水煎服，每日1剂，分次服用。

二诊：1979年11月9日。患儿咳喘稍复，继予上方14剂。

三诊：1979年11月23日。患儿咳喘平复，听诊肺部啰音消失，嘱家属继续服药月余，如咳喘复发及时就诊。

按：痰饮咳喘证的发病机制与肺、脾、肾均有关系。脾为生痰之源，肺为贮痰之器，二者功能失司则痰饮内生；而肺又为气之主，肾为气之根，二者功能失调则气机不顺、呼吸不利，故而引发咳喘。本病例中，患儿咳喘日久，其本必虚，而急性发作，又兼表实，故而治疗上既要化痰祛湿，又要重视调理肺、脾、肾的功能，标本同治。喘逐平是何老治疗支气管哮喘的经验方，方中海藻、昆布、蛤粉咸寒软坚、散结祛湿，杏仁、桔梗、川贝母、枇杷叶、百部、旋覆花、麻黄、石膏、桑白皮、黄芩、冬瓜子宣肺化痰、止咳平喘，茯苓、半夏、厚朴、橘红、枳壳、神曲燥湿化痰、健脾益气，沙参、麦冬、天冬、五味子益气敛阴、生津止嗽，诸药协同，共奏定喘化痰、益气敛肺之功。此外，何老还强调，该方的使用以远期疗效为主，在治疗过程中，急性期应标本兼治，以标为主兼顾扶正，后期以治本为主，防止复发。

3.遗尿案

患儿，女，16岁，1986年8月4日初诊。

患儿自幼尿频、遗尿，每夜尿床数次，患儿思想负担日甚。曾在外院摄片示隐性脊柱裂。多年来经中西药及针灸等治疗罔效，慕名前来求治。现一般情况好，月经正常。舌苔白腻，脉滑数。

西医及中医诊断：遗尿症。

辨证：膀胱湿热。

治法：清利湿热。

处方：益元散30g、车前草20g，荷梗、萹蓄、石韦各15g，炒黄柏10g。共7剂，水煎服，每日1剂，分次服用。

二诊：1986年8月11日。自服第一剂中药后，夜间遗尿未发，似有尿意即自己醒来小解，每夜约2~3次。舌苔白腻变薄，脉象滑数略减。宗前法加强药力，巩固疗效。处方：益元散、车前草各30g，荷梗、石韦各20g，萹蓄、瞿麦各15g、炒黄柏10g，7剂。

三诊：1986年8月18日。旬日来未遗尿，夜间均在醒后排尿。舌苔白腻消退，脉转沉滑略数。病情显著好转，原方再进7剂，以巩固疗效。

四诊：1986年8月25日。自服中药以来，现已月余未遗尿，疗效基本巩固，舌苔白腻完全消失，脉象由原滑数变为沉滑不数。今观脉证膀胱湿热完全消除，故改以固肾治本为主，稍兼清利，以便根除。拟再观察2周，如疗效仍巩固，即可停药。处方：益元散、车前草各30g，沙苑子15g，益智仁、女贞子、桑螵蛸各10g，14剂。

按：遗尿又称遗溺、尿床，是儿童睡中小便自遗，醒后方觉的一种疾病。婴幼儿时期，由于生理上经脉未盛，气血未充，脏腑未坚，肾气不足，对排尿自控能力较差，因而尿床；学龄儿童也常因白昼游戏过度、精神疲劳、睡前多饮等原因，亦可偶然发生遗尿，这些均不属病态。超过3岁，特别是5岁以上的幼童，不能自由控制排尿，熟睡时经常尿床，轻者数夜一次，重者一夜数次，则为病态。历代医家大多认为儿童遗尿系肾与膀胱虚冷所致，《诸病源候论·遗尿候》："遗尿者，此由膀胱虚冷，不能约于水故也。"戴思恭谓："睡着遗尿者，此亦下元冷，小便不禁而然。"故临床多以补肾固涩为法，每投缩泉丸、桑螵蛸散之类以收功；而本例独以清利膀胱湿热之剂取奇效。一涩一利，一补一清，是截然不同的治疗大法。辨证论治是中医学术思想的精髓，亦是取效于临床的根本。何老精于辨证，用药灵活，有是证则用是药，且不囿于古训、常法。隐性脊柱裂引起的遗尿，多缠绵难愈，何老却以区区六味药的小方出奇兵而制胜，治愈了宿疾，此绝非一时之功，一隅之得。《医学心悟·遗尿》曾云："火性急速，逼迫而遗。"此理此意，近似本例。湿热蕴结下焦，迫注膀胱可致遗尿，故先用清利膀胱之剂而获满意疗效。

4.偏枯案（化脓性脑膜炎恢复期）

患儿，男，11个月，1955年9月12日初诊。

患儿化脓性脑膜炎出院20余天。现右侧上肢活动不利，右手软弱而无握力，下肢活动力亦差。1周来腹泻未愈，每日5~6次，呈淡黄色稀便，偶见绿黏液或水样便，舌苔厚腻，指纹淡红色。

西医诊断：①化脓性脑膜炎恢复期；②消化不良性腹泻。

中医诊断：偏枯。

辨证：风痰痹阻，筋脉失和。

治法：祛风化痰，舒筋活络，佐健脾利湿以顾新病之腹泻。

处方：地龙10g、独活5g、秦艽10g、桑枝10g、威灵仙10g、伸筋草10g、桑寄生15g、钩藤10g、天麻6g、苍术3g、泽泻6g、神曲6g。共7剂，水煎服，每日1剂，分次服用。

二诊：1955年9月19日。服药7剂，腹泻已愈，食纳转佳，肢体情况如前，舌苔转薄微腻，指纹淡红色。腹泻已除，药宜专一，故于原方去泽泻、苍术，加僵蚕10g、千年健12g、伸筋草、桑枝、威灵仙均增至12g。

三诊：1955年9月26日。右上肢已能抬举，可稍事活动，右手已有握力，但不能持物。原方去僵蚕，加全蝎5g、狗脊10g。迭进7剂。

四诊：1955年10月3日。右上肢较前活动自如，右手握力大增，且能持物，但坐立不稳。何老认为前法以祛风活络为主，药已中病，肢体恢复颇为理想。现患儿表现出坐立不稳，较同龄幼儿发育缓慢，按中医传统理论，肾藏精主骨生髓，肝藏血主筋为罢极之本，此时需补肝肾、强筋骨，患儿方可痊愈。调整处方：肉苁蓉10g、怀牛膝10g、杜仲10g、狗脊12g、千年健10g、独活6g、褚实子10g、秦艽6g、功劳叶12g、玉竹10g、钩藤12g。连进28剂。患儿肢体恢复正常，且可扶栏长时间站立。为巩固疗效，在原方基础上随证加减，由原来每日1剂改为一剂服2日，坚持服药2个月，未留任何遗患。

按：化脓性脑膜炎，如治疗不及时或不彻底，可有后遗症产生，如失语、偏瘫等。中医学又称"偏枯"。本案例系由热盛动风，灼津为痰，风痰留窜经络，络脉瘀阻，筋脉失养，故现肢体废不能用。祛风化痰，舒筋活络为其正治。方中独活、秦艽祛风除湿，和血舒筋；桑枝、伸筋草以助舒筋活络之力，钩藤、天麻平熄肝风；桑寄生、杜仲、狗脊、千年健为补肝肾强筋骨之良药，尤为称颂的是何老擅用虫类药，以地龙、全蝎搜风祛痰通络，用之适时适量，令人叹服。

5.五迟案（大脑发育不全）

患儿，男，12岁，1986年3月14日初诊。

患儿系足月难产，分娩时曾一度窒息，出生后智力发育不良，2岁多始能行走，8岁仅能吐一字音，10岁上小学，三年来未升级，12岁后方退乳齿，外院脑系科诊为大脑发育不全。现只能讲简单语言，学习成绩极差，生活尚能基本自理，精神躁动且常遗尿。查患儿头围较小，舌系带亦短，脉沉缓，舌苔不明显。

西医诊断： 大脑发育不全。

中医诊断： 五迟。

辨证： 肾精亏损，心气虚弱。

治法： 益肾健脑。

处方： 紫贝齿24g，首乌藤、山萸肉各15g，益智仁、玉竹、石菖蒲、淡竹叶、女贞子、旱莲草各10g，莲子心15g。

二诊： 前方共服1个月，睡眠已实。原数数不足10个，现已能数至30以上，说话亦有进步，唯仍躁动。病已初效，本方在补肾健脑基础上兼行镇肝安神。处方：煅磁石24g，生龙骨、生牡蛎、夜交藤各20g，山萸肉15g，女贞子、益智仁、石菖蒲、淡竹叶、玉竹各10g，莲子心5g。

三诊： 智力明显增进，数数可至100多个，简单的加法亦能缓慢解答；但近来发现口角左歪，伸舌尚正，仍有遗尿。治疗原则不变。处方：煅磁石30g，山萸肉、生龙骨、生牡蛎各20g，沙苑子、女贞子、百合各15g，玉竹、褚实子各12g，桑螵蛸、益智仁、淡竹叶、石菖蒲各10g。

四诊： 患儿共服中药5个月，病情显著好转，说话已正常，遗尿消失，精神状态颇佳，身体发育亦明显改善，只是学习成绩尚差。舌质正常，苔薄白，脉沉缓有序。仍按前方加减，巩固疗效。

按： 小儿大脑发育不全与中医学中的"五迟"证相似。《证治准绳·幼科》云："齿者骨之所终，而髓之所养也。小儿禀赋肾气不足，不能上营，而髓虚不能充于骨，又不能及齿，故齿久不生也"。何老认为，小儿大脑发育不全，关键在于先天不足，肝肾亏损。盖肾主骨，肝主筋，齿为骨之余。由于肝肾精血不足，不能营注筋骨，筋骨不健，故不能依时站立或行走。肾气亏损，髓不能充于齿骨，则齿久不生。脑为髓海，髓海不足，故目无神采，智力迟钝，该患儿系大脑发育不全，表现为"行迟""齿迟""语迟"，证属肾精亏损，心气虚弱，而以先天肾气不足为主。是方用山萸肉、首乌藤、益智仁合二至丸补肾填髓以增智力，玉竹、石菖蒲、竹叶、莲心养心清心以利神窍，堪称治疗小儿大脑发育不全之良剂，服药5个月，肾气所充，心气日实，智力发育明显进步。

（陈馨雨　整理）

任宝成

重视脾胃，以消为补，内外合治

【名医简介】

任宝成（1913~1988年），男，汉族，天津市武清县人，天津中医药大学第二附属医院儿科创始人之一，著名的中医儿科教授、主任医师。从事中医儿科工作近60年，以其精湛的医术名动津城，被誉为"小儿王""儿科王"。任宝成教授曾连续多年被评为院级、区级、市级先进工作者、天津市劳动模范。1984年被评为全国卫生先进工作者，曾任天津市河北区第六届人民代表大会代表。

任宝成教授祖上三世业医，颇负盛誉。自幼随父行医，便对中医药学产生了浓厚的兴趣。少年时期，学于私塾，具备了深厚的儒学根基。成年后，一边秉承家学，悬壶于新乡，积累临床经验；一边自学奋进，潜心钻研经典，去芜存菁，完备自身的中医理论修养。任老无门户之见，对古今验方、民间经验既不偏听偏信，又不随便否定，而是虚心请教聆听，验诸临床，确有实效者，取其精华，为我所用。任老擅长中医儿科，对小儿肺系疾病、脾胃病症、脑系疾病及小儿血液系统疾病造诣颇深，擅治小儿疑难杂症。对病人不论病情轻重，皆细心揣摩，悉心救治，谨慎用药，临床疗效显著。由此，逐渐树立了自己的医名。自1958年起，任老任职于天津中医学院第一附属医院儿科。后为支持二附院医师队伍的建设，任老于1964年被调至天津中医学院第二附属医院儿科工作。在职期间，他尽心服务于临床，屡起沉疴，为广大患儿带来了健康的希望，上门求医者络绎不绝，一时声名鹊起，"儿科王""小儿王"等名成为大家对他精湛医术的褒誉。

【主要学术思想】

任老行医60余载，其学术思想深受李东垣《脾胃论》的影响，正所谓"内伤脾胃，百病由生"，任老认为脾与胃同处中焦，为后天之本，生化之源，有升清降浊的功能，二者互为表里，脾主运化，胃主受纳，若小儿喂养不当或饮食失宜致脾胃损伤，运化失常，浊阴不降，清阳不升，则生湿、蕴热、生痰。湿热、痰瘀阻滞气机，进一步影响脾胃的升降出入而变生诸病，因此有"百病由脾胃而生"的说法。在临床实践中，他重视顾护脾胃，辨证细致准确，遵循小儿"阳常有余，阴常不足"和"脾常不足"的特点，运用存津液、护脾胃、健运消导的治疗原则，精确审慎地用药，创立了多首验方，形成了"简、便、廉、验"的用药特点。

此外，任老认为治病不可偏执一法，医者需临证灵活，内外兼施，达到济助相益的疗效，他在总结前人外治经验的基础上，创立了很多外治方，同时擅长快针，针药并用，治愈了很多疑难杂症患儿。

1.重视脾胃，以消为补

小儿为"稚阴稚阳"之体，成而未全，全而未壮，较之成人更容易发病，尤以肺、脾两脏最易受累，且小儿生理特点为"脾常不足"，由于小儿年幼，饮食冷暖不能自调，往往因喂养不当、饮食不节而损伤脾胃，酿生病变，因此任老治疗小儿疾病着重脾胃，并强调"以消为补"，重视消导法的临床应用。

小儿不论在生理还是在病理上，均与成人不同，其机体处于生长发育阶段，突出表现为脏腑娇嫩，形气未充，但生机蓬勃，发育迅速，多为"肝常有余""脾常不足"，脾胃薄弱，常为乳食所伤，而变生他病。小儿脾胃薄弱，是产生食滞内停的主要内在因素。胃健则消谷，脾健则运化。在运用消导药物的过程中，善于调理脾胃，才能得效治食；往往在治食过程中邪势也渐衰退，对治疗疾病有利。故任老在小儿疾病早期的治疗中，以畅通气机，司理升降为治疗原则。欲畅气机，则宜邪食同治，若治邪不治食，因宿食不去，气机不通，邪亦难速除。邪食同治，则能消其赁借之势，况祛邪则利食，消食则利祛邪，皆有益于中焦升达和气机舒展，使病情在早期就得到控制。任老在选药上多顺应脾胃升降的特性，且多注意升降、疏通气机。他用药力求平和、轻而量少；勿过偏，于平淡中求巧胜，如麦芽、山楂、神曲、莱菔子、鸡内金等就属平和、平淡之类的药物。山楂既可消肉食积滞，又可解表。神曲化水谷宿食，开胃健脾，发表合里。谷芽启脾开胃，入胃主降；麦芽疏肝宽肠，入脾主升，二药合用，有升有降，其生用长于鼓脾胃之气，炒熟功于消食开胃。鸡内金消食积止遗尿。莱菔子导积滞，降胀满，顺气消痰。

五脏六腑在生理上相互联系，在病理上相互影响，任老认为他病可以及脾，脾病亦可酿生他病，所以重视脾胃病变在小儿诸病中的病理作用，例如《素问·咳论》中云"其寒饮食入胃，从肺脉上至于肺则肺寒，肺寒则内外合邪，因而客之，则为肺咳"，所以除小儿泄泻、小儿积滞等疾患外，其他疾病如小儿反复外感、咳喘等亦重视此法。

2.立"三通"法，宣畅气机

任老治病重视气机宣畅，并提出了"三通"疗法。所谓"三通"乃上通、旁通、下通，施此三法因势利导，以求气机通畅，逐邪外达。

（1）"上通"乃施"消导、降逆"之法，用治食积、痰盛、喘息等病症。"吐法"是指使用盐汤等药物达到催吐宿食的目的，主要适用于食积、痰多患儿。因该法小儿较为痛苦，临床依从性差，后多以"消导"法代替。"降逆"法主要是使用旋覆花、代赭石等药物治疗肺胃气逆所致呕吐、呃逆等症的患儿。

（2）"旁通"乃用"汗法"，调其阴阳，通其毛窍，驱其邪气，并不拘泥于外感咳嗽等表证，亦善用于发疹初期等病。例如治疗外感咳嗽，邪在于表，闭郁肺气，治疗当重在一个"宣"字，当以汗法祛邪为捷为先。对于风寒咳嗽，表现频咳无痰者，加用荆芥、紫苏叶、防风、淡豆豉等辛而微温之品，可速达宣表止咳作用。

（3）"下通"乃通利二便，使邪实从大肠、膀胱而解。任老善用白茅根清热利小便，牵牛子通利二便，使邪热从二便而走，因势利导，给邪以出路。

"三通"诸法中，任老最重"汗法"，提出"汗法"乃"截断扭转，先证而治"之法。认为在疾病早期，及时恰当地使用"汗法"尤为重要，早期热邪随汗而解，无热炼痰即可截断病势发展。

3.针药并用，内外合治

任老非常重视外治法在儿科临床的应用，针刺治疗是中医学中一种操作方便、疗效显著的治疗手段，既可以单独施治，亦可以配合汤剂联合治疗，通过调整机体的功能，提高机体的抗病能力，从而达到防治疾病的目的，以其独特的优势，占据了重要的地位。任老考虑到孩子易动、爱哭闹的天性，加之小儿形气未充，脏腑娇嫩，主张采用对小儿施行速针刺激的方法进行治疗，从而避免了留针时因为孩子哭闹引起的弯针、滞针等情况。快针是任老治疗的一大特色，在很多临床治疗病例中，针药合用能达到更佳的疗效。例如脑瘫、疳积等的治疗。

脑瘫属于中医"五迟、五软"的范畴，单用中药很难达到预想的疗效。任老认为中医对于小脑发育不良的脑瘫患儿的治疗疗效明显优于对大脑发育不全的脑瘫患儿和治疗疗效，采用针药并用的方法治疗小脑功能发育不良的脑瘫患儿颇有验效。任老的特色经验取穴为"跟平穴"（足跟大筋正中，平昆仑穴），主要针对足下垂的脑瘫患儿。"阿是穴"是任老另一个重视的取穴。他采用快针速刺常规用穴华佗夹脊穴、肩髃、肩髎、曲池、手三里、外关、合谷、支沟、环跳、髀关、伏兔、梁丘、足三里、风市、阳陵泉、悬钟、解溪、昆仑等再加上阿是穴。针对脑瘫多虚的特点，辨证常采用捻进捻出的补法配合黑豆汤治疗小儿脑瘫，解决了患儿肢体痉挛的问题，且改善了患者的智力状况。疳积属于西医学"营养不良"的范畴。西医治疗一般单纯给予营养药品及食品，由于小儿脾胃虚弱，消化吸收功能欠佳，反致中满，任老用快针针刺四缝的方法治疗小儿疳积，鼓舞小儿脾胃之阳气，增进疳积小儿的脾胃功能，解决了小儿进食药物困难及进食后不吸收的难题，收到了很好的效果。除脑瘫外，该法对脊髓灰质炎后的"婴儿瘫"患儿亦颇有治疗效果。

4.重视辨证，药廉效佳

（1）辨证注重舌苔的变化

舌诊为辨证不可缺失的客观依据。无论八纲、病因、脏腑、六经、卫气营血和三焦等辨证方法，都以舌象为辨证指标。正如《临症验舌法》中所说："凡内多杂症，亦无一不呈其形，著其色于舌……据舌以分虚实，而虚实不爽焉。据舌以分阴阳，而阴阳不谬焉；据舌以分脏腑，立主方，而脏腑不差，主方不误焉。危急疑难之顷，往往证无可参，脉无可按，而唯以舌为凭；妇女幼稚之病，往往闻之无息，问之无声，而唯有舌可验。"可见舌诊对诊断疾病确有很大的价值。任老治疗小儿疾病，尤注重于舌苔的变化。

①薄苔

不论是白苔还是黄苔均表示病邪轻浅。

②厚苔

是胃气夹湿浊邪气熏蒸所致，故厚苔主邪盛入里，内有痰饮食积等。其中苔白而厚：多是脾胃受损运化失职，痰湿内蕴所致。苔黄而厚：多为邪食相搏，阻塞中焦，腑气不利而致。

③腻苔

多为湿邪内蕴，阳气被遏。其中苔白腻而滑：一般属脾虚湿重。苔黄厚而腻：则为脾胃湿热上蒸之表现。

④花剥苔（地图舌）

即舌苔剥落不全，剥脱处光滑无苔，余处残存地图样不规则舌苔，界限明显，苔花剥多见食滞日久，胃之气阴两伤。

（2）辨证注重大便情况

大便排泄虽由肠道所主，但与脾胃的腐熟运化，肝的疏泄和命门的温煦有着密切的关系。询问患儿大便情况不仅可以直接了解胃肠消化功能如何，而且还是判断疾病寒、热、虚、实的重要依据。任老在询问大便情况时，着重了解排便的次数、时间以及大便的量、色、质、气味以及伴随的症状。

一般来讲，邪食互结，阻滞中焦，常会导致大便异常，表现为大便溏泄、排便不爽或燥结便秘。如大便秘结，伴有高热、腹满、腹痛、舌红、苔黄燥结者，多为实证，主要是热盛伤津，大肠燥化太过引起。大便稀软不成形或成水样便，而且便次增多，并伴有面色萎黄，纳呆，多由于脾失健运，大肠传导失常所致。大便完谷不化即大便中含有较多未消化食物，则见于脾虚与肾虚；若大便溏结不调，即时干时稀，一般多为肝郁乘脾；大便头干后稀或便干如球，多属脾虚；便泻如黄糜，泻下不爽，为湿热蕴结，大肠气机传导不畅所致。

（3）方药配伍精良

任老平素用药特点可以归纳为"味简量轻，价廉效佳"。他认为小儿如初生之幼苗，机体柔弱，形气未充，用药不当容易妨碍脏腑功能，故用药必须审慎，谨防脏腑受损，病情恶化；且小儿一般病情单纯，对药物反应灵敏，随拨随应，药味不必过多，剂量不必过大，有时单味药即可中病。况且小儿多拒药，服药困难，每次所服用药物有大半被吐出，过大药量不仅增加家长喂药难度，造成药物浪费，而且降低药物疗效，所以任老开方一般药味少，药量小，取得了量小而力专的奇效，而且降低了小儿的医疗费用。纵览任老所开之方，其药味一般不超过12味，且剂量一般6g左右。

任老认为小儿稚阴稚阳，不耐攻伐，大苦、大寒、大辛、大热等重剂以及峻猛之剂可免则免，应投以轻灵之品，方可顾护脾胃，故多选用量轻味薄、悦脾和中之品，如治疗小儿外感，常用薄荷、紫苏叶、荆芥、防风、连翘、桑叶、菊花等气味轻薄如羽、性浮散的药物。

【医案传真】

1.内科病

（1）积滞案

患儿，男，6岁，1985年12月31日初诊。

病史简介：间断腹痛2月余。腹痛以脐周为主，痛处拒按，每日3~4次，每次疼痛持续20~30分钟，经常低热，腹胀，纳呆，大便干燥，舌质红苔黄微腻，脉弦数。查验血常规：血红蛋白99g/L，白细胞8.6×10^9/L，其中，中性粒细胞0.67，淋巴细胞0.28，面色青黄不泽，体瘦，腹胀，肝下缘在剑突下1cm，质软，心肺正常。

西医诊断：消化不良。

中医诊断：积滞。

辨证：乳食积滞证。

治法：行气消食，导滞破积。

处方：木香槟榔丸化裁。

木香6g、槟榔6g、香附6g、白术6g、莪术6g、厚朴6g、陈皮10g、香橼10g、神曲10g、三棱3g、大黄3g、甘草1.5g。3剂。

二诊： 1986年1月4日。服上药后，腹痛明显减轻，仅有时微微作痛，一过即止，体温正常，大便调，纳差，舌红苔黄，脉弦滑。治以消食和胃，保和丸加减。予以炒莱菔子6g、焦三仙6g、茯苓6g、香橼6g、炒鸡内金6g、半夏4g、白扁豆10g、熟大黄3g。服药1个月后，患儿面色红润，精神、食欲渐佳，腹软。

按： 由于小儿脾常不足，喂养不当，伤及脾胃，脾胃运化失职，以致乳食停滞，阻滞中焦，日久成积。故病初用药性猛峻的木香导滞汤治之。以木香、槟榔、厚朴、陈皮以行气化滞，以香附、三棱、莪术破瘀化积，白术健脾化湿，枳实下气消痞，一消一补，使补而不留滞，消而不伤正。诸药组合，共成行气消积，导滞破积之剂，气机通畅，积滞得下，诸症自除。由于小儿脏腑娇嫩，形气未充，治疗时不可久用攻消之剂。正如《幼科发挥》所说："如五脏有病或补或泻，甚勿犯其胃气。"故复诊时用平和之"保和散"加以调养收到较好的效果。

（2）肺炎喘嗽案

患儿，女，4岁，1986年12月31日初诊。

咳嗽5日，咳甚呕吐痰涎，低热1日，体温最高37.6℃，无汗，流清涕，舌白，脉浮紧。查体：肺呼吸音粗，可闻及干性啰音。

西医诊断： 肺炎。

中医诊断： 喘嗽。

辨证： 风寒闭肺证。

治法： 疏风宣肺。

处方： 羌活6g、荆芥3g、防风3g、山楂6g、芦根6g、桔梗6g、枳壳6g、竹茹6g、甘草1.5g、生姜1片。3剂。

二诊： 1987年1月4日。服药1剂后当晚高热，体温达39℃，咳嗽频作，呼吸困难，紫绀，于儿童医院检查双肺散在中小水泡音，予以静脉滴注青霉素3天，次日热退，仍干咳，频咳，不发热，流涕，舌红苔黄，脉数，大便干。查体：双肺可闻及水泡音。予以加味麻杏石甘汤，麻黄4.5g、杏仁6g、桃仁6g、生石膏12g、黄芩6g、紫苏6g、炒莱菔子10g、前胡10g、百部10g、大青叶15g、蚤休10g、仙鹤草10g、槟榔6g、熟大黄6g、白茅根15g、芦根15g。4剂后复诊，咳嗽减轻，痰多，大便正常。原方去大青叶、蚤休，继续服用5剂，痊愈。

按：风寒外束，腠理壅遏不通，肺气郁闭，宣降失宜，肺气上逆，致咳喘频作。症见发热不高或不发热，无汗，恶风寒，咳嗽，痰多白稀，喘息重，苔薄白，脉浮紧。宜疏风宣肺散寒，方用九味羌活汤加减。后表邪未解，入里化热，肺经气分热盛，肺气不宣，清肃失职，痰热与邪气交阻，闭阻肺络，形成肺热壅盛证。热邪内蕴，症见身热甚或高热不退，有汗，咳嗽次频而声浊，喘急，喉中痰声漉漉，痰黄黏稠，胸腹满闷或两肋陷，面赤，鼻翼翕动，舌红，苔白或黄，脉数。"肺与大肠相表里"，肺气闭阻不得下达，则腑气不通，可见腹部胀满，大便秘结。肺气闭阻，血行郁滞，则可见呼吸困难、口唇青紫。方选加味麻杏石甘汤加减。此期，津液已伤，辛散之品，应当慎用；因苦寒助燥，易伤津液，亦当谨慎。

（3）水肿案

患儿，女，7岁，1985年12月26日初诊。

上呼吸道感染后2周出现眼睑、面部浮肿伴尿少。查体：体温37℃，心率100次/分，呼吸20次/分，血压110/80mmHg。眼睑浮肿，双下肢不肿，咽充血，扁桃体Ⅱ°肿大，无分泌物，余处查体未见异常。尿常规：蛋白微量，白细胞++~++++，红细胞+，ASO：1：1600。西医予以酚咖麻敏胶囊、红霉素等抗感染治疗，予以利血平降低血压，潘生丁、维生素B、C、P，低盐饮食，病情好转出院。出院时水肿消失，扁桃体减小，血压

90/50mmHg，尿常规：尿蛋白阴性，红细胞阴性。就诊时，患儿因劳累后出现眼睑浮肿，无腰痛及下肢水肿，小便赤涩短少，舌红，苔薄黄，脉沉数。尿常规：阴性。

西医诊断：慢性肾小球肾炎。

中医诊断：水肿。

辨证：湿热下注证。

治法：清热利水。

处方：八正散化裁。

金银花10g、连翘10g、鲜芦根10g、白茅根15g、瞿麦10g、萹蓄6g、滑石10g、栀子6g、黄柏10g、甘草3g。3剂。

二诊：1986年1月1日。服药后，浮肿较前减轻，纳食差，小便调，量较前增多，舌红，苔稍黄，脉沉而数。原方更为白茅根10g、滑石6g、木通6g、瞿麦10g、车前草6g、金银花6g、连翘6g、神曲6g、麦芽6g、甘草3g。3剂。

三诊：1986年1月5日。服药后浮肿消失，现纳呆，大便调，舌红，苔白，脉沉。予以陈皮6g、枳壳6g、竹茹6g、神曲10g、鸡内金6g、藿香6g、槟榔10g、滑石6g、甘草3g。3剂以善其后。

按：慢性肾炎病程迁延，反复发作兼之反复使用利水剂，正气大伤，脾肾两虚，故在恢复期需要健脾补肾。本例患儿以脾胃功能失调证候表现为主。脾胃为后天之本，五脏六腑、四肢百骸赖以滋养，故云"水惟畏土，故其制在脾"。故予以运脾化气行水以善其后。

（4）抽动症

患儿，女，6.5岁，1985年11月5日初诊。

患儿自3岁时起病，初目瞬频，后面颊肌肉抽搐，上肢抽动，近日体肥胖，头晕，夜寐不安，呃逆频繁，声响亮，大便调，舌淡苔白，脉沉弦。

西医诊断：抽动障碍。

中医诊断：肝风。

辨证：肝火亢盛证。

治法：开郁理气，镇惊安神。

处方：木香槟榔丸化裁。

木香6g、槟榔6g、青皮6g、陈皮6g、羚羊粉0.3g、钩藤10g、石菖蒲6g、郁金3g、沉香3g、大黄6g、甘草1.5g。4剂。

二诊：11月19日。诉服药后症状消失，精神好，现痰多，夜寐不安，舌苔白，脉沉弦。原方去羚羊粉、大黄、沉香，加僵蚕6g、薄荷6g、菊花6g、薄荷梗6g。继服4剂后诉症状明显好转。

按：抽动症是发病于儿童时期的一种慢性精神障碍性疾病。临床常以不自主、反复、快速的一个或多个部位肌肉抽动或有不自主的发声抽动为特征。属于中医"肝风"范畴。本病病位在肝，可累及心脾，其致病因素为痰、热、食、火。基本病机为肝郁气滞，热引肝风。本病治疗重点在于理气解郁、清热开窍。全方以石菖蒲、郁金配合行气之品，药少力专，配伍得当，性味平和，畅导气机，理气而不伤阴，无论新恙久病，均可使用。

2.杂病

（1）发热案

患儿，男，9个月，1983年10月12日初诊。

低热4个月余，每日均有发热，体温37.5℃左右。曾于某儿童医院住院治疗，经各种理化检查均未发现异常，曾使用头孢、青霉素、利巴韦林等抗菌抗病毒治疗，无明显效果，遂来就诊。现每日低热，夜间低热，体温37.5℃左右，偶咳，形体消瘦，腹胀满，肚腹灼热，食少便调，舌淡，苔白厚，指纹紫。

西医诊断：不明原因发热。

中医诊断：内伤发热。

辨证：湿阻郁热证。

治法：清热除湿。

处方：鲜芦根6g、白茅根6g、杏仁3g、苏子6g、山楂6g、川贝母3g、黄芩6g、栀子3g、甘草1.5g。3剂。

二诊：1983年10月15日。服药2剂后，患儿腹胀消，肚腹灼热消退，体温正常。更方为：党参3g、茯苓6g、陈皮6g、白术3g、连翘3g、甘草1.5g、木香3g、焦麦芽6g。3剂。

三诊：1983年10月18日。患儿体温正常，纳食渐增。

按：患儿发病于暑月，中于暑热，暑热兼湿，直中中焦；又病久长期反复使用抗生素、抗病毒之剂，脾胃更伤，病久体虚，日久湿阻郁热。急则治其标，先清热燥湿，继之健脾益气以扶其正，则沉疴可起。

（2）五迟、五软案

患儿，男，3.5岁，1986年4月23日初诊。

生后生长发育迟缓，1岁方能竖颈，3岁方能独坐。现四肢萎软无力，站、走、言均不可，智力低下，仅能理解简单语言，纳差，大便干燥，睡眠不安，烦躁哭闹，舌红，脉弦数。

西医诊断：小脑发育不全。

中医诊断：五迟、五软病。

辨证：心肝火旺证。

治法：清肝泻火。

处方：钩藤6g、僵蚕6g、黄芩6g、柴胡6g、薄荷3g、牛膝6g、木瓜6g、丝瓜络6g、桂枝3g、白芍6g、甘草3g。7剂。

二诊：1986年4月30日。纳呆，矢气频频，四肢症状同前，情绪较前好转，舌红。原方加熟地黄6g、赤芍6g、当归尾6g、桃仁3g。7剂。

三诊：1986年5月7日。四肢症状如前，余无不适，苔白，脉沉。予以熟地黄6g、山药6g、牡丹皮3g、木香6g、泽泻6g、牛膝3g、木瓜6g、丝瓜络6g、甘草3g。长期调养。

按： 钩藤、僵蚕二药镇惊安神舒筋，清热平肝。黄芩清肝热，柴胡引药入肝经，二者转清肝火。桂枝、牛膝一上一下，强劲四肢筋脉。桂枝温经散寒，活血通脉，治上肢肩臂肢节痿痹；牛膝补肝肾、强筋骨，补肝则筋舒，下行则理膝。白芍益肝舒筋。

3. 传染病

（1）百日咳案

患儿，女，1岁，1986年6月11日初诊。

顿咳1个月，夜咳重，痰多，咳后呕吐大量痰涎，眼睑浮肿，大便干，舌红，苔黄腻，脉数。血常规：白细胞总数 $8.4 \times 10^9/L$，中性粒细胞0.37，淋巴细胞0.63。

西医诊断： 百日咳。

中医诊断： 百日咳（痉咳期）。

辨证： 疫毒犯肺，肺气上逆。

治法： 肃降肺气，清热祛痰。

处方： 百茅汤化裁。

百部6g、鲜茅根30g、代赭石6g、旋覆花6g、竹茹6g、半夏6g、前胡6g、甘草3g、桔梗6g、熟大黄6g、薄荷6g。7剂。禁食肉、鱼、糖。

二诊： 1986年6月18日。咳嗽明显减轻，大便干燥，苔白，脉数。复查血常规示白细胞总数 $9.2 \times 10^9/L$，中性粒细胞0.52，淋巴细胞0.48。原方更为白茅根15g、百部6g、黄芩6g、栀子6g、川贝母3g、前胡6g、神曲10g、麦芽6g、鸡内金6g、甘草3g。

按： 百日咳是小儿常见的传染病，本病主要是由风邪疫气由口鼻而入，首先犯肺，后传于肝脾，肝气上逆犯肺，肺金失司，引起阵阵痉咳，肝强脾弱则痰涎壅盛，频发呕吐。任老认为痉咳期的病机关键是肺失肃降，气逆上冲，治以肃肺降气，清热祛痰，创立了百茅汤。《本草正义》指出白茅根"能清血分之热而不伤于燥，凉血而不虑其积瘀，吐衄呕血。泄降火逆，其效甚捷"，白茅根性味甘寒，入肺胃经，清热止咳；《药性论》云："百部治肺家热，上气咳逆，主润益肺，无论新久咳嗽，皆可用之"。百部归肺经，润肺下气止咳，适用于各种咳嗽，二者共为君药，起清热润肺，降逆止咳之功。半夏辛开苦降，燥湿化痰；桔梗辛散苦泄，可宣开肺气，祛痰利气；前胡性味苦寒，降气化痰，适用于痰热阻肺，肺气失降。五药共为臣药，共奏清热祛痰止咳之效。旋覆花辛开苦降，降气化痰，平喘止咳，寒热均可；代赭石苦寒，重镇降逆，用于气喘咳逆，可降上逆之肺气而达到平喘之功。竹茹性味甘寒，清热化痰，为佐药，意在降肝、肺及胃之逆。薄荷辛凉清肺热，熟大黄苦寒泄热通肠。甘草性平，祛痰止咳，用于痰多咳嗽，同时调和诸药，为使药。

（2）痢疾案

患儿，女，16个月，1977年10月29日初诊。

患儿自6天前高热，体温最高39.1℃，24日曾化验大便，示大便黏稠，脓细胞满视野，红细胞1~10个/HP。经外院诊断"细菌性痢疾"，经5日治疗效果不佳。故来我处就诊。现患儿烦躁，大便时啼哭，大便黏稠，日行10余次，肛门红肿，舌苔黄而微厚，指纹紫滞。大便常规结果与24日结果相同。

西医诊断：细菌性痢疾。

中医诊断：痢疾。

辨证：湿热痢。

治法：清热燥湿。

处方：葛根芩连汤化裁。

葛根6g，滑石6g、白芍10g、黄芩4.5g、陈皮4.5g、黄连3g、熟大黄1.5g、甘草1.5g。5剂。

二诊：11月4日。患儿诸症皆除。大便化验正常。

按：痢疾的病位在肠，湿热疫毒蕴伏肠胃，肠络受伤，气血与邪搏结，化为脓血，成为湿热痢，治宜清热燥湿，方用加味葛根芩连汤。本方具有清热燥湿、疏通胃肠的功效，常用于湿热痢急性期。方中芩、连之苦以燥中焦之湿，寒以清胃肠之热。葛根鼓舞胃气，使之升腾，助黄连达到止泻之效。白芍、陈皮合用，敛阴定痛，疏畅中焦气机以除腹中挛急之痛。滑石淡渗助黄芩、黄连祛除湿邪。大黄通肠涤胃，以泄湿热，属通因通用之意，本方用熟大黄取其和缓之意。

4.针刺疗法

（1）水疝案

患儿，男，9岁，1975年10月29日初诊。

患儿右侧睾丸肿胀不适10余日。曾于儿童医院诊断为右侧鞘膜积液。现右侧睾丸肿胀明显，约为左侧的1.5倍，皮色光亮如水晶，按之有弹性。饮食、二便无异常。舌淡苔白，脉沉。

西医诊断： 鞘膜积液（右）。

中医诊断： 水疝。

辨证： 寒证。

治法： 散寒利湿。

处方： 川楝子散化裁。

小茴香6g、荔枝核6g、川楝子10g、防风6g、防己10g、补骨脂10g、桂枝6g、茯苓10g、滑石10g。5剂。

外治法： 针刺大敦、三阴交、蠡沟、足三里，由下向上针刺行针，每日1次。

二诊： 1975年11月5日。右侧阴囊肿大较前回缩，继续上述治疗12剂。临床痊愈，未见复发。

按： 水疝多为劳倦后感受寒湿或湿热邪气而致阴寒内盛，水湿停留或痰热郁滞足厥阴肝经，经脉不得疏利而致阴囊一侧或双侧肿大。方中小茴香、荔枝核、川楝子散寒止痛、理气散结；补骨脂、桂枝温阳化气，通阳行水；茯苓、滑石、防己利水消肿。

配合针刺疗法，大敦，体内肝经的温热水液由本穴外输体表；蠡沟，肝经之络穴，二穴为疝气的主要治疗穴位。足三里，全身强壮要穴之一，配合大敦、蠡沟可通经活络；三阴交，足三阴经之交会穴，配合大敦、蠡沟可治疝气。

（2）婴儿瘫

患儿，女，3岁，1977年8月13日初诊。

自一周前开始发病，继而下肢瘫痪，于外院诊断婴儿瘫。现体温正常，双下肢瘫痪，左下肢严重，右侧稍轻，目前不能行走和站立，舌苔白，脉弦数。

西医诊断：脊髓灰质炎。

中医诊断：婴儿瘫。

辨证：邪侵经络。

治法：祛风通络。

处方：独活寄生汤化裁。

独活6g、桑寄生6g、威灵仙3g、秦艽6g、木瓜4.5g、赤芍6g、红花4.5g、甘草1.5g、牛膝3g。3剂。

配合针刺疗法：取下肢阳陵泉、地机、蠡沟、三阴交、阳陵泉、足三里、上巨虚、下巨虚、解溪、足随孔、承山、委中、环跳、八髎、长强。每日针刺一次，共针刺15剂痊愈。

按：婴儿瘫是由于感染脊髓灰质炎病毒后引起的以肢体萎废不用为临床特征的疾病，属于痿证范畴。本病系由感受外邪，由口鼻吸入病毒之后，随气血运行，损伤络脉，络脉受损后，气血不能正常通过而致。本病以疏风活络、通经活血、化瘀散结、健脾益肾为治疗原则。瘫痪初期，四肢麻痹者，治宜祛风通络，清热解毒，选用独活寄生汤加减，独活、桑寄生、秦艽、威灵仙疏风止痛，利关节；牛膝引药下行，通经活血；木瓜入肝经而通筋脉；赤芍、红花活血通经络止痛；甘草调和诸药而解百毒。配合针刺治疗，手法为蜂刺，即快针治疗，可使患儿少受痛苦，疗效显著。

（3）头痛案

患儿，女，7岁，1986年1月21日初诊。

患儿头痛2年余，最初每月发作2次，上学后疼痛次数频繁，每日发作1~2次，发作时疼痛难忍，发作时伴呕吐。疼痛发作部位在眉棱骨近眉梢处，不晕，大便干，苔白，脉沉数。曾于总医院经多种检查后，告知无实质性病变，考虑神经性头痛。

西医诊断：神经性头痛。

中医诊断：头痛。

辨证：风痰阻窍证。

治法：祛风开窍，通络止痛。

处方：川芎茶调散加减。

羌活6g、川芎10g、细辛1.5g、菊花10g、桑叶10g、黄芩6g、木香6g、白芷6g、竹茹6g、熟大黄6g、甘草1.5g。7剂。

配合针刺法：风池双侧，风府、大椎（雀啄法）。每日1次。

二诊：1986年1月29日。仍头痛，一周2次，但头痛程度减轻，每次持续时间1个小时到2小时左右，伴呕吐，舌淡红，苔薄白。原方去木香、大黄、竹茹，川芎减为6g，白芷减为3g，桑叶减为3g。继续服用7剂，针刺手法同前。

三诊：1986年2月26日。头痛好转，持续时间减少，发作时不伴呕吐。舌淡苔白，脉弦数。更方为：川芎6g、羌活6g、白芷3g、菊花6g、黄芩6g、枳壳10g、桑叶6g、神曲10g、麦芽6g、甘草3g。7剂。

四诊：1986年5月28日。服药后头痛次数明显减少，2个月内只发作2次。发作时持续时间短暂。

按：头痛是小儿常见病，外感、内伤均可引起。因头为诸阳之会，五脏六腑之清阳皆会于此。本病病机为外感、内伤蒙蔽清阳或瘀阻经络，发生头痛。任老认为"风为百病之长"，风邪夹寒邪、热邪、湿邪，上扰清窍，阻遏经络，蒙蔽清阳，导致经络气血不畅，故治头痛先治风，风灭痛自消。方选川芎茶调散加减，配合针刺疗法，依据大椎为阳脉之会，通调督脉；风府，系天部风气的重要生发之源；风池，乃风邪蓄积之所。针刺此三穴可散风息风、通关开窍，专治各种头痛。

（陈 慧 整理）

陈芝圃

治外感擅用清凉、祛邪安正，
疗内伤顾护后天、胃气为本

【名医简介】

陈芝圃（1915~1980年），男，汉族，河北省交河县人。秉承家训，自18岁开始随父习医，勤勉好学，博览群籍，上溯《灵枢》《素问》，下迄宋明以来儿科专著。学识既久，医业精进，施之临床，屡有效验。解放之后，参加天津市立中医医院门诊部（今天津中医药大学第一附属医院前身）工作，历任儿科主治医师、副主任医师、天津中医学院儿科副教授、儿科教研室主任等职。

陈老从事儿科医、教、研工作40余载，理论宏丰，医术精湛。临证审慎细微，辨证精当，对不少儿科疑难重症，每多卓见。其治学严谨，注重实践，主张学以致用，日间每遇疑难之疾，入夜则手不释卷，查经阅典，细研前人治验。数十年如一日，以其高尚医德及精湛医术，赢得广大患儿及家属的敬爱与信任。

【主要学术思想】

1.外感疾病，擅长清凉，以祛邪为主

小儿稚阴稚阳之体，脏腑娇嫩，形气未充，肺常不足，卫外功能不固，极易感受六淫病邪引起各种热性疾病，叶天士《幼科要略》曾指出"小儿热病最多者，以体属纯阳，六气着人，气

血皆化为热也"。陈氏十分推崇陈复正"小儿发热，切须审其本元虚实，察其外邪轻重，或阴或阳，或表或里，但当彻其外邪出表，不当固邪入里"这一指导思想，主张治疗小儿外感热性疾病当以祛邪攘外为主。临证常以八纲辨证为指导，结合卫、气、营、血及脏腑辨证等方法明确疾病的病因、病性、病位及病势，并将小儿热病归纳为发热恶寒、寒热往来、壮热、潮热、夜热、低热六种常见热型，认为抓住不同热型的变化规律和特点，对辨治疾病颇有帮助，同时指出分析疾病的伴随症状，有助于明确疾病的性质、部位以及判断疾病的发展趋势和转归。如伴随鼻塞流涕、咽喉肿痛、咳嗽气促等症，常提示病在肺卫；伴随皮疹多属外感风邪搏结于表，若疹小而红病多在肺，斑大而赤邪多在胃，以"疹属太阴、斑属阳明"也；若热极生风，风火相煽，引起惊厥、抽搐、目赤肿痛等症，多属肝经实热；若昏迷谵语、头痛呕吐，多属邪陷心肝，深及营血等等。陈氏结合多年临证经验，总结提出小儿热病治疗六法：一为辛温解表法，以辛温解表药物为主，疏风散寒、逐邪外出，方取败毒散（羌活、独活、柴胡、前胡、桔梗、枳壳、薄荷、川芎、茯苓、生姜、甘草），杏苏散化裁（苏梗叶、杏仁、荆芥穗、前胡、薄荷、半夏、橘皮、茯苓、桔梗、枳壳、生姜、大枣、甘草）；二为辛凉解表法，以辛凉清解药物为主，疏风散热、解毒利咽，多用于外感风热初期，或多种急性传染病及发疹性疾病邪在肺卫表证阶段，方取银翘散法，创清热合剂（经验方），药用金银花、连翘、牛蒡子、荆芥穗、薄荷、黄芩、栀子、龙胆草、青黛、赤芍、天花粉、枳壳、甘草；三为和中清热法，清热疏解，和胃导滞，用于外感表证兼饮食积滞，或平素消化不良复感外邪者，方取保和汤法（藿香、连翘、荆芥穗、薄荷、半夏、陈皮、茯苓、砂仁、焦山楂、神曲、莱菔子、枳壳），藿连汤（经验方），药用藿香、黄连、薄荷、荆芥穗、厚朴、半夏、陈皮、茯苓、莱菔子；四为和解清热法，以

疏解清热为主，用于外感表证未解，内传少阳的半表半里证或表
邪未罢、里证已成的表里合病，法取大柴胡汤，予经验方柴胡、
黄芩、半夏、薄荷、荆芥穗、青蒿、知母、白芍、枳壳、大黄；
五为凉肝清热法，用于表热内结，邪传心肝或兼肝胃实热者，方
取泻青丸法（羌活、防风、龙胆草、青黛、大黄、荆芥穗、薄
荷、栀子、当归、川芎）；六为凉血清热法，以清热解毒、凉血
育阴为主，用于壮热不退，惊厥昏迷，斑疹密布，口鼻赤烂等热
毒燔灼营血或气营两燔阶段，方取清瘟败毒饮（犀角、栀子、黄
芩、黄连、连翘、金银花、青蒿、生石膏、生地黄、玄参、知
母、牡丹皮、赤芍），加味犀角地黄汤（经验方），药用犀角、生
地黄、牡丹皮、赤芍、知母、黄芩、青蒿、柴胡、薄荷、荆芥
穗、甘草。陈氏临证中灵活运用小儿热病辨治六法，执简驭繁，
曾救治无数麻疹、疫痢、惊厥、昏迷等危重患儿，疗效显著。

2.内伤诸疾，顾护后天，治重脾胃

（1）胃气为本

陈氏认为"治病必求其本"，而以"胃气为本"尤为重要。
《素问·玉机真脏论》谓："五脏者，皆禀气于胃，胃者五脏之
本也。"吴澄《不居集》云："凡查病者，必先查脾胃强弱，治病
者必先顾脾胃勇怯，脾胃无损，诸可无虑。"李东垣言："诸病
从脾胃而生"。陈氏善于运用脏腑学说指导临床实践，尤为重视
脾胃功能对人体生理病理的影响。脾胃为后天之本，受纳水谷化
生气血以养五脏，脾胃健运则五脏安和，故医者审病不可不察脾
胃强弱虚实。小儿脏腑娇嫩，肠胃脆薄，脾常不足在其病理上是
一大特征，万密斋曾指出："脾常不足者，脾司土气，儿之初生，
所饮食者乳耳，水谷未入，脾未用事，其气尚弱，故曰不足。"
因此，由脾胃功能失调引起的疾病在儿科颇为常见，陈氏认为，
脾胃受损，不仅可导致积滞、疳证、腹痛、便秘、腹泻、呕吐、
水肿等内伤诸疾，久之亦可导致肺气虚损，卫表不固，引起反复

发热、咳嗽、喘息气促等外感诸疾，故治病当以胃气为本，时时顾护脾胃。

（2）用药寓补于消

小儿饮食不知饥饱，遇美食尤易贪食、多食，而其脾常不足，"饮食自倍，肠胃乃伤"，故调治脾胃疾患临证常用消、补两法，而消法较之补法尤为应用广泛。然陈氏强调，小儿肠胃薄弱，不堪峻攻，不耐纯补，若邪气亢盛，虽以祛邪为主，但力戒妄行攻下以伤胃气，当中病即止；若脾胃虚损，虽以扶正为主，但不可一味蛮补壅塞气机，用药当力求精当，中正平和。陈氏在临证实践中体会，小儿脏气清灵，若药证相应，多随拨随应，效如桴鼓。其治疗小儿脾胃诸疾，多以开脾和胃转运枢机为宗旨，"寓补于消"，常用"消食和胃，益脾和中"之法，除特殊情况，极少应用纯补。他十分推崇《丹溪心法》保和丸法，临证常加减化裁，灵活施运。常去掉方中连翘，加入藿香、厚朴、枳壳、砂仁、生姜、六一散，改丸为汤，以芳香醒脾，消食和中。如因伤食呕吐，常加川连倍生姜，辛开苦降，清热和中；若腹胀便秘，加大黄通腹泻浊；若脾虚腹泻，加炒白术、薏苡仁、山药、椿根皮健脾止泻；若黄疸加茵陈、郁金利湿退黄；若兼外感发热，加荆芥穗、薄荷疏风透表等。

（3）治小儿杂证，多着眼脾胃

脾胃为中焦气机升降之枢纽，脾气升清，则水谷精微输布五脏六腑，滋养四肢百骸，胃气降浊，糟粕方能传导大肠，升降相因，脾胃和调。若脾不升清，胃不降浊，则气机壅塞，百病丛生。叶天士曾指出"其于升降二字，尤为紧要，盖脾气下陷固病，即使不陷，但不健运亦病矣。胃气上逆固病，即不上逆，但不通降亦病矣"。而《黄帝内经》谓："出入废，则神机化灭；升降息，则气立孤危。"可见脾胃在人体生命活动中的重要作用。陈氏宗前贤之旨，认为儿科诸多疾病皆源于脾胃升降失调所致，

"脾胃虚衰，四肢不举，诸邪遂生"。故陈氏治疗儿科诸疾，强调必先审察胃气强弱，其治多以调脾以安五脏，尤其某些治疗较为棘手的病证，多从脾胃着手，使脾升胃降，枢机条达，达到扶正祛邪之目的。

3.审证求因，敢于创新

陈氏注重实践，善于总结，敢于创新。临证强调当审证求因，有者求之，无者求之，盛者责之，虚者责之，辨治不可鼓瑟胶柱，墨守成规。如治解颅一证，历代医家多宗钱乙之说，认为证属肾气虚损，髓不充养所致，方宗地黄丸加减。陈氏在临床实践中，曾救治数例此病患儿，认为解颅一证虽有"肾虚"之因，但却难以概括全部，尚与后天水谷精气充养，气机升降失调，津液疏布失常等因素相关，此外，外感六淫邪气常是导致气机失调、津液亏损的重要原因之一。陈氏临证审证求因，除采用补肾固本之外，创立清热涤痰、宣窍利水、通络逐瘀诸法，指导临床，每每奏效。

4.拟方选药，独具匠心

陈氏临证常结合小儿生理病理特点，"脏腑娇嫩、易虚易实、易寒易热"，用药极为审慎，清灵活泼，中正平和，力戒大辛大热、苦寒克伐之品。

（1）善用经方，灵活化裁

经方配伍法度严谨，药专效宏，若诚能辨证准确，灵活施治，效如桴鼓。陈氏在临床实践中，善于运用经方治疗儿科诸多病症。如用麻杏石甘汤辛凉宣泄，止咳平喘，治疗小儿肺炎、咳嗽、支气管哮喘等；以小柴胡汤和解枢机，治疗长期发热、顽固性头痛等；以半夏泻心汤调和脾胃，治疗秋季腹泻；以吴茱萸汤降逆止呕，温胃散寒，治疗急性肝炎、腹痛、疝气、过敏性紫癜等症。陈氏师古不泥古，善于根据病证灵活化裁药物，如小儿肠伤寒在发展某一阶段与大柴胡汤颇为相似，除见寒热往来少阳病证外，阳明里证明显，常见恶心呕吐、腹胀便秘等症，陈氏采用大柴胡汤去姜枣，加入知母、青蒿、玳瑁、荆芥穗、薄荷，每多奏效。

（2）博采众方，创制新方

陈氏临证汲取诸家之长，不仅对《伤寒论》《黄帝内经》等经典著作研究颇深，对后世历代名家典籍均广泛涉猎，融会贯通。他十分推崇钱乙《小儿药证直诀》所载诸方，如用益黄散健脾温中治疗流涎、久泻；用导赤散、泻黄散清热泻火治疗小儿口疮、淋证；用泻白散清肺泄热治疗咳嗽、气喘；用地黄丸补肾滋阴治疗水肿、解颅等。陈氏在临证中强调，疾病变化多端，古今多有不同，当审证求因，灵活化裁。如泻青丸原方为治疗肝经郁火，不能安卧，烦躁易怒，目赤肿痛。陈氏亦用此治疗小儿惊泻、夜啼。同时将原方中加入青黛改丸为汤，治疗肝经实热诸疾，如加入荆芥穗、薄荷治疗高热日久，入夜尤甚夜热证，加入石菖蒲、郁金、钩藤、半夏、陈皮治疗小儿舞蹈症、惊风、癫痫等。

陈氏不仅善于运用古方，且能不断革新，化裁新方，根据多年临床经验，创制了许多适应儿科特点的新方。如用麻杏甘石汤、小陷胸汤合方加减的咳喘合剂（麻黄、生石膏、杏仁、甘草、瓜蒌仁、黄连、半夏、贝母、胆南星、木蝴蝶）；用千金苇茎汤、三子养亲汤合方加减的止嗽合剂（冬瓜子、芦根、桃仁、瓜蒌仁、杏仁、苏子、莱菔子、川贝母、胆南星、木蝴蝶）；用银翘散化裁的清热合剂（连翘、金银花、黄芩、栀子、赤芍、牵牛子、枳壳、荆芥穗、薄荷、花粉）；以及治疗血尿的茅根汤（白茅根、生地黄、仙鹤草、小蓟、鹿衔草、三七、血余炭、六一散）等等，方药精当，施之临床，效用极验。

【医案传真】

1.高热案

张幼，高热6天，入夜尤甚，汗出不解，咽喉疼痛，烦躁不安，时作呕恶，小便黄赤，大便秘结，舌红少苔，指纹紫滞。证属外邪不解，里热内结。

处方：柴胡6g、黄芩6g、半夏6g、枳壳9g、芍药9g、大黄3克、金果榄6g、知母9g、青蒿9g、薄荷（后下）5g、荆芥穗5g。

按：患儿系外证未解，里证已成，热结阳明，灼伤津液。陈氏认为，此时需表里双解，方能使里热清而表证除。否则邪郁日久，津液更伤。投以大柴胡汤外解表邪，内泻邪热，药用2剂邪去正复而获显效。

2.败血症案

余某，女，2岁。

患儿高热6天，麻疹后持续高热，嗜睡，烦躁不安，口舌糜烂，颌下红肿，前后二阴亦有肿溃，纳少，便干尿黄，舌红绛苔黄，脉沉数。查血常规白细胞：22.4×10^9/L，中性粒细胞0.89，淋巴细胞0.11。血培养：金黄色葡萄球菌。诊为金黄色葡萄球菌感染之败血症。证属热入心营、毒热炽盛，急拟清热凉营、活血解毒之法，投以加味犀角地黄汤。

处方：广角6g、生地黄30g、当归9g、赤芍9g、牡丹皮9g、栀子6g、川连9g，黄芩6g、竹叶3g、金银花30g、连翘12g、桔梗4.5g、生石膏30g、知母9g、薄荷4.5g、大黄（后下）4.5g。水煎150ml，日夜频服。

二诊：服药3剂，夜间仍有身热，热势较前下降，神志渐清，此营热未尽，改以清热养阴、凉营解毒之法。药用广角9g、生地黄15g、玄参9g、金银花30g、连翘12g、生石膏30g、知母9g、天花粉9g、浙贝母6g、黄柏9g、当归9g、牡丹皮9g、甘草3g，紫雪散（冲服）3g。继服3剂，身热渐平，口舌糜烂已愈，精神及胃纳转佳，二便正常。

3.解颅案

王幼，因肺炎导致头颅增大，颅缝开解，头围44cm。囟门高突，两目下视，青筋显露，颈软不支，时有惊战。证属痰热交阻，肺失清肃，津液敷布失常所致，拟清热化痰通络法。方用麻杏甘石汤合小陷胸汤加减。

处方： 麻黄0.9g、杏仁4.5g、生石膏9g、川连0.9g、瓜蒌皮4.5g、清半夏4.5g、薏苡仁12g、僵蚕6g、地龙12g、丝瓜络6g、滑石9g、甘草1.5g。

二诊： 服药2剂，咳喘明显减轻，余证平和，仍以前方加减：麻黄3g、杏仁1.5g、生石膏12g、川连0.9g、瓜蒌皮6g、清半夏6g、僵蚕6g、地龙12g、生薏苡仁12g、滑石9g、甘草1.5g。

三诊： 药进4剂，咳喘止，守方服用3周，患儿精神活泼，前囟平整，眼球活动自如，小便自利，大便调畅，头围41.5cm。两次来院复查，发育营养正常。

4.咳嗽

刘幼，高热3天，午后热甚，咳嗽痰多，喘息气促，夜不得卧，时作呕吐，舌红苔黄，脉象滑数。证属外邪犯肺，痰热内蕴。予麻杏石甘汤合小陷胸汤加减。

处方： 炙麻黄3g、生石膏12g、杏仁5g、川连1.5g、半夏6g、瓜蒌仁6g、川贝母1.5g（冲）、胆南星3g、木蝴蝶6g、鲜茅根12g。

按： 此证系因外邪留恋于肺，肺失宣降，痰阻气道所致咳喘。陈氏认为小儿脏腑娇嫩，易虚易实，易寒易热。肺主一身之气，贯心脉而行呼吸，肺气郁闭，极易导致心脉闭阻，应抓紧"诸气膹郁，皆属于肺"这一病机，立法选方。方用麻杏石甘汤宣肺泄热，予小陷胸汤涤痰散结，而达清热宣肺，涤痰定喘之功。药进2剂，咳喘明显减轻，守方4剂喘止痰清。

5.支饮

李幼，高热2周，现热退后出现胸痛，心悸短气，时作咳嗽，周身倦怠，纳差，小便量少，大便正常，舌红苔白，脉沉弦。证属脾虚不运，饮停胸中。治以健脾利湿之剂。

处方：茯苓6g、猪苓6g、泽泻6g、通草3g、抽水葫芦20g、陈皮6g、清半夏6g、厚朴6g、益元散9g、仙人头12g、当归6g、灯心草1.5g、生姜3片。

二诊：服药2周，胸痛、心悸气短明显减轻，食欲较差，下肢略肿，上方茯苓改为苓皮9g，加入神曲9g、山楂炭9g。守方30余剂而告痊愈。

按：此例西医诊断为"结核性心包积液"，中医属于"支饮"范畴。陈氏认为患儿素体脾虚，水饮内停，感邪后水气上凌心肺所致，治疗当以祛邪为主，方选五苓散加减，辅以抽水葫芦、仙人头利水化湿，二陈汤理气健脾，当归养血和血，诸药配合，共奏健脾化湿之效，服药30余剂，水气得消，诸症平和。

6.呕吐

孙幼，呕吐涎沫3年之久，涎液清稀，日数十次。精神抑郁，胸胁胀满，口苦纳呆，倦怠乏力，大便干结，小便短少，舌淡红苔白，脉沉弦。证属肝气郁结，木郁土壅。予益黄散加减。

处方：丁香4.5g、青皮6g、陈皮6g、诃子6g、甘草3g。

二诊：服药2周，呕吐明显缓解，食欲增加，胁肋稍胀，二便正常。此肝气条达之象，脾气尚未恢复，原方加入茯苓9g、薏苡仁12g、干姜3g。服用7剂，诸症痊愈。

按：《黄帝内经》谓"脾主涎"，若脾胃虚寒，水液不化，冷涎上逆则口淡乏味，泛恶涎多。该患儿系肝气郁结，横逆克土，迁延日久，脾胃虚寒，津液不循常道，上泛而溢。药用丁香温中下气，青陈二皮醒脾开胃，舒肝消胀，加入诃子固涩下气。选用茯苓、薏苡仁健脾和胃。脾胃得温，肝气条畅，津液得以敷布。此方立法奇妙，量轻味少，祛除顽疾。

7.水肿

陈幼，周身浮肿1年，神疲乏力，面色萎黄，纳呆食少，大便正常，小便量少。舌淡苔少，脉沉无力。证属脾阳虚衰，水湿泛滥。予健脾温阳，利水渗湿之剂。

处方：党参9g、黄芪9g、白术6g、茯苓9g、薏苡仁12g、泽泻9g、仙人头15g、抽水葫芦9g、生姜2片、大枣2枚、甘草3g。

二诊：服药2周，浮肿渐消，仍诉乏力，食欲较差。上方加大黄芪用量，加焦山楂6g、神曲6g、砂壳6g。此方服用2个月，水肿全消。

按：此例西医诊为肾病综合征，属中医"水肿"范畴。水肿之因，多责于脾、肺、肾。陈氏认为小儿脾虚不足往往是发生水肿的重要原因。《小儿药证直诀》谓："脾胃虚而不能制肾，水反克土…故流走而身面皆肿也。"此例系由脾虚不能制水，水湿泛溢所致。方用四君子健脾益气，泽泻、仙人头、抽水葫芦利水渗湿，姜、枣温中和胃，诸药配合，共奏健脾利湿之效。

8.虚劳

王幼，低热4月余，面色萎黄，消瘦乏力，烦躁不安，纳呆，时作呕吐，大便稀薄，周身淋巴结肿大，下肢浮肿。查血常规：血红蛋白45g/L，白细胞7.8×10^9/L，血小板70×10^9/L；凝血时间30s。白细胞分类：原始粒细胞0.15，原始红细胞0.02，淋巴细胞0.02，早幼粒细胞0.07，早幼红细胞0.01，嗜酸细胞0.02，中幼粒细胞0.05，晚幼红细胞0.01，嗜碱细胞0.01，晚幼粒细胞0.02，单核细胞0.06，杆状细胞0.17，分叶细胞0.21。证属脾肾亏虚、气血不足。予健脾益肾，补气养血之剂。

处方：太子参9g、茯苓6g、山药6g、薏苡仁9g、陈皮6g、清半夏6g、草豆蔻6g、当归6g、阿胶珠9g、鹿角胶0.3g、红花3g、鸡血藤9g、连翘12g、大枣5枚、生姜3片。

二诊：服药5剂，低热渐退，食欲好转，大便转稠，夜睡多汗，原方加入生地黄、白芍。

三诊：原方服用2个月，低热已退，精神、食欲好转，继服原方60余剂，一般情况良好，面色红润，饮食、二便正常。嘱其守方继服。

四诊：守方服用4个月后来院复查，患儿无不适感，饮食、睡眠及二便正常。查血常规：血红蛋白125g/L，白细胞11.5×10^9/L，血小板156×10^9/L，作骨穿指标正常。

按：此证西医检查确诊为红白血病，属于恶疾。陈氏综合四诊，认为证属虚劳范畴，病机责之于脾肾亏虚。中宫虚惫无以化生营血，肾气亏虚无以生精髓。应投补气养血之大剂，方能起死回生。方中太子参、黄芪益气健脾，甘温除热，鹿角胶、阿胶珠为血肉有情之品，壮元阳、益阴血、生精髓，合二陈汤健脾和胃，佐以当归白芍、鸡血藤、红花活血养血，虽属小儿恶疾但却妙手回春。

（陈桂荣　陈鸿祥　整理）

李少川

崇钱乙东垣，重脾胃枢机

【名医简介】

李少川（1923~2006年），男，汉族，河北省束鹿县（今辛集市）人，教授、主任医师、硕士生导师。全国首批老中医药专家学术经验继承指导老师，享受国务院政府特殊津贴。历任天津中医学院第一附属医院儿科科主任、新医科（针灸科）主任、副院长，天津中医学院教务处副处长、副院长、院学位评定委员会副主席，国家中药品种保护审评委员会委员，卫生部新药审评委员会委员，天津中医药学会副会长，天津市科协常委，天津中医药学会儿科专业委员会主任委员等职。

李少川教授出身中医世家，四世业医，其曾祖父、祖父、父亲均为当地名医，擅长中医内科、外科、妇科，尤其在治疗外科疮疡方面更有其独到之处。李老自幼耳濡目染，对中医产生浓厚的兴趣，七八岁便开始背诵汤头歌诀、药性赋等，12岁随父李冀川先生学习中医，1937年"七七事变"爆发后，在日寇的铁蹄下，百姓缺医少药，民不聊生，年仅14岁的他发誓继承祖业，用中医药救治黎苦百姓。在父亲的指导下，李老潜心研读医籍、系统学习中医知识，并在临床中不断探索实践。为能博览名医大家之长，17岁时李老拜入北京四大名医之一汪逢春先生名下，汪老精究医学，博览群籍，治病注重整体观念，强调辨证施治，临证强调脉舌色症互参，处方时时顾护脾胃。李老从师3年，得到汪先生的悉心指点，深得其传。1944年，21岁的李少川拜别汪先生，悬壶津门，因其学有渊源，辨证精当，施治果敢，每多效验，深得大家信赖。

【主要学术思想】

李老行医60余载，一直从事儿科医、教、研工作。其学术思想，源于《黄帝内经》《难经》之旨，法宗仲景，旁及金、元、明、清及近代诸家，广采博学。尤崇尚钱乙、李杲脾胃学说，治病时刻顾护脾胃，形成了以重视后天脾胃为主的学术思想。李老医理精深，医术精湛，但其师古而不泥古，在继承总结前人经验基础上，结合多年临证体会，对小儿诸多顽疾每有创见。尤其对小儿癫痫、惊风、肾病、哮喘、反复呼吸道感染等疾病的治疗有独到之处。如提出"扶正祛痰治童痫"，主张以"扶正健脾，顺气豁痰法"治疗小儿癫痫，并结合癫痫的发作类型，采用不同的中医辨病辨证论治体系；提出"肾病治脾"，主张"疏解清化、健脾利湿法"为治疗小儿肾病的基本法则，并根据激素的应用情况，采取不同的治疗原则；提出"疏解清化治复感"，认为"脾虚宜健不宜补，肺虚宜疏不宜固"，主张"疏解清化、调理脾胃"法为主治疗反复呼吸道感染；提出"小儿咳喘勿惑于炎症，滥施寒凉；审寒热虚实，辨证治之"，认为咳喘初起贵在疏风散寒，治疗中切莫为"炎症"所惑，一味妄投寒凉清热之味，使气机闭塞，应遵循"治上焦如羽，非轻不举"，采用微苦微辛以疏风散寒为上等。逐步形成了自己独特的学术观点。

1.小儿癫痫证治

小儿癫痫，古代医家多从"痰浊"立论，故有"无痰不痫"之说。朱丹溪谓："痫症有五……无非痰涎壅盛，迷闭孔窍"，清代医家沈金鳌亦云："然诸痫证，莫不有痰。"由此可见，痰浊是引起癫痫发作的重要病理因素。"痫由痰致，痰自脾生，脾虚痰伏"，这大概是小儿癫痫的主要病理基础。痫由痰致，故治痫应首重祛痰，祛痰之法众多，但对于小儿癫痫，主要采用益气健脾与顺气豁痰两法。痰浊产生，首责脾胃，"脾为生痰之源"，故治痰不理脾胃非其治也，益气健脾，以绝生痰之源，虽非治痰而痰不自生，清代医家陈复正指出"唯以健脾补中为主，久服痰自不生，痫自不作"。同时，病有轻重，症有缓急，病重症急之时，应以豁痰为先。然痰之所生，多因气机逆乱，痰之所成，也可阻碍气机运行。因此，痰痫多伴有气机升降出入失常之象，故在治疗中除采用豁痰之法外，还要注意调畅气机。《锦囊秘录》中指出："人身无倒上之痰，由乎气也。故善治痰者，不治痰而治气，气顺则一身之津液亦随气而顺"。沈金鳌也指出"豁痰顺气"法应作为治疗痫证的重要治法。益气健脾、顺气豁痰二法同时并用，标本同治，两者相得益彰，方能应手取效。因此，李少川教授临证主张以"扶正健脾，顺气豁痰"法为主治疗小儿癫痫，提出"扶正祛痰治童痫"的学术思想，并根据癫痫不同发作类型采用不同治疗法则，分述如下。

（1）"扶正祛痰法"治疗癫痫大发作

癫痫大发作患儿，除突然昏仆、意识不清、四肢抽搐、两目直视、牙关紧闭、两手握拳、口吐涎沫以外，临床常伴有面色㿠白、肢冷汗出、小便自遗等症，充分显示出一派本虚标实、痰气上逆之象。遇此类患儿，李少川教授常宗《济生方》涤痰汤化裁，以"扶正祛痰"法而取效。常用药物如石菖蒲、胆南星、枳壳、川芎、茯苓、清半夏、陈皮、党参（或太子参）、青果、琥珀等。方中参、苓、陈、夏仿六君子汤之意，益气健脾以扶助正气；石菖蒲、胆南星、青果三味，清心散结，以豁其痰；琥珀、枳壳、川芎三者，意在镇心安魂、利气祛痰、血活风灭。如情绪急躁、肝热动风者，可加生石决明、钩藤以镇肝息风；若感受时邪而诱发者，可配伍羌活、薄荷、防风以祛风散邪、疏经通络；若贪食过饱、积滞内停者，可配伍神曲、莱菔子、槟榔以消导化滞、疏通胃腑；如因惊惧恐吓而诱发者，可配伍朱砂、远志、酸枣仁以安神定志。

（2）"理气健脾、豁痰息风法"治疗癫痫小发作

癫痫小发作常见于3~8岁儿童，临床多表现为一过性意识丧失，如愣神，两目直视或肢体局部肌肉抽搐或仅见点头、摇头等。多迁延日久，反复难愈。陈复正指出："治小儿痫证，从前攻伐太过，致中气虚惫，脾不运化，津液为痰，偶然有触则昏晕卒倒，良久方苏，此不可见证治证……应以健脾补中，久服痰自不生，痫自不作矣。"基于这一思想，遇此类患儿，李老常宗《幼幼集成》定痫丸化裁，常用方药如石菖蒲、胆南星、党参、白术、茯苓、陈皮、半夏、芍药、木香、白蔻仁、龙骨、朱砂、甘草等。旨在理气健脾，豁痰息风。方中四君子汤健脾运中，并佐以芍药、甘草酸甘育阴，石菖蒲、胆南星、半夏、陈皮豁痰利气，木香、蔻仁醒脾和胃、健运中焦，龙齿、朱砂镇心安魄。

（3）"重坠豁痰，镇肝息风法"治疗精神运动性癫痫

本证多见于学龄后儿童，临床除抽搐外，还可表现言语兴奋及不自主动作，常有妄言叫骂、打人摔物之举，发作时意识朦胧，发作后无记忆。类似中医的狂证，临床多表现为痰火内阻，气机逆乱，肝阳上亢之证，脉多弦数，大便秘结。李老常以万氏断痫丸去甘遂加半夏、黄芩而取效。常用药物如石菖蒲、胆南星、青礞石、铁落花、朱砂、茯苓、半夏、黄芩等，旨在重坠豁痰，镇肝息风。如肺部痰鸣，可加瓜蒌、黄连；肝经热盛，烦躁不宁者，可加龙胆草、代赭石等。

（4）"和胃降逆，豁痰息风法"治疗间脑性癫痫

间脑性癫痫多发生于学龄期儿童，临床见症主要有阵发性头痛或剧烈腹痛或头痛、腹痛同时发作，故又称之为头痛型癫痫或腹痛型癫痫。发作时，除头痛或腹痛之外，多伴有头晕不清、心烦欲呕、汗出流涎等。李老根据其证候特点，总结其病机乃"脾

胃不和，健运失常，痰浊阻窍，气机逆乱"所致。胃失和降，胃气上逆，则恶心欲吐；浊阴凝聚，清阳不升，则头晕头痛。故治疗宜"和胃降逆，豁痰息风"为上。

单纯的头痛型癫痫，以头痛为单独或主要临床表现，属于间脑性癫痫的一种特殊类型。头痛多表现为突然发作，以前额、颞部或眼眶等处为主，性质以跳痛多见，程度往往剧烈，患儿在发作时多伴有头晕目眩、面色苍白、呕吐汗出等，每次发作持续约数秒至数分钟不等，精神倦怠，面色㿠白，舌质淡红，脉象沉细。此类患儿，李老常以温胆汤化裁，常用方药如石菖蒲、胆南星、枳壳、川芎、天麻、茯苓、清半夏、陈皮、神曲、竹茹。以和胃降逆、豁痰息风而奏效。如感受时邪，伴有发热恶寒，可加羌活、防风；肝热动风，伴有抽搐，烦扰不宁者，可加紫贝齿、钩藤；心脾火热，面赤火升，唇干舌燥者，可加黄连、黄芩。

单纯腹痛性癫痫，主要表现阵发性腹痛，腹痛多呈周期性反复发作，持续数分钟至几小时，多突发突止，疼痛多以脐周为主，也可涉及上腹，常伴恶心、呕吐，间歇期腹部无任何症状，发作过程中或终止后，部分可表现出意识障碍、怠倦嗜睡等，脑电图可表现痫性放电。此类病儿，李老常以温胆汤合平胃散化裁。常用方药如石菖蒲、胆南星、茯苓、半夏、陈皮、厚朴、白芍、苏梗、枳壳、神曲、甘草，以理气和胃，豁痰息风而奏效。

（5）"缓肝理脾，豁痰息风法"治疗婴儿肌阵挛发作

婴儿型肌阵挛性发作多首见于2~7月龄儿童，其病因多与产伤、缺氧或大脑发育不全以及内伤积滞、感受时邪有关。临床常表现为面色㿠白、囟门下陷、大便溏稀、舌淡少苔、指纹沉滞等虚证为主，头部及躯干多向前屈曲反复痉挛，抽搐时间虽短，但多成串发作，在2~3岁以后有转变为大发作可能。李少川教授据其脉舌色症表现，认为本病病机在于"脾虚痰阻，痰浊动风"，为本虚标实之象。故治疗关键在于"缓肝理脾，豁痰息风"，临

证多宗"醒脾汤"化裁或配合琥珀抱龙丸。常用方药如党参、茯苓、清半夏、陈皮、枳壳、胆南星、石菖蒲、天麻、钩藤、生龙牡、生铁落、川芎、白芍等使脾健、痰降、气顺则痫止。

总之，治疗小儿癫痫，始终要掌握标本兼治，顺势利导，以柔制刚。既要消除病因豁痰祛痰，又要重视脏腑阴阳的调理，两者相互为用，方能相得益彰。

2.小儿肾病证治

小儿肾病综合征，一般分为单纯型肾病及肾炎型肾病，儿童一般以单纯型肾病为主。此类患儿临床多表现为不同程度的水肿、大量蛋白尿、低蛋白血症及高胆固醇血症。病因多由正气不足，感受外邪而发，病位常常涉及肺、脾、肾三脏，但总以脾的运化功能失常为其主要病变基础，脾的运化功能与小儿肾病的发生、发展以及预后转归有着密切关系，水肿所致的水液代谢紊乱又为脏腑气化功能失常造成必然趋势。因此，如何促进脾的健运功能，维护脾胃气机升降正常，是小儿肾病治疗过程中的关键所在。基于此，李少川教授提出"肾病治脾"的学术思想。

（1）贵在"疏解清化、健脾利湿"

水肿常常是小儿肾病的主要临床表现。而水肿之因，多由于脾肾阳虚，导致阳虚水泛或脾气不足，健运失司，水液运化失常等。然而针对小儿体属"稚阴稚阳"，加之其"脾常不足"，故李老认为小儿肾病水肿，虽与肺脏的宣发肃降、肾脏的温煦开合有关，但主要是由于"脾受湿困，三焦气化失司"所致，提出"疏解清化、健脾利湿"法为主治疗小儿肾病，切莫见肾治肾，妄图补肾育阴或见虚补虚，妄图补虚助阳，更不宜峻攻峻泻，以防克伐脾阳。临证李老常以"胃苓汤"加减。方药如苏叶、陈皮、半夏、厚朴、柴胡、茯苓、泽泻、猪苓、抽水葫芦、白术、甘草等，随证化裁而取效。《黄帝内经》谓："诸湿肿满，皆属于脾"，且治肿有："开鬼门，洁净府，去宛陈莝"之训。开鬼门即发汗也，方中苏叶能开腠疏表，以发其汗；洁净府即利小便也，方中猪苓、茯苓、泽泻、抽水葫芦皆有淡渗利湿之功；去苑陈莝即疏涤肠胃之郁结，使脾胃恢复受纳腐熟之功，使溢出之水以归其经，方中厚朴、半夏、陈皮、白术、枳壳、柴胡等，借其辛香苦燥，以疏通三焦荡涤肠胃之郁结，进而达到去苑陈莝的目的。

（2）润燥相济，以防淡渗伤阴

脾为湿土之脏，容易被湿邪所困，胃为燥土之府，易为燥热所伤。所以在运用健脾渗湿的同时，应注意与滋阴润燥药物结合运用。正如喻嘉言《医门法律》中指出"脾胃者，土也。脾虽喜燥，然太燥则草木枯槁，胃虽喜润，然太润则草木湿烂。"基于这一思想，李老运用健脾渗湿时常配以麦冬、沙参、知母等药，一则滋阴润燥，二则防辛燥伤阴。久服激素，患儿往往伴面赤火升，唇裂舌燥之象，更应注意这一点。临床常以胃苓汤合沙参麦冬汤化裁。方用苏梗、厚朴、陈皮、半夏、茯苓、猪苓、泽泻、葫芦、沙参、麦冬、知母、甘草等味，以达到润燥相济，脾胃两宜。

（3）掌握原则，灵活施治

小儿肾病以脾虚湿盛见症较多，但湿邪蕴久容易化热，故在临床治疗中，切不可胶柱鼓瑟一成不变，既要掌握"疏解清化，健脾利湿"的原则，又要考虑有是症用是药的灵活性。这里常遇到两个问题，一是湿热内蕴，湿热相合，阻滞三焦，症见面赤心烦，胸闷欲呕，大便秘结，小便黄赤，舌红苔黄腻垢。李老常以"甘露消毒丹"化裁，方药如藿香、佩兰、茵陈、连翘、黄芩、厚朴、陈皮、赤苓、泽泻、滑石、甘草。方中藿香、佩兰芳香逐秽、宣畅气机；黄芩、连翘苦寒清热；茵陈、滑石清利湿热；厚朴、陈皮燥湿理气；赤苓、泽泻淡渗利湿。全方既不悖健脾利湿之意，又可达到清热不碍湿，渗湿不伤阴，湿热并治，气机畅达，诸症向愈。二是继发感染，也会出现热象，但与湿邪蕴久发热不同，此类患儿大都为阴虚阳亢之体，感受时邪而发，症见微热、鼻塞、咽痛、咳嗽等，周身症状并不明显，遇到此类患儿，李老提出"用药切不可过苦过辛，应予微苦微辛以轻宣疏解为上"。临证常以"银翘四苓汤"化裁，方药如薄荷、荆芥穗、金银花、连翘、淡豆豉、芦根、牛蒡子、茯苓、猪苓、泽泻、甘草等。随症加减，每多奏效。

（4）扬长避短，发挥中西医优势

有关数据显示，合理应用激素，配合中药同时施治，比单纯使用激素疗效要好，不仅可以增加疗效，还可减少激素的副作用。同时，有的病例对激素敏感性差，减量后易复发，容易反复感染等，影响临床疗效，如能掌握"疏解清化、健脾利湿"这一治疗原则，着眼于"肾病治脾"这一指导思想，效果还是比较满意的。此外，对于中西药如何配合，李老体会，对一般肾病，如果激素用量较少（日量不超过5mg），服药时间也较短，（一般10天左右），年龄又在5岁左右者，激素可以骤停；如果是难治性肾病，且年龄较小（2岁左右）或是激素依赖者，激素应采取递减的方法，先改为隔日服，后每隔2~3周按原量的1/4、1/3、1/2递减，最后以小量维持，一般4~6个月可以中药取代治疗。

3.小儿过敏性紫癜证治

过敏性紫癜（HSP）是一种全身毛细血管变态反应性疾病，以广泛的小血管炎为病变基础，临床常表现皮肤紫癜，以双下肢及臀部为多见，可伴有腹痛、关节肿痛及肾脏损害。类似中医"血证"范畴。由于本病常虚实夹杂，证多反复，稍一认证不准，用药不当，病多迁延不愈，甚至出现肾脏损害。因此，李老强调，必须注意八纲辨证，方能万举万全。

（1）清热凉血，宣气透营

李老认为，过敏性紫癜一般多"内有伏热兼感时邪"而发。"热邪入血，迫血妄行，血不循经，热极伤络"为其主要发病基础。阳络伤则血外溢，阴络伤则血内溢；血外溢则吐血、衄血，血内溢则尿血、便血；瘀而不行则为蓄血，溢于皮肤则为发斑。治斑之法，前贤有犀角地黄汤、化斑汤、消斑青黛饮等，多宗清热凉血之法，但遇及重症过敏性紫盛，除四肢紫斑遍发之外，往往多伴有发热、寒战、吐逆、谵语等症。若单用清热凉血之法，每多罔效。李老强调，对于此类患儿，除采用清热凉血之外，还需注意宣气透营，以防苦寒直折，阻遏气机。临证常以清营汤化裁，去丹参、黄连，加生石膏、知母、鲜茅根而取效。清营汤长于清营解毒、透热养阴，多用于温邪由气入营，热伤营阴，身热夜甚，心烦不安，肌肤斑点隐隐等症。方中犀角清解营分热毒，因热伤营阴，故辅以生地黄、玄参、麦冬养阴清热，配伍金银花、连翘、竹叶以清气分之热，兼解温热之毒，并可透热于外，使热邪转出气分而解。阳明主肌肉，多气多血之经，胃热则蒸熏于肌肤而发斑，故配以生石膏、知母以辛凉解肌，兼有表证发热寒战者，又常伍以薄荷、淡豆豉以宣通疏解，每多奏效。

（2）宣风祛湿，凉血润燥

过敏性紫癜患儿除肌肤紫斑外，常伴有关节肿痛，其部位多见于双下肢踝关节及膝关节，甚至影响肢体运动，常肿痛剧烈，伸屈不便。似属风寒湿邪客于筋脉经络，导致气血运行不畅所致。但以羌活胜湿汤等宣风祛湿法为主每多罔效。细究其症，过敏性紫癜引起的关节肿痛与一般的风寒湿痹证的关节疼痛似有不同。李老遇及此类患儿，常宗玉女煎化裁，旨在"凉血润燥"，以顾血证之本。方中生石膏辛凉解肌，清热凉血化斑，生地黄凉血生津以濡其筋脉，牛膝性善下行，活血通络，知母、麦冬取其质柔性平，以润其燥。并常配以秦艽、晚蚕沙、油松节、木瓜，以宣风祛湿而奏效，待关节肿痛缓解之后，常以柔养肝肾之阴而收功。

（3）久病致盛，宜健运，忌壅补

若病情迁延不愈，反复发作，多见紫斑暗淡，神疲纳呆，面色少华，腹痛便血，舌质淡红，脉象虚软等，传统多以归脾汤为治，补气养血，似无非议。但小儿体禀纯阳，所患热证最多，感邪易于热化，虚而不受补者居多，况紫癜常伴腹痛之症，乃瘀血内阻，肠胃气机紊乱，若过投参、芪、术等甘温香燥之品，势必更伤血络。李老遇及此类患儿，多以香砂平胃散和芍药甘草汤化裁。方中木香、砂仁和胃醒脾，陈皮理气健脾，厚朴苦能下气、辛能散结、温能燥湿，善除胃中滞气，加芍药以补血敛阴、柔肝止痛，甘草借其甘缓之性缓解止痛。临床随证化裁，每多奏效。腹痛、呕吐缓解后，常以芎归胶艾汤化裁，以补肝血，滋肾阴，润肺燥，以善其后。

（4）滋阴固肾，调理脾胃

紫斑迁延日久，缠绵不愈，常有肾脏损害，出现血尿及尿蛋白等表现，治疗比较棘手。李老认为，紫癜性肾炎多由于营血内耗，伤及肾阴，阴不足而阳不振，阳不振遂致肺、脾、肾三脏气化功能失调。其与链球菌感染后引起急性肾小球肾炎所致的血尿、蛋白尿迥然不同。因此，传统的治疗方法如银翘散、四苓散、八正散等疏风清热、凉血利湿之剂，每多罔效。治疗"必伏其所主，而先其所因"。法宜"滋阴固肾兼顾调理脾胃"方为上策。李老临证多以归芍地黄丸、平胃散相互化裁为用，地黄丸为补益肾阴代表方剂，加当归、芍药者，取其补血敛阴，以顾营血之源，配陈皮、厚朴、甘草者，既可矫地黄丸之腻，又可调和脾胃之升降枢机，以促进生化之源。

4.小儿咳喘证治

小儿咳喘症候常见于西医的毛细支气管炎、喘息性支气管炎、肺炎、支气管哮喘等疾病。其病因病机多为风邪外束、痰火内郁、肺失宣肃、气机上逆。至于肾不纳气、肺气不敛等因素所致的慢性咳喘在小儿少见。李少川教授强调，本病西医虽多认为与炎症感染等因素相关，但不能为"炎症"所惑而忽略中医的辨证施治。强调小儿咳喘"勿惑于炎症，滥施寒凉；审寒热虚实，辨证治之"。

（1）咳喘初期，贵在疏风散寒

小儿咳喘，病位主要在肺，因肺属娇脏，司宣发肃降，一旦感受外邪，肺气郁闭，失清肃之令，肺气上逆，痰阻气道而发咳喘。临床常有风邪犯肺、痰热内蕴、阴虚肺热之别。但从临床体会，小儿咳喘病因主要为风邪外束，从发病季节来看，冬春季居多，故初起以感受风寒为主，感受风热者少见。因此，治疗小儿咳喘，切莫为"炎症"所惑，一味妄投寒凉清热之品，使气机遏阻，苦燥伤阴，败损脾胃，应遵"治上焦如羽，非轻不举"之古训，着眼于微苦微辛之法以疏风散寒为上。在临床上多以杏苏饮化裁。若咳喘气急可加麻黄、苏子，一开一降，相得益彰。体弱患儿，可去麻黄，加太子参、葛根、羌独活，仿人参败毒饮之意，扶正祛邪。

（2）里热壅盛，治当清肺平喘

风邪外束，每易热化，是小儿咳喘的另一特点，由于里热壅盛，肺气不宣，故见身热心烦，咳嗽喘憋、呼吸急促，鼻翼扇动，唇干齿垢等。临床治疗，常以麻杏石甘汤为主。方中麻黄辛温，宣肺平喘，生石膏辛凉，清泄肺热，杏仁苦温，佐麻黄以止咳平喘，甘草甘平，调和诸药。此方由辛温与辛寒药物相互配伍，但石膏用量大于麻黄，故具有辛凉作用，功可宣泄郁热，清肺平喘。临床遇及此类病儿，多以此方为基础，随证化裁。若表实热盛，咳喘气促，高热无汗者，可加薄荷、淡豆豉、栀子、黄芩，以清热疏表；喉间痰鸣可加天竺黄、瓜蒌、黄连以清热化痰；咳嗽频繁者，加桔梗、前胡、白前降气止咳；热盛邪实，应配羚羊粉，一般日量为0.3~0.5g，日1次，可连续服3天。至于方中麻黄用量，3~5岁小儿至少用5g，3岁以下也不少于3g，与石膏比例为1:5。此方宗《素问·至真要大论》：风淫于内，治以辛凉，佐以苦甘之意。若出现神昏谵语，甚则抽搐时，可配芳香开窍之"局方至宝丹"。

（3）肺气不敛，法宜益气养阴

小儿咳喘反复发作每多迁延不愈，多因先天禀赋不足或后天脾胃失调，患儿常见面色㿠白，形体消瘦，神疲乏力，喘咳气弱，脉细无力等症，此乃肺气虚而失其所主，法宜益气养阴，收敛肺气，切莫见喘治喘，勿犯虚虚实实之戒。在临床治疗上，常以沙参、麦冬、木蝴蝶以养阴润肺，银杏、五味子以收敛肺气，茯苓、半夏、陈皮以利水健脾，以绝生痰之源，加甘草以甘缓和中。若兼外感时，应少佐苏梗、前胡、杏仁、桔梗；痰多加紫菀、贝母；汗出而喘加糯稻根、浮小麦等。

5.儿童反复呼吸道感染证治

反复呼吸道感染是指在一段时间内反复出现感冒、支气管炎、肺炎等呼吸道疾患，简称复感儿。其病机复杂，临床每多表里虚实互见。李老强调必须治病求本，谨守病机，临证治疗注重以下3方面。

（1）疏解清化，健运脾胃

中医治疗复感儿不离扶助正气，补益肺、脾、肾或调和营卫。然而，当今小儿由于营养不足所致体质虚弱者很少，多由喂养不当，恣食肥甘生冷而致脾胃损伤。在此情况下，若单用补益，则难以恢复脾胃运化功能；同时，复感儿在平时也伴有不同程度的外感时邪，因此，李少川教授提出"疏解清化治复感"学术思想。

李老认为复感儿多因喂养不当，恣食肥甘生冷而致脾胃损伤。其病机关键在于"肺脾气虚，枢机升降不利，三焦气化失司，营虚卫弱，失于调和"而致小儿反复出现呼吸道疾病。因此，李老提出"脾虚宜健不宜补，肺虚宜疏不宜固"的指导思想，临证主张以"疏解清化、健运脾胃"法为主治疗本病。临床中既要考虑到脾胃的运化功能，又要注意时邪留恋，应予"疏解清化"，相互为用，方能相得益彰。临证常以《幼科铁镜》"天保采薇汤"化裁。药物如藿香、陈皮、半夏、厚朴以芳香化浊，健脾和胃；柴胡、桔梗疏利少阳，宣开肺气；羌活、独活借其辛苦微温之气，解太阳之表；川芎、赤芍活血行气，适于久病入络，气机不畅；葛根、升麻能升发脾胃清阳之气，有助于升清降浊，气机运畅，进而达到阴阳气血营卫调和，四季脾旺不受邪的目的。

（2）调和营卫，益气固表

部分"复感儿"除反复感冒外，临床多表现为面色㿠白、倦怠乏力、畏寒肢冷、自汗恶风、舌淡少苔、脉象沉细等营卫不合，卫外不固之象。遇此类患儿，李老常以《金匮要略》黄芪建中汤为主方，常用药物：黄芪、桂枝、白芍、生姜、大枣、甘草等，以调和营卫，益气固表。方中黄芪益气固表敛汗，桂枝辛温助卫阳，解肌发表而祛在表之风邪，白芍益阴敛营，敛固外泄之营阴。两者配伍，一者调和营卫，邪正兼顾；二者相辅相成，桂枝得芍药，使汗而有源，芍药得桂枝，则滋而能化；第三相制相成，散中有收，汗中寓补。姜、枣、草配伍以甘缓和中、调和营卫。李老强调此方只可暂用，待汗出、畏寒、肢冷等诸症消失，即当调理脾胃。在调理脾胃的同时，仍需兼顾疏解清化，防其表邪留恋不解。

（3）滋阴潜阳，调和营卫

小儿感邪每易热化。复感患儿，迁延日久，未有不伤阴耗液者，每多出现五心烦热、躁扰不安、便干尿赤、舌红少苔、脉细数等阴虚阳亢之证。遇此类病儿，李老常以《医学衷中参西录》镇肝息风汤化裁，常用药物：生龙牡、生龟甲、代赭石、白芍、天冬、玄参、青蒿、甘草等，以滋阴潜阳、甘润和中。方中龙骨、牡蛎、龟甲以滋阴潜阳，代赭石重镇降逆，天冬、玄参、芍药壮水滋肝、清金制木，青蒿清虚透热，甘草调和诸药。但应注意，待阴平阳秘，仍要考虑固护脾胃。

【医案传真】

1.癫痫案

患儿，女，4岁，1994年8月24日初诊。

癫痫病史3年余，常规服用苯巴比妥。诊时神疲形瘦，面黄纳呆，夜寐不安，舌质淡、苔薄白，脉沉弱。EEG提示：过度换气诱发暴发性高波幅慢波及尖波节律。

西医诊断：癫痫（强直-阵挛性发作）。

中医诊断：痫证。

辨证：脾虚痰阻，风痰上逆。

治法：健脾祛痰，镇惊息风。

处方：涤痰汤加减。

党参10g、茯苓10g、半夏10g、石菖蒲10g、胆南星10g、橘红6g、青果10g、羌活6g、川芎6g、天麻10g、神曲10g、铁落花（先煎）30g、琥珀0.5g。共7剂，水煎服，每日1剂，分次服用。

二诊：1994年8月31日。本周发作1次，持续3分钟，症状同前。继以上方，并将苯巴比妥减半。

三诊：1994年9月14日。近半月发作1次，纳增寐安，再予上法。

四诊：1994年9月28日。患儿家属自停苯巴比妥10天。近半月发病1次，仅表现双目上视，瞬间即止。舌质淡、苔薄白。前方去铁落花，7剂。

五诊：1994年10月12日。痫疾未发，纳增寐安。改以小儿抗痫胶囊，每日3次，每次3粒，温开水送服。

1995年4月20日复诊，患儿服用散剂半年，痫疾一直未犯。复查脑电图未见痫性放电。嘱再服散剂1年，以巩固疗效。

按：癫痫是发作性神志异常的疾病。其病理因素主要责之于痰。小儿痫证的主要病机在于脾虚痰伏、气机上逆，因而强调健脾扶正、豁痰息风的治疗方法，临床常用太子参、茯苓、枳壳、陈皮等健运脾胃，以固其本。石菖蒲、胆南星、半夏、天麻等豁痰息风，以治其标。惊痫加磁石、琥珀；风痫加僵蚕、铁落花；热痫加黄芩、钩藤；瘀痫重用川芎，酌加郁金、丹参。临床随证遣药，每每取得显著疗效。本案脾虚痰阻，风痰上逆。方中党参、茯苓、半夏、石菖蒲、天麻等健脾化痰、息风止痉；川芎为血中气药，加强顺气豁痰之功。十二经中，唯足太阳膀胱经入颅络脑，羌活归属膀胱经，能引经报使，并且配党参、茯苓生发脾胃之气；同时，由于小儿痫证多因感冒诱发，羌活还可疏风解表，配合诸药，治中有防，寓意尤深。

2.肾病综合征案

齐某，女，8岁，1987年6月10日初诊。

水肿、蛋白尿8个月余。患儿于8个月前因全身散在紫癜伴浮肿，查尿蛋白++++、红细胞++，住某院诊为紫癜性肾炎。经治紫癜消失，尿检红细胞减少，而尿蛋白4+，又转他院。先后用泼尼松、长春新碱等治疗半年，尿检蛋白仍+++~++++，血清胆固醇10.9mmol/L，故劝其出院。初诊时患儿柯兴征明显，毛发脱落，体重36kg，腹围84cm，腹壁有妊娠纹，面赤，烦躁纳呆，下肢浮肿不温，舌红，苔黄腻。尿常规检查：蛋白++++，红细胞8~10个/高倍视野；尿糖++++。

西医诊断：肾炎型肾病综合征。

中医诊断：水肿。

辨证：脾虚湿困，湿郁化热。

治法：健脾利湿，佐以疏风清热。

处方：胃苓汤化裁。

苏梗、苏叶各5g，茯苓、厚朴、猪苓、泽泻、抽水葫芦各

10g，陈皮、半夏、白术、神曲各9g，太子参、麦冬各10g，知母9g。并嘱递减激素量。

二诊：患儿自觉症状好转，尿量增多、浮肿消退，烦躁减轻，胃纳增加，舌红苔黄，苔腻渐退。尿检：蛋白（++），红细胞（−），尿糖++++。继服原方7剂，继减激素用量。

三诊：患儿受凉后感鼻塞流涕，胃纳减少，体温正常，尿检：蛋白（++），红细胞（−），尿糖消失。原方加羌活、独活、蝉蜕等，去白术。俟后病情稳定，尿蛋白波动在（+）~（++）之间，其余各项（−），患儿一般情况得到明显改善。于中药治疗4个月后停用激素，尿蛋白转阴，血清胆固醇160mg，免疫球蛋白正常，体重25.5kg。面色红润，舌红苔薄黄，胃纳正常，已复学，随访2年未见复发。

按：《素问·至真要大论》云："诸湿肿满，皆属于脾。"小儿脾常不足，每因饮食不节、寒温失调而伤其脾气或外湿浸渍，脾失升降之职，遂致三焦气化不利，脾病不能制水，下流乘肾，肾失开阖之用而见肾病诸症。针对小儿肾病病机特点，以为病虽在肾，治应在脾，以调后天而补先天。本患儿虽面红、烦躁，舌红苔黄腻，一派湿热内蕴之象，乃常用激素而产生阳热之证。而水肿、肢凉易感风寒，可知其病与本有关，故以健脾化湿以治本兼以疏风清热以治标。方中苏梗、苏叶辛温开腠以发其汗兼以理气和中；厚朴、神曲、陈皮、白术以祛湿化浊，健运中宫；茯苓、泽泻、葫芦、猪苓甘淡渗湿，以利其便；太子参合白术、茯苓益气健脾以固其本；佐知母、麦冬等，旨在养阴清热，以顾胃阴。

3.过敏性紫癜案

王某，女，5岁，1997年4月7日入院。

患儿四肢及臀部皮疹2周。2周前疑似食用鱼、虾等海产品后四肢及臀部皮肤出现红色皮疹，呈点片状，突出皮肤，对称分布。伴左侧膝关节肿痛，无发热，无腹痛，食欲可，二便正常。外院曾诊断为过敏性紫癜，查胸片、心电图、肝肾功能及血尿便常规未见明显正常。予地塞米松、卡巴克洛、酚磺乙胺（止血定）、苯海拉明、氢化可的松等药物治疗，效果不佳，故就诊于我院。入院时患儿四肢及臀部皮肤散在红色皮疹，不伴发热，无腹痛、关节肿痛，食欲可，二便正常，舌红，苔黄，脉浮数。查体：神志情，反应可，四肢及臀部皮肤可见散在红色皮疹，臀部为主，高出皮肤，压之不褪色，对称分布，关节无肿痛，心肺未闻及明显异常，腹软，肝脾未触及。外院查血液免疫：IgE400IU/ml，lgM3670mg/L，IgA1540mg/L，lgG9110mg/L，补体C31260mg/L，补体C4235mg/L。入院后查血小板及尿常规均正常。

西医诊断：过敏性紫癜。

中医诊断：紫癜。

辨证：风热伤络。

治法：疏风清热，凉血化斑。

处方：银翘散合化斑汤加减。

金银花15g、连翘10g、荆芥穗10g、淡豆豉10g、薄荷（后下）5g、桔梗10g、紫草10g、蝉蜕6g、生石膏（先煎）30g、赤芍10g、牡丹皮10g、羌活10g、水牛角（先煎）10g、知母10g、甘草6g。共3剂，水煎服，每日1剂，分次服用。

二诊：1997年4月10日。患儿四肢及臀部皮疹渐消，未见新出皮疹，无腹痛及关节疼痛。舌红苔黄，脉数。前方继服5剂。

三诊：1997年4月15日。原皮疹逐渐消退，且无新出皮疹及其他异常，因查心电图、心脏超声及心功能提示心肌损伤，故加能量合剂营养心肌，并予强的松。中药汤剂予清热解毒、凉血化斑法。

处方：生地黄25g、玄参15g、白芍15g、泽泻10g、生石膏（先煎）30g、知母10g、连翘15g、白鲜皮20g、羌独活各6g、蝉蜕9g、甘草6g。

四诊：1997年5月1日。上方连服15剂，并配合丹参滴液静脉滴注通脉养心。患儿原疹消退，未再出新鲜皮疹，无其他不适，痊愈出院。

按：此案属阳证发斑。小儿形体不足，气血未充，卫外不固，易受外邪侵袭，外感风热加之饮食不慎，过食鱼虾，热毒内蕴，热邪郁于血分，内搏营血，灼伤络脉，络伤血溢，血不循经，渗于脉外，留于肌肤，积于皮下，故成紫癜。正如《小儿卫生总微论方·血溢论》曰："小儿诸血溢者，由热乘于血气，血得热则流溢……自皮孔中出。"本例患儿据脉舌色症等征象首诊辨证为"风热伤络"型，故治以"疏风清热、凉血化斑"法，予银翘散合化斑汤化裁，至三诊时患儿皮疹逐渐消退，而见心营受损，考虑营热阴伤，故给予清热解毒、凉血化斑法，提示辨证的准确性、灵活性、动态性。方中生地黄、玄参、白芍使清热而不伤阴，连翘透热于外，配以羌独活、蝉蜕疏风止痒、祛风胜湿，生石膏、知母清胃化斑，甘草调和诸药。

4.支气管哮喘案

患儿，女，9岁，2004年9月7日初诊。

患儿素有哮喘病史3年余，每年发作，冬春季节多发，经多种中西药治疗效果不显。近又发病1周，咳喘多痰，不能平卧。面黄，纳差，二便正常，舌苔白腻，脉象弦滑。

西医诊断：支气管哮喘。

中医诊断：哮喘（寒哮）。

辨证：痰浊阻闭，肺失宣肃。

治法：化痰降浊，宣肺止咳，肃肺平喘。

处方：定喘汤化裁。

炙麻黄6g、杏仁9g、苏子9g、淡豆豉9g、前胡9g、半夏9g、银杏肉9g、紫菀9g、麦冬9g、厚朴9g、枳壳9g、甘草6g。

7剂，水煎服，每日1剂，分次服。

二诊：2004年9月14日。咳喘减轻，食欲可，夜寐安，二便正常。守方继进。

三诊：2005年3月2日。其父代诉，经服上方加减30余剂，喘平咳止，纳食增加。迄今未犯哮喘。患儿已参加校体操训练。

按：咳喘之证，每因寒温失调或某物刺激，引动伏痰，以致痰阻气道，失于宣肃，肺气上逆而发病。肺与大肠相表里，大肠的传导变化常可影响肺气肃降。小儿脾胃运化功能尚未健全，哮喘日久，每易引起夹痰夹湿夹食之症，以致胃浊不降，肺气难肃。小儿哮喘，以寒喘居多，热喘较少。本案痰湿阻闭，肺失宣肃。故方中麻黄、淡豆豉、紫菀、前胡、银杏宣肃肺气、化痰平喘，厚朴、枳壳行气畅中，配合杏仁、苏子通降胃浊，浊降肺肃，其喘则平。

5.反复呼吸道感染案

张某，男，3岁8个月，2004年2月1日初诊。

患儿平素面黄形瘦，纳差便干。2年前曾患肺炎，以后经常感冒，每月至少发病1次，冬春季节尤为频繁。初诊症见流涕、咳嗽，晨起、夜间为重，时觉脐周腹痛。舌质淡，舌苔薄黄，脉浮细弱。

西医诊断：反复呼吸道感染。

中医诊断：体虚感冒。

辨证：脾失健运，肺失宣肃，卫外不固。

治法：疏解清化、调理脾胃。

处方："天保采薇汤"加减。

藿香5g、羌独活各3g、柴胡、前胡各5g、枳壳5g、桔梗6g、半夏5g、川芎3g、陈皮5g、茯苓5g、厚朴5g、赤芍5g、升麻3g、葛根3g、神曲5g、甘草3g。共7剂。水煎服，分次频服，二日1剂。

二诊：服上方7剂，咳止纳增，腹痛消失，大便干结，脉细无力。前方加熟大黄3g，继以调理。

其后以上方调服2个月，胃纳大开，体质渐壮。共服药40余剂，近一年未患感冒。

按：小儿反复呼吸道感染，多为脾虚肺弱所致。本案脾失健运，肺失宣肃，痰湿内阻，卫外不足。方中柴胡、前胡、枳壳、桔梗疏利肺气，以利气机疏布，羌活、独活疏表透邪，升麻、葛根升清透达，生发阳明胃气，陈皮、半夏、茯苓燥湿化痰，藿香、厚朴苦温燥湿，芳香逐秽，川芎、赤芍活血通络，神曲消食导滞，甘草调和诸药。共奏疏解清化，健运脾胃之效。

（陈鸿祥　崔洋宁　整理）

陈宝义

师古创新，学通中西

【名医简介】

陈宝义（1940年~），男，汉族，天津市人，主任医师、教授、研究生导师。曾任天津中医药大学第一附属医院儿科主任、儿科教研室主任；天津市中医药学会副秘书长、儿科分会主任委员。为全国第二批老中医药专家学术经验继承指导老师，国家中医药管理局"优秀临床人才研修项目"指导老师，"十一五"科技支撑计划名老中医临证经验、学术思想传承研究的全国百名专家之一，2009年被评为天津市名中医，享受国务院政府特殊津贴。

1962年于天津中医学院毕业后到附属医院儿科从事临床工作，师从著名儿科专家李少川教授，专注于小儿心系疾病、热病的研究。1980年任儿科主任，即创建小儿心肌炎专科。对病毒性心肌炎进行深入研究，在国内率先提出益气养阴、活血化瘀的小儿病毒性心肌炎治疗原则，形成了以中医药治疗为特色的小儿病毒性心肌炎辨证论治体系，开发研制心肌炎系列中成药（心复康口服液、通脉口服液、清心解毒口服液、安心律胶囊等）。1990年，设立中医儿科病房，使医院儿科成为具备门诊、急诊、病房的综合性科室，成为天津市重点发展学科和国家中医药管理局重点专科。在50余年的医疗实践中，不断探索疑难病症和危急重症的治疗规律和有效方药。对高热、哮喘、抽动症、肾病、脑积水等小儿疑难病症的诊治有深入研究和独到见解，临床疗效斐然，在全国范围内享有很高声誉。

【主要学术思想】

（一）学术思想

1.精于辨证论治、重视病症结合

重视辨证论治，认为辨证论治是中医药学的核心，强调要审证求因，据证立法，以法系方，据方用药。具体运用上，一是要掌握正确的辨证方法，八纲、脏腑、六经、卫气营血、三焦等辨证方法从各个不同方面解释疾病规律，之间相互补充、相辅相成。在临床中，要根据疾病特点选择适合的辨证体系。外感疾病要用卫气营血为统一纲目，融会六经、六淫、三焦辨证等，形成统一的外感辨证体系。内伤杂病则要用脏腑辨证为总纲，再结合病因、气血津液、十二经脉辨证，以脏腑学说为指导进行统一辨证。八纲辨证是总纲，贯穿于所有辨证体系中。确立辨证体系后，对患者的年龄、体质、病因、病位、病性、邪正关系、标本缓急等进行全面分析，得出正确认识，为治疗疾病提供可靠的理论依据。二是要抓住主证，执简驭繁，机体的病理变化，在外部会反映出一系列症候群，其中必然有一些起决定性和主要作用的，而其他证候都是随着这种证候而产生、变化的，前者为主证，后者是次证、兼证。必须善于在错综复杂的病症中抓住主证，并兼顾次证、兼证，以纲带目，分层次、分步骤、有条不紊地进行治疗，这样才能收到事半功倍的效果。三是注重辨证与辨病相结合，认为西医学从形态、生理、病理的角度客观地描述疾病的性质、发病过程、疾病的转归预后等在这方面优于中医学；中医学在整体观念的指导下以辨证论治的方法全面地认识疾病和治疗疾病方面以及对于某些疾病的疗效上优于西医学，但在对微观的"病"的认识上不免失于笼统。因而强调中医辨证与西医辨

病相结合。应学习西医的一些先进的理论和方法，借助各种先进的仪器与检测手段，明晰疾病病因、病理、病性、病位及预后转归，利于疾病的早发现、早诊断，从而提高医疗质量。将宏观辨证与微观辨病结合，探索疾病的证治规律才切合临床实际。

2.善用经方，师古创新

临证善用经方，认为经方配伍法度严谨、药专效速，但用经方辨证识病贵在准确，以"有是证，用是药"的原则使用经方。常用小青龙汤温化寒痰治疗表寒里饮之咳喘证；用小柴胡汤和解表里，治疗小儿长期发热，顽固性头痛；以半夏泻心汤调和阴阳，顺其升降，治疗小儿秋季腹泻；用三甲复脉汤滋阴潜阳复脉，治疗心肌炎、早搏；用桂枝芍药知母汤清热疏风通络治疗风湿热；用大承气汤治疗阳明腑实，实热内结证；用麻杏石甘汤清热宣肺平喘治疗小儿肺炎、咳喘。主张经方的灵活应用，提出仲景"观其脉证，知犯何逆，随证治之"，即是变通使用的原则。善于对经方加减化裁，师古而不泥古，扩展了原方的适用范围，施于临床疗效显著。如大柴胡汤加荆芥穗、青蒿治疗小儿急性扁桃体炎、肠伤寒、败血症表现为寒热往来、腹胀纳呆、便秘等。以吴茱萸汤配藿连汤治疗宿食中阻，胃热呕吐；配当归、白芍治过敏性紫癜；配丁香治疗虚寒腹痛、呕吐诸症；配川芎、细辛、柴胡、僵蚕治疗顽固性头痛。以小柴胡汤合二陈汤加香附、苏梗疏利气机，解郁化痰治疗郁证、癔病；配合茵陈蒿汤治疗肝胆湿热，黄疸、胸胁胀满等。

3.不拘于小儿纯阳之体的观点，擅用温药

认为"纯阳之体"是指生机旺盛，并非盛阳。故只要辨证准确，温药即可大胆使用。平和之剂，用于小恙体，虚者调养可也。若为危急重证，非汗、下、温、清等品不可拯危救难。温药之用，本是八法之一，用其利而限其弊。临床上常用羌活、苏叶、荆芥穗、防风等治疗外感风寒高热证；用桂枝汤治疗长期低

热、腹泻、腹痛、体弱易感儿；用吴茱萸汤治疗胃寒呕吐、神经性头痛等症；用苓桂术甘汤治疗顽固性呕吐，胃肠神经官能症、眩晕等；用麻黄附子细辛汤加桂枝治疗缓慢性心律失常、房室传导阻滞等；用附子理中汤治疗久泻不愈、肾病综合征、血小板减少性紫癜等。强调只要没有明显的热证表现，即可用温热药。但要温而毋燥，要掌握尺度，用量适中，中病即止；适当配以养阴药，如附子、细辛配生地黄，既可制约其温燥之性，又可补阴以配阳，疗效更佳。

（二）疾病诊治

1.小儿病毒性心肌炎证治

根据病毒性心肌炎的临床表现和病理变化，可以归属于中医学的"胸痹""心悸""怔忡""虚劳"等病证范畴之中。根据中医学理论，结合西医学认识，认为其病因病理特点有三：①温热疫毒感染是致病之因，起病之始应属于温病范畴，发病是由于温热疫毒之邪内侵，毒热伤心所致。尽管感染疫毒之初可因季节、环境、患者体质的不同而可能出现偏热或偏湿的差异，但是疫毒内侵，易于化热化火的特征则始终如一。②气阴损伤是贯穿始终的病理特点，"热伤气"、"热伤阴"，是温热性疾病的基本特征。正所谓"壮火食气""壮火之气衰"，在疾病的全过程中，由于邪热销烁气津，耗伤阴液，心肺之气阴损伤，以至血运无力，变生诸证。③心脉瘀阻是病理变化的基本转归，无论热毒伤及心之气、血、阴、阳，最终的影响都会表现为宗气不足，血运无力，心脉瘀阻。气阴损伤、心脉瘀阻基本上反映了心肌炎病理改变的主要特点。气阴损伤是本，心脉瘀阻为标，"本虚标实"概括了心肌炎的基本特征，也是临床应用益气养阴、活血化瘀的立法依据。疫毒伤心、气阴虚损和心脉瘀阻既是病因病理的基本特点，也是病程中出现概率最高的常见证型。因此，确立清心解毒、益气养阴、活血化瘀是最基本的常用治则。针对不同的变证还可以佐以滋阴潜阳、宁心安神、温阳复脉、护阴和阳等原则。

（1）清心解毒法

治疗目的在于肃清余邪或控制反复感染，以减轻心肌的持续损害。适用于疫毒留恋不解，内侵伤心的急性期。或因反复感染导致病情迁延者。临床常见低热不退或反复发热，伴有咽痛、咳嗽、皮疹、肌痛、乏力、气短、心悸等，舌红苔薄黄，脉滑数或细数无力。检查可见心音低钝，安静时心率快，心电图可见窦性心动过速、ST-T改变、早搏频发、Ⅰ或Ⅱ度Ⅰ型房室传导阻滞，心肌酶异常。病程多在1个月以内，一般不超过3个月。若病情迁延而伴有反复感染者可超过3个月。常用方剂清心解毒汤（金银花、连翘、野菊花、大青叶、栀子、生地黄、玄参、赤芍、黄连、黄芪、甘草等），可适当配伍养阴益气和凉血化瘀之品。

（2）益气养阴法

适用于以心气心阴虚损为主要表现的心肌炎急性期或恢复期。临床常见面色苍白，倦怠乏力，胸闷气短，心悸多汗，食欲不振或有烦躁，舌红少苔，脉虚数或结代。检查可见心音低钝，心动过速，心电图以各种心动过速、频发早搏或联律、ST-T改变为主或有房室传导阻滞。病程多数在3~6个月之间，部分病儿由于病情迁延其病程可在6个月以上。常用方剂养心复脉饮（黄芪、沙参、麦冬、五味子、玉竹、黄连、丹参、赤芍、桂枝、炙甘草等），心复康合剂（炙甘草、玉竹、五味子、山楂、大青叶、丹参、降香等）。心肌炎常见的面色苍白、倦怠乏力、胸闷气短、心悸、多汗、脉细数无力等见症，多为气阴不足所致，治疗上自当重在补益心气、养阴复脉。此时由于"宗气不行，血为之涩"心搏无力，血运滞涩，亟须配伍活血化瘀之品以达到强心复脉的目的。

（3）化瘀通脉法

适用于以心脉瘀阻、阴血亏虚为主要病机的心肌炎各期及后遗症。临床常见面色苍白或黯滞，口周青黯，胸闷憋气，心前区不适或疼痛，心悸乏力，舌紫黯或有瘀斑，脉弦细或结代。检查可见心音低钝，心律不齐，心界扩大，心电图以ST–T改变、频发早搏或联律、重度房室传导阻滞或窦房阻滞，X线示心影扩大，超声心动图可见心腔扩大。病程多在6个月以上，常为迁延型心肌炎或为慢性阶段或为后遗症期，有明显心脏扩大或心律失常者病情多数较重。常用方剂为通脉逐瘀汤（黄芪、丹参、赤芍、当归、桂枝、生地黄、枳壳、柴胡、瓜蒌、降香、甘草等）、通脉合剂（姜黄、三七、当归、赤芍、山楂、降香、丹参、川芎等）。活血化瘀对于改善心肌供血，提高心脏泵血功能，使扩大的心脏回缩，都有较好的疗效。对于重度心律失常，化瘀通脉法也显示了一定的治疗作用。

心肌炎的临床表现轻重悬殊，个体差异明显，导致临床证候变化多端。在基本治疗原则的基础上，还要依据变证的不同特点，立法选方，随证治疗。

（4）理气化痰、宽胸宣痹法

部分心肌炎患儿常有比较明显的"喘大气"症状，或面色黄白，或胸闷气短，或胸部刺痛，舌黯苔腻，脉见弦滑，多由于心脉阻滞，肺气不宣，宗气运行不利，气郁生痰，内阻心肺，致成痰气互结，胸痹不宣。临床常用舒心通脉饮（苏叶、厚朴、瓜蒌、半夏、茯苓、陈皮、降香、丹参、川芎、甘草等）治疗，亦可依照半夏厚朴汤、瓜蒌薤白半夏汤化裁。可适当配伍柴胡、砂仁、薤白、沉香等理气之品，胸痛明显或脉律慢而不整可配伍桂枝、太子参温阳益气复脉。

（5）益气复脉、育阴潜阳法

安静状态下心动频率加快是心肌炎常见且重要的体征，因此快速性心律失常在心肌炎患者中较多见。可表现为室性早搏频发或联律，窦性心动过速，阵发性室上性心动过速，房性早搏频发、心房扑动或紊乱性房性心动过速，其主要原因多由于心之气阴损伤、心火亢动所致。常用方剂益气生脉饮（太子参、麦冬、五味子、生地黄、白芍、桂枝、丹参、黄连、炙鳖甲、甘草等），加味复脉汤（炙鳖甲、生牡蛎、紫石英、生地黄、玄参、麦冬、丹参、白芍、桂枝、苦参、甘草等）。临床应用要注意协调心阳与心阴、心阳与肾阴之间的平衡，所谓"心火之下，肾水承之，亢则害，承迺制"，肾阴亏损是导致心阳亢动失其制约从而引发心律失常的重要病理基础。相关脏器彼此影响，相互关系失其和谐，常常是重症阶段导致病情复杂，缠绵难愈的重要原因。

（6）益气养血、温阳复脉法

病程迁延或病情急重，心气暴损或心血久耗，以致心阳不振，心脉瘀阻，每易出现慢律性心律失常。临床多表现为窦性心动过缓、窦房阻滞、窦性停搏、重度房室传导阻滞，严重时可表现为心力衰竭或心源性休克，频现心阳暴脱的危急重证。常用方剂加味归脾汤（炙黄芪、太子参、茯苓、白术、丹参、当归、川芎、降香、桂枝、淫羊藿、甘草等），温阳复脉饮（炙黄芪、太子参、丹参、生地黄、白芍、桂枝、淫羊藿、细辛、制附子、麻黄、甘草等），参附龙牡救逆汤（西洋参、麦冬、五味子、山萸肉、白芍、制附子、丹参、生龙牡、甘草等）。辨证要点在于心阳衰弱，脉律缓慢迟涩。部分病儿常需较长时间的治疗调整方能获效。因此，处方用药时要协调好阴阳之间的关系，加麦冬、玉竹、山萸肉、枸杞等品，意在"补阴以配阳"，亦可免其化燥。

2.小儿发热证治

小儿发热临床虽以表、热、实证为常见，但由于气血未充、营卫俱弱，表邪易于内传，导致病情加剧，每易出现表里同病，甚至惊厥昏迷，变证迭现。所以积极治疗小儿发热，防止病情传变，是非常必要的。小儿发热病因复杂，不能一见发热就妄投寒凉，要详审病因，明辨病理，对因论治，方能效若桴鼓。

（1）辛温解表法

适用于秋冬季节或初春乍暖还寒之际外感风寒，病在肺卫的表证。发热骤起，恶寒无汗，鼻阻清涕，咳嗽咽痒，痰多清稀，头疼体痛，呕吐纳呆，腹胀腹泻，苔薄白或腻，脉浮弦或滑。治疗常以辛温疏解类药物，疏风散寒，解表退热。可依葱豉桔梗汤、杏苏散、荆防败毒散等方加减化裁。葱豉桔梗汤为辛平微温的轻剂，可用于冬春季节普通感冒发热，病情轻微且无里证者；杏苏散为辛温平剂兼有宣肺理脾、化痰止嗽的功效，用于治疗风寒外感伴有肺失宣肃、脾胃不和者，较为适宜；荆防败毒散为辛温重剂，可用于较大儿童秋冬季节身热无汗，恶寒体痛的外感风寒重证。小儿风寒在表极易内传化热或因有内热复感风寒，从而形成"外寒内热"之证，此时可在相应方剂中适量加入连翘、黄芩、栀子或生石膏，可收表里双解之效。

（2）辛凉解表法

适用于四季外感风热的肺卫表证。症见发热重恶寒轻，汗出不畅，鼻阻流涕，咽红疼痛，咳嗽有痰，口渴烦躁，便秘，面赤舌红，苔薄白或黄，脉浮数。举凡上呼吸道感染，多种传染病的初期和发疹性传染病需要清解透发者均可治从此法。治疗常以辛凉疏解类药物，疏风清热，解表利咽，宣肺化痰。通常以银翘散、桑菊饮为基本方加减化裁。鉴于辛凉解表法的适用范围广泛，临床之际不能刻舟求剑，必须依据不同疾病和病情需要灵活选方化裁。例如以扁桃体炎、咽炎、喉炎为主时，可以银翘散为主方加生地黄、玄参、射干、金果榄、蝉蜕清热利咽；烂喉丹痧加大青叶、生石膏、知母、牡丹皮清热透疹，凉血化斑；腮腺炎或淋巴腺炎加柴胡、僵蚕、生石膏、蒲公英、蚤休、山慈菇、浙贝母，或宗李东垣《普济消毒饮》化裁，清热解毒，散结消肿；肺热痰盛、咳嗽喘促，可宗桑菊饮或银翘散加黛蛤散、前胡、瓜蒌、浙贝母、枳壳、炙麻黄、生石膏，宣肃肺热、化痰止咳；小婴儿烦躁惊悸或高热痉厥，可加钩藤、僵蚕、羚羊角或另服紫雪散、泻青丸，清热镇痉息风或加针点刺十井、十宣以宣泄身热。

（3）和解清热法

适用于外感表证失于疏解，内传少阳的半表半里证，湿蕴热郁邪伏膜原证或表邪未解里证已成的表里合病。迁延数日高热不退，汗出身热不解或寒热往来，烦躁口苦，呕吐纳呆，胁痛腹胀，大便秘结，舌红苔黄厚腻，脉弦数或滑数。治疗常以和解清透为主，可依病情选用小柴胡汤、大柴胡汤、达原饮、蒿芩清胆汤、柴葛解肌汤、秦艽鳖甲汤、清骨散等方加减化裁。大柴胡汤具有和解清热、表里双解的功效，临床时用于发热迁延时日，表邪未解里实已成，多有退热的卓效；清骨散具有和解清热、凉血化瘀的功效，用于表邪已解，营热血瘀，发热缠绵不退者。

（4）和中清热法

适用于外感表证内兼食滞，胃肠型感冒及肠道感染初期。可有发热、手足心热、呕吐、口臭、纳呆、腹胀、腹痛、便秘或腹泻，舌红苔黄厚腻，脉滑数。治疗以消食导滞、和胃清热为主，可依病情选用藿连汤、保和汤、藿香正气散、葛根芩连汤、凉膈散、大承气汤加减化裁。藿连保和汤可用于外感夹食或宿食中阻的发热呕吐；藿香正气散适用于夏秋季节外感风寒，湿郁中阻，胃肠不和而症见发热恶寒、呕吐腹泻、腹胀腹痛者；葛根芩连汤则适用于夏秋季节湿热蕴郁，表里俱病的肠道感染初期；凉膈散重在清热泻实，适用于表邪内传化热，里实已成而表邪未净的表里合病。

（5）清暑化湿法

适用于濡暑盛夏之季暑热夹湿，蕴结气分的暑证或湿温证。

可见高热稽留或身热不扬，汗出而热不解，神倦困乏，呕吐纳呆，胸满腹胀，面垢，舌红苔白腻厚浊，脉濡数或弦缓。治疗以芳香宣化、淡渗通阳、清热化湿为主，可依病情选用新加香薷饮、三仁汤、藿朴夏苓汤、甘露消毒丹加减化裁。新加香薷饮用于夏季暑热伤表，身热无汗，湿重者加藿香、佩兰，热重者加黄连、石膏或选用暑热宁（院内制剂）；三仁汤适用于湿阻三焦，氤氲气分的湿温证，治疗重在宣达气机、淡渗通阳；甘露消毒丹则适用于湿邪弥漫三焦，湿热并重的湿温证。

（6）清气泄热法

适用于表邪已解，邪热壅郁肺胃的气分热证。可见高热不退，烦躁，口渴欲饮，汗出身热不减，面赤舌红，苔白或黄厚，脉滑数。治疗以辛凉重剂清气泄热为主，可依病情选用白虎汤、竹叶石膏汤、玉女煎、黄连解毒汤等加减化裁。银翘白虎汤用于邪在肺胃的气分实热证，表邪已解或表邪未净均可使用；竹叶石膏汤多用于热邪稽留日久或疾病的恢复期，气阴已伤，余邪留恋而低热缠绵不退者；加味玉女煎是与桂枝芍药知母汤的合方，用以滋阴清热、宣痹通络，临床治疗湿热稽留关节，热痹而身热持续不退。加味黄连解毒汤用以清热凉血解毒，可治疗疮疡痈肿或皮肤烫伤，毒热内壅引起的发热。

（7）凉肝清热法

适用于表邪内传，涉及心、肝二经或表证未解内兼肝胃实热等证。可见发热日久不退或以夜热为主，夜卧不宁，烦躁惊惕，痉厥抽搐，二便赤涩，面赤舌红，苔黄腻，脉弦滑数。治疗以清热凉肝、息风镇痉为主，可依病情选用泻青丸、加味犀角地黄汤加减。加味泻青汤具有解表清热、凉肝镇惊的功效，用于外感风寒、内兼里热或肝经实热所致的发热惊风；加味犀角地黄汤兼具清营凉血、和解退热的功效，用于温热重证热入营血，发热持续不退或夜热为甚者。

（8）清营透热法

适用于温毒内传，气营两燔或热入营血证。可见高热日久不退或入夜热甚，烦躁嗜睡，斑疹红赤，痉厥抽搐，舌绛红苔少，脉弦细数。治疗以清气凉营或清营凉血为主。临床多以清瘟败毒饮、清营汤加减。清瘟败毒饮用于气营两燔证，治疗重在清气凉营；清营汤用于热入营血证，治疗重在清营凉血；临床治疗时，若高热不退、痉厥抽搐，可加紫雪散、安宫牛黄丸。

3.抽动障碍证治

本病据其临床表现可隶属于"肝风""痉病""慢惊风"等病证范畴。发病机理，以正虚为本，以风痰为标，脾虚痰伏，肝风内动，风痰鼓动，横窜经络为其主要病理机制。痰生怪证，"脾为生痰之源"，小儿"脾常不足"，易被饮食所伤，脾胃受损，则运化失常，津液不能输布而水湿相聚成痰。痰湿内阻，易于困脾，致使中焦升降失常，气机受阻，更加重了痰浊的滋生。"诸风掉眩，皆属于肝""风为阳邪，其性善行而数变"，各种抽动症状皆与肝有关。脾虚则肝旺，小儿素体"肝常有余"，肝风内动，扰动伏痰，风痰窜动则见抽搐变化无常，痰阻气道则喉间痰鸣怪叫。脾虚痰伏，风痰内扰是抽动障碍的主要病理机制。立法健脾化痰，息风镇惊，以缓肝理脾汤化裁，重用党参配茯苓、白术、健脾益气扶正，以绝生痰之源，桂枝温阳散风，羌活、僵蚕息风镇静，川芎入肝经，为血中气药，又活血通络，又行气缓肝；枳壳降气化痰通络；半夏健脾化痰；白芍、甘草酸甘化阴，配柴胡柔肝缓急。诸药合用，扶正祛邪，标本兼顾，刚柔相济，使肝气条达，脾气健运，风痰自消。若肢体抽动明显加木瓜、伸筋草舒筋活络；颈项部抽动明显加葛根升津柔筋；摇头甚加天麻、钩藤舒肝息风；痰热内盛加石菖蒲、胆南星、栀子以清热化痰；抽动剧烈加全蝎、蜈蚣搜剔风邪，开痰行滞，但用量不宜过大，中病即止。本病的治疗要以扶正为主，反对一见风证就以风治风，大量堆砌风药、虫类药，那样或许能取一时之功，但久则攻伐正气，使正气益虚，病更深重难治。

【医案传真】

1.急性心肌炎，房室传导阻滞，热毒壅滞

于某，女，12岁，2009年2月9日初诊。

间断胸闷、憋气20余天。初诊：患儿20余天前患感冒后出现胸闷、憋气，偶感心慌，活动后明显，无头晕、心前区不适及明显乏力，曾于某医院查心电图示Ⅰ°房室传导阻滞，P-R间期0.24~0.26s，心肌酶CK-MB 29U/L，予以营养心肌治疗1周，疗效不明显，故前来我院门诊就诊。症见患儿间断胸闷憋气，偶感心慌，活动后明显，咽干不适，纳食尚可，二便调。查体：精神可，咽部红肿充血，心音有力，心律齐，心率85次/分，双肺呼吸音清，腹软。舌红苔黄，脉数。理化检查：心肌酶增高；心电图提示P-R间期0.24s；Holter可见Ⅰ度房室传导阻滞及Ⅱ度Ⅰ型房室传导阻滞；超声心动图正常。

西医诊断： 急性心肌炎。

中医诊断： 心瘅病。

辨证： 热壅心脉，气血不畅之证。

治法： 解毒散瘀。

处方： 清心汤加减。

野菊花15g、大青叶15g、贯众10g、连翘10g、金银花10g、丹参10g、生山楂15g、益母草10g、甘草5g。每日1剂，水煎150ml，分2次口服。

二诊： 2009年2月23日。治疗14天，患儿症状明显减轻，偶有胸闷憋气，无心慌发作，咽稍红。心电图P-R间期0.16~0.18s，心肌酶恢复正常，继予上方治疗1个月。

随访6个月余，未见复发。

按：心肌炎所致的房室传导阻滞，无论是初发，抑或是病情反复波动、迁延不愈，几乎均与外感邪毒有关，而邪毒化热，热毒壅滞于心，势必造成脉络不畅，血行瘀阻；反之，心脉不畅，又可妨碍热毒之散解，形成恶性循环，易使病情迁延，难以从速康复。清心汤中，野菊花、大青叶、贯众、连翘、金银花清心解毒，丹参、生山楂、益母草活血化瘀，全方共奏解毒散瘀之功。

2.心肌炎后遗房性心律失常，阴阳两虚

张某，女，13岁，2006年1月19日入院。

心悸1年，加重半个月。初诊：患儿于1年前患上呼吸道感染，1周热退后渐觉心悸，查体发现心律不齐，心电图示房性早搏，就诊于某医院，诊断为病毒性心肌炎，予维生素C、辅酶Q10、盐酸普罗帕酮、地高辛、盐酸胺碘酮等药物治疗半年余，心电图无明显好转，当时亦曾于我院门诊就诊，检查时发现多项心肌酶异常，心电图及Holter提示紊乱性房性心律，阵发性、多源性、房性心动过速，也曾口服中药汤剂进行治疗。半个月前，患儿感冒后，心悸加重，心电图示多源性房性早搏而收入院治疗。查体：形体瘦弱，咽不红，心音有力，心律不齐，心率94次/分，腹软，舌淡，苔薄白，脉结代。理化检查：心肌酶正常；CBV-IgM（-）；心电图及Holter示紊乱性房性心律，阵发性、多源性、房性心动过速。

西医诊断：心肌炎后遗房性心律失常。

中医诊断：心瘅病。

辨证：气血两虚。

治法：补阴阳，调气血以复脉。

处方：炙甘草汤加减。

炙甘草30g、桂枝10g、生地黄20g、麦冬15g、生黄芪10g、当归10g、阿胶15g、玉竹10g、炙鳖甲10g、丹参15g、川芎10g、茯苓10g、百合10g、钩藤10g、全蝎3g、苦参10g、黄连5g、羌

活10g、葛根10g。每日1剂，水煎服。

二诊：2006年3月5日。住院期间配合静脉点滴黄芪注射液、参麦注射液及丹参注射液各10天。上方加减连服1个半月后，患儿心悸等症消失，复查心电图正常，未见心律不齐，查平板运动试验也未见心律不齐，痊愈出院。

按：患儿心肌炎后1年余，遗留心律失常，诊见心中悸，脉结代，是为久病累及心之阴阳气血所为。与《伤寒论》"伤寒脉结代，心动悸，炙甘草汤主之"甚合。故投炙甘草汤温阳复脉，滋阴养血，阴生阳长，阴阳并补。然因患病日久，已成痼疾，难以速复阴阳气血，病久则瘀，故以活血之药辅助，并佐虫类搜风之药以治其标。

3.心肌炎后遗房室传导阻滞，瘀阻心阳

丁某，男，5岁，2009年9月25日初诊。

心律不齐2年余。初诊：患儿2年前因咳嗽1周伴发热1天就诊时，查体中发现心律不齐，伴胸闷憋气，乏力，偶有头晕、心悸，查心电图示窦性心动过缓，Ⅱ度Ⅰ型房室传导阻滞，心肌酶CK-MB 29U/L，予以抗感染、营养心肌治疗1个月余，症状明显好转。以后，反复查心电图，均示"窦性心动过缓，Ⅱ度Ⅰ型房室传导阻滞"，无胸闷憋气、头晕胸痛、乏力汗出等症，间断服用营养心肌药物治疗，效果不显，遂来我院就诊。就诊时患儿形体瘦弱，面色略苍白，精神可，咽稍红，双肺呼吸音清，心音稍低，律不齐，心率58次/分，腹软，手脚凉，舌质淡胖，苔白腻，脉濡缓无力。理化检查：心电图示窦性心动过缓，Ⅱ度Ⅰ型房室传导阻滞；心脏彩超未见明显异常；心肌酶正常。

西医诊断：心肌炎后遗房室传导阻滞。

中医诊断：心瘅病。

辨证：心脉瘀阻、心阳不振。

治法：益气温阳、活血复脉。

处方：温阳复脉饮加减。

黄芪10g、制附子10g、党参10g、炙麻黄10g、桂枝10g、淫羊藿10g、熟地黄15g、山萸肉10g、丹参15g、当归10g、郁金10g、炙甘草6g。每日1剂，水煎服，每日1次。

二诊：2009年10月25日。治疗1个月，患儿四肢渐温，心率升至66次/分，心电图转为Ⅰ度房室传导阻滞，继予原方化裁调治半年，心率始终维持在64~76次/分，心电图恢复正常。

按：患儿心肌炎后2年余，遗留缓慢型心律失常，Ⅱ度Ⅰ型房室传导阻滞，其基本病机为心肾阳虚、脉运涩滞，心阳虚损，日久下累及肾，心肾阳虚，使心脉失于温煦鼓动，气血运行不利，血脉涩滞不通，遂发本证。治疗上宜以益气温阳、活血复脉为法，应用自拟温阳复脉饮加减。方中党参、黄芪、炙甘草补气温阳，桂枝、附子、麻黄、细辛、淫羊藿补心肾而助阳气、散寒结而通经脉，熟地黄、山萸肉滋补肾阴，意在阴中求阳，丹参、郁金、当归活血养血复脉，诸药相配，共奏温阳益气、活血复脉之功。

4.急性上呼吸道感染，暑湿兼寒

李某，男，11岁，1996年8月24日初诊。

发热1天。近日天气酷热，患儿1天前户外运动后周身大汗，贪凉于空调冷风下直吹，继而暴食冷饮，随即出现高热、恶寒、身痛、无汗、头晕困重，时有呕恶、脘腹胀痛，扣之如鼓，大便1次，质稀如水。舌质红，苔薄腻，脉滑数。查体：T39.7℃，咽部轻度充血，心音可，律齐，双肺呼吸音清，腹胀。

西医诊断：急性上呼吸道感染。

中医诊断：小儿夏令感冒。

辨证：暑湿兼寒。

治法：清暑散寒解表，兼以和中。

处方：暑热宁合剂化裁。

香薷10g、藿香10g、薄荷（后下）6g、淡豆豉10g、柴胡

10g、葛根10g、黄芩10g、黄连3g、大青叶10g、半夏6g、厚朴10g、生姜2片、六一散10g，每日1剂，水煎200ml，温服。

二诊： 1996年8月25日。服药1剂后，大汗出，无恶寒，热退泻止，仍有恶心纳呆，舌红苔黄腻。外寒已解，渐成入里化热之势，上方减薄荷、柴胡，香薷减为6g，加生石膏20g、知母10g以清气分实热。

三诊： 1996年8月27日。再服2剂，诸症平和。

按： 此案为小儿夏令感冒，暑热内蕴，复感风寒束表，湿热困阻中焦，气机升降失和，故而症见高热、恶寒、身痛、无汗、头晕困重，时有呕恶、脘腹胀痛、大便质稀。方中香薷发汗解暑，行水散湿，温胃调中，为"夏月之麻黄"，专治夏季感寒饮冷，头痛发热，恶寒无汗；藿香、半夏、厚朴、生姜解表化湿、理气和中，此即为藿香正气散之方中真意；薄荷辛凉，疏散风热；淡豆豉虽属辛温，但辛而不烈，温而不燥，配入辛凉解表方中，增强辛散透表之力；柴胡、葛根解肌散寒发表；虽为表证，但里热已显，为表里并受之病，故其法亦宜表里双解，以黄芩、黄连清其里热。复诊热退，泻止，无恶寒，但见大汗出，外邪已由卫分直入气分，故减薄荷、柴胡、香薷等辛散解表之属，加石膏、知母以清气分实热，因而取效。小儿外感热病，如辨证精准，则其效如神，经由此案可见一斑。

5.抽动障碍，土虚木亢

唐某，男，13岁，2006年1月20日初诊。

患儿面部肌肉抽动1年余。1年多前诱因不明出现面部肌肉抽动，表现为眨眼、弄鼻，甚至频频吐舌，服氟哌啶醇治疗2个月后症状好转。1个月前因停药再次出现频繁眨眼，吸鼻，喉中时时发出"吭吭"异声，无肢体及其他部位抽动，无头痛、呕吐。查体：心音有力，律齐，双肺呼吸音清，神经系统检查未见异常。舌淡苔薄白，脉弦细。

西医诊断：抽动障碍。

中医诊断：肝风。

辨证：脾虚痰盛，风痰内扰。

治法：健脾化痰，息风通络。

处方：缓肝理脾汤加减。

党参15g、茯苓15g、白术15g、半夏10g、柴胡10g、白芍15g、羌活10g、防风10g、川芎6g、陈皮10g、胆南星6g、石菖蒲10g、甘草6g。水煎150ml分服，每日1剂。

二诊：2006年1月27日。服药后，眨眼、吸鼻均有所减轻，偶发异声，无其他不适主诉，上方加郁金10g、瓜蒌10g通络化痰。

三诊：2006年2月5日。服药后无明显面部抽动，无异常发声，余症平和，上方减柴胡、羌活、防风，加黄芪15g以健脾益气。

四诊：2006年2月12日。未发抽动，诸症平和。继续服用半个月余，病情稳定未见复发。随访一年无复发。

按：方中党参配茯苓、白术健脾益气扶正，以绝生痰之源；白芍、甘草酸甘化阴，配柴胡以柔肝缓急；川芎入肝经，为血中气药，又能活血通络与行气缓肝；羌活、防风能疏散肝经之热；陈皮、半夏、胆南星、石菖蒲能健脾、清热、化痰开窍。诸药合用，扶正祛邪，标本兼顾，刚柔相济，脾气健运，使肝气条达，风痰自消。用药半个月后抽动已明显减轻，风药中病即止，遂减柴胡、羌活、防风等驱风之标药，加黄芪以健脾益气，固本化痰，切中病机。

临证时，陈宝义教授根据患儿抽动部位的不同，予以随症化裁。若肢体抽动明显加木瓜、伸筋草舒筋活络；颈项部抽动明显加葛根升津柔筋；摇头甚加天麻、钩藤舒肝息风；痰热内盛加石菖蒲、胆南星、栀子以清热化痰；抽动剧烈加全蝎、蜈蚣搜剔风邪，开痰行滞，但用量不宜过大，中病即止。

（魏剑平　整理）

杜文娟

中西合参辨病证，顾护阴液擅凉补

【名医简介】

杜文娟（1943年~），女，汉族，天津市人，主任医师。何世英儿科学术流派第二代传人，天津市著名中医儿科专家，获得"天津市名中医"称号，第五批全国老中医药专家学术经验继承工作指导老师，2012年成立杜文娟名中医工作室。曾担任天津市中医学会理事、天津儿科学会副主任委员、天津市中西医结合儿科专业委员会主任委员。历任天津市儿童医院中医科主任、儿童医院党委委员、儿童医院五官科支部书记。多次被评为院级、局级先进工作者、优秀共产党员，并获百面红旗先进个人称号。

杜文娟主任1965年毕业于天津中医学院，后师从著名中医学家何世英先生，其认真的学习态度和严谨的治学精神，深得何老的赞赏和喜爱，是何老的得意门生，因而多获何老的亲授和真传，在与何老并肩工作的20余年时间里，杜文娟主任很好地继承并发扬了何老的学术思想和医学经验。任职天津市儿童医院中医科学科带头人期间，杜文娟承担中医科医疗、教学、科研、人才培养及行政管理工作，负责中医科病房查房、中医科门诊及院内外会诊工作，查房坚持"查、问、背、讲"，指导下级医师临床解决疑难病症。其致力于继承发扬中医学在儿科常见病、多发病、疑难杂病诊疗中的独特疗效，坚持秉承中医学的根本思想，同时又极其重视中西医结合，利用天津市儿童医院强大的西医内科力量，学习西医、参考西医、必要时合用西医手段和西药治疗，践行着她的老师何世英先生一生倡导的"中医为本，中西医结合"的原则和理念，秉持严谨求实的治学态度，勇于创新，敢为人先，形成了独特的学术思想体系，为中医儿科学的研究奠定了坚实的基础。从医近60年，杜文娟主任诊治了津门数以万计的小患者，被患儿们亲切的唤为"杜奶奶"，现如今，78岁的杜文娟仍坚持每周出诊，并从理论到临床悉心指导帮助中医药新人，为推动中医药事业的发展贡献自己的光和热。

【主要学术思想】

杜文娟主任行医近60载，通过自己不懈的努力和大量的实践，进行了卓有成效的开拓性工作，在多个病种上有所发挥，提出了一系列新理论、新观点与新方法，具有较高的学术造诣，临床上辨证准确，用药精炼，疗效显著，屡起沉疴，深受广大患者的好评。其多年致力于治疗儿科常见病、多发病及疑难杂症，尤其对呼吸系统及消化系统疾病颇有建树，又涉足小儿胆石症、肾脏病的治疗，积累了丰富的临床经验，具有自己独到的学术专长，她自行组制了小儿咳喘、腹泻、胆石症等的多种基础方剂，临床加减运用，取得了非常显著的疗效。

1.辨病与辨证相结合，舌诊与脉诊相补充

杜文娟认为，西医擅长定性、定位诊断疾病，而中医则重视整体反应和动态变化。只有把中医的辨证与西医的辨病相结合，才能克服不打开"黑箱"的中医学术局限性，加深对疾病的微观认识，同时也弥补西医在疾病过程中对人体的整体反应及动态变化重视不够的缺陷。辨证与辨病相辅相成，前者是基础，后者是前者认识上的提高。对于某些疾病，可采用辨证、辨病相结合的方法。杜文娟主任一生治疗疑难杂证验案很多，都是结合西医学，辨西医病而辨中医证，屡奏奇效。她认为中医的辨证与西医的辨病相结合是中西医结合比较行之有效的途径。因为中医病名

少，诊断失于笼统，所以应当借鉴西医学的方法，达到辨明病证的目的，所谓"西医辨病"。可以使我们对疾病首先做出正确的西医学的诊断，不至于贻误病情，然后再通过中医辨证施治的方法，抓住疾病的症结，对证选药，有的放矢，才能在治疗上取得良效。对于这一结合方式，杜文娟主任曾反复告诫身边的同道，作为一名中医，越是想搞好中西医结合，越是要紧紧抓住中医"辨证论治"的精髓不放，一定要坚信中医学认识疾病的方法和理论，坚持用自己的理论指导实践，而决不能一味地让西医的诊断牵着鼻子走，那样就显示不出中医的优越性，也达不到中西医结合、更好地治愈疾病的目的。

前人有"证有真假凭诸脉"和"脉有真假凭诸舌"的论述，在儿科临症时，由于小儿的主诉和脉诊都存在不少困难，故而在适当的时候舍脉从舌，望舌就显得尤为重要，杜文娟认为，舌诊在儿科诊断上有重要的意义。她经过多年实践体会出，舌质舌苔的变化往往是儿科疾病发生变化的先兆，也最能够反映出病变寒热虚实的本质。在对多个病例的总结归纳中得出，地图舌的孩子多伴有哮喘、湿疹等，肾脏疾病同时应用肾上腺皮质激素，舌质淡而胖嫩者效果好，副作用少，舌质红苔干者效果欠佳，副作用多，需要用滋阴降火中药降低副作用等临床经验。

2.慎用苦寒温热青睐凉补，顾护阴液扶正祛邪

杜文娟对于药物的使用深究药性，对于初期风热咳嗽的病证，认为应以宣肺为主，而不应过早使用如黄芩、锦灯笼之类的苦寒药，过早使用苦寒药，会遏制肺卫阳气的宣散，留滞邪气，使病情加重、痰不易咳出，且苦寒伤阴，对于本来就易于化热化燥的风热之证尤非所宜；儿科疾病以热证、实证居多，并且容易出现津伤阴亏之证，如桂枝之类的温热之品应慎之又慎；对于气虚体虚当用补益的病证，则多选用凉补的西洋参和清补的太子参，以养阴益气兼顾生津。

杜文娟认为，小儿一方面天癸未至，肾水不充；一方面生机蓬勃，营阴之精微相对不足，所以常表现为"阳有余，阴不足"的状态，在热性病居多的咳喘症中更是如此，故在儿科特别是咳喘的治疗中，护阴药的使用显得尤为重要。护阴药不仅能够固护阴津，扶助正气，而且还可以明显减少热性病后心肌炎等并发症的发生，常用的护阴药有天花粉、芦根、白茅根、麦冬、石斛等。

杜文娟认为小儿为稚阴稚阳之体，病理上易出现"正不胜邪"的倾向，在临床辨证时，对于正虚邪实之证，当应用扶正祛邪之法，方能提高疗效。譬如，对于反复或长期不愈的咳喘患儿，她常加入西洋参益气养阴，扶正祛邪，临床收到很好的疗效。

3.听咳声、望面色、查咽喉、摸掌心

在小儿咳喘病的诊法中，杜文娟主任经多年临床，总结出了一套独具特色的闻诊方法，这种方法验之临床，常常比西医学的听诊来得更直接、更准确，对辨证治疗更有指导意义。这里的闻诊主要是指听咳、痰、喘的声音。她每遇咳喘病人必细心聆听患儿咳嗽之声或让患儿当面咳嗽几声，几声咳嗽过后，病情的寒热虚实即已初识于心。咳声紧急、咳气不扬者，多为肺气不宣，属外感咳嗽的初期。咳声紧闷、不扬，痰稠难出或痰稠量多者，多为肺热、痰热咳喘。干咳、呛咳，无痰、少痰者，多为阴虚燥咳。咳而声低，痰多松动或喉中痰声漉漉者，多为湿痰咳喘。咳声如犬吠样，乃喉炎所致咳嗽。咳声阵发，发则连声不绝，甚则面赤唇紫，终止时有鸡鸣样回勾者，为"百日咳""顿咳"。呼吸急促似喘，喉间痰鸣者，则多为内有痰饮，复感外寒，束于肌表，引动伏饮的哮证。

除了闻诊，杜文娟主任还每通过望面色、咽喉来判断咳喘的寒热虚实，指导辨证用药。面赤、唇红、颊红、耳赤、目眦较

多、咽喉红赤、躁扰多动者多为实证、热证，面色淡黄、淡白或㿠白，无华或虚浮，咽喉漫肿、色淡红，安静少动，口角流涎者，多为虚证、寒证、痰湿证。

摸掌心是杜文娟主任的又一个诊法特色。她于临证时每一患儿必验之于手，握手分表里。一般说手心热为里热，多为肺胃热或胃肠积热，手背热主表热；如手心、手背均热则提示内有蕴热，复感外邪；如手心热而手背不热，则为内有蕴热而外无邪气。至于手足不温，则多主虚证、寒证。

4.辨证抓矛盾、分主次，论治熟药性、精方药

辨证论治是中医学之精髓。杜文娟主任认为，在临证之时，多数情况下并非如教科书上所论：病证典型相见，而往往是寒热错杂，虚实交结的。面对复杂的病情，为医者必须学会分清主次，抓住主要矛盾。只有在此基础上，熟悉药性，精选方药，切中病机要害，方可一矢中的。她常常告诫后学者要"有是证，用是药"，临证处方用药时切忌堆砌、拼凑，要药药有针对性，多一位杂乱之品往往会坏了通盘整方的疗效。在临证时，她自己也常常为了加减一两味药物而反复斟酌、精之又精。

对于小儿咳喘，杜文娟主任认为当分外感和内伤两大类，外感咳嗽和内伤咳嗽又多相互转化和兼夹。外感咳嗽初起多为风热咳嗽，继之风热证易向两个方向转化，一个是转为肺热证、痰热证，再由肺热引起大便秘结，进而出现肺胃热证；另一个是转为肺阴虚证，进而出现干咳、剧咳不止。脾虚痰湿内盛者，可见喉中痰声辘辘、便溏不实的痰湿咳嗽或咳喘；素患喘疾，又外感风寒者，会出现哮喘、暴喘的证候。

【医案传真】

1.暴喘案

患儿，男，1岁，2008年5月3日初诊。

病史简介：患儿咳、痰、喘8天，发热7天，于外院拍胸片诊断为支气管肺炎，静脉输入头孢曲松1周后热退，来诊时热退1天，但咳嗽仍较剧，痰多不易咯吐，轻喘，自输液5天后开始，患儿面部及躯干四肢出现散在红色皮疹，伴瘙痒，且皮疹日渐增多，家属怀疑与抗生素使用有关，不敢再继续输液，于是来看中医。查体：咽充血，双肺呼吸音粗，双肺底均可闻及湿啰音。

西医诊断：支气管肺炎。

中医诊断：喘嗽。

辨证：痰热喘咳。

治法：宣泄开敛，化痰平喘。

处方：金银花、连翘、桑叶、苦杏仁、生石膏（先煎）、甘草、地肤子、白鲜皮、海浮石、炒枳壳各10g，炙前胡、白前、桔梗、橘红各15g，旋覆花、川贝母、薄荷（另包，发热时加入，后下）各6g，炙麻黄、葶苈子各3g。共3剂，水煎服，每日1剂，分次服用。

二诊：5月6日。轻喘为主，咳嗽较前减轻，有痰、较前稍有松动，但仍不易咳出，面部、躯干、四肢皮疹大部分消退，瘙痒缓解。查体咽微红，双肺呼吸音粗，可闻及痰鸣音和干鸣音。处方为：连翘10g、桑叶10g、荆芥穗10g、炙麻黄3g、杏仁10g、生石膏（先煎）10g、甘草10g、细辛0.3g、五味子1g、炙前胡15g、白前15g、桔梗15g、橘红15g、旋覆花（包煎）6g、海浮石10g、炒枳壳10g、葶苈子3g（上为暴喘方）、川贝母6g。4剂，每日1剂，水煎服，嘱煎药时放入大枣3枚。

三诊：5月12日。不喘，偶咳，一天三四声，活动时发生，痰松动易咯，大便稍干。查体咽微红，双肺呼吸音粗，未闻及痰鸣音和干鸣音。属于肺炎恢复期。处方为：连翘10g、桑叶10g、荆芥穗10g、炙前胡15g、白前15g、杏仁10g、桔梗15g、橘红10g、天花粉10g、旋覆花（包煎）6g、海浮石10g、炒枳壳10g、川贝母6g、葶苈子3g、全瓜蒌10g。3剂，每日1剂，水煎服。药毕患儿病愈收功。

按：初诊时，患儿咳痰喘具备，双肺底均可闻及湿啰音，可见肺热、痰热俱盛，于是用经验方加上麻杏石甘汤、川贝母、葶苈子宣散肺热，化痰止咳；因患儿发热刚才消退一天，恐其余热不净，故单包发表退热的薄荷，以备体温再度上升时加入；患儿周身皮疹伴瘙痒，故加入地肤子、白鲜皮专以宣散皮肤之内的湿热之邪，凉血止痒对症治疗。二诊时，患儿咳嗽渐缓，湿啰音消失转为痰鸣音，说明炎症有自肺泡向支气管、气管撤退之势，但同时患儿仍有喘息，并且肺中可闻及干鸣音，结合其周身发生皮疹之症，分析患儿存在支气管痉挛、过敏倾向，于是选用暴喘方治疗，暴喘方中的细辛和五味子，一散一收，开阖相配，在上方的基础上更增抗过敏、平喘之效，临床屡用屡应。三诊时，患儿喘消咳平，活动后偶咳，有痰松动，病势大减，唯以经验方略加川贝母、葶苈子，化消余痰，而收功。

2.胆石症案

患儿，男，5岁，2012年10月7日初诊。

患儿腹痛13天，加重伴呕吐1天。胃纳呆，大便尚通。查体见体温正常，精神弱，心肺（－），上腹部轻度压疼。面萎黄，脉沉弦，舌质红，苔白腻。B超显示：胆囊壁粗糙，不光滑，厚约0.2cm，胆囊腔内可见颗粒状强回声光斑，伴明显声影，最大斑块约1.3cm×0.8cm，腹腔未见确切肿块，超声检查提示：1.胆囊结石，2.胆囊炎，3.肝胰未见明显异常。

西医诊断：1.胆囊结石　2.胆囊炎。

中医诊断：腹痛。

辨证：胆胃不和。

治法：调和脾胃，理气散结，止痛排石。

处方：加味二陈汤。

陈皮10g、清半夏10g、茯苓10g、炙甘草10g、香附10g、延胡索10g、白芍10g、厚朴10g、川楝子10g、柴胡10g、青皮6g、鸡内金10g。共14剂，水煎服，每日1剂，分次服用。

二诊：2012年10月22日。患儿精神好，面色转红润，腹痛明显减轻，夜间偶有腹痛，不吐，胃纳好转，大便正常，脉沉实，舌质红，苔白微腻，上方去青皮、鸡内金，继服14剂。

三诊：2012年11月17日。患儿面色红润有加，面部形体渐丰，已无腹痛，胃纳较前明显增多，大便正常。复查B超，显示胆囊大小约5.0cm×1.7cm，囊壁稍欠光滑，不厚，腔内可见少许泥沙样反射。诊断意见：1.胆囊泥沙样结石（少量）2.肝胰脾未见明显异常。继服上方7剂。

四诊：2012年12月17日。患儿面润体丰，食欲增长，神情饱满愉悦，睡眠安稳，大便通畅，舌质红苔薄白，脉缓，无不适主诉。天津市儿童医院B超检查显示胆囊大小约4.8cm×1.6cm，壁薄光滑，腔内清晰，肝胆胰未见异常。后随访患儿至6个月后，复查B超示肝胆胰脾未见异常。

按：中医将胆石症归属在腹痛、胁痛、黄疸、痞满的范畴，认为其病因病机乃虫食积滞、痰湿气滞，胆汁排泄不畅，久而凝结成石。当今社会生活富足，很多家庭给予孩童过多的高蛋白、高脂肪饮食，"肥甘厚味"自古就被认为是损脾生湿的重要根源，同时很多家庭还任由孩子摄入多种零食、饮料、冰糕等，这些食物一方面不够卫生，食用时会带入很多虫卵、病菌等，而肠道的致病菌在胆道不通、逆行感染时便成为胆道感染及结石的最初原因，另一方面，寒凉生冷损伤脾阳，遏制脾气肝气之流通，日久阻碍气机，造成气滞痰瘀。总之，虫食、痰湿、气滞，这些都可成为小儿胆石症的病因，形成小儿胆囊内最初的成石中心，而目前许多学龄孩子运动时间相对较少、饮水量常常不足，日积月累，便造成胆汁排泄不畅，淤滞于胆囊、胆管之中，形成小儿胆结石。当然也有部分患儿，由于胆囊壁皱褶过多、胆总管囊肿或胆总管扩张等，容易造成胆汁排泄不畅，淤积于胆囊或胆道，而形成胆囊结石或胆总管结石。加味二陈汤组成为：陈皮、半夏、茯苓、甘草、柴胡、白芍、香附、厚朴、川楝子、延胡索、鸡内金。腹痛明显者加青皮、川楝子；厌食者加焦神曲、焦麦芽、焦山楂；呕吐者加竹茹；神疲乏力、气血不足者加太子参、炒白术；发热者加虎杖、金钱草、羚羊角粉；出现黄疸者加茵陈、郁金；大便干结难下者加大黄。方中陈皮、半夏、茯苓、甘草四味药合成"二陈汤"，燥湿化痰，理气醒脾；柴胡、香附理气疏肝、行气止痛，引药入肝胆经；白芍和甘草共成"芍药甘草汤"柔肝缓肝、缓急止痛；厚朴理气燥湿、消食化积、正本清源；川楝子、延胡索乃"金铃子散"，活血理气，止痛杀虫；青皮理气、消食、化积、止痛；鸡内金消食消石；焦三仙消食健胃；竹茹和胃止呕；太子参、炒白术和茯苓、甘草共成四君子汤健脾益气，扶正祛邪。发热、便秘时，加用虎杖、金钱草、羚羊角粉、大黄等清利湿热、通腑泻下；合并黄疸时，加用何世英的"胆郁通"方，即茵陈、郁金清利湿热、利胆退黄。方中药物多常见且平和，从中焦脾胃着手，切合胆石症的病机。现代药理研究表明，陈皮利于胃肠积气排泄；半夏抑制呕吐中枢；厚朴有明显的抗炎、镇痛作用，尤其对革兰阴性菌有较强的抗菌作用；柴胡可促进内源性糖皮质激素分泌从而间接抗炎；白芍、香附、川楝子、延胡索松弛消化道肌肉，具解痉、镇痛之功。几味药物协同作用，控制胆道感染，松弛胆道肌肉，促进胆石排出。

3.慢性咳嗽案

患儿，女，4岁，2014年3月4日初诊。

干咳迁延不愈已近3月。患儿自觉咽痒气逆，干咳昼夜不断，剧烈咳嗽后，常会吐出少许白色泡沫样痰涎，咯痰不爽。晨起鼻塞流涕，面色㿠白无华。就诊时倦态外逸，每欲伏案，动则汗出，反复外感，纳可，便干，舌质淡白，水滑苔，脉沉缓。患儿自发病起，抗生素及清热化痰类中药连续使用累计已有2个月之多，病情非但没有缓解，反而干咳日剧。胸片示心肺膈无著变，外周血常规示白细胞 $13.7 \times 10^9/L$，C反应蛋白29mg/L。

西医诊断：慢性支气管炎。

中医诊断：咳嗽。

辨证：肺脾阳虚、痰饮内停。

治法：温阳化饮、健脾利湿。

处方：苓桂术甘汤加减。

茯苓10g、桂枝5g、炒白术10g、炙甘草6g、防风6g、生黄芪12g、陈皮6g、清半夏10g、白前10g、黄芩6g、桔梗15g、川贝母6g、紫菀10g、蜜百部10g。共7剂，水煎服，每日1剂，分次服用。

二诊：2014年3月11日。干咳已止，咳痰松动易咯出，咳嗽次数、频率大减，面色转润，自汗减少，精神转佳，食欲渐增，大便通调，复查血常规，白细胞及CRP均回落至正常。前方减桂枝为3g，加太子参10g、白芥子6g、莱菔子10g，继服7剂而愈。

按：小儿干咳，临床多考虑阴伤肺燥，滋阴清热润燥似为正法，但很多迁延不愈的干咳，仅靠此法仍无法治愈。分析本案患儿，顿咳后吐出白色泡沫样痰涎，㿠白无泽之面色，每欲伏案、动则汗出、反复外感的临床表现，淡白舌、水滑苔、沉缓脉的舌苔脉象，肺脾阳气不足、痰饮内停的指征甚为明显。再观其用药史，长期大量的苦寒药，一方面损其正气、阳气，加剧饮停中焦，饮邪上逆，冲犯咽喉，以致干咳不止，另一方面苦寒遏闭肺气，肺失宣降，肺津不得布散，津不化气、津聚为饮，咽喉得不到肺气、津液的温润、滋养，亦致干咳。此病机，恰恰是阳虚饮停，饮逆上泛，用药当温阳化饮、降逆平冲为大原则，选用苓桂术甘汤加减。苓桂术甘汤出自张仲景的《伤寒杂病论》，由茯苓、桂枝、白术、甘草组成，为痰饮病的主方，具有温化痰饮、健脾利湿的作用。其所治病证，乃中阳不足，饮停心下所致，它除了治疗痰饮内留之外，还擅长治疗水气上冲之证。方中茯苓、白术健脾利水渗湿、祛痰化饮，甘草益气和中，桂枝一方面温阳化饮、化气利水，另一方面善降冲逆之气。《伤寒杂病论》原文论述苓桂术甘汤证，提及其有"气上冲"的证候表现，与本案"咽痒气逆干咳"颇合。苓桂术甘汤契合本案饮伏气逆的病机，故选之为主方，另虑及患儿汗出易感，病程迁延，加玉屏风散益气固表止汗，扶正祛邪，以防再感，更合止嗽散温润平和，微加疏散，理肺止咳。变前之寒法为温法，7剂奏效，饮化气平，患儿呛逆之干咳止，痰湿之本相露，咳嗽次数明显减少的同时，痰亦松活，二诊时为防温过伤阴，减桂枝为3g，另针对松动之痰，加白芥子、莱菔子温肺消痰食，利气降逆气，太子参益气养阴，数月之顽疾得以蠲除。值得提出的是，该患儿在就诊之初，虽经大量抗生素和清热解毒类中药治疗，但白细胞和C反应蛋白等炎性指标仍居高不下，改用温法后，复查血常规其数值均恢复正常。可见西医的"炎症"不等于中医的"热证""消炎"也不等同于"清热"，对于"炎症"的治疗，切勿望文生义，"祛寒、散饮、发汗"也有抗炎之功。此外，痰饮为患，其大便也非溏稀不成形，而是长期的干硬难解，数日一次，此乃肺脾气虚，无力肃降推动、痰饮水湿黏腻留滞所致，采用温肺化痰、理气健脾燥湿之后，患儿的大便亦随其咳喘的缓解而同时畅通调和，这正是肺与大肠相表里，肺气和，大肠自得润降之理，可谓温法治疗小儿咳喘的另一亮点。

（陈馨雨　整理）

唐　方

秉承传统，谨守四诊，精炼直中

【名医简介】

唐方（1953年~），女，教授，天津市名中医，第六批全国名老中医药专家学术指导教师。先后师承我国名中医王士相教授、国医大师王伯岳教授；日本近畿大学阿部博子、久保道德教授。主攻儿科（呼吸、过敏性疾患及脾胃病）、中药药理学。

1.成长历程

1979年跟随王士相教授攻读天津医科大学中医儿科临床硕士研究生。同期师从王伯岳先生。1983年于中国中医研究院获中医硕士学位。1987年作为客座研究员赴日本学习中药药理学研究的先进技术。获药学博士学位。完成博士后研究。1999年作为引进学者回国工作，任天津医科大学总医院中医科主任、研究员、教授等职务。

2.学术经验传承

遵从导师教诲，坚持研读中医经典古籍，将经典方药及老一辈专家学术精华，通过现代药理药效学方法，给以科学的阐释。提出作为中医药专业人员只有精于医理、善于临床、精益求精弘扬仲景学术。才能不断汲取精华，拓展思路，坚信坚守中医药事业，将科研成果应用于临床。为此，在科研的进程中倡导"以中医治则为目标、围绕主线、深入拓展"。代表课题：芳香类中药保护肠黏膜屏障、调节胃肠动力作用靶点与效应物质基础研究。历时15年，发表学术论文24篇。先后培养博硕士研究生、师承学员43人。

3.诊疗特色

秉承传统医学精华，谨守四诊。倡导望闻问切四诊合参后，行整体审察，并细加量化；遣方用药，辨证精准，活用古方，精炼直中。提出通过增损药量与精确配伍精减组方药味，突出药随证转的分段施治以提高疗效缩短治疗周期的治疗理念。

【主要学术思想】

一、辨治肺系疾病学术思想

唐方教授师从著名中医内科专家王士相教授及王伯岳教授、对肺系病证诊治潜心研究，临床效果极佳。临证中将脏腑辨证、六经辨证、卫气营血辨证、八纲辨证完美融合，形成了自己中医临证思维模式。

（一）小儿咳嗽临证经验

1.重在脏腑辨证

小儿不是成人的缩小版，具有"三虚二实"之体质，即肺脾肾常不足，心肝常有余。依据《黄帝内经》"五脏六腑皆令人咳嗽，非独肺也"理论，唐教授强调小儿咳嗽更要注重整体调节，治疗小儿咳嗽多辨本脏他脏，以本脏为核心，从肺、肝、脾、大肠辨治，尤重调肝、胃、肺的生理功能，这也与小儿的病理生理特点相贴合。

2.由脏腑辨证确定治则

然咳嗽一症，无论本脏他脏，终因肺气失宣，上逆做声而定，故临证中，首辨病因及与其他脏腑的关系，判明病邪的寒热虚实性质，病邪的部位、确定所采用治则的差异，提倡重在调畅气机，行津化痰。

唐教授提出，小儿脏腑娇嫩，肺系首当其冲，并形寒饮冷易伤之，致气机不宣，肃降失司，使气上而不下，逆而不收，而发为咳。虽分五脏六腑之殊。而其要皆主于肺。故治肺咳总以扶正祛邪，宣肺理气为要。

小儿肝常有余，脾常不足。饮食积滞，脾失健运，聚湿生痰，上渍于肺。痰随气生，冲喉咳嗽。此脾及肺之咳。脾病为本，肺咳为标。治当运脾化湿，理气化痰，气机得行，痰饮得化，肺气清肃，则收痰少咳止之效。故治脾及肺咳总以调顺气机，运脾化痰为要；

若肝胆热盛，气机升发太过，致肺失肃降，所引发咳嗽。乃木火刑金，肝犯肺之咳。以肝病为本，肺咳为标。治当清泄肝经有余之火，改善气机宣达之职。

3.四诊合参，重视听诊

唐教授认为儿科素称哑科，微著相彰，多可望而知之，临证秉承传统医学精华，观察患儿整体禀赋，微察局部变化，望舌咽、望指纹为常规诊。其中对小儿肺系病证四诊中，家属难以准确描述的痰量，痰色，痰质，以及咯痰是否不利等症候，提出：将望诊、听诊相结合，通过中西医结合手段诊察患儿。不仅易于直观判定肺系情况，并有利于整体审察，并细加把握。诸如依据咳声定病性，咳声清脆或伴鼻塞流涕，多风寒为主或未化热。咳声重浊，痰声较重，多为痰湿或痰热。咳声暗哑，同时咽痛，多风热为主。干咳痰少或为风燥或为阴伤。依据咳嗽多发的时间定病位，如晨咳重者，多因肺肠。卧时咳重，多因脾胃。子夜咳重，多因肝胆。依据咳嗽的特征定虚实。如暴咳、顿咳多病在肝伤或外感风寒，胃有郁热之寒包火咳。属体实证；咳声不扬、久咳多病在脾胃，属体虚证。

4.结合病程、病位辨证论治

唐教授还强调病程、病位有异，辨证论治之法不同。如初起之咳嗽，多病邪部位轻浅，随邪气所在部位从表祛之。根据感邪之不同，体质之差异，在以肺、肝、胃三脏为主的脏腑辨证的基础上，结合疾病发生的部位不同及其他兼证，临床采用方药有明确区别。如肺胃热盛证多发生在咽喉部位，临床主要表现为咽痒咳嗽为甚，予银翘散加减；发生在咽喉以下，上气道及支气管多予三拗汤合并小陷汤加减；发生在咽喉以下肝胃肺郁热多采用加减柴芩枳桔汤加减。

（二）小儿发热临证经验

发热是儿科临床中常见病症之一，常因感触外邪而引发。发病率高，四时皆有，尤以冬春季最多。因小儿脏腑娇嫩，形气未充，卫外功能不足，寒热不知自调，乳食不知自节，易受外邪入侵，而发寒热；又小儿乃稚阴稚阳，易寒易热，易虚易实，传变迅速，由重转危。对小儿外感热病辨治的准确性以及能否收获理想的疗效，唐教授认为，正确运用六经辨证、卫气营血辨证是对病证的属性、病因病机、病位给予准确判断的关键。但准确把握经方方证要点、配伍原则、药味量效规律，剪裁得当，活用古方。是快捷、稳效遏制病情由表及里或顺势而为引邪自外透达的最终关键点。

1.小儿汗法应用要义

外感发热主要源于外邪入侵，正邪交争，腠理闭塞，营卫不和，脏腑气机紊乱而致发热。正如《幼科释谜》所说："当其感冒，浅在肌肤，表之则散，发之则祛，病斯痊矣。"有关汗法在《伤寒论》麻黄汤证、桂枝汤证、柴胡汤证、白虎汤证等各类证中均有表述。然小儿"脏腑薄，潘篱疏；肌肤嫩，神气怯""阳常有余、阴常不足"，且肺脾肾气不足。外邪束表，卫阳被遏，腠理闭塞所呈表证，多短暂、变化多端。发汗解表，旨在开玄府、腠理，驱六淫之邪随汗自表而解。对于肺气卫外不固，每易感受风寒；且脾常不足，内有食积复感风寒的小儿，汗法的目的多在于发越郁闭之阳气。但过汗或发越太过，则易耗伤卫气，导致乏力、多汗，易反复外感。故小儿汗法宜取微汗，不可过强。每剂三次分服，覆盖衣被，啜热稀粥助汗出，并依据体温增减服药次数，采用每间隔4小时，多次频服的方法，以保持周身微微汗出，达到发汗退热。此方法以2剂为限，且汗出即止。应根据患儿的临床表现，解外感之邪的同时注重清泻里热，但不可苦寒清热太过，以免损伤脾胃。对于未曾使用汗法或发汗不透者，方用汗法。不可大汗、过汗，取频繁汗出以解热。代表方剂：春冬季节，发热伴恶寒重、微汗或无汗的表实证，给予麻黄汤：麻黄6g、桂枝6g、杏仁6g、甘草6g、生姜3片、大枣3枚。四末冷、无汗出，麻黄、桂枝、杏仁等量至9g。以项背恶寒甚，而微汗出者葛根汤加减，周身关节疼痛者加羌活；夏秋季节，发热前必恶寒，汗出热退，汗退热复升，周身紧束感，柴葛解肌汤加减。大便干结加大黄；暑湿季，因贪凉饮冷致寒邪束表，麻、桂易致发汗太过，耗气伤津，故宜以新加香薷饮加减。

唐教授还强调力求施汗程度、汗法时机的选择，方药化裁配伍或合方的应用，达到精准有效。在八纲、六经、卫气营血辨证的基础上，把控方证对应最为关键。即通过辨方证，将发汗解表、和营燮卫；或发表清里、表里两顾；泻里消实、攻逐内热；急下存阴、自下通府涤肠等不同治疗路径，与靶点（主证）准确对应，施行适方的治疗，方能取得预期疗效。

2. 强调中病即止，药随证转

小儿外感发热多短暂、变化多端而迅速，中病即止，药随证转是外感热病的首要原则。初期阶段，无论中风、伤寒、温病之太阳病。首当发汗解表。依季节、卫阳郁遏程度、合病、并病之不同，遵循"治上焦如羽，非轻不举""治上不犯中"的原则，采用"微苦微辛轻以去实"，宣肺疏表之剂。透邪解表，又不至发汗太过。代表方剂虽季节不同常用经方及温病时方灵活加减。

中期重在表里两顾。此阶段常常出现卫气同病、三阳合病。对汗出而热不退，病邪传里，邪气犯肺，导致肺失宣降，痰热闭肺，出现高热（T>38.5℃）、咳嗽、烦躁而喘，肺炎、急性腮腺炎、化脓性扁桃体炎等证。宜发越解郁，清理积热。常选用代表方剂：咳逆气急，痰壅气郁者麻杏石甘汤合泻白散、大青龙汤加生蛤壳、白芥子、桃仁；寒热往来，午夜多发，舌苔厚腻之湿热内蕴者，柴芩枳桔合蒿芩清胆汤加减；日晡潮热，伴痞满、大便干结者大柴胡汤加生石膏加减。

3.外感热病发病及预后对脾胃的防护

脾胃乃后天之本，气血生化之源，又"小儿阳常有余，阴常不足"。在热病过程中，温热之邪最易伤津耗液、内损脾胃。因此，强调重视小儿脾胃的特点，顾护脾胃之气。治疗中避免过多使用苦寒清热、逐瘀攻下、辛燥伤阴之品；清热之中不忘佐以养阴。常用知母，玄参及山药、梨汁的食疗法；小儿由于饮食不知自节，易发食积内热。内热又易引发外感，故小儿发热多因于积滞郁热伏于里，复感风寒于外。临床治疗中，注重饮食因素对小儿外感热病发病及预后的影响，重视饮食调理是提高疗效，防治外感发热、使患儿尽快康复的关键要素。

4.重视服药方法

对于中药汗法退热，唐教授强调频服及啜热稀粥或温水。旨在顾护胃气，以助汗出的重要性。主张依据患儿服药前24小时内最高体温，指导退热中药的服药次数。即最高体温大于38.5℃，每4小时服药1次，24h连服；大于38℃，每6h服药1次，每日4次；小于38℃，每8h服药1次，每日3次。使之能够维持遍身微微汗出，热随汗解。因考虑到小儿脏腑轻灵，病情传变迅速，应药随证转，不可一方到底。临证中往往同期开具2张处方。方一用于发汗解表，汗出热退或汗出热减后，每嘱家属须要更换处方至方二。并依据患儿的体温变化，严格遵医嘱继续采用退热服药法，即增减方二的服药频次。方一、方二发表清里的转换，建立在吾师对疾病发生、发展、传变经验积累的预判。得心应手，以短的时效达到最佳治疗效果，也减少患者反复就诊的不便。

二、辨治皮肤病学术思想

在皮肤病辨治方面，唐方教授主张"辨病、辨症、辨证、辨体相结合"，兼顾"有病无证""有症无诊断""真假""兼杂""演变""动态发展"及个体差异等问题，使之更为准确全面。同时又善用皮损辨证与整体辨证相结合。其中，皮损辨证是皮肤科特有的最直观的体现，在一定程度上具有简、便、捷的优势。但皮损辨证是"症"的一部分，有时存在皮损与全身状态不符或皮损形态多样、有主次变化等现象。即单纯皮损辨证存在片面性，易导致医者误治。因此，吾师提出：中医治疗皮肤病证，是治有皮损的人，既治皮损，更治人。强调皮损辨证不能忽视，但整体辨证更为关键。倡导，透过皮疹与全身四诊合参，"病－症－证"相结合的整体辨证观。擅长从肺、脾、肝，或相合论治。

小儿"肺脾形气不足""肝常有余"。三脏协调失衡，其病理产物"痰、湿、郁、毒、瘀"是皮肤病的主要致病因素。所以老师对小儿皮肤病擅"肺、脾、肝三脏同治"。以宣散肺卫郁闭、疏泄肝气不利、运化中焦水湿为主，辅以清热解毒、燥湿活血、祛风止痒，临证多以麻杏薏甘和越婢汤加减、"运脾方"合防风通圣散加薏苡仁、败酱草化裁治疗。

对于反复发作，经久难愈的慢性疑难性皮肤病，多从肝、肺论治。认为这类皮肤病多有情志不遂，基于肝肺在气机升降、阴液资生以及情志调节中的相互制约与互根的关系，提出：从肝肺入手调畅气机，则气血冲和、脏腑得安、皮毛得阴液滋养，可收事半功倍之效的论点。代表方剂乌蛇荣皮汤与癫狂梦醒汤加减。

（一）湿疹临证经验

1.以"清热凉血、祛风除湿"为大法

唐教授认为湿疹主因风、湿热相搏，浸淫肌肤所致，久则湿热蕴蒸，伤及阴血，肌肤失养。临床表现：呈大小不等红斑或淡红斑，多为热盛迫血妄行；丘疹、丘疱疹或者水疱、流水、渗出，属湿盛之象；急性伴有剧烈瘙痒，多为外邪袭表，卫气郁闭，病位在肺；因搔抓皮损肥厚、干燥结痂，甚则树皮样的慢性皮损，多为热伤阴血，血燥生风或湿毒蕴结，肌肤失养，病位多在肝脾。分别与湿疹病理表现中的炎细胞聚集、海绵状水肿和角化不全相对应。从而提出，湿疹治疗主抓风、湿、热三种邪气。虽然邪气可由外感六淫、湿毒郁热，内外合邪而发，但只要抓住主要矛盾，以清热凉血、祛风除湿为大法，再根据风、湿、热、血燥的偏盛，随证加减，即可攻破顽疾。

2.除湿贯穿湿疹治疗始终

湿疹"本病源于湿，再源于热及风，风湿热互结，化燥伤阴"。即风、湿、热为湿疹的主要致病因素。吾师认为，其中"湿邪"为核心要素，故该病治疗总以祛湿为第一要义。将"除湿"贯穿于治疗始终。

湿邪的产生，有外湿、内湿、不内外湿。其中内湿是主要发病因素，外湿可引动内湿，内湿可招致外湿。慢性湿疹由于病程迁延，湿邪久羁不去，耗伤阴血，反增虚象，呈现正虚邪恋之证。因此，强调治疗时尤重审证求因，以辨别疾病的虚实。而治湿之法，虽以祛湿为先，但急性期当首辨表里，如病在外者，善用开发肌表、祛邪达卫之法，使邪不得内入，常用经典方麻杏薏甘汤、麻黄加术汤、葛根汤、桂枝麻黄各半汤；对于外闭里湿，湿郁化热，病在里者，提倡疏风清热利湿，清胃燥湿，以令其邪外出，常用宣痹汤、麻黄连翘赤小豆汤等。

3.健脾渗湿，勿忘通阳

湿为阴邪，易伤阳气，久则损伤脾肾阳气。常见于慢性反复发作的顽固性湿疹，皮损多固定肥厚，伴有四肢不温，畏寒怕冷，面色无华，秋冬发病或加重或伴有纳差、腹胀、便溏，舌淡苔白润，治疗毫无进展。吾师强调不可一味清热，应健脾渗湿，勿忘通阳。一方面培土健脾，祛除湿邪，多用苍术、白术、陈皮、薏苡仁、砂仁、茯苓；另一方面辛通温润，选用温通之品，如桂枝、麻黄、生黄芪、防风、荆芥、附子、细辛、当归，阳气通则津血敷布，正所谓"阳光一出，阴霾四散"。对此，吾师多以薏苡附子败酱散加减变通治疗。薏苡仁健脾利湿排脓，辅以败酱草清热逐瘀消肿，附子温经散寒，临证使用妙在附子用量，大剂量温阳，以求温补脾肾，小剂量助阳，鼓舞阳气而祛邪外出，属于异病同治，仅仅三味药，却小方做大事，使用颇有良效。

（二）荨麻疹临证经验

1.重视问诊

临床中唐方教授重视对荨麻疹患者的问诊，包括问寒热（遇热还是遇凉加重或诱发）、二便、饮食（是否存在食物过敏、饮食偏好，是否胀满）、睡眠（疲劳是否和风团有关，痒是否影响睡眠）、了解情志（风团的出现与情志激动、压抑是否有关）、生活状态（过劳、易焦虑、居住环境潮湿、寒凉）、疾病发作时间、规律（哪个时间段易发）女性患者还要询问月经情况（风团的发作是否与月经周期有关）等。详细问诊的过程一是全面收集临床资料，二是助于精确辨证，比如有些患者虽然风团色红，但问诊中却是遇寒加重，平素怕冷，如果单凭风团颜色辨为风热或血热恐将南辕北辙，再如，有些患者就诊前已经口服西药治疗一段时间，使得风团发作情况不明显，也给辨证增加了迷惑性，所以详细的问诊是至关重要的，这也是唐教授主张"病-症-证和体质相结合"的体现。

2.风湿是荨麻疹的主要致病因素

根据荨麻疹的发病和临床表现，唐方教授提出风、湿是其主要致病因素。时起时消的风团、剧烈的瘙痒，和中医"风邪"特性一致，所以包括唐教授在内，大多医家认为风邪是荨麻疹的核心病机。从西医病理上看，主要表现为组织、皮肤的水肿性反应，说明有水或者湿邪的存在。故而提出荨麻疹的核心致病因素是风、湿，风湿结聚，风湿共同作用的结果。

3.儿童荨麻疹重视肺胃

小儿脏腑娇嫩，形气未充，卫外不固，腠理疏松，加之"肺常不足"，易外感风邪而发；"脾常不足"，饮食饥饱不自知，加之多肥甘厚味，运动减少，易产生胃肠积热；小儿冷暖不知自调，易于形成"内有热，外不固"的隐患，发于肌肤腠理而发生风团。因此儿童荨麻疹非成人的缩小版，其多伴发于外感或胃肠疾病中，形成外有表证，内有郁热的肺胃蕴热证。基于此理论，唐教授善用防风通圣散加减变通治疗小儿荨麻疹，因考虑小儿发病后传变迅速、易入里化热的病理特点，常将金银花、连翘易麻黄，银翘辛凉以散风邪，苦寒以清郁热，可防止麻黄辛温助热；若风寒表证明显，仍取麻桂等辛温之品，合白芍，炙甘草，发散风寒郁闭，合营卫，是证用是方；小儿脾胃薄弱，又多积滞。不可峻下，多以炒莱菔子、瓜蒌子合枳壳，共奏润肠通便、通腑泄热之功；炒莱菔子、瓜蒌子不仅下热，又具清肺降气化痰之效，更为小儿肺胃蕴热之常用药物；在荆防疏风散邪基础上，加用蝉蜕、白蒺藜以增强消风止痒；牡丹皮、赤芍、黄芩、生地黄凉血和血，防止风热之邪动血分而安未受邪之地；合薏苡仁、败酱草健脾、利湿、清热，全方符合小儿病生理特点，临床每每收获良效。

【医案传真】

1.咳嗽病案

患儿，女，2岁4个月，2020年10月12日初诊。

咳嗽6天。咳嗽，夜间咳甚，顿咳，夹痰，不会咳出，鼻塞，喜清嗓子，纳差，大便干结，1次/1~2d。咽红，鼻息不畅，双肺呼吸音粗，舌红苔黄厚腻，指纹淡。

西医诊断：急性支气管炎。

中医诊断：咳嗽病。

辨证：肝胆热盛，熏灼肺经。

治法：疏肝利胆，清肺化痰。

处方：柴芩枳桔汤。

柴胡6g、黄芩10g、枳壳6g、桔梗6g、瓜蒌20g、浙贝母6g、桑白皮15g、青蒿10g、清半夏9g、芦根18g、莱菔子20g、鱼腥草10g。7剂，水煎服，日3次。一周后电话联系，药后3天咳嗽明显缓解，现咳止。

按：由于小儿"肝常有余，脾常不足""阳常有余，阴常不足"的特点，小儿在外感病中，常常出现肝经热盛的症状，如咳嗽夜甚，尤以凌晨1~3时最为剧烈，咳嗽的性质多为暴咳、顿咳，咳甚可呕吐，舌红苔黄，脉弦。该患儿属于肝胆热盛，熏灼肺经，阻肺肃降，气逆而咳，治疗宜柴芩枳桔汤加减，通调肝肺，以达到气顺痰少热清咳止。唐方教授强调咳嗽时间、咳声、舌苔均是辨证的关键，因小儿形气未充，脏腑娇嫩，感邪易伤津耗液，导致肝风内动，肝肺气机失调，肝胆热盛之咳嗽是小儿咳嗽中常见的证型，不容忽视。临证中唐方教授根据伴随症状做以加减，如肝经热盛明显者可加黛蛤散、羚羊角粉；咳甚呕吐者加清半夏、炙枇杷叶；舌苔厚腻者，加滑石、通草、茵陈。

2.咳嗽伴发热病案

患儿，女，6岁4个月，2019年12月10日初诊。

发热伴咳嗽6天。患儿于6天前始发热，最高体温39.3℃，伴咳嗽。服解热镇痛药汗出热减，但未至正常。咳嗽渐加重。近二日再返高热，体温39℃。咳嗽夹痰，多夜咳，甚则影响睡眠。鼻塞，白黏涕；双目结膜充血，伴少量分泌物，纳差，大便干结。查体：咽部充血，鼻息不畅，舌红苔薄黄，脉数。血常规白细胞7.45×10^9/L，淋巴细胞0.3，中性粒细胞0.558，单核细胞0.11，C反应蛋白28.8mg/L。

西医诊断：急性支气管炎。

中医诊断：咳嗽。

辨证：表证未解，三阳合病。

治法：解表清热，表里兼顾。

处方：柴葛解肌汤化裁。

柴胡10g、黄芩10g、葛根12g、瓜蒌20g、浙贝母10g、射干10g、葶苈子9g、白芥子6g、桃仁10g、生石膏（先煎）20g、知母6g、山药6g、熟大黄（后下）9g。7剂，水煎服，日6次。嘱持续48小时体温正常，生石膏减半，服药频次改为日3次。若大便通畅，熟大黄同煎。

二诊：2019年12月17日。翌日热退身凉，仍有咳嗽，日多发，清晨或活动后加重，夹痰，色白。鼻塞，黏涕，无咽痛，纳可寐安，大便2日一行，舌红苔黄略厚，脉平。处方为：清半夏6g、茯苓10g、陈皮12g、黄芩10g、瓜蒌皮15g、浙贝母9g、橘红6g、紫菀6g、桑白皮10g、地骨皮6g、焦神曲15g。7剂善后，水煎服，日3次。

按：患者就诊时已发热6天，虽多次口服解热镇痛药汗出热减，但旋而再升。于就诊时高热再返，并见鼻塞、目赤、咽红、夜咳甚。说明太阳表证未解，邪气渐次由表入里。已并于少阳、阳明，出现三阳合病。方以柴葛解肌汤合白虎汤加减。持续发热，且出现反复加重，取入阳明又入太阳的葛根，其味甘气凉，滋筋脉，生津液，疏解太阳而不过于辛温，并可解阳明肌热；与柴胡配伍，疏解肌腠之热；柴胡、黄芩疏解少阳之热，邪入阳明（鼻塞、目赤、咽红）加石膏，以防清解而不过于寒凉。持续发热，津液耗伤加知母、山药，即合白虎汤，清热生津，达热出表。未取柴葛解肌汤之羌活、白芷等辛温解表药，以防内热复炽。加入瓜蒌、浙贝母、射干、葶苈子、白芥子、桃仁，清降肺气、化痰散结。

二诊：诉服药后热退身凉，咽、眼症状消失。咳嗽、鼻塞有所缓解。舌红苔黄略厚，脉平。说明表邪已解，少阳阳明内热渐轻，痰浊壅肺为主。方以二陈汤合清肺化痰之品善后，重在清肃肺气，化痰止咳。

唐教授善用柴葛解肌汤退热，特别是小儿，平素肥甘厚味，易于内有积热，外感后出现表里同病，非单纯外感风寒或风热者，往往外寒内热，柴葛解肌汤恰恰与此等法度相合，故而奏效快捷而平稳。

3.湿疹案

患儿，男，11岁11月，2020年1月5日初诊。

双手皮疹半年余，外院治疗效不佳，近一个月加重。双手足肥厚性斑片，手部尤甚，黄色渗液结痂，水疱、脓疱、瘙痒，平素手足多汗。口周、双下肢干燥性红斑丘疹，额头、鼻翼痤疮，饮水少，纳可，眠安，大便日一行。舌红苔白腻，脉滑。既往有"湿疹"史，鼻炎史（季节交替时易发）。

西医诊断：湿疹。

中医诊断：湿疮。

辨证：湿热郁表。

治法：解表散邪，清热除湿。

　　处方：麻黄6g、连翘10g、杏仁9g、赤小豆20g、白鲜皮15g、炒蒺藜15g、苍术12g、陈皮12g、厚朴9g、薏苡仁20g、黄柏9g。7剂，水煎服，日3次。

　　二诊：2020年1月12日。皮疹明显好转，水疱、脓疱干涸，渗出减少，瘙痒减轻。处方：防风9g、羌活10g、杏仁9g、连翘10g、白鲜皮15g、炒蒺藜15g、苍术12g、陈皮12g、厚朴9g、薏苡仁25g、黄柏9g、藿香12g、石膏15g。10剂善后，水煎服，日3次。

　　按：该患者舌红苔白腻、脉滑，皮疹水疱、脓疱、黄色渗出结痂，一派湿盛之象；皮损主要累及手足，脾主四肢肌肉，诊断湿滞脾胃，湿热蕴结肌肤。脾胃湿滞，久则湿热互结，阻滞气机，郁于肌表发为皮疹。局部水湿郁滞（舌苔厚腻或水滑，分泌物多，皮损呈水疱、糜烂、渗出）等。同时导致局部失于濡养，津液不足（口干、口渴不喜饮）。在皮肤病中，皮损可同时表现分泌物清稀、大量水疱、脓疱等湿象，又可见皮肤肥厚粗糙，干燥等矛盾的外在表现。此时的干燥之象伴舌苔厚腻。故非阴虚、血虚所致。此种情况多因湿邪作祟，祛除内外湿邪是治疗的关键。内则燥湿运脾、外以解表清热祛湿。处方麻黄连翘赤小豆汤合平胃散、四妙丸加减。在此麻黄的作用不在"发汗散寒，宣肺平喘，利水消肿"，而在发越水气，辛温解表，使肌肤腠理开，郁闭在肌表的水湿、热邪透散出去。

　　二诊时皮疹明显好转，以防风、荆芥替麻黄，在"开门揖盗"后，改"发越水湿"法为"辛散解肌除湿"，固护卫气，并辅以藿香、生石膏芳香化浊、蠲湿清热。当湿热郁闭发越一定程度，可换成解表力度稍逊的防风、荆芥，而非一味到底。整体看来，主要在于中药内治对湿邪的祛除，此外还有清（连翘、白鲜皮、黄柏、生石膏）、透（麻黄、杏仁、刺蒺藜）、散（藿香）的作用。

4.荨麻疹案

患儿，男，4岁4月，2019年8月11日初诊。

间断性发作荨麻疹2周余，周身瘙痒反复发作2年余。无明显诱因荨麻疹偶发，色红，1~2小时可消退。周身瘙痒，夜间痒甚，抓后少许红色丘疹，以前胸、后背、肩部为主，血性抓痕、结痂，有汗，但汗出不畅，无易感史，爱着急。纳欠佳，挑食，喜甜食。大便调，纳多时排便次数增多。手心热，舌红苔根白、前部剥脱，指纹淡。患儿体瘦，13.5kg，面色少华，喜动。

西医诊断：1.荨麻疹　2.瘙痒症。

中医诊断：1.隐疹　2.风瘙痒。

辨证：肝脾不和，风湿郁表。

治法：疏肝理脾，祛风除湿。

处方：小柴胡汤合麻黄桂枝各半汤化裁。

柴胡9g、黄芩12g、荆芥9g、防风9g、杏仁9g、薏苡仁18g、甘草9g、桂枝6g、白芍9g、炒蒺藜12g、生姜3片（自备）、大枣3枚（自备）。10剂，水煎服，日3次。

二诊：2019年8月18日。风团未再发，夜间仍有皮肤瘙痒，纳量增，大便调。柴胡9g，黄芩12g，防风9g，薏苡仁18g，炙甘草9g，枳壳9g，白芍9g，陈皮12g，苏梗9g，炒神曲15g，桂枝6g，藿香10g，蝉蜕3g，生姜3片（自备），大枣3枚（自备）。10剂善后，水煎服，日3次。

按：此患儿单从皮损很难做出准确辨证，四诊合参，素体肝脾不和，从体质入手，方以柴胡剂加减贯穿整个治疗。辨为肝脾不调，风湿侵袭肌表，方以小柴胡汤合麻黄桂枝各半汤加减，因为考虑患儿体瘦、胃纳欠佳，不是体质壮实之人，恐难耐麻黄，故将麻黄变通为荆芥、防风，再加薏苡仁，以除去在表的湿邪。二诊，瘙痒好转，风团偶发，原方基础上加上醒脾、运脾、理气、消积的藿香、神曲、陈皮，目的是为了恢复脾胃气机的升降。不仅改善皮肤病变，同时使患儿纳量、面色得到明显改善，这是家长颇为意外和满意的一点，对于难以准确表达病史的荨麻疹患儿，详问诊，抓体质，调肝脾是非常重要的。

（李　静　整理）

马 融

承前贤，勇创新，重脑病从肾论治

【名医简介】

马融（1956年~），男，汉族，山东章丘人。教授、主任医师、博士生导师。全国首位中医儿科学博士，首批国家中医药领军人才—岐黄学者，享受国务院政府特殊贡献津贴专家，卫生部有突出贡献中青年专家，全国老中医药专家学术经验继承工作指导老师，天津市政府授衔"中医小儿神经内科"专家、天津市名中医及教学名师。曾任天津中医药大学第一附属医院院长，兼任国家卫健委儿童用药专家委员会副主任委员，国务院学位委员会学科评议组成员，国家药典委员会第九、十、十一届委员，国家食品药品监督管理局新药审评委员会委员，中华中医药学会常务理事及儿科分会第六、七届主任委员，中华中医药学会儿童肺炎协作创新共同体主席，中国中药协会儿童健康与药物研究专业委员会主任委员，世界中医药学会联合会儿科专业委员会副会长等职。

马融教授出身于中医世家，五世业医儿科历100余年。父母均长期从事中医临床工作，其父马新云教授曾任首届全国中医儿科学会副会长，行医60余年，誉满津门，素有"马家儿科"盛名。马融教授自幼耳濡目染，酷爱医学，秉承家教，勤求古训，博采众长，潜移默化地传承了中医药思维和文化，为之后的临床及研究工作奠定了坚实基础。1974年，马融教授高中毕业后响应国家号召上山下乡，曾到河北省赵县北中马公社东王庄大队插队落户并担任赤脚医生。1975年底返城进入工厂担任厂医。1977年，高考恢复后，首批考入河北医科大学本科学习；1984年于天津中医学院（现天津中医药大学）攻读硕士学位，师从李少川教授，踏入了小儿癫痫的临床研究领域；1987年于南京中医学院（现南京中医药大学）攻读博士学位，师从江育仁教授，在科研创新方面得到了很大提高，并逐步进入全国中医儿科学会平台。博士毕业后被分配到天津中医药大学第一附属医院工作至今，其带领儿科脑病团队不断传承与创新，在小儿癫痫方面的学术水平已居全国前列。

【主要学术思想】

马融教授从医近50载，一直专注于儿科医、教、研工作。其临证遵《黄帝内经》之旨，崇仲景之法，博采诸家之长，师古不泥古，注重创新与发展，在继承前贤经验基础上，重视西医学理论的应用，结合多年临证体会，提出了诸多创新性的学术观点。尤其在继承李少川教授"重视脾胃枢机"思想的基础上，针对小儿脑病，基于"肾-精-髓-脑"理论，形成了"从肾论治"的学术思想，提出"抗痫增智治童痫""益智宁神治多动""滋肾潜阳治抽动""益肾利窍治孤独""肝肾双排驱高铅"的重要观点。尤其在小儿癫痫方面，历经40余年的发展，从控制癫痫发作→抗痫增智研究→难治性癫痫研究→月经性癫痫研究→抗癫痫中药安全性研究→关注癫痫共患病→癫痫长程综合管理，不断更新治疗理念，提出了系列创新学术思想及观点。如在传统病因辨证的基础上，建立了包括发作类型辨证、脑电图辨证、症状辨证、病史辨证、诱因辨证、体质辨证等多元化的辨证体系，并针对不同层次、不同级别的本专业医师，提出了粗辨、精辨、宏辨、合辨"四级"模式辨证新方法；提出了益肾填精、豁痰息风、疏利少阳、甘淡养阴等抗痫十法；开发了息风胶囊、茸菖胶囊、小儿定风汤剂等系列抗痫中药制剂，取得了显著疗效，并深入开展了中医药抗痫机制及安全性等基础研究，其专科门诊量及学术水平居全国同行领先水平。此外，首次针对小儿反复呼吸道感染提出"实证易感儿"的新观点及"苦辛通降治易感"治疗思路，并首创了"四时辨体捏脊"非药物疗法；首次将流感分为寒疫证、瘟疫证、后疫证，在传统辨证治疗的基础上，提出了中医药精准治疗的思路等等。逐步形成了自己独特的学术观点。

1.小儿癫痫证治

癫痫为小儿常见慢性脑部疾病，历代医家多从风、惊、痰、瘀、虚辨治。马融教授通过多年临床实践，首次提出"痰伏脑络，气逆风动"为小儿癫痫的核心病机。痰浊内伏是癫痫发生的内在因素，痰之来源不离脾肾，如《景岳全书·杂证谟》云："五脏之病，虽俱能生痰，然无不由乎脾肾。盖脾主湿，湿动则为痰；肾主水，水泛亦有痰。故痰之化无不在脾，痰之本无不在肾"。若小儿素体脾胃虚弱或饮食护养不当或疾病、用药因素等影响，使脾胃受损，运化失常，水聚而为痰；若先天禀赋不足或因遗传、早产、产伤、癫痫频发等因素，致肾精亏损，肾气不足，肾阳受损，气化失常、温煦失职，水泛而为痰，日久致顽痰不去。痰浊久伏于内，若遇发热、过劳、情绪刺激、饮食不当等诱因，触动伏痰，可致气机逆乱，痰随气逆，蒙蔽清窍，阻滞经络，发为癫痫。据此确立了豁痰开窍、顺气息风的基本治法，临床根据年龄、体质、病程及发作类型等特点，采用不同的方药，取得了较好疗效，兹分述如下。

（1）"豁痰开窍、顺气息风法"治疗小儿癫痫强直－阵挛性发作

强直－阵挛性发作是小儿癫痫中常见的发作类型。典型的有强直期、阵挛期及惊厥后期。临床多表现为突然意识丧失，全身肌肉强直，可有呼吸暂停、面色发绀、双目上视、角弓反张等症状，约数秒至数十秒后出现全身节律性抽搐，持续30秒或更长时

间逐渐停止，可出现尿失禁。发作后常有头痛、嗜睡、乏力等表现。中医属"痫病"范畴，"神昏""抽搐"为其典型的两大证候表现。神昏者，为痰蒙清窍所致，主要责之于痰；而抽搐者为肝风内动所致，主要责之于风。故临床治疗常以豁痰开窍、顺气息风为主。临床常以涤痰汤化裁，药用石菖蒲、胆南星、陈皮、清半夏、茯苓、羌活、青礞石、枳壳、沉香、天麻、川芎、朱砂等。其中石菖蒲辛香辟秽、豁痰开窍为君药；天麻辛润不燥，平肝潜阳、息风止痉且兼具豁痰之功，与胆南星辛凉，清热化痰、息风定惊，共为臣药；陈皮、清半夏、茯苓健脾化痰，以绝生痰之源；青礞石重坠豁痰以助化痰开窍之力；朱砂增强镇惊之功；沉香、枳壳、川芎降逆行气活血，以畅气机，共为佐使药。诸药相合，共奏豁痰开窍、顺气息风之功。若抽搐严重者加全蝎、蜈蚣，取虫类药性善走窜之性，以入脏腑、经络搜风剔痰；头痛加菊花、苦丁茶平肝疏风；烦躁不安加天竺黄、琥珀粉清心逐痰。

（2）"健脾顺气、豁痰开窍法"治疗小儿癫痫失神性发作

典型失神发作常起病突然，无先兆，正在进行的活动停止，双目凝视，持续数秒恢复，可继续原来的活动，对发作不能回忆。每天数次至数十次不等。非典型失神发作起止均缓慢，肌张力改变明显，多有广泛性脑损害。此类发作，患儿无明显抽搐，主要以意识障碍为主，其病位主要在脾，为脾失健运，痰浊内生，蒙蔽清窍而致。治宜健脾顺气、豁痰开窍为主，常以六君子汤化裁，药用太子参、茯苓、陈皮、半夏、枳壳、沉香、石菖蒲等，使脾健痰消、气顺痫止。方中六君子汤益气健脾，和中化痰，以治痰之本；佐以石菖蒲、胆南星以增强豁痰开窍之力；枳壳、沉香降逆气。诸药合用，共奏健脾顺气、豁痰开窍之功。若纳呆者可加砂仁、鸡内金醒脾助运；腹痛者加延胡索、川楝子理气止痛。

（3）"益肾填精、豁痰息风法"治疗小儿癫痫伴认知损害

小儿处于不断生长发育过程中，癫痫发作本身及长期应用抗

痫西药均可影响患儿的认知功能及行为发育。据统计，癫痫患儿认知损害的发生率国外为20%~70%，国内为30%~40%。因此抗痫的同时，应重视改善认知功能、提高生活质量。根据中医"肾藏精，主骨生髓通于脑""脑为髓之海""脑为元神之府"等中医理论，及小儿"肾常虚"的生理特点，马融教授提出小儿癫痫伴认知损害的病机关键为"肾虚精亏、风痰闭阻"，"益肾填精、豁痰息风"应视为治疗之常，据此研制了茸菖胶囊，重在抗痫与益智并举。方中鹿茸为血肉有情之品，"生精补髓，养血益阳"；石菖蒲辛温芳香，豁痰理气，开窍宁神，两药合用，填精生髓，豁痰开窍，同为君药。菟丝子辛甘性平，补肾益髓，配合鹿茸填精充髓，补脑益智；胆南星清化热痰，息风定惊；天麻甘平，息风止痉，并"通脉强筋，疏痰利气"，配合全蝎、僵蚕息风止痉，化痰通络，是为臣药。清半夏燥湿化痰，陈皮理气健脾，茯苓健脾补中，配合石菖蒲、胆南星健脾顺气，涤痰开窍，是为佐药。用冰片者取其芳香走窜，开窍醒神，并可有效促进药物透过血脑屏障，领他药直达病所，是为佐使药。炙甘草甘平，调和诸药，是为使药，并可健脾化痰，佐制全蝎、半夏的毒性。诸药合用，共奏填精充髓，豁痰息风之功，以达抗痫增智之旨。

（4）"疏利少阳、镇惊安神法"治疗小儿癫痫伴精神症状

临床中部分患儿除癫痫发作外，常伴有显著的精神症状或以精神症状性发作为主要表现，如发作性精神失常，出现愤怒、狂笑、妄哭、恐惧甚则毁物、打人及幻觉、错觉、语言障碍等。马融教授认为其病位在肝胆，为肝失疏泄、胆气逆乱、神明失守所致，治宜和解少阳、镇惊安神，常以柴胡加龙骨牡蛎汤化裁，药用柴胡、黄芩、半夏、党参、桂枝、白芍、生龙骨、生牡蛎等，使枢机条达、阳潜阴和、神归于舍。《徐氏医家六种·伤寒类方·柴胡汤类四》云："此方能下肝胆之惊痰，以之治癫痫必效。"方中以小柴胡汤和解少阳，疏调胆木；龙骨、牡蛎、磁石镇惊安

神；白芍养血敛阴，平抑肝阳；天麻、地龙、僵蚕息风止痉；甘麦大枣汤养心调肝，除烦安神，和中缓急。本方集寒热、补泻、升降、敛散之药物一起，相互制约、相辅相成，诸药合用，共奏疏利少阳、镇惊安神之功。暴躁易怒者，加龙胆草、炒栀子、泽泻以清肝泻火；烦躁失眠者，加淡竹叶、莲子芯以清心除烦。狂躁毁物者加铁落花、青礞石以增强重镇安神之力。

（5）"温肾助阳，剔痰息风法"治疗婴儿痉挛症

婴儿痉挛症是儿童癫痫中特殊的难治性癫痫综合征，发病年龄小，临床表现为间断性、成串发作。坐姿发作时头向前倾，双手前屈呈拥抱状，下肢屈曲抬起；卧姿发作时常表现为两眼凝视，啼哭，双手、双脚上抬、强直。每次发作数串，每串发作数次至数十次，个别病人甚至可达数百次不等。部分患儿有智力发育倒退现象。马融教授认为，此属"胎痫""虚痫""阴痫"范畴，与肾密切相关。肾藏精，主骨生髓通于脑，为人体技巧能力的物质基础。古人云"肾无实证"，肾精亏乏，骨失所养，髓脑不充，则智力发育、运动功能、技巧能力落后；肾阳不足，少火不旺，顽痰伏于脑络不易剔除，可见病程迁延难愈，甚至出现智力、运动、技巧发育倒退之象。因此治疗以温肾助阳，剔痰通络为主，临床常用定痫丸加附子、肉桂、细辛、鹿茸等。但应注意因其有大热、有毒之品，不宜久服，应中病即止。

总之，小儿癫痫病因复杂，证候多样，"痰伏脑络，气逆风动"为其核心病机，临证治疗要抓住"痰、气、风"三大要素，并结合患儿年龄、体质等特点，标本兼治，整体调节，因势利导，方获良效。

2.儿童抽动障碍证治

抽动障碍简称抽动症，是儿童常见的精神障碍性疾病，发病率逐年增高。与学习压力大、管教方式、家庭环境、电子产品、过度劳累及心理应激等因素密切相关。马融教授认为其病位虽与

五脏有关，但以肝风内动为核心，肝失调达，气郁化火，炼液为痰，痰火相兼而风动，内风旋动，则出现面部、颈部、躯干、四肢等不同部位多种表现的症候群。临床从实际出发，基于温病"三焦"概念，灵活审时用药，倡导三焦分治的理念，取得了显著疗效。

（1）治上焦如羽，非轻不举，重在清轻宣散

头面部抽动是抽动症中最常见的抽动症状群，表现为皱眉、眨眼、耸鼻子、咧嘴及清嗓子、哼哼、咳嗽等，症状游走不定，非常符合风善行而数变的特点；同时临床相当一部分患儿的抽动症状因呼吸道感染而加重或复发。因此，针对头面部抽动，马融教授倡导从肺论治。风邪犯肺，风气留恋，内外相招，引动肝风。故治以宣肺开表、引表达邪，佐金以平木。用药上宗"微苦微辛"的原则，辛开苦降，发越清阳，升清降浊。临床常以银翘散化裁，药用金银花、连翘、牛蒡子、薄荷、桔梗、苏子、荆芥穗、黄芩、芦根、天麻、钩藤。眨眼者，加菊花、青葙子、夏枯草以疏风清肝明目；耸鼻者，加辛夷、苍耳子、薄荷辛凉通窍；清嗓子者，加射干、青果、金果榄、玄参以清润利咽；扭脖子者，加葛根、木瓜升阳舒筋。

（2）治中焦如衡，非平不安，重在和解疏调

中焦为气机升降之枢纽，清升浊降，非平不安。针对四肢、腹部抽动及伴精神症状者，重在调肝与理脾。肝气不舒，郁而化火，肝木乘土，土虚生痰，痰火风动，扰乱心窍，则精神怪异，说脏话或伴有攻击行为；土虚木亢，引动风动，则腹部及四肢抽动，可见甩手或跺脚等。正如王肯堂《证治准绳·幼科》云："木为风化，木克脾土，……两肩微耸，两手下垂，时腹摇动不已……"。临床中以土虚为主者，多有纳呆厌食、倦怠乏力、面色萎黄、大便失调、易于外感等症状，宜健脾化痰、平肝息风，方用二陈汤加减，陈皮、半夏、茯苓、胆南星、石菖蒲、天麻、

枳壳、桔梗、竹茹、全蝎等以涤痰开窍息风。木亢为主者，除可见腹部抽动症状群和（或）四肢抽动症状群之外，多伴有烦躁、易激惹等精神症状，此时应抑木扶土为主，常以天麻钩藤饮加减，药用天麻、钩藤、石决明、栀子、黄芩、龙骨、牡蛎、桑枝、菊花、僵蚕以平肝息风。腹部抽动频繁时，加白芍、甘草、浮小麦以缓肝理脾；四肢抽动为主者，加葛根、木瓜、伸筋草、全蝎以舒筋柔肝通络。用药倡导辛开苦降，斡旋脾胃气机，调达肝气，尽量不用过于寒凉或重镇之品，碍滞脾胃运化，影响中焦气机。

（3）治下焦如权，非重不沉，重在涵养濡润

临床部分抽动患儿，除发声和运动症状之外，常合并多动障碍，临床可伴见神不守舍，注意力不集中，多动不宁等症状。或表现多种药物控制不理想或易反复发作的症状群。马融教授认为根本在于肾阴亏虚、水不涵木、脑髓失养，因此滋水涵木为治疗关键，治宜滋肾养肝，息风止动。常以六味地黄丸合泻青丸加减。药用地黄、山药、山萸肉、茯苓、泽泻、牡丹皮、当归、龙胆、栀子、青黛、防风、羌活、川芎、地龙。若是抽动频繁者，加全蝎、僵蚕以增息风止痉之力或选用介石类药物以重镇息风，如《金匮要略》风引汤加减，药用生石膏、滑石、寒水石、紫石英、赤石脂、代赭石等。用药倡导甘温滋润补益药或咸寒重镇之品，咸寒入肾，甘温益脾，益肝阴，补精血，滋水涵木。

3.儿童注意缺陷多动障碍证治

儿童注意缺陷多动障碍简称多动症，是较常见的精神行为障碍疾病，临床以注意缺陷、多动、冲动、学习困难为主要表现。近来研究发现，随着年龄的增长，本病不但不会自然缓解，而且共患多种精神障碍的比例明显增加。本病隶属于中医"躁动""失聪""健忘"等范畴，一般认为其病位在心、肝、脾、肾，基本病机为脏腑阴阳失调，阴失内守、阳躁于外，治疗多从

滋补肝肾、调补心脾、健脾柔肝入手。马融教授通过多年临床实践，根据多动症患儿注意力及行为能力落后于实际年龄水平这一特点，结合中医及西医学理论知识，提出了"髓海发育迟缓致儿童注意缺陷多动障碍"病机理论，认为本病病位在脑，其本在肾，病机关键为"肾精亏虚，髓海发育迟缓，阴阳失调，阳动有余，阴静不足"。先天禀赋因素，如胎儿早产、难产、产伤、窒息、颅内出血、遗传等脑损伤因素；或因后天家庭、社会等不良因素的影响使小儿在精神情志方面表现出情绪不稳、冲动任性、神气怯弱等特点，二者均与肾精不足密切相关。肾精亏虚，精亏髓空，髓海失养，发育迟缓，出现学习困难、注意力不集中、记忆力下降及认知功能障碍等病理表现；肾精亏虚，阴阳失调，可致各脏腑阴阳失调，阳动有余，阴静不足，发为本病。若肾精亏虚，元神失养，可致学习困难、注意缺陷；若肾精亏虚，肾阴不足，水不涵木，肝阳偏旺，则可出现多动、冲动、任性、易怒、烦躁等症；若肾水无以制心火，心肾不交，则心火有余，心神被扰，可见心烦、急躁、兴奋等表现。据此确立了"益肾填精、清心宁神"治疗大法，临床采用《备急千金要方》"孔圣枕中丹"化裁，研制了"益智宁神颗粒"，方中以甘咸而温的紫河车为君，取其益肾填精之妙。以甘、微温，可入手足三阴经之滋阴药熟地黄为臣，针对阴精不足兼有益精之效，可助紫河车益肾填精。石菖蒲入心经，补五脏之阴；远志入肾经，可安神益智，祛痰，解郁；黄连入心肝经泻心肝之火，并反佐诸药之辛温，三药共为佐药。泽泻味甘淡而能渗泄，入脾胃则使土气得令而养五脏，入肾则可泻肾邪，还可引药归经，为佐使之用。全方共奏平衡阴阳、协调脏腑功能之效。

4.儿童高铅血症证治

铅是造成人体多系统损伤的重金属元素。儿童对铅接触途径多，易感性强，吸收率比成人高，而排泄率相对较低，更易造成铅在体内的蓄积，危害更明显。由于铅是强烈的嗜神经毒物，小儿神经系统发育不完善，铅对儿童的危害以神经毒性最突出，最先表现。常见的有学习困难、注意力分散、多动冲动及认知能力、记忆力、智商下降等。目前对高铅的防治主要为卫生指导、营养干预及驱铅治疗。营养干预主要是补充微量元素及维生素，但作用欠佳；驱铅治疗常使用螯合剂与血铅络合从肾脏由尿排出，但排铅同时非特异性地排泄内源性必需微量元素，干扰机体正常功能，剂量大时对肾脏亦有损害。

　　传统中医多从虚、瘀、毒、湿论治。马融教授根据铅在人体的代谢特点：①人体对铅的排泄近2/3由肾脏经小便排出，近1/3通过胆汁分泌排入肠腔，由大便排出。②肝细胞对铅具有主动通透作用，可以从血浆中摄取铅而排入胆汁，胆汁中的铅浓度是血中的40~100倍。提出促使铅毒从肾－尿液及肝－粪便两条途径排泄（即"肝肾双排"法驱铅），应该能增强驱铅效果，缩短疗程，减少药物副作用的发生。从中医角度，铅邪重坠，易侵肝肾，小儿具有"肝常有余""肾常虚"的生理特点，马融教授认为本病病机关键在肝失疏泄、肝胆郁滞，肾气不足、气化失常。铅邪内侵于肝，肝失疏泄，肝阳上亢，故见多动、冲动、急躁易怒；肝胆互为表里，肝失疏泄，胆汁分泌排泄不利，铅邪更易郁积于内，加重损害；肝失疏泄，气机不畅，气血津液代谢失常，易变生痰、瘀、湿等邪与铅邪共同为患，加重对机体的损害及气机的郁滞，形成恶性循环。铅邪内侵于肾，易致肾气不足，肾精化生乏源，髓海空虚、脑失所养，故见注意力不集中、学习困难、记忆力下降、智力下降等症；肾与膀胱相表里，肾气不足，气化失常，膀胱开阖失司，故影响铅邪的正常排泄。据上法研制出利胆补肾颗粒，方中柴胡、茵陈、大黄疏肝利胆，郁金解郁行滞，枸杞子、何首乌益肾填精，泽泻、土茯苓利湿泻浊，甘草调和诸药。诸药合用，使肝疏泄有常，肾气化充足，气机畅和，二道得利，邪自得去。药理研究表明：柴胡、茵陈、大黄、郁金、甘草具有促进胆汁分泌和排泄作用，其中生大黄还能促进尿素氮和肌酐随尿排出体外，达到治疗铅性肾病的目的；土茯苓、泽泻、茵陈有明显的利尿作用，因此为该药促进铅邪"肝肾双排"提供了依据。研究还表明，柴胡、茵陈、大黄、枸杞子、泽泻等富含人体必需微量元素钙、锌、铁等，可与铅竞争肠道吸收过程中所需的转运蛋白，降低铅在肠道的吸收，阻断其肠肝循环；并有效地和铅竞争与组织细胞相结合，促进铅从组织细胞的排出；还能弥补西药排铅又排微量元素的缺陷，对肾脏亦无损害。临床应用取得了较好疗效。

5.小儿反复呼吸道感染证治

反复呼吸道感染是指一年内小儿发生呼吸道感染次数过于频繁，超过一定的范围。根据部位可分为反复上呼吸道感染和反复下呼吸道感染。中医"自汗易感"与本病接近，此类患儿亦被称为"易感儿"或"复感儿"。传统观点认为以虚为主，多从虚论治。

马融教授在继承李少川教授"疏解清化治复感"的学术思想基础上，通过长期临床实践，对反复呼吸道感染患儿中医证候进行了大样本的临床观察，提出当前社会，"易感儿"更要注重邪实的致病因素。首先，从发病看，当今易感儿并非均由营养不足导致体质虚弱引起，而是由过食肥甘厚味导致肺胃积热或胃肠积热，此时稍遇风寒即发感冒。其次，从体质看，小儿生理上生机蓬勃，发育迅速；病理上易感外邪，易化热化火。因此，马融教授在小儿反复呼吸道感染方面，突破传统医家的认识，创新性地提出了"实证易感儿"的新观点及"苦辛通降治易感"的方法，认为"复感非皆虚证，实证勿忘清泻"，并系统地阐述了其理法方药。指出"实证易感儿"临床表现为，素体有咽红，口臭，厌食，腹胀，大便干等肺胃积热或胃肠积热的特点，患感冒、气管－支气管炎、肺炎等呼吸道感染的次数显著增多，患病后病程较长、迁延难愈，有些患儿初期为感冒，很快发展为气管－支气管炎、肺炎等。在治疗中主张以"苦辛通降"之法，选用凉膈散为主要代表方，通过泻下而清除体内蕴热，使营卫畅达则津液自和。方中金银花、连翘、荆芥、防风疏风解表，大黄、芒硝、枳实、厚朴泻火通便，牛蒡子、射干、桔梗、玄参解毒利咽。"实证易感儿"的观点已逐渐被全国中医儿科界所公认，并被收载于"十二五""十三五"全国高等中医药院校规划教材《中医儿科学》中。相关的科研成果获得中华中医药学会科技进步二等奖。

【医案传真】

1.癫痫（婴儿痉挛症）案

患儿，男，2岁9个月，2018年10月16日初诊。

频发痉挛性抽搐2年余。患儿于2年前（7月龄）无明显诱因出现意识不清，双目直视，左手上举持续2秒自行缓解后哭闹，单次发作，每日8~10次，严重时20~30次，睡眠及清醒状态下均有发作。就诊于福州某医院，脑电图及脑核磁共振成像（MRI）均示异常，诊断为婴儿痉挛症。转诊于北京某医院，予促肾上腺皮质激素（ACTH）（40IU/d）治疗后抽搐消失。2个月后无明显诱因再次复发，表现为意识不清，双目上视，双手上举，双腿强直，持续2秒后自行缓解，每天8~10次。复诊于北京某医院予丙戊酸钠、氨己烯酸口服至今，期间曾予左乙拉西坦，均未见明显好转。遂就诊于我院儿科癫痫门诊。诊时每日均有发作，表现为意识不清，双目上视，双手上举，双腿强直，持续2秒自行缓解，每日20~30次。智力发育较迟缓，脾气可，可闻及口气，纳可，寐安，偶有大便干结难解。舌淡红，苔薄白，脉平，咽不红，枕骨凹陷。

患儿为第3胎第2产，因羊水早破早产（31周+2天），顺产，出生时健康。既往有新生儿惊厥史，精神发育迟滞，且长期焦虑不安，易受惊吓。否认家族遗传史。有猕猴桃过敏史。

辅助检查：脑电图（2017年9月12日，北京大学某医院）：异常脑电图，不典型高度失律，检测到频繁痉挛，强直痉挛发作及清醒期数次不典型失神发作。

现用药物：丙戊酸钠1次5ml，1日2次；氨己烯酸1次500mg，1日2次。

西医诊断：婴儿痉挛症。

中医诊断：癫痫。

辨证：胎痫（肾虚风动）。

治法：急则治标，豁痰开窍，息风止痉。

处方：中药予涤痰汤加减。

石菖蒲10g、胆南星6g、天麻10g、川芎6g、陈皮10g、茯苓10g、羌活6g、铁落花10g、煅青礞石10g、煅磁石15g、枳壳10g、甘草6g、党参15g、清半夏10g、全蝎3g、伸筋草15g、木瓜15g、制远志10g、炒酸枣仁10g、皂角刺3g、甜叶菊叶1g。水煎150ml，分2次服，每日1剂。西药同前。

二诊：2019年1月15日。上方加减服用3个月，药后患儿发作次数基本同前，每日发作20~30次。表现为意识清晰，憋气，双下肢强直，双上肢舞动，持续1~2秒后自行缓解，缓解后无不适。智力发育较迟缓，脾气尚可，偶有流涎。纳可，寐可，二便调。舌淡红，苔白，脉平。中药改为地黄饮子加减，药用熟地黄15g、制巴戟天6g、山萸肉15g、石斛6g、肉苁蓉6g、黑顺片5g、酒五味子6g、肉桂6g、茯苓10g、麦冬15g、石菖蒲15g、制远志6g、白术10g、全蝎3g、甜叶菊叶1g。西药同前。

三诊：2019年7月24日。患儿连续5个月未发作。2019年7月18日因劳累发作1次。表现为意识欠清，双目凝视，双手握固，双下肢伸直、僵硬，未见震颤，持续1分钟。患儿智力发育仍差，脾气急躁，偶有流涎，纳寐可，二便调，舌淡红，苔白。

中药继予前方加减。西药同前。

四诊： 2019年10月14日。药后2个月未发作。近1个月因氨己烯酸未买到而停服，2019年10月12日出现发作，表现：意识清楚，歪头，左手握拳，全身僵直，未见抽搐，持续约1分钟，缓解后无不适，每天数次。纳可，寐欠安，易醒，二便调。舌淡红，苔白。中药易方为柴胡加龙骨牡蛎汤加减，药用柴胡10g、桂枝10g、生龙骨15g、生牡蛎15g、党参10g、黄芩10g、白芍30g、干姜3g、煅磁石15g、清半夏6g、全蝎3g、炒酸枣仁10g、蜈蚣1条、浮小麦30g、大枣3枚、甘草6g。西药丙戊酸钠同前。

五诊： 2020年3月11日。药后患儿自2019年12月3日后未见发作，认知功能较前明显进步，说话意识较强，运动功能稍有进步，纳可，寐中易醒，二便调。舌淡红，苔白。查肝肾功能正常。中药继予前方加减。西药同前。

按： 西医学根据癫痫性痉挛发作是否为成串发作，以及是否伴有EEG高度失律的特点，将婴儿痉挛症分成3个亚型：West综合征、伴高度失律的孤立性痉挛型、不伴高度失律的成串痉挛型。从本例患儿来看，其属于婴儿痉挛症不伴高度失律的成串痉挛型，马融教授临床体会此类型疗效稍高于其他两种类型。本患儿早产，伴有围生期脑损伤，新生儿惊厥，精神发育迟滞等属于胎痫，肾虚风动证。初期因其发作频繁，每天20~30次，依据"急则治其标"原则，以豁痰息风开窍为主，健脾顺气为辅的涤痰汤加减治疗，疗效不佳。后根据其智力、运动功能发育迟缓，特别是枕骨凹陷的情况，改以治本为要，以图缓之，用补肾之方地黄饮子获效。此方主补肾之阴阳。补阳如炮附子、肉桂、巴戟天、肉苁蓉；补阴者如山萸肉、干地黄、白茯苓、麦冬、石斛、五味子补益肺脾肾三脏之津；石菖蒲、远志开窍祛痰，姜枣调和营卫，薄荷取其轻宣之性，使本方补而不腻，用于喑痱证，由下元虚衰，虚火上炎，痰浊上泛，堵塞窍道所致，符合婴儿痉挛症病变基础，再加全蝎、蜈蚣等息风止痉之药，能更好地控制患儿发作。

本例患儿在发作控制后出现二次反复，应吸取教训。其一是过度劳累所致：本病为虚证，患儿正气不足，体质较差，过劳后可耗伤正气，导致发作。特别是学龄期儿童，课外作业过多，压力大、过度换气均为发作诱因，应坚决避免。其二是自行停药：该家长因购买氨己烯酸不及时，出现停药后机体平衡失调，而出现发作。此时中药的治疗应根据药物本身的性味归经、升降出入的特点，调节机体迅速形成一种新的动态平衡，纠正复发。临床中常常使用柴胡加龙骨牡蛎汤调和阴阳，疏理气机。此外，该患儿还有一临床症状应引起重视，即"胆小易惊"，有时因为较大声响而使癫痫发作，亦是柴胡加龙骨牡蛎汤适应证之一。

2.注意缺陷多动障碍案

患儿，女，6岁，2016年9月12日初诊。

患儿注意力不集中1年。1年前经老师反映，发现患儿上课注意力不集中，小动作较多，丢三落四现象，较同龄儿童明显严重，曾于外院治疗（具体不详）无明显疗效，为进一步治疗就诊于我院脑病专科门诊。诊时患儿神志清，注意力不集中，小动作多，脾气急躁，冲动任性，自我控制力较差，寐欠安，入睡困难，纳少，二便调，咽不红，舌淡红，苔薄白，脉滑。查智力正常。SNAP-Ⅳ量表：对立违抗0.78，注意力1.78，多动/冲动1.67，总分1.72。

西医诊断：注意缺陷多动障碍（混合型）。

中医诊断：肝风。

辨证：肾精亏虚，水不涵木，心火上炎。

治法：益肾填精，滋阴潜阳，宁心安神。

处方：益智宁神汤加减。

紫河车9g、熟地黄15g、石菖蒲15g、远志6g、泽泻10g、黄连6g、生麻黄5g、酸枣仁10g、煅磁石15g、生龙骨15g、生牡蛎15g。

上方根据症状不断调整服用3个月，老师反映患儿注意力较前明显集中，学习成绩有所提高，复查SNAP-Ⅳ量表：对立违抗0.625；注意力：1.10；多动/冲动：1.20，总分1.28。

按：本例患儿年龄6岁，临床以注意力不集中、小动作较多、冲动任性、自我控制力较差为主要表现，结合相关量表评定，符合西医儿童注意缺陷多动障碍诊断，据其评定结果为混合型。结合患儿舌脉表现，中医辨证属肾精亏虚，水不涵木，心火上炎；故治以益肾填精，滋阴潜阳，宁心安神。方中紫河车养血益精，熟地黄滋阴补血，二者共为君药，益肾填精，生髓补脑，可以凝聚精神，增强注意力，提高认知功能和学习效率，以达治动之本。石菖蒲开窍豁痰，治"健忘，心胸烦闷"；远志入心肾，可安神益智解郁，二药共为臣，宁心柔肝，开窍定志，以达治动之标。泽泻甘寒入肾经，佐诸药之辛温；黄连苦寒入心肝经，以泻心肝之火热，交通心肾，共为佐使药。诸药合用，共奏益肾填精、益智宁神、滋阴潜阳之功，使阴阳平衡，脏腑协调，精气充足，脑神得养，情绪稳定，记忆力增强。

3.儿童抽动障碍案

患儿，男，10岁，2013年11月27日初诊。

患儿间断头面抽动及喉中发声2年余。2年前患儿上呼吸道感染后出现眨眼、皱眉、耸鼻、扭脖子、喉中哼哼，每于季节变化及感冒后症状反复或加重。曾于外院诊断为抽动症，予硫必利、小儿智力糖浆等治疗，症状略好转，但病情反复。诊时患儿频繁眨眼、皱眉、耸鼻、扭脖子、喉中哼哼，晨起及遇冷空气后喷嚏、流清涕，纳可，寐安，二便调，咽红、舌淡红、苔薄黄，脉平。平素脾气可。既往有湿疹及过敏性鼻炎病史。耶鲁综合抽动严重程度量表（YGTSS）评分：运动抽动总分20分，发声抽动总分15分，缺损率30分，严重程度总分65分。

西医诊断：抽动障碍（Tourette氏障碍）-重度。

中医诊断：肝风。

中医辨证：风邪犯肺，内外相招，肝风内动。

治法：疏风宣肺，平肝息风。

处方：银翘散加减。

金银花10g、连翘10g、牛蒡子10g、薄荷6g、桔梗10g、荆芥穗10g、黄芩10g、天麻10g、钩藤10g、夏枯草10g、金果榄10g、辛夷10g、蝉蜕6g、芦根15g、甘草6g。水煎服，每日1剂，分3次口服。

二诊：2013年12月25日。患儿喉中哼哼偶尔出现，眨眼、皱眉、耸鼻明显减少，扭脖子改善不明显，晨起及遇冷空气后喷嚏、流清涕较前好转。舌淡红、苔薄白，脉平，咽不红。复查YGTSS评分：运动抽动总分为8分，发声抽动总分为3分，缺损率为20分，严重程度总分为31分。属中度异常，提示临床有效。效不更方，上方减金果榄、夏枯草，加葛根15g、木瓜10g。

三诊：2014年1月22日。患儿头面抽动症状基本消失，偶有扭脖子，晨起喷嚏、流清涕，纳差，二便调。舌淡红、苔白略厚，脉平，咽不红。复查YGTSS评分：运动抽动总分为3分，发声抽动总分为0分，缺损率为10分，严重程度总分为13分，属轻度异常。上方减天麻、荆芥穗、葛根，加鸡内金10g。

四诊：2014年2月19日。患儿症状基本消失，偶晨起及遇冷空气后喷嚏、流清涕。嘱患儿按前方两日1剂，服用2个月以巩固疗效。注意防外感，调情志。随访6个月未再复发。

按：患儿抽动表现以头面部及颈部症状群为主，抽动部位属上；且每易因外感诱发或加重。中医辨证部位在上焦，属风邪侵袭上焦肺系，外风引动内风，肝风内动，上扰头面而出现诸症。故尊"治上焦如羽，非轻不举，重在清轻宣散"的原则，予银翘散疏散外风，天麻、钩藤平肝息风，夏枯草清肝利目，金果榄清热利咽；患儿既往有湿疹及过敏性鼻炎病史，晨起及遇冷空气后喷嚏、流清涕，考虑伴过敏性鼻炎，故加蝉蜕以疏风利咽、抗过敏。全方共奏疏风宣肺、平肝息风之效。二诊时患儿咽中异声基本消失，故减金果榄；扭脖子改善不著，故加葛根、木瓜以舒筋通络。三诊时患儿头面抽动症状基本消失，偶有扭脖子，且胃纳欠佳，苔白略厚，故去天麻、荆芥穗、葛根，加鸡内金以健脾消食。四诊患儿症状基本消失，故减少药量以巩固疗效。尤其注意外感诱发因素，防止疾病复发。

4.高铅血症案

患儿，男，8岁，2017年2月10日初诊。

患儿注意力不集中3年余，平素小动作多，喜欢咬手、抠鼻子，脾气急躁，情绪多变，做事拖沓，理解力较差，学习成绩中等，语言运动智力发育正常。近日睡眠不安，多梦，多汗，大便偏干，小便调。查体：舌淡红，苔薄白，脉滑。血铅浓度检测为178μg/L，脑电图无异常。

西医诊断： 高铅血症。

中医诊断： 铅中毒。

辨证： 肝胆瘀滞、肾气不足。

治法： 利胆排浊，补肾利水。

处方： 利胆补肾汤加减。

茵陈10g、柴胡10g、大黄6g、土茯苓10g、泽泻10g、郁金6g、枸杞子10g、制首乌10g、酸枣仁10g、石菖蒲10g、浮小麦30g、地骨皮10g、青皮10g、甘草6g。

嘱家属注意纠正患儿不良生活饮食习惯，重视手卫生，不喝碳酸饮料，多吃新鲜蔬菜瓜果，不吃爆米花及罐装食品。

以上方加减，调整服药3个月，患儿睡眠质量好，精神好，家属诉老师反映患儿小动作减少，情绪平稳。血铅浓度为68μg/L。

按： 根据患儿血铅检测178μg/L，符合西医高铅血症诊断。根据患儿临床表现以注意力不集中、小动作多、理解力较差，为铅邪内侵于肾，致精亏髓损之证候；患儿脾气急躁、情绪多变、睡眠不安为铅邪内侵于肝，致疏泄失常，情志失调，肝郁而化火之证候，故辨证属肝胆瘀滞、肾气不足证。治以疏肝利胆排浊，补肾利水，促进铅邪从胆道及尿道双重途径排泄，予利胆补肾汤加减。方中枸杞子、何首乌益肾填精，以充脑髓；柴胡、茵陈、大黄、郁金疏肝利胆，解郁行滞；泽泻、土茯苓利湿泻浊，甘草调和诸药。诸药合用，使肝疏泄有常，肾气化充足，气机畅和，二道得利，铅邪得去。

5.反复呼吸道感染案

患儿，男，6岁，2009年7月8日初诊。

患儿反复咽扁桃体炎2年。近2年来，反复发生急性咽扁桃体炎，有时甚至化脓。平均1~2个月即发病1次。诊时见患儿形体壮实，平素嗜食肉类食物，不喜蔬菜，易咽痛、口臭，易反复口腔溃疡，大便干燥成球状，干硬难解，每2~3天一次。查体：患儿面色红赤，舌质红，咽红，苔白厚，脉滑数。

西医诊断： 反复呼吸道感染。

中医诊断： 易感儿。

辨证： 肺胃积热。

治法： 清泻肺胃。

处方： 凉膈散加减。

黄芩10g、连翘12g、大黄6g、芒硝6g、炒栀子10g、黄连6g、竹叶10g、薄荷6g、玄参10g、赤芍、生石膏20g、山楂10g、鸡内金10g、甘草6g。每日1剂，水煎200ml，分2~3次服。并嘱患儿大便正常时减大黄、芒硝。

二诊： 2009年7月15。患儿服第3剂时大便即恢复正常，遂自行减量服用2天，现已停用。无咽痛，口臭亦消失，舌红，苔白略厚，脉滑数。前方减大黄、芒硝、山楂，继服。

前方随证加减治疗3周后，无不适主诉，后改为每2日1剂，巩固治疗。连续治疗2个月。随访1年，只发生2次咽扁桃体炎。

按：患儿6岁，每1~2个月即发生急性咽扁桃体炎，符合西医反复呼吸道感染诊断。根据其平素嗜食肉类食物，易咽痛、口臭、口腔溃疡，大便干症状，结合面色红赤、舌质红，咽红，苔白厚，脉滑数征象，中医辨证属肺胃积热证。治宜清泻肺胃，通腑泄热为主，方予凉膈散加减。方中以炒栀子、黄芩、连翘、黄连、生石膏、竹叶清泻肺胃之热，大黄、芒硝通腑泄热，引热下行；薄荷辛凉宣散，助热散；赤芍清热凉血，玄参清热护阴，防热盛伤及阴血。诸药合用，共奏清泻肺胃之功。临证应注意通腑药中病即止，以免引起腹泻损伤正气；清热药待证候改善亦应及时减量服用至停药。服药时间不宜久，以免伤正，可根据证候间断服药。

（张喜莲　整理）

程 燕

五脏首重脾胃，治养结合，防治一体

【名医简介】

程燕（1963年~），女，汉族，天津市人，教授、主任医师、硕士研究生导师，天津市首届中青年名中医，天津市第二批中医药专家学术经验继承指导老师。1985年毕业于天津中医药大学中医学专业，同年于天津中医药大学第二附属医院开始工作。2002年~2018年任天津中医药大学第二附属医院儿科学科带头人。天津市任宝成名中医研究工作室和天津市李家民名中医传承工作室负责人。兼任中华中医药学会儿科分会常务委员、中国民族医药学会儿科分会常务委员、天津市中西医结合学会儿科专业委员会副主任委员、天津市儿童健康管理协会副主委等。曾获得天津市五一劳动奖章、天津市优秀教师等殊荣。

自1985年开始从事中医儿科临床工作，师从任宝成、韩浦川先生，并多次系统进修西医儿科，秉承中西医优势互补原则，强调临证审证求因、病证结合。擅长对儿童肺系及脾胃系疾病的诊治，尤其是哮喘、慢性咳嗽、支原体肺炎、闭塞性细支气管炎、顽固性便秘、功能性腹痛、慢性泄泻等疾病。2002年，程氏面对科室萎缩和人员流失等困境，临危受命，出任儿科主任一职，制定出"保持中医儿科门诊优势、发展急诊，创建病房"的科室发展规划，历经16载打造了一个中西医结合特色儿科，并实现科室年门急诊量连续12年快速增长，由原来的年2.4万人次增至现在的年18万人次，使儿科成为天津市东北地区中西医结合儿童诊疗中心，解决了区域内儿童看病难的问题。2013年，科室被评为天津市重点学科。在带领二附院儿科实现发展愿景的同时，程氏倾心培育研究生30余名，为中医儿科的发展输送了新鲜的血液。至今这些学生大部分活跃在中医儿科临床一线，传承发展着程氏的诊疗思想。主持、参与国家自然基金项目3项，天津市课题5项，主编著作1部，参编著作2部，发表论文30余篇。

【主要学术思想】

1.审证求因，病证结合，辨治咳嗽
咳嗽是小儿常见症状，其病因多种多样，发病机制复杂难辨，程氏认为临证不可一味见咳止咳、见痰祛痰，当详审咳嗽病因，西医辨病与中医辨证结合，对因治疗与对证治疗结合，可起到事半功倍之效。

（1）开宣肺气，化痰止咳，清热凉血，治疗婴幼儿肺炎
儿童因肺脏娇嫩，卫外不固，易受六淫之邪侵袭，导致肺气郁闭，发为肺炎。其中，婴幼儿因年龄因素，肺部解剖结构不同于较大儿童及成人，发生肺炎后容易因肺络郁闭，气郁血瘀，出现呼吸困难及心阳虚衰的变证。肺炎喘嗽之痰，形成责之于热，热邪灼烁津液，炼而为痰。痰、热、瘀是婴幼儿肺炎的重要病理产物。临证以开宣肺气、化痰止咳、清热凉血为法，用自拟小肺炎方（炙麻黄、杏仁、桃仁、陈皮、浙贝母、百部、葶苈子、苏子、莱菔子、白茅根、天竺黄、地龙、炒麦芽、蝉蜕、车前子、甘草）加减。该方化裁自麻杏石甘汤和百茅汤，方中炙麻黄、杏仁宣肺、降气平喘；浙贝母、天竺黄清热化痰；葶苈子、苏子、天竺黄泻肺涤痰；陈皮、莱菔子、炒麦芽开肺和胃；地龙、蝉蜕辛凉透发，清热平喘；白茅根、车前子清肺泄热、凉血利尿，使邪气有路可出。若大便秘结，可加熟大黄适量；若痰盛逆胃，可选竹茹、鸡内金；若内热烦扰，可加栀子、淡豆豉等。

（2）清肺润燥，解痉镇咳，治疗过敏性咳嗽

过敏性咳嗽临床表现为阵发性刺激性咳嗽，属于中医"燥咳"范畴。程氏认为过敏性咳嗽主要病机为风燥邪气袭肺，肺津受伤，邪气郁结于肺之门户咽喉，以致肺气不利而咳。邪郁化火、化热，进一步灼伤阴津。"燥者濡之"，临证以清肺润燥，解痉镇咳为法，自拟儿童百咳汤（芦根、白茅根、煅代赭石、百部、白前、竹茹、浙贝母、前胡、北沙参、紫菀、清半夏、款冬花、甘草）加减。本方化裁自百茅汤，取其肃降肺气之效。方中芦根、白茅根、沙参清热润燥、生津止咳；百部、紫菀、款冬花润肺止咳，性味辛甘或温，润中有宣，于清润中开宣肺气，避免留寇；代赭石、白前、半夏降逆、镇咳、止呕。临证中痉咳不止者，加钩藤以祛风解痉止咳。

（3）宣肺通窍，清热解表，治疗鼻源性咳嗽

鼻源性咳嗽属于上气道咳嗽综合征范畴，咳嗽以清晨或体位改变时为甚，常伴有鼻塞、流涕、频繁清嗓、咽干并有异物感，少数患儿诉有头痛、头晕、低热等。该病其标在鼻，其本在肺，风邪犯及鼻窍，鼻窍不通、肺失宣肃为其病机关键，痰黏流滞为咳嗽复发的病因。治以肺窍同治、清热宣肺法，自拟解表通窍方（常用药物包括金银花、连翘、牛蒡子、葛根、白芷、藿香、辛夷、黄芩、芦根、槟榔、牵牛子、百部、苍耳子、黄柏、甘草等）加减。方中金银花、连翘性味辛凉，可疏风解表、清热解毒；辛夷、藿香性味辛温，芳香走窜，可解表散风，通利九窍，尤善通鼻窍，四药共为君药，共奏解表通窍之效。黄芩、黄柏助金银花、连翘清肺解毒，苍耳子、白芷助藿香、辛夷通鼻窍、止浊涕，共为臣药。槟榔、牵牛子通便，因势利导使邪气从下焦出，畅达三焦气机，使肺气宣降得宜，则咳自止；牛蒡子、射干利咽散结，解咽部异物感之咳；百部专注止一切咳嗽；甘草既能调和诸药，又能清利咽喉。临证中咽痒而咳者，加防风、地肤子

祛风止痒。

（4）宣肺通络，开郁散结，治疗支原体肺炎后干咳

持续剧烈或反复的干咳是支原体感染后突出的临床表现，且病程较长，经久难愈。程氏认为本病病机为邪郁肺络，肺气上逆，治以宣肺通络，开郁散结，自拟桑百汤（桑白皮、浙贝母、半夏、黄芩、百部、白茅根、旋覆花、竹茹、桔梗、枇杷叶、橘络、甘草）加减。本方化裁自桑白皮汤和百茅汤，有宣中有清、清中有润之意。方中桑白皮、白茅根、竹茹、黄芩、枇杷叶均性寒，专入肺经，清肺化痰；旋覆花、枇杷叶、半夏、竹茹入肺胃经，肃降气机，肺胃兼顾；百部甘润苦降，微温不燥，功专润肺止咳。橘络和桔梗疏通经络，开郁散结。

总之，程氏止咳注重审因论治，病证结合，临证用药强调宣发肺气，顺应肺之宣发肃降的生理特性，不可一味清肺、敛肺、肃肺。同时发扬"三通"大法，她认为肺病多因外邪而犯，应因势利导，注重给邪气出路，临证注重"汗法""吐法""下法"的应用。汗法可宣肺，以调其阴阳，通其毛窍，驱其邪气。程氏强调"汗法"乃"截断扭转，先证而治"之法。程氏认为在疾病早期，及时恰当地使用"汗法"尤为重要，早期热邪随汗而解，无热炼痰即可截断病势发展，常用药物包括荆芥、紫苏叶、防风、淡豆豉等辛而微温之品，使患儿微微汗出而止，此为"旁通"。吐法指治疗痰壅乳儿，可借助吐法，因势利导，促其吐出痰涎，达到祛邪目的，此为上通。下法指通过通利二便的方法，使邪热从二便而走的方法，常用药物包括槟榔、牵牛子、白茅根等，此为下通。

2.五脏首重脾胃，治养结合，防治一体

程氏受任宝成先生影响，临证注重脾胃的调治，并主张"五脏首重脾胃，治养结合，防治一体"的脾胃观，其核心基础是"治病求本，必护胃气"，以脾胃之盛衰，论治儿科诸病。

（1）重视脾胃：脾胃之气，立命之本，以运脾开胃消导为补

脾胃为五脏之首，脾胃损则五脏俱病。李东垣云："诸病由脾胃而生""大肠小肠五脏皆属于胃，胃虚则俱病"。脾主升，胃主降；饮食停滞，脾胃受损，升降失调；感邪后，邪食相搏，郁阻中焦，闭塞气机。小儿不论在生理还是在病理上，均与成人不同，其机体处于生长发育阶段，突出表现为脏腑娇嫩，形气未充，但生机蓬勃，发育迅速，多为"脾常不足"，脾胃薄弱，常为乳食所伤，而变生他病。小儿脾胃薄弱，是产生食滞内停的主要内在因素。乳食伤胃，则为呕吐，乳食伤脾，则为泄泻，吐泻既久，则变缓惊或为疳病。食乳停积，则生湿痰，痰则生火，痰火变作，则为急惊。又因小儿自我调节能力差，病机变化快，易虚易实，"脾阳易伤"，故容易出现"脾虚""脾阳虚"。疾病瘥后，脾阳既伤，运化失健，则脏腑无所禀受，百脉无所交通，气血无所荣养，而为诸病。

故程氏提出"脾胃之气，立命之本"的重视脾胃的思想，辨证"以五脏为主，首重脾胃"，主张"脾胃以运脾开胃消导为补"，食养结合，务求脾胃功能的恢复和强健，胃健则消谷，脾健则运化，脾胃旺则百病不生；脾胃虚衰，诸邪遂生。她在诸多疾病的辨治中善于运用运脾开胃消导药，这类药物一般能顺应脾升胃降的特性，以健运脾胃，消食；往往在治食过程中邪势也渐衰退，对治疗疾病有利。小儿患病无论表里、寒热、虚实，治疗无论解表、清里、补虚、泻实等，在临床用药时消食开胃往往都是不能忽视的。在审因论治的前提下，每宜适量加入行气导滞之品，如枳壳、山楂、白蔻仁、陈皮、薄荷等，既可消中州陈积之气，又可顾护脾胃之气，邪食同治，则能消其赁借之势，况祛邪则利食，消食则利祛邪，皆有益于中焦气机舒展；邪食得去，气机得舒，则脏虚得补，使病情在早期就得到控制。不仅脾胃病，其他疾病如小儿反复呼吸道感染、久咳、哮喘等，恰当的使用消

导法，均有助于邪势伴随食消而衰退。

（2）倡"治未病""调脾胃"是核心

程氏提倡"治未病""寓治于防"的思想贯穿于程氏辨证论治全过程，其核心是"调脾胃"，脾胃健则五脏安，诸邪不犯。她认为小儿疾病的发生主要是因为家长的养护不合理或者过度使用抗生素及苦寒之剂戕害小儿脾胃阳气，致阴阳失调，正气不足以御外故而反复发病。她认为儿童卫生健康工作的重点内容是保健，"若要小儿安，七分调护先"，并长期致力于儿童合理用药、预防保健知识的宣传，并被聘任为天津市健康教育专家和天津市儿童合理用药专家。

程氏"治未病"的思想主要包括两个方面：其一，喂养。"药可攻邪，谷可养气"。她根据《黄帝内经》提出的"五谷为养，五果为助，五畜为益，五菜为充，气味合而服之，以补精益气"的膳食配伍原则，对儿童的饮食养护提出了按节气饮食的指导，通过饮食补五脏，达到强健五脏、防止发病的目的。饮食养生当顺应四时动态变化。冬春季节寒凉，应适当进食温性食物，以祛阴散寒，少进食绿豆、黄瓜等寒性食物；随着温度提升，饮食应少酸增甘以养脾气；夏季暑湿明显，进食应清淡、清洁；秋季气候干燥，可食用养阴生津之品。其二，用药。程氏"治未病"思想在用药方面主要体现为护利御害，扶正祛邪的用药原则。例如治疗外感表证，程氏秉承钱乙"轻可去实"的原则，尽量避免使用苦寒、质重之品以免妨碍脾胃的功能，变生他病，而是选用具有轻灵平正之性药物，如荆芥、防风、蝉蜕、桑叶等，认为这类药物符合小儿脏腑娇嫩、肠胃脆薄、不耐寒热及峻剂毒药的特性。疾病恢复期的患儿进食稀粥烂饭养护胃气或进服汤药以善其后。

（3）祛痰求本，健脾化浊为先导

程氏认为"痰"之生成与脾关系密切。浊源于食，质地厚滞，由脾胃运化不健、升降失司，不分清浊所致。食入于胃，胃司受纳、腐熟，与脾相表里，脾胃运化失司，脾胃气机困顿，不能运化水湿，湿浊停聚，结而成痰。肺主宣发肃降，肺失于宣发，津液不布，聚而成痰。但脾胃运化升降失职是小儿酿生"痰"的主因，小儿脾胃薄弱，易于伤食，酿生湿浊，浊为痰之先，湿浊凝集，湿浊遇寒或化热皆可滞结成痰；痰浊阻碍气机，气机不畅而导致水液运化无权，导致体内内湿产生。故提出"祛痰务求其本，以健脾化浊、消导行滞为要"的治疗原则，随证配合行气导滞、豁痰开窍、化痰平喘等法。临证常于方中加用二陈汤之三味主药陈皮、半夏、茯苓，理气健脾以杜生痰之源、燥湿化痰以澄贮痰之器。

此外，程氏认为小儿"积常有"，故治痰必用消食开胃之剂。临证宜适量加入行气导滞之药，如山楂、神曲、麦芽、鸡内金、枳壳、莱菔子等，虽说消中州陈积之气，但对顾护胃气亦有一定作用，且有助于药物的吸收，使其有效发挥治疗作用。食消积去，胃和腑安，气调痰化，这不仅有助于咳喘的痊愈，又可增强患儿的脾胃运化功能，杜绝了生痰之源，预防疾病的复发。

（4）脾胃病临证心得

程氏认为小儿便秘以"实秘"为主，主要病因为乳食不消，积滞内停，病机为气滞大肠，大肠传导失职。《备急千金要方》言："小儿无异疾，惟饮食过度，不知自止，哺乳失节"，小儿"饮食不消，腹中胀满……大小便不利"。小儿饮食不节，脾胃运化功能受损，食滞不消，停滞中脘，中焦气机阻滞，影响大肠传导功能，发为便秘。治疗上应当消食化滞，行气消导，临证常用保和丸加减，常用药物包括焦神曲、焦山楂、半夏、陈皮、连翘、莱菔子、鸡内金、厚朴、白芍、槟榔、砂仁、甘草。方中焦山楂、焦神曲、鸡内金为君，消食化积、行瘀破滞。莱菔子、砂仁助君药消食积，行气除胀；槟榔、厚朴行气消导，调理胃肠气机，四药共为臣药。《成方便读》："痞坚之处必有伏阳"。食积可阻滞气机、可酿湿生热。陈皮、半夏理气化湿，和脾胃；连翘可清解食积所生之热，且宣上通窍，与莱菔子一上一下可助主药打通中焦；白芍既可养血柔肝，又可解痉散结，疏通脏腑壅塞之气，与陈皮、半夏、连翘共为佐药。甘草调和诸药，为使药。程氏于便秘临证时喜用白芍，认为重用此药既可散心腹坚胀、结聚，又可助肝疏泄，从而有良好的通便之效。《神农本草经》言其"破坚积"。《名医别录》言其"利膀胱、大小肠"。现代研究发现白芍可提高慢性传输型小鼠粪便含水率和小肠推进率，从而实现助便的作用。

　　程氏认为小儿腹痛主要病机是中焦气机气滞不通而痛，其病因或伤于饮食、或因感受寒邪、或情志不舒。故小儿腹痛治疗以理脾止痛为主法，自拟理脾止痛汤，常用药物包括藿香、佩兰、胡黄连、木香、乌药、豆蔻、白芍、鸡内金、焦神曲、醋延胡索、姜厚朴、甘草。藿香、佩兰、姜厚朴性辛温，入脾经，温中化湿、理气悦脾、行气止痛，为君药。乌药、木香、白蔻仁温中散寒、行气止痛；鸡内金、焦神曲消食化滞、和脾胃；白芍、延胡索缓急止痛，上述诸药共为臣药；胡黄连苦寒燥湿，且制辛香、温燥药物刚燥之性，防止诸药耗气伤阴，为佐药；甘草调和诸药，且缓急止痛，为使药。临证见呕吐者，加竹茹、清半夏，和胃止呕、解烦闷。

　　程氏强调在小儿脾胃调治过程中应该重视膳食结构、营养成分以及食物过敏和乳糖不耐受等原因的分析。她认为家长不科学喂养，过度强调营养摄入，导致乳婴儿喂养失序、失时、失节，使小儿膳食结构失衡，导致肥胖、性早熟、营养性贫血、过敏等疾病发病率呈上升趋势。在调脾胃时，应详细询问饮食习惯，纠正患儿饮食偏嗜，必要时结合过敏源检测结果进行饮食指导，可以提升临床疗效。

【医案传真】

1.支原体肺炎后干咳案

李某，女，6岁，2014年12月20日初诊。

咳嗽4周。患儿3周前诊断肺炎支原体肺炎，于本院住院治疗，予静脉滴注阿奇霉素等药物治疗5天，症状明显好转后出院，改予口服阿奇霉素，按服3天停4天的服法，间断服用2个疗程。现患儿仍咳嗽，干咳少痰，痰黏难咳，呈阵发性，无喘息，无明显的发作时间，无明显诱发因素，纳可，二便调。查体：体温36.7℃，神清，精神可，咽充血，扁桃体Ⅰ°肿大，双下肺听诊（－）。舌质红，苔薄，脉数。

西医诊断： 肺炎支原体肺炎迁延期（顿咳）。

中医诊断： 喘嗽。

辨证： 痰热未清，肺津耗伤。

治法： 清肺通络，滋阴润肺。

处方： 桑百方化裁。

桑白皮10g、蜜制百部15g、白茅根30g、旋覆花10g、炙枇杷叶10g、浙贝母10g、竹茹6g、桔梗10g、橘络6g、甘草6g、大枣3枚。水煎服，每日1剂，共7剂。服药1周后，电话回访，患儿咳嗽明显减轻，自行服上药3剂。服药10天后，电话回访，患儿咳止。

按： 本例患儿处于MPP迁延期，结合其四诊所见"阵发性干咳、痰黏难咔、舌淡、苔薄"当辨为痰热未清，肺津耗伤证。故用自拟桑百方去黄芩、半夏以减轻清肺化痰之功，加大白茅根、蜜炙百部用量，增强润肺止咳之功。滋阴润肺、肃降肺气为主，清肺化痰为辅，并佐以通络散结，诸药配伍，余热得清，余痰得化，肺津得润，肺复宣肃，肺络得通，诸症自平。

2.鼻源性咳嗽案

张某，男，4岁8月，2015年4月13日就诊。

家长诉患儿反复咳嗽近3个月，自服止咳糖浆未见好转。现晨起及夜间咳嗽较重，伴鼻塞，自觉鼻痒，流清涕，清嗓频作，纳欠佳，大便偏干，舌红、苔白微腻。查体：咽部充血，双侧扁桃体Ⅰ度肿大，肺部听诊未闻及干、湿性啰音。血常规、胸片未见异常。外院鼻咽侧位片示腺样体肥大。

西医诊断：鼻源性咳嗽。

中医诊断：咳嗽。

辨证：风热蕴肺证。

治法：清热解表、宣肺通窍。

处方：通窍解表汤加减。

金银花10g、连翘10g、牛蒡子10g、葛根10g、白芷10g、藿香6g、辛夷（包煎）10g、黄芩15g、射干10g、芦根15g、槟榔6g、牵牛子6g、甘草6g、地肤子10g、白茅根15g、白前10g、竹茹6g、熟大黄6g、鸡内金10g，4剂，水煎，分3~4次口服，1剂/d。氯雷他定片，0.5片/次，1次/d，睡前口服。给予宝恩生理性海水鼻腔护理，睡前、醒后各1次。

二诊：2015年4月19日。患儿咳嗽及喷嚏次数明显减少，鼻塞症状较前减轻，无流涕，纳差，原方去熟大黄6g，4剂，嘱继续洗鼻。

三诊：2015年4月23日。患儿咳嗽已无，咽喉自觉舒畅，上方去熟大黄，加黄芪10g、川芎6g以巩固治疗，3剂后停药，嘱坚持洗鼻。

按：患儿反复咳嗽，素体脾虚，结合患儿四诊所见，鼻塞、流清涕为风寒犯肺；表邪未散，遂即入里化热，灼津炼液成痰，痰热互结，壅阻气道，肺气闭郁，宣降失司，故咳嗽。患儿脾虚失运，又外感风寒，流浊涕，舌红、苔白腻，有入里化热之征象，故程老师用通窍解表汤加减疏风宣肺、清热通窍。此外加白茅根、竹茹，既清热化痰，又使得热邪由小便出之；熟大黄通腑泄热；白前降气化痰的同时又助辛夷解表散寒；鸡内金顾护脾胃，增强食欲。全方宣降清肃同用，使肺气宣畅，热清痰化，鼻窍通利，则咳嗽自减。三诊时患儿咳少痰减，久病气血不畅，故在原方基础上去熟大黄，加黄芪、川芎等健脾益气、活血调气之品调理善后。

3.婴幼儿肺炎案

患儿男，9月，2014年2月18日就诊。

咳嗽喘息7天。外院静脉滴注头孢替安、雾化吸入布地奈德、博利康尼6天，口服益生菌3天，效欠佳，就诊时患儿咳嗽喘憋，喉间痰鸣，咳甚呕吐白色泡沫样痰，无发热，汗多，面色晦暗发青，纳差，小便可，大便稀溏如水样，日5行，舌质淡，苔白滑，指纹淡红，显于气关；精神反应欠佳，三凹征（＋），双肺听诊可闻及细湿啰音及喘鸣音；既往纳差，无喘息史。

西医诊断：毛细支气管炎。

中医诊断：喘嗽。

辨证：痰湿闭肺证。

治法：宣肺开闭，祛湿化痰。

处方：三拗汤合二陈汤化裁。

炙麻黄2g、杏仁6g、炙甘草3g、陈皮6g、半夏6g、百部6g、桔梗6g、浙贝母6g、苏子6g、莱菔子6g、地龙6g、蝉蜕3g、车前子（包煎）6g、泽泻6g、防风6g、葛根10g、炒麦芽10g。

水煎服，每日1剂，共2剂，嘱多饮电解质水。

服药1剂后回访患儿腹泻明显好转，日2行，正常软便。

服药2剂后复诊：患儿咳喘明显好转，夜间能睡安稳，痰渐少，汗多，纳差，二便调，舌质淡，苔白，指纹淡红；三凹征（－），肺部听诊细湿啰音及喘鸣均较前明显好转。上方去蝉蜕、车前子、防风、葛根，加焦三仙各6g、鸡内金10g、炙黄芪10g。水煎服，2每日1剂，共3剂，嘱多饮温水。6天后电话回访，患儿3剂药后已无咳喘，纳可，二便调。

按：本例患儿9个月，素体脾虚，今患咳喘，结合其四诊所见"面色晦暗发青，舌质淡，苔白滑，指纹淡红，显于气关"当辨为脾虚失运，痰湿闭肺证。加之患儿腹泻如水，知其寒伤脾阳，脾失温运，寒湿下注。故程氏以三拗汤合二陈汤为基础，使表邪得解，肺气得宣，脾湿得化，喘平咳止。此外，酌加浙贝母、苏子、莱菔子加强化痰之功；僵蚕、蝉蜕解痉平喘；车前子、泽泻渗湿止泻；防风助麻黄散表邪外，方能散肠风以止泻。诸药配伍共奏平喘止泻之功，患儿服之，自然效如桴鼓。二诊时患儿喘平泻止，故在原方基础上减少平喘、渗湿止泻药，加用健脾益气、消食开胃之品后期调理。

（程　燕　郭素香　整理）

任 勤

崇钱乙万全，重顾护肺脾

【名医简介】

任勤（1963年~），女，汉族，天津市人，无党派人士，毕业于天津中医药大学，医学博士、教授、主任医师、硕士研究生导师，第六批全国老中医药专家学术继承指导老师，第三批全国优秀中医临床人才，世界中医联合会中医膏方专业委员会副会长，中国中西医结合学会变态反应委员会常务委员，中国民间中医药研究开发协会中医冬病夏治专业委员会副主任委员，中国中西医结合学会变态反应专业委员会儿科专业组委员。

任勤教授自幼热爱中医，1981年以高考优异成绩第一志愿报考天津中医学院中医系，1988、2006年师从于著名儿科专家李少川教授、马融教授取得硕士及博士学位，2012年参加第三批全国优秀中医临床人才学习，师从于儿科著名专家丁樱教授、李素卿教授。任勤教授从事中医儿科医教研工作30年，善于用古典经方治疗儿科多发病及疑难杂病，尤其对反复发作呼吸道感染、哮喘、鼻炎、湿疹、过敏性紫癜等过敏性疾患以及肺炎、肾病、多动症抽动症、厌食便秘等有深入研究，明显降低发作程度及发作频率，参与开发研制了发作期及缓解期系列中药院内制剂"小儿定喘止嗽合剂""防喘颗粒"等，以及预防咳喘发作的三伏、三九膏药，购药者来自全国各地，取得很好社会及经济效益。

任勤教授主持小儿哮喘及肾病科研课题4项。获天津市科技进步三等奖2项，中国中西医结合协会科学技术奖三等奖1项。

副主编《中医儿科临床实习分册》1部，参与编写儿科专著4部，发表科技论文50余篇。国家精品课《中医儿科学》主讲教师。

【主要学术思想】

任勤教授攻读了本科、硕士、博士，又参加了全国中医临床优秀人才的学习，行医35年，一直从事医、教、研工作，其学术思想源于《黄帝内经》，法宗仲景，尤崇尚钱乙，万全的三有余、四不足之说，提出过敏性疾患如哮喘、鼻炎、湿疹、荨麻疹容易反复发作、缠绵难愈的病机关键为风痰伏络，治疗上注重固护肺脾的学术思想，以益肺祛风、健脾化痰为治疗大法，在治疗过敏性疾病中贯彻始终。

1.婴幼儿湿疹证治

婴幼儿湿疹是儿童最常见的皮肤病之一，是由多种因素引起的一种具有明显渗出倾向的皮肤炎症反应。由于其反复发作，伴剧烈瘙痒，而婴幼儿语言表达不清，易反复搔抓以致感染，从而严重影响生长发育和生活质量。婴幼儿湿疹古代称为"奶癣""胎敛疮"，《医宗金鉴》曾云"此证由肝、脾二经湿热，外受风邪，袭于皮肤，郁于肺经，致遍身生疮。形如粟米，瘙痒无度，抓破时，津脂水浸淫成片，令人烦躁、口渴、瘙痒、日轻夜重。"基本概括了婴幼儿湿疹的特点。任勤教授认为，该病病位在肝、脾、肺，与湿邪密切相关。小儿"脾常虚"或因家长喂养不当或小儿饮食不知饥饱，影响脾胃运化水湿功能，脾虚生湿；小儿"肺常不足"，固表抗邪的能力较弱，易外感风热之邪。加之小儿纯阳之体，心肝有余，小儿体内痰湿化生湿热，内外风湿热相搏，浸淫肌肤。湿留肌肤，郁而难化，长期反复发作则湿热煎熬津液，血虚生风，肌肤失养。故风湿热搏结，客于皮肤，郁于腠理为该病病机关键。因而以调理脏腑、祛风除湿为治疗大法，并根据其皮损表现形式及病程长短辨证论治。但无论是在病情哪个阶段，都将健脾祛湿贯穿始终。

（1）疏风清热，健脾祛湿

婴幼儿湿疹急性期多因患儿感受风湿热之邪，客于肌肤而成，这也是临床最常见的类型。《幼科准绳》云"胎毒，初期仅干癣，后则脓水淋漓或结黡成片，发于两耳、眉梢或耳后、发际之间。"风邪上扬，游行善变，故皮损多瘙痒明显，弥散泛发；热邪易迫血伤津，与湿邪充斥皮肤则皮损红肿灼热，皮温略高，甚至渗液、溃烂。其皮损初多为红斑或丘疹，后可合并水泡和糜烂，部分结痂，瘙痒，伴手足心热、汗出恶风、喷嚏、口渴、尿短赤、大便干。舌质红，苔白腻或黄腻，指纹紫滞。任勤教授认为此期风湿热并重，应疏风清热，健脾祛湿，常用银翘散合平胃散加减。常用药物：金银花、连翘、荆芥穗、淡豆豉、薄荷、栀子、黄柏、苍术、陈皮、地肤子、厚朴、生甘草等。方中金银花、连翘疏风清热，荆芥穗、薄荷、淡豆豉宣发郁热、疏风解表，苍术、陈皮、厚朴燥湿健脾，栀子、黄柏、地肤子治以清热利湿，健脾胜湿止痒，生甘草缓和药性，调和诸药。

（2）宣畅气机，清热祛湿

脾胃为气机升降的枢纽。若病情继续发展，则湿热之邪胶着于太阴，气机不畅。脾主肉、肌肤、筋肉失养，故皮损以丘疹、结痂、鳞屑为主，色潮红。小儿为"稚阳"之体，湿热相争，多以热重。若湿重热轻，还可伴纳少、腹胀、乏力、大便溏。舌淡红，苔薄白或白腻，指纹浮紫。任师常以三仁汤加淡豆豉、栀子、蝉蜕、地肤子、白鲜皮等以清热祛湿，宣畅气机。常用药物：豆蔻、炒薏苡仁、炒杏仁、小通草、厚朴、淡豆豉、栀子、蝉蜕、地肤子、白鲜皮等。方中炒杏仁宣上焦肺气，气行则湿化，豆蔻、厚朴畅中焦脾气，行气宽中，薏苡仁、小通草渗湿利水，湿从小便去；淡豆豉、栀子清轻宣泄，透泄郁热；蝉蜕、地肤子、白鲜皮利湿祛风止痒。若患儿证属湿重于热者，常用胃苓汤加味以行气利水，健脾祛湿。常用药物：苍术、陈皮、厚朴、泽泻、猪苓、茯苓、白术、桂枝、砂仁、薏苡仁、白鲜皮、地肤子、生甘草等。

（3）养血祛风，健脾和胃

若患儿病程较长，反复发作，湿热煎熬津液，更易耗伤阴血，血虚则生风，表现为剧烈瘙痒，皮疹多为苔藓样改变；脾在体合肉，主四肢，故皮损多发生于肘窝、腘窝。此类皮损古代医学称其为"四弯风"，其《医宗金鉴》记载"生在两腿弯，脚弯，每个月一发，形如风癣，属风邪袭人腠理而成，其痒无度，搔破津水，形如湿癣。"这基本符合西医学对特应性皮炎皮损特点的概括。此型以"干、痒、慢"为主要特点，即皮肤干燥、剧烈瘙痒、病程较长。其皮损色暗或色素沉着或粗糙肥厚，多伴有剧烈瘙痒，瘙痒后可见血痂及鳞屑；常伴纳差、腹胀、舌淡、苔白、指纹浮红。任师针对其证型特点，以养血祛风，健脾和胃为治疗大法，方选荆防四物汤合健脾丸加减。常用药物：荆芥、防风、川芎、当归、生熟地、赤芍、蝉蜕、陈皮、白术、甘草等。方中荆芥、防风祛风解表以祛外风，蝉蜕祛内风止痒，生熟地共用养血而不滋腻，赤芍以凉血活血，川芎、当归活血养血，陈皮、白术健脾和胃，甘草调和诸药。因脾虚则气血运化无力，瘀从内生，"久病则瘀"，故任教授常在此期加入紫草、桃仁等药以活血化瘀。

2.小儿鼻鼽病证治

鼻鼽是儿科常见病、多发病，以突然和反复发作的鼻痒、喷嚏、流清涕、鼻塞为特征，包括西医学过敏性鼻炎、血管运动性鼻炎、嗜酸性粒细胞增多性非变态反应性鼻炎3种疾病。近年来由于城市空气污染严重等原因，儿童以过敏性鼻炎最为常见。任师认为，本病的发病以小儿肺、脾、肾三脏功能不足为内因，其中又以肺气虚为根本；外感六淫为外因，以风邪为要，儿童接触异物或异味亦常为本病发病的诱因。该病病位在肺，可责之脾、肾。小儿肺气不足，卫外功能欠佳，易为外邪所扰，而以风邪居首。风为百病之长，易挟寒、热、湿邪上犯人体头面、肌肤，而致肺经郁闭。肺开窍于鼻，肺气失宣，清肃失常，鼻窍不利，津液壅滞，而致鼻塞、流涕；小儿为"纯阳"之体，感受外邪易从热化，热盛炼津，津干则燥，燥盛则痒，而致患儿鼻痒、鼻干，常喜揉鼻；正邪相争，欲祛邪外出，则见患儿喷嚏频作。脾为后天之本，气血生化之源，小儿脾常不足，母病及子，累及于肺，则肺气虚弱，肺失宣肃，运化功能失司，津液停聚，湿浊久凝鼻部而致鼻塞、流涕。小儿肾常不足，肾主水，肾阳不足，温煦功能失常，寒水上溢，则致鼻流清涕。肾主藏精、纳气，气之根在肾，肾虚摄纳无权，气不归元，肺失温养，阳气易于耗散，常自汗出，腠理失和，易反复感邪。故任师总结，该病病机为肺脾肾三脏功能失调，卫表不固，鼻窍不利所致。治疗时当以疏风通窍、益气固表为治疗大法，随证施治。

（1）肺经伏热型—疏风清热、宣肺通窍

此型多见于素体大肠热盛，复感风热者。临床常以鼻塞、鼻痒、流黄浊涕、喷嚏为主要表现，可兼有恶风、发热、咽痛、口渴、眼痒、便干等症，舌红、苔薄黄、脉浮数或指纹紫滞。此型患儿热象明显，故以疏风清热、宣肺通窍为治疗大法，任师临床常以银翘散合苍耳子散加味。常用药物：炒苍耳子、辛夷、白芷、薄荷、金银花、连翘、淡豆豉、桔梗、荆芥穗、酒大黄、甘草等。若痒甚加蝉蜕、僵蚕；流涕不止加葶苈子、大枣；鼻塞重者加桃仁、地龙、浙贝母。方中苍耳子、辛夷性辛、温，归肺经，祛风通窍；白芷、薄荷清利头目，疏风通窍止痛；金银花、连翘疏风清热；桔梗宣肺通窍；荆芥、薄荷疏外风以解表；蝉蜕、僵蚕祛内风以通窍；酒大黄泄热通便；甘草调和诸药；流涕不止者考虑肺失宣肃，水饮上犯于肺窍，任师常用葶苈子、大枣，取《金匮要略》葶苈大枣泻肺汤之意以泻肺中水饮；桃仁、地龙、浙贝母活血化瘀、软坚散结、通经活络。

（2）肺虚不固型—益气固表、温肺通窍

此型多见于肺气虚，卫阳不固，复感风寒之邪者。患儿平素易感，多在感受风寒之邪或天气突变时发病，以鼻塞、喷嚏阵作、流清水样涕或黏白涕、鼻痒为主要表现，可兼有恶寒、发热、无汗等症，舌淡苔薄白脉浮紧或指纹浮红。任师认为此型患儿以肺气虚，不能固表为本，外感风寒之邪为标，故以益气固表、温肺通窍为治疗大法，标本兼治。临床常以黄芪桂枝五物汤合苍耳子散加减。常用药物：炒苍耳子、辛夷、白芷、薄荷、防风、生黄芪、桂枝、生麻黄、白芍、生姜、大枣。若喷嚏连连加乌梅、五味子；清涕如水者可加苓甘五味姜辛汤。方中苍耳子祛风通窍；辛夷、白芷散寒祛风；防风、薄荷解表祛风；生麻黄、桂枝解表散寒，且桂枝合白芍以调营卫固表；生黄芪甘温益气，补在表之卫气；生姜、大枣以疏散风寒、养血和营。乌梅、五味子酸甘敛阴，可敛外泄之肺气；苓甘五味姜辛汤本为温肺化饮的经方，任师认为此型患儿流清涕不止多为寒饮不化、饮停于肺，上发于鼻窍，故用此方治疗，临床疗效奇佳。

（3）脾肾不足型—温肾健脾、升阳通窍

此型多见于阳虚体质患儿，病程较长，反复发作者。以清涕量多不断、鼻痒不适，鼻部症状晨起和夜间较重为主要表现，可兼面色苍白、形寒怕冷、自汗乏力、纳差、小便清长、尿频遗尿、便溏等症，舌淡苔白脉沉细。因此型患儿肺、脾、肾三脏功能尤为不足，虚象明显，故任师以温肾健脾、升阳通窍为治疗大法，温补脾肾之阳气。阳气得升、水饮得化、清窍通利。常以苍耳子散为基本方，合用补中益气汤及真武汤加减。常用药物：炒苍耳子、辛夷、白芷、薄荷、生黄芪、党参、升麻、白术、陈皮、炮附子（先煎）、茯苓、黄芩、生姜、甘草等。若小便频数者，加乌药、益智仁。方中苍耳子、辛夷、白芷、薄荷祛风通窍；生黄芪、党参补肺脾之气，且黄芪、升麻可升阳固表；白术、陈皮、茯苓健脾益气；黑顺片大热，温脾肾之阳；生姜温散，可助附子温阳散寒；乌药、益智仁温肾散寒、固精缩尿；黄芩性凉，制诸药辛温太过，甘草调和诸药。本方大热，儿童特别是婴幼儿应用时需注意用量及时间，若患儿症状缓解，可酌情减量附子、党参等温药，因小儿多为"纯阳"之体，易助阳生热，易生他患。

此外，任师认为，鼻衄患儿反复发作，故应在平素未发作时期亦应注重调理，体现了中医"未病先防"的思想。根据其卫表不固的病机特点，常以玉屏风散合过敏煎加减以解表和里。过敏煎为当代大家祝谌予所制，药仅5味：防风、乌梅、五味子、银柴胡、甘草。方中乌梅、五味子敛阴固涩，防止卫气外出；防风解表祛风，为风药中之润剂；银柴胡性凉味甘，与防风相配以散风；甘草调和诸药。五药配合，有收有散，配以玉屏风散以益气固表，固卫和营，用于缓解期的调理，疗效显著。

3. 儿童反复呼吸道感染证治

反复呼吸道感染是指小儿发生呼吸道感染的次数过于频繁，一年中超过一定次数者，又称为"易感儿"，其中以1~3岁的幼儿更为常见。患儿多因正气不足，卫外不固，以致屡感外邪，正虚邪恋所致。卫气的生成和充盛根源于下焦，长养于中焦，开发于上焦。小儿脏腑娇嫩，尤以肺脾肾三脏功能不足为著。肺虚卫表不固，易为外邪侵袭；脾为后天之本，脾虚则生化乏源，正气不足；肾为先天之本，肾中元阳是卫气之根，肾气不足则影响其他脏腑功能的发挥。任勤教授认为，该病病机的关键是脏腑功能失和、少阳枢机不利。刘渡舟在《伤寒论通俗讲话》曾云："体虚之人，卫外不固，外邪侵袭，可直达腠理。腠理者，少阳之分也。故虚人感冒纵有太阳表证，亦为病之标也；纵无少阳正证或变证，却总是腠理空疏，邪与正搏"。指出腠理为少阳所主，正虚腠理疏松，感受外邪后多入少阳。易感儿感受外邪后，由于其正气不足，不能固外，邪气多入少阳，正邪相争，互有进退，故易感儿每次感邪后会出现病程较长，寒热往来，虚实夹杂的特点，正符合少阳病"血弱气尽，腠理开，邪气因入，与正气相搏，结于胁下，正邪分争，往来寒热，休作有时"（《伤寒论》第97条）的表现，故在治疗时当以调理脏腑，和解少阳之法贯穿始终。患儿病情反复多变，在具体治疗时当审证求因，分而论治。

（1）调理肝脾，疏化少阳气机

小儿脾常不足，再加上现代患儿多喂养不当，多食肥甘生冷而致脾胃受损。脾失健运，脾虚则肝木乘之，肝失疏泄，出现脾虚肝郁的征象，表现为：反复感冒，平素急躁易怒，腹胀纳差，时觉乏力，便溏，舌红苔白脉弦等。此类患儿常以调理肝脾，疏化少阳气机为治法，透表清里，疏理气机。临床常用逍遥散合小柴胡汤加味。常用药物：柴胡、半夏、党参、黄芩、当归、白芍、茯苓、白术、薄荷、生姜、大枣等。方中柴胡轻清升散、疏肝透表；党参、白术、茯苓益气健脾祛湿，使运化有权，气血有源；当归、白芍养血柔肝；黄芩、薄荷清少阳相火，透邪外出；半夏、生姜、大枣和胃降逆。

（2）调和营卫，补气固表

此型多见于肺脾气虚，卫外不固，外邪留恋之患儿。脾虚则生化无源，肺虚则不能固外，腠理疏松，易受外邪侵袭，邪入少阳，正邪相争，反复易感。表现为：反复感冒，恶寒怕热，平素汗多而不温，胁肋胀满，面黄少华，厌食，大便溏，舌淡红，苔薄白，脉浮数或指纹浮红。此类患儿应以调和营卫，补气固表为主，方选黄芪桂枝五物汤合小柴胡汤加减。常用药物：生黄芪、桂枝、白芍、柴胡、半夏、党参、黄芩、大枣、甘草等。方中黄芪益气固卫；桂枝通阳散寒；白芍合营敛阴；柴胡疏肝透表；党参补脾气固本；半夏散结消痞；大枣益气生津；黄芩佐党参、黄芪，防其辛温太过，甘草调和诸药。

（3）调和肠胃，舒畅中焦

由于生活条件好转，现在由于禀赋不足所致的易感儿较少，多因小儿多食肥甘厚味而伤脾胃或滥用抗生素、清热解毒药而损伤小儿正气。小儿脾气受损则运化失司，易生湿生热，出现寒热错杂的征象，表现为反复感冒，时有呃逆或呕吐，腹胀腹痛，大便干或酸臭，舌红苔黄腻，脉滑数。此类患儿当治以调和肠胃，舒畅中焦，消痞散结法，以半夏泻心汤合保和散加减。常用药物：半夏、黄芩、黄连、党参、茯苓、陈皮、焦三仙、干姜、大枣等。方中半夏、干姜辛温开结散寒；黄芩、黄连苦寒降泄除其热；党参、大枣甘温益气补其虚；焦神曲、焦麦芽、焦山楂消其滞；陈皮、茯苓健脾和胃理其气。

4.小儿哮喘证治

小儿哮喘是儿科常见的肺系疾病，是一种反复发作的哮鸣气喘疾病。古代医家对哮喘早有论述，《金匮要略》中记载："咳而上气，喉中水鸡声，射干麻黄汤主之"，描述了哮喘的发作特点。朱丹溪在《丹溪心法》中首先命名"哮喘"的病名，并提出"哮喘专主于痰"，强调了哮喘的病因多与痰饮有关。现代医家认为哮喘一病，内因多与肺脾肾三脏不足，痰饮内伏；外因多与感受外邪，接触异物、异味等有关。而感受外邪中，以风邪最为见长。任勤教授从医多年，对治疗小儿哮喘颇有心得，认为小儿哮喘以风痰阻络，肺失宣降为病机关键。肺为贮痰之器，脾为生痰之源，肾为生痰之根。因小儿肺脾肾三脏不足，易使痰浊内生。小儿肝常有余，肝热生风，风为百病之长，感受外邪后外风引动内风，使风痰相搏，伏于脉络，形成哮喘的宿根。若此时患儿感受六淫之邪或者嗜食肥甘厚味或接触异物异味，引动伏痰，风痰阻于气道，气机升降失常，肺失宣降，肺气上逆，故而发为哮喘。治疗时当根据患儿所处疾病的不同阶段及疾病的邪正消长辨证分型论治，但无论在何种时期，均以理肺通宣、祛风化痰为治疗大法，贯穿始终。

（1）急性发作期——祛风化痰，解痉平喘

①寒性哮喘

多见于3岁以下哮喘反复发作患儿，因其肺、脾、肾三脏功能形而未全，全而未健或反复使用抗生素患儿，阳气不足，复感风寒而诱发。症见：咳嗽气喘，喉间哮鸣，咳痰清稀，鼻流清涕，面色淡白或伴恶寒无汗，舌淡红，苔薄白，指纹浮红或脉浮滑。治以温肺散寒、止痉平喘之法，方以小青龙汤加杏仁、苏子、蝉蜕、地龙、黄芩为主。常用药物：麻黄、桂枝、干姜、细辛、半夏、白芍、五味子、杏仁、苏子、蝉蜕、地龙、黄芩等。方中麻黄、桂枝宣肺平喘、解表散寒；干姜、细辛温肺化饮；五味子、白芍敛肺柔肝；杏仁、苏子、半夏降气化痰平喘，与麻黄、细辛使宣降相宜；黄芩苦寒，佐其辛温药太过；地龙、蝉蜕为虫类药，搜风通络，止痉平喘。

②热性哮喘

多见于素体肠胃积热，复感风邪之患儿。肺与大肠相表里，若大肠热结，腑气不通，肺失宣降，上逆而咳；小儿为纯阳之体，感邪后易入里化热，故此证患儿临床较常见。表现为咳嗽喘息，咳痰稠黄，喉间痰鸣，大便干燥，可伴发热，舌红苔黄，脉浮数或指纹紫滞。治以清肺平喘、止咳化痰之法，方选定喘汤加味。常用药物：麻黄、白果、苏子、半夏、款冬花、杏仁、桔梗、桑白皮、黄芩、生石膏、枳壳、地龙、桃仁、旋覆花、代赭石、甘草等。方中麻黄、白果宣肺定喘；杏仁、苏子、款冬花、半夏、旋覆花、代赭石降气化痰；桑白皮、葶苈子清肺平喘；生石膏、黄芩清宣肺热；桔梗、枳壳、地龙、桃仁理气化痰通络；甘草止咳化痰，调理诸药。

（2）慢性持续期—健脾理肺，祛风化痰

此期病程较长，且间断发作，持续不已，患儿此时多处在正虚邪恋阶段，复因风痰阻络，肺失宣降，发为咳喘。治疗当扶正祛邪，健脾理肺兼以祛风化痰，解痉通络。

①肺脾气虚证

表现为反复感冒，时有咳喘，平素自汗，神疲懒言，面白少华，气短，便溏，舌质淡苔薄白，脉细。治以健脾益气，宣肺平喘，祛风通络法。方选玉屏风散合华盖散加味。常用药物：黄芪、白术、防风、麻黄、杏仁、苏子、桑白皮、茯苓、陈皮、地龙、僵蚕、黄芩、五味子等。方中黄芪、白术益气健脾；麻黄、杏仁、苏子、桑白皮宣肺降气平喘；茯苓、陈皮健脾理气化痰；防风祛外风，地龙、僵蚕祛内风解痉，合用以通络，佐黄芩防温散生热，五味子收敛肺气。

②肺肾阴虚证

表现为咳嗽反复，喘促乏力，面色潮红，手足心热，可伴盗汗、夜尿多，舌质红，苔花剥，脉细数。此证见于哮喘反复不愈，久病及肾，肺肾阴虚，阴虚内热的患儿。治以养阴益肾，宣肺平喘，祛风通络法。方以都气丸合射干麻黄汤加减。常用药物：熟地黄、山萸肉、山药、泽泻、牡丹皮、茯苓、五味子、麻黄、射干、款冬花、紫菀、半夏、地龙、僵蚕等。方中都气丸滋肾纳气；麻黄、射干宣肺平喘祛痰；款冬花、紫菀、半夏温肺化痰；地龙、僵蚕祛风通络。

③脾虚肝郁证

表现为反复咳喘，咳嗽无力，面色萎黄，胁肋胀满不舒，疲乏无力，大便溏薄不成形，舌淡红，苔薄白，脉弦无力。此证多见于年长儿，患儿反复咳喘，肺气上逆，子病及母，脾失健运。脾常不足，脾虚则肝木乘脾土，且小儿肝常有余，肝邪犯肺，出现气机郁结，肺气上逆的症状。治以健脾疏肝、理气宣肺、祛风化痰法。方以逍遥散合半夏厚朴汤加味。常用药物：当归、柴胡、白芍、茯苓、白术、半夏、苏叶、厚朴、地龙、僵蚕等。方中柴胡、当归、白芍疏肝解郁，养血柔肝；白术、茯苓、半夏健脾化痰，和胃降逆；苏叶、厚朴、地龙、僵蚕宣肺行气，祛风通络。

（3）缓解期——解表和里，补肺固本

哮喘患儿缓解期无明显咳喘症状，但须防范再次发作，当补肺健脾，固护卫气，防止外邪侵入，体现了治未病的思想。方选过敏煎合玉屏风散加减。常用药物：乌梅、五味子、银柴胡、防风、黄芪、白术、黄芩、甘草等。方中防风祛风胜湿；银柴胡清热透邪，乌药、五味子敛肺生津，滋肾涩精；黄芪补肺固表；白术健脾益气；黄芩清热，佐温药太过；甘草调和诸药。诸药合用，健脾补肺，有补有泄，有收有散，阴阳并调。

（4）咳嗽变异性哮喘——祛风化痰、解痉通络

咳嗽变异性哮喘是以慢性咳嗽为主要临床表现的一种特殊类型的哮喘，其发病机制与哮喘相同，存在气道慢性炎症与气道高反应性。任勤教授认为，该病患儿反复发作，表现为突然发作的阵咳，常伴鼻痒、咽痒等，其符合"风性轻扬，善行而数变"的特点。患儿病程较长，肺脾肾三脏不足，易生痰湿，风痰相搏，壅塞气机，肺失宣肃，故而发病。故风痰阻络，肺失宣降，为该病的病机关键。治疗当以宣肺止咳、祛风化痰、解痉通络之法，方选止嗽散加味。常用药物：百部、紫菀、桔梗、白前、荆芥、防风、蝉蜕、僵蚕、全蝎、地龙、陈皮、白芍、当归、甘草等。方中百部、紫菀润肺止咳化痰；荆芥、防风疏风解表以祛外风；蝉蜕、僵蚕疏风利咽以熄内风；全蝎、地龙息风止痉通络；桔梗、白前、陈皮宣肺理气化痰；当归、白芍养血柔肝以止咳，甘草调和诸药。本方虫类药较多，起祛风解痉通络的作用，治疗痉挛性咳嗽疗效奇佳。但需注意的是，部分哮喘患儿对虫类药过

敏，若患儿服药后出现咳喘加重的情况，需减量减药，以免延误病情。

5.小儿荨麻疹证治

小儿荨麻疹，属中医"瘾疹""风疹块""赤白油风"等范畴。临床患儿可出现大小不等的风团样皮疹，伴瘙痒，严重者痛苦难忍，抓挠不安，若治疗不效，时有反复。本病病因复杂，古今中医医家们多从"风""寒""热""湿"等邪立论处方，任勤教授基于小儿生理病理特点及多年临床经验总结后，认为治疗本病需注重祛风解表、调和脾胃。

（1）解表和里

任勤教授认为小儿肺卫不固易感风邪，脾常不足易生湿邪而里不和，二者互为因果，疾病易反复发作。临证主张"解表和里"为治疗本病之大法，要贯穿治疗始终。故常选用《祝谌予经验集》中过敏煎方加减以"解表和里"，该方中防风：辛甘性温，祛风胜湿，银柴胡：味甘性凉，清热凉血，透邪外出，二者散其邪；乌梅、五味子敛肺生津，收者固其本。诸药共伍，有收有散，有补有泻，阴阳并调，临床可适用于各种类型引起的小儿荨麻疹。

（2）急性期—祛风解表，燥湿和胃

急性荨麻疹起病急，病程不足6周，《金匮要略》言："风气相搏，风强则为瘾疹，身体为痒。"表明本病与风邪袭表尤为密切，故有"无风不作痒""风盛则痒甚"等说。任勤教授认为荨麻疹发作时此消彼长、聚散不定，恰与风邪善行而数变的致病特点相合，临证时辨证为偏风寒型选麻桂各半汤方加减祛风散寒，偏风热型选消风散、麻黄连翘赤小豆汤方加减祛风清热。此外在祛风解表的同时要兼顾脾胃，脾胃失和，更易招致外风侵犯。故临证时常选平胃散方加减燥湿和胃、行气化滞，以复后天脾胃运化之功。

（3）慢性期——补肺健脾，疏利少阳

慢性荨麻疹常由急性荨麻疹治疗不当或迁延不愈而成，病程持续6周以上，反复发作，瘙痒难忍是治疗较为棘手的方面。任勤教授认为，慢性荨麻疹反复发作、缠绵难愈的病机关键在于虚实互见，因此需重视患儿本虚标实之象，固其根本，除其标实，标本兼治，方能奏效。慢性期风、寒、热、湿等邪若不能在太阳经及时疏解，可向里伏隐于少阳经，使病势呈现缠绵起伏之态，少阳主枢，主腠理，属半表半里，邪气或出于太阳表或入于阳明里，证候表现为皮疹隐发不定，时作时止，发无定时。因此临床上任勤教授常将慢性期患儿辨为以肺脾气虚，正气不足为本，邪伏少阳，枢机不利为标的虚实夹杂证，治以补肺健脾，疏利少阳，祛风除湿之法，临证时常选用玉屏风散方、小柴胡汤合麻桂各半汤方加减以补肺健脾、疏利少阳、辛散解表。

【医案传真】

1.婴幼儿湿疹案

郭某某，女，3岁，2019年7月5日初诊。

四肢皮疹反复发作1年余，加重1周。患儿于1年余前始颜面、颈部、四肢出现皮疹，以肘窝、腘窝为著，瘙痒甚，搔抓后出现破溃，曾间断予糖皮质激素外擦，皮疹反复发作。1周前，患儿外出游玩后皮疹加重，表现为红色斑丘疹，部分破溃流水，边缘结黄痂，予外院查过敏原阳性，诊断为婴幼儿湿疹，并予口服开瑞坦，效不显。现症：全身散在红色斑丘疹，以肘窝、腘窝为著，部分破溃糜烂，周围结痂，四肢可见陈旧性皮疹及色素沉着，痒甚，纳差，夜寐欠安，手足心热，大便干，2日1行。舌质红，苔黄厚，指纹紫滞。

西医诊断：湿疹。

中医诊断：四弯风。

辨证：湿热蕴肤。

治法：疏风止痒，清热祛湿。

处方：银翘散合平胃散加减。

金银花6g	连翘6g	薄荷（后下）5g	淡豆豉6g
荆芥穗6g	黄芩6g	赤芍6g	栀子6g
苍术6g	黄柏6g	地肤子10g	白鲜皮10g
紫草6g	蝉蜕6g	厚朴6g	陈皮6g
薏苡仁10g	甘草6g		

共7剂，每日1剂，日150ml，分3次，水煎服。

二诊，患儿红色皮疹明显好转，破溃处均已结痂，未见明显渗出，周身皮肤粗糙，仍有瘙痒，纳欠佳，夜寐较前好转，二便调。舌淡红，苔白，指纹紫滞。原方减金银花、薄荷，加当归6g、白芍10g、鸡血藤6g、防风6g。继服7剂，用法同前。

三诊，患儿周身无明显皮疹，周身皮肤粗糙较前好转，时有瘙痒，纳欠佳，夜寐明显好转，二便调。舌淡红偏暗，苔白稍厚，指纹浮紫。原方减栀子，加川芎6g、桃仁6g、生地黄10g、焦神曲10g，白术6g，继服7剂，用法用量同前。

四诊，患儿周身无皮疹，偶有瘙痒，纳增，夜寐可，二便调。舌淡红，苔白，脉细。继服原方14剂，用法用量同前。并嘱患儿注意皮肤保湿，避免过敏原刺激。后随访3个月，未再复发。

按：本患儿病程长，反复发作，耗伤阴血，血虚不荣于肌肤，肌肤失于濡养，表现为肌肤干燥；阴血不足，阳不入阴，则夜寐差；血虚生风，风胜则痒，则皮肤剧烈瘙痒，故本患儿证属血虚风燥型。但患儿近期外出游玩后病情加重，其皮疹表现为红色斑丘疹，结合其手足心热、大便干及舌脉，考虑为外感风湿热邪，浸淫皮肤，其为本虚标实。"急则治其标"，故先以疏风清热，健脾利湿为治疗大法，予银翘散合平胃散加减。方中金银花、连翘疏散风热；荆芥穗祛风止痒；淡豆豉、薄荷疏风清热、散结消肿；苍术、黄柏、栀子清热燥湿；地肤子、白鲜皮清热利湿，祛风止痒；陈皮、厚朴健脾利湿；辅以紫草、蝉蜕以凉血祛瘀止痒，甘草调和诸药。二诊时患儿风热之象较前明显好转，且红色皮疹渐消，仍以皮肤粗糙、瘙痒为主，结合舌脉，以血虚证为主要表现，"缓则治其本"，故减前方清热之药，加当归、防风等养血祛风之品。"久病致瘀"，血虚日久则易血瘀，故在病程后期，加桃仁、川芎、生地黄以养血滋阴、活血化瘀。由于脾胃为气血生化之源，脾虚则生湿生热。脾胃功能的强弱常决定疾病的转归，故任师在治疗中始终注重固护脾胃。初期加薏苡仁、陈皮以健脾利湿，后期加焦神曲以健脾和胃、调和中焦。

2.小儿鼻鼽案

王某某，男，8岁，2019年6月5日初诊。

流清水鼻涕2月余，加重3天。患儿流清水鼻涕2月余，近3日自诉受凉后加重，伴晨起喷嚏频作、鼻塞、鼻痒，头痛，常自汗出，不咳，纳欠佳，二便调。查体：咽微红，眼眶下可见变态反应着色，鼻黏膜苍白水肿，鼻腔可见白色分泌物，心肺（－）。舌淡红苔薄白脉弦。辅助检查：血常规示嗜酸性粒细胞0.08；过敏原检测示对蛋清、牛奶、螨虫过敏。

西医诊断：过敏性鼻炎。

中医诊断：鼻鼽。

辨证：肺虚不固证。

治法：补肺固表，疏风散邪。

处方：苍耳子散合黄芪桂枝五物汤加减。

炒苍耳子6g	辛夷6g	白芷10g	薄荷（后下）6g
乌梅6g	五味子10g	银柴胡10g	防风10g
石菖蒲10g	生黄芪10g	桂枝6g	生麻黄5g
细辛3g	甘草6g		

4剂，每日1剂，水煎服，约300ml，分3次服。服药期间禁辛辣肥甘海鲜之品。

二诊：患儿流涕、喷嚏症状减轻，鼻塞症状消失，仍自汗出，大便干，两日1行。原方去细辛、生麻黄，生黄芪加量至15g、加白芍15g、火麻仁10g，7剂，水煎服，每日1剂。

三诊：患儿鼻部症状基本消失，汗出明显减少，守方继服14剂以巩固治疗。

按：过敏性鼻炎属于中医"鼻鼽"范畴，本案为鼻鼽的肺虚不固证。小儿脏腑娇嫩，尤以肺、脾、肾更为突出。患儿病程较长，又复感风寒之邪，为本虚标实之证。故当疏风通窍、温肺固表。方中苍耳子、辛夷、白芷均经过肺经，散风通窍；乌梅、五味子、银柴胡、防风祛邪固本，宣通鼻窍；生麻黄、桂枝疏风散寒；细辛温肺化饮通窍；生黄芪补气固表；石菖蒲芳香走窜，化湿祛浊；甘草调和诸药。二诊时患儿表寒证已解，故去辛温发散之麻黄，温热之细辛，加量黄芪取固表敛汗之意。

3.小儿反复呼吸道感染案

黄某，男，6岁，2019年9月11日初诊。

主诉：咳嗽2天。患儿平素易感，近1年以来，每个月感冒1~2次。近2天患儿咳嗽，有稀痰，偶鼻塞、流涕，无发热，活动后多汗，纳差，便偏溏，日行1次。查体见患儿神志清，精神可，咽稍充血，心肺无异常，腹软，舌质淡、苔白，脉浮数。

西医诊断：反复呼吸道感染。

中医诊断：易感儿。

辨证：肺脾气虚证。

治法：补肺健脾，调和营卫。

处方：黄芪桂枝五物汤合小柴胡汤加减。

生黄芪10g	桂枝10g	白芍10g	柴胡10g
半夏6g	黄芩10g	紫苏梗10g	桔梗10g

杏仁10g　　　　紫菀10g　　　　炒薏苡仁15g　生姜10g
甘草6g

4剂，每日1剂，水煎服，约300ml，分3次服。

二诊： 患儿不咳，无鼻塞流涕，食欲仍较差，大便偏溏。原方去紫菀、桔梗、紫苏梗，加焦神曲、焦山楂、焦麦芽各10g，党参10g。7剂，水煎服，每日1剂。

三诊： 患儿家长诉患儿服药后食欲好转，便调。继服上方7剂，每2日1剂以资巩固。3个月后，对患儿进行随访，家长诉患儿此期间未感冒。为避免患儿复感，任师嘱家长：患儿宜清淡饮食，调护适宜，适当加强体育锻炼。

按： 脾胃主一身之阴阳，营卫主一身之气血"体虚易感虽主要是由于脾胃升降枢机失于运转，营卫不和，三焦气化受阻所致。本案患儿体质素弱，易患感冒，责于其脾胃虚弱，升降气化失司，卫气不固，营卫不和而导致肺脏受累感邪，故而出现咳嗽、鼻塞流涕症状。小儿患病，既要考虑到脾胃中焦受损，又要考虑到时邪留恋。方中黄芪补肺脾之气；桂枝、白芍酸甘化阴和营；柴胡、黄芩升降相配，和解少阳；半夏和胃气，配苏梗以解表散寒；紫菀、杏仁润肺止咳；生姜解表散寒，薏苡仁健脾止泻，甘草调和诸药。"邪之所凑，其气必虚"患儿服药后表证已解，当以扶正为主，故去解表之苏梗，加党参以补气固表，焦三仙以健脾和胃。并嘱患儿注意饮食起居以扶正气。

4.小儿哮喘案

患儿2岁，男性。2019年12月14日初诊。

主诉： 间断咳喘3个月，加重3天。3个月前因感冒后出现咳嗽，喘息，于外院诊断为婴幼儿哮喘。家属自诉近3个月每个月发作1次喘息，多因感冒诱发。3天前受凉后咳嗽，咳甚则喘，有白痰，喉间痰鸣，无发热，无汗，流清涕，打喷嚏，乏力，纳差，便溏，日行1次。查体：咽微红，三凹征（±），双肺可闻及哮鸣及痰鸣音，舌淡红苔白，指纹浮红。

西医诊断：婴幼儿哮喘。

中医诊断：哮喘。

辨证：寒哮。

治法：温肺散寒，祛风解痉。

处方：小青龙汤加味。

麻黄5g	杏仁6g	苏子10g	细辛3g
半夏6g	干姜6g	五味子6g	地龙6g
蝉蜕6g	黄芩6g	甘草6g	

4剂，水煎服，煎150ml，取汁100ml，日分3次服，并嘱患儿避免感受风寒，饮食清淡。

二诊：咳喘明显减轻，有痰不易咳出，偶流涕，晨起打喷嚏，纳可，二便可。查体：咽稍红，双肺可闻及少许痰鸣音，舌淡红、苔薄白，指纹浮红。原方加苍耳子6g、款冬花6g以疏风通窍，化痰止咳。继服7剂，用法用量同前。

三诊：患儿已基本不咳，近1周未再喘息，喉间偶有痰鸣，大便稍干。查体：双肺呼吸音粗，舌淡红、苔白，指纹浮红。原方去干姜、细辛，加茯苓10g、陈皮10g以健脾化痰。继服7剂以巩固疗效。

按：婴幼儿哮喘反复发作，多与患儿肺脾肾三脏功能不足有关，痰饮内生。本案患儿病程较长，又复感风寒之邪诱发哮喘。患儿外感风寒之邪，内有痰饮之伏，当以温肺散寒、祛风解痉法，方选小青龙汤加味。方中麻黄辛、温，归肺、膀胱经，发汗解表，宣肺平喘为君药。细辛、干姜、半夏性辛、温，归肺、脾、肾经，可温阳化饮；杏仁、苏子降气化痰；五味子收敛肺气而平喘；地龙解痉通络，蝉蜕甘、寒，归肺、肝经，与麻黄相配祛外风以解表，又配伍地龙祛内风以解痉共为臣药。黄芩苦寒，可清肺化痰、佐温热药辛温太过为佐药。甘草止咳调和诸药。患儿服药后喘息明显缓解，表寒之象已解，故去干姜、细辛以防辛温药太过而助阳生热，加陈皮、茯苓合半夏以取二陈汤之意，健脾化痰，杜生痰之源。

5.小儿荨麻疹案

高某，女，12岁，2020年6月27日初诊。

患儿周身时发瘙痒性风团半年余，曾于外院诊断为荨麻疹，平素口服马来酸氯苯那敏、外用丁酸氢化可的松乳膏等药物，仅能暂时控制症状，皮疹仍间断出现。2天前因外出活动，汗出受风后周身再次出现散在风团样皮疹，遂考虑寻求中医治疗。刻下症见风团色泽淡红，瘙痒时作，影响学习及睡眠，伴见恶风畏寒、面色少华、乏力懒言、四肢欠温、口微渴、纳可、二便调。查体：神清，表情痛苦，皮肤划痕征阳性，心、肺、肝、脾无异常，舌淡红，苔薄白，脉弦细弱。辅助检查：嗜酸性细胞0.06，皮肤过敏原试验阳性。

西医诊断： 慢性荨麻疹。

中医诊断： 瘾疹。

辨证： 肺脾气虚，邪伏少阳。

治法： 补肺健脾，疏利少阳，辛散解表。

处方： 玉屏风散合麻黄桂枝各半汤、小柴胡汤化裁。

炙黄芪10g	炒白术10g	麻黄6g	桂枝6g
白芍10g	柴胡10g	黄芩10g	清半夏10g
生姜3片	大枣5枚	党参10g	防风10g
乌梅6g	五味子10g	白鲜皮10g	炙甘草6g

4剂，每日1剂，水煎服，约300ml，分3次服。嘱患儿忌食海鲜、牛羊肉、鸡蛋等过敏食物。

二诊： 2020年7月1日。患儿周身风团样皮疹减退，瘙痒减轻，已能入睡，余症仍在，继予上方7剂。

三诊： 2020年7月8日。原皮疹基本消失，瘙痒明显缓解，且未见新起皮疹，自诉已恢复正常学习生活，偶觉食欲不佳，动则汗出，遂予前方去麻黄，加焦山楂10g，连服14剂后，进食改善，汗止。随访至今，皮疹未发。

按：小儿荨麻疹是一种过敏性皮肤病，其急性期常因进食鱼虾蟹或感染肠道寄生虫致肠胃湿热内生，脾胃气郁，营卫失和，复感风寒等邪，内不得疏泄，外不得透达，郁于皮毛肌腠之间而发病。慢性期常因素体虚弱或久病体虚，气血不足，风、寒、湿邪乘虚而入，伏于少阳，以致血虚生风化燥，肌肤失养而发病。故临床辨治前要分清轻重缓急，明辨寒热虚实，做到扶正祛邪的同时标本兼顾，方能得心应手。荨麻疹为儿童时期常见病，一般经积极治疗后症状减轻，预后较好，若出现喉头水肿致窒息、休克甚至危及生命者，不应拘泥，宜行中西医联合救治。本案慢性荨麻疹患儿辨为肺脾气虚，邪伏少阳，故方中玉屏风散补肺健脾、益气固表，小柴胡汤疏利少阳、化湿和胃，麻桂各半汤散寒解表、调和营卫，乌梅及五味子酸甘化阴、收敛肺气，加白鲜皮燥湿止痒。三诊患儿诸症明显改善，纳食偏少，汗出过多，去麻黄一味，恐发汗太过，加焦山楂开胃消食，遂获全功。

（李晨帅　闫雨迎　整理）

胡思源

慈幼施仁术，方药惠婴童

【名医简介】

胡思源（1963年~），男，汉族，吉林省双辽市人，教授、主任医师、博士研究生导师。国家中医药管理局第一批优秀中医临床人才，天津市名中医。曾任天津中医药大学第一附属医院临床药理基地主任、儿科副主任，现任临床试验中心主任，同时从事儿科医教研和以儿童中药为重点的中药临床评价工作。现为国家卫生健康委儿童用药专家委员会委员，国家药监局药品技术审评专家。兼任中华中医药学会儿科专业委员会常务委员、中药临床药理专业委员会副主任委员，世界中医药学会联合会儿科委员会常务理事、DMC与价值评估工作委员会副主任委员、伦理审查委员会常务理事，中国药学会中药临床评价专业委员会副主任委员等。

1981年，胡思源教授以第一志愿考入长春中医学院中医专业，从此与中医学结下了不解之缘。初入中医殿堂，即有幸得到任继学国医大师、王烈国医大师等中医名家的授业解惑。任老深厚的中医理论功底和鲜明的中医特色诊疗方案，王老衷中参西的临证思路和屡试不爽的儿科效方，对其影响颇深，效法至今。

1986年，胡思源教授入读天津中医学院硕士研究生班，师从津门名医李少川教授。李老擅长以中医药治疗癫痫、肾病等儿科疑难病症，在遣方用药上推崇顾护脾胃的学术观点。2003年，考入国家中医管理局第一批优秀中医临床人才研修项目，侍诊津门名医陈宝义教授。陈老师在国内率先倡导"以益气养阴、活血化瘀法治疗小儿病毒性心肌炎",其宗法不宗方,擅长依据中药的功效主治、性味归经结合现代药理,灵活运用。2005年,考入天津中医药大学中医儿科博士研究生,师从岐黄学者马融教授。马院长既在运用中医药诊治小儿神经精神疾病方面名震遐迩,又在儿童中成药的循证评价中有颇多建树。老师们的学术思想、精湛医术和医者仁心,都对胡思源教授的从医之路产生了很大影响。

【主要学术思想】

(一)学术思想

1.临证诊疗,倡导病证结合

在临证诊疗中,胡思源教授倡导病证结合模式。病,指西医的"疾病";证,指中医的"证候"。他认为,西医疾病诊断,主要用于判断预后和寻找中医药临床优势定位;而中医辨证,主要是为了指导治疗,即如何确立治法,遣方用药。只有做出明确的西医疾病和中医证候诊断,才能准确判断患儿的预后转归,解决患儿的治疗需求。中医儿科是个小内科,虽以肺、脾两系疾病为主,但心、肝、肾系疾病也不少见,传染病更是高发,这就对行业提出了更高的专业技术要求。中医儿科医生必须掌握儿科常见疾病和专科特色疾病的国内外、中西医诊治新进展,才能适应这个行业、这个时代。

2.立法遣方,推崇顾护脾胃

胡思源教授继承古今儿科名家名医的学术精华,在临证诊疗、立法遣方中,特别推崇顾护脾胃。他认为,小儿脾常不足,不仅脾胃疾病要保证其升降运化功能的正常发挥,其他系统疾病也要时刻关注脾胃功能,防止脾胃功能受损。例如,儿童热性疾病多见，常用苦寒之药味，他的处方中，常加用焦三仙等消食导滞药味，以防苦寒损伤脾胃。再如，儿童遗尿，他常于收涩止遗药中加山药、四君子汤以运脾除湿、升提止遗，补后天而实先天。藿连保和汤更是胡教授临床常用方剂。该方为古方藿连汤和保和散的合方，主要作用是芳香醒脾、运脾和胃。临证加减应用于虚象不著的脾胃疾病，每获佳效。

3.用药精练，合参现代药理

胡思源教授崇尚经方学派，用药精练、理法分明，反对不分主次、药味堆积的大处方。他主张，在临证处方之时，既要秉持辨证遣方用药的中医基本理念，又应合参现代中药药理研究结果，合理配伍，相得益彰。例如，治疗小儿便秘，他总结出临床常用的蒽醌类药味，并根据作用的峻缓程度予以排序。慢性便秘，常用相对和缓的决明子、制何首乌、芦荟，而急性便秘，则用番泻叶、大黄、虎杖等。再如，对于小儿水样腹泻，根据止泻的作用强度，可选用蒙脱石、寒水石、滑石。对于急性心肌炎及早搏，可以选用具有抗肠道病毒作用的虎杖、贯众，抗早搏作用的苦参、羌活等。对于坏死性淋巴结炎、慢性血小板减少性紫癜，应用大剂量具有类激素样作用的炙甘草、生甘草。诸如此类，不一而足。

4.成药选用，重视循证依据

近年来，胡思源教授同时致力于儿童中药的临床评价研究。他认为，儿童中成药的临床应用，应依据循证证据，可参考相关病种循证诊疗指南。在缺乏高级别循证证据时，应以临床经验、专家共识为基础。由于历史的原因，儿童中成药存在着"四少一多"（品种少、剂型少、规格少、标识少和含有毒性药材多）现象。其中，标识少主要是上市前没有经历临床研究阶段的原因。因此，开展设计合理、实施规范的儿童中药上市后再评价研究，应大力提倡。

（二）疾病诊治

1.以清心解毒、顾护气阴、活血散瘀法治疗小儿急性心肌炎

小儿急性心肌炎属于中医学温病、心悸、怔忡等病证范畴。胡思源教授在继承陈宝义老师学术经验基础上，提出外感邪毒，侵入心体，壅滞血脉，伤及心用，造成心之气阴损伤的基本病因病机认识，以清心解毒为主兼以顾护气阴、活血散瘀立法，创立了清心汤。该方由连翘、野菊花、川连、玉竹、麦冬、黄芪、赤芍、丹参、净山楂、焦神曲、炙甘草组成，适用于小儿心肌炎热毒侵心证，辨证或临床应用要点为病程短或咽红或低热。兼大便干，加虎杖；早搏，加苦参。

2.以增液润通、行气消导法治疗小儿功能性便秘

儿童功能性便秘，又称习惯性便秘、单纯性便秘，属于慢性便秘范畴。临床以便次减少、粪质干硬、排便疼痛等表现为主，或伴有腹痛和大便失禁等症，严重时甚可引起肛裂出血。本病在古籍中，称为"平素便难""常便难"，认为是"血不足"所致。

宗《黄帝内经》"大肠者，传导之官""大肠主津"之旨，胡老师认为，儿童FC的发生，引起阴津亏损，与先天禀赋不足，素体阴津亏虚，以及刻意憋便，糟粕积久化热，损伤阴津，有着密切的关系。基本病机为阴津亏损，肠燥失濡，糟粕内停，气滞不行。治疗当以增液润通为主，辅以行气、消导、软坚之法除糟粕，以标本同治。临床常用自拟通便方（生白术、玄参、生地黄、火麻仁、郁李仁、制首乌、枳壳、厚朴、焦三仙、连翘、芒硝、炙甘草）加减治疗。

方中，重用生白术，健脾益气生津，玄参、生地黄滋阴增液，三药合用，"增水行舟"以治其本，共为主药。火麻仁、郁李仁、制首乌滋阴润肠通便，共为辅药。枳壳、厚朴行气导滞，焦三仙、连翘消食散结，芒硝软坚散结，共以为佐药。炙甘草调

和诸药，以之为使药。全方标本同治，以润下为主而不伤正气，共奏增液润下、行气消导之功。

属于燥热内结、便闭不行者加决明子或虎杖；兼腹痛加芍药甘草汤；口臭加鸡内金、焦槟榔；大便先结后稀，生、炒白术同用；肛裂出血加槐花、白茅根、柏叶。

此外，胡老师还认为，小儿慢性便秘切忌滥用苦寒，攻下过猛，往往欲速则不达。治疗当从小剂量开始，直到调整至排便无痛苦的粪质形态。治疗时间至少4周，甚至更长时间。时间越久，越有利于患儿建立起正常的排便规律，但要注意安全性问题，含有蒽醌类成分的中药饮片，不宜大量或长期应用。

3.倡导虚实辨证，以调理脾胃法为主治疗儿童功能性腹痛

儿童功能性腹痛，罗马Ⅳ标准称之为"功能性腹痛–非其他特指（FAP-NOS）"，临床表现为慢性发作性腹痛或持续性疼痛，疼痛大多以脐周或腹中线为主，是不能完全用其他医学情况来解释的一种儿童功能性胃肠病，常兼见功能性消化不良、腹型偏头痛、肠易激综合征的特异症状，但达不到三病的诊断标准。

儿童功能性腹痛属于慢性腹痛范畴。胡思源教授认为，本病的发生发展，皆与气机升降出入失调有关，临床常见偏实之气滞证和偏虚之气虚证。其中，气滞证多由肝气郁滞、中焦气机失调所致，患儿因腹痛较重常来就诊；气虚证，多由脾胃虚寒，中焦气机阻滞而成，患儿常隐隐作痛，喜温喜按，痛势不剧。治疗上，气滞证，选用自拟佛芍腹痛方（基本方：佛手、白芍、吴茱萸、黄连、清半夏、连翘、炒麦芽、香附、石菖蒲、炙甘草）化裁，以理气和中、平调寒热、缓急止痛。方中，用佛手理气疏肝、和胃止痛、燥湿化痰，白芍缓急止腹痛，同入肝脾，理气和中，缓急止痛，共为君药。吴茱萸散寒止痛、降逆止呕，黄连清热燥湿、泻火解毒，半夏燥湿化痰、消痞散结，连翘清热散结，四药两辛两苦，辛开苦降，调畅中焦气机，共为臣药。炒麦芽与

半夏、连翘同用，仿保和丸方义，用以行气消食、健脾开胃，石菖蒲化湿开胃、开窍豁痰，制香附疏肝理气、宽中止痛。三药旨在辅佐君臣，消除食滞、痰浊、肝郁等小儿腹痛常见的病理因素，同时加强止痛之效。炙甘草味甘性平，用之调和诸药，且与白芍同用，取芍药甘草汤方意，增强缓急止痛之效，以之为佐使。该方既针对脾胃气机失调的基本病机，又照顾到食滞、痰浊、肝郁等多种致病因素，从而适用于儿童功能性腹痛偏实之气滞证。气虚证，则以温中健脾、缓急止痛为法，方选小建中汤合四君子汤化裁。

痛剧重用佛手、延胡索；呕恶重，重用吴茱萸、川连；食少纳呆加石菖蒲、石斛；兼嗳腐加鸡内金、焦槟榔；兼嘈杂吞酸加海螵蛸、白芷；兼饱胀加白术、枳实；兼痛泻加陈皮、白术、防风；兼头痛加丹参、川芎；兼肢痛加桑枝、牛膝；兼失眠多梦加夜交藤、炒酸枣仁；兼大便干结加何首乌、决明子；兼肝郁气滞加柴胡、枳壳等。

4. 以消食清热、理气导滞法为主治疗小儿积滞

积滞是一个具有鲜明中医儿科特色的临床常见病种，临床以不思乳食、食而不化、腹部胀满、大便不调为特征。本病迄今尚无西医病名与之完全对应，往往用"消化功能紊乱"加以概括，以上腹部胀满或疼痛为主要表现者，与西医学的功能性消化不良近似。

胡老师认为，本病的病因病机，主要是乳食不节，饥饱无常或所愿不遂，肝郁气滞，以致食滞胃肠，脾胃受损，气滞不行。食滞胃肠，易于化热，故临床以食积化热证最常见，表现为食少纳呆，脘腹胀满，嗳腐吞酸，舌苔黄厚或腻，手足心热，烦躁夜啼，口臭，大便臭秽，便秘等。治当消食导滞、清热和中，常用藿连保和汤（基本方：藿香、黄连、厚朴、清半夏、陈皮、茯苓、连翘、神曲、山楂、莱菔子、生姜、大枣）化裁。该方来源

于清代陈复正《幼幼集成》萸连汤和保和丸原方，具有消食清热、理气导滞之功效。

方中重用山楂消食健胃，行气消积，以为主药。神曲健脾和胃，消食化积，莱菔子行气消食除胀，助君药消积行气；黄连清热泻火，连翘清热散结以除食积所化之热，共为臣药。乳食积滞胃肠，脾失健运，气机阻滞，生湿酿痰，故佐用陈皮理气健脾，厚朴下气除满，藿香芳香化湿，半夏燥湿化痰，茯苓健脾渗湿，以化痰湿、行气滞。生姜温中止呕、大枣补中益气，调和诸药，共为佐使。诸药合用，使食积得化，热清湿去，气机调和，诸症自除。

兼急性便秘可加熟大黄、枳壳；慢性便秘加制首乌或决明子；呕恶重加制吴茱萸；嗳腐吞酸加海螵蛸、白芷；积热烦躁加炒栀子、淡豆豉；腹痛加佛手、白芍；肝郁易怒加香附、柴胡；食欲不振加石斛、石菖蒲；脾虚大便稀加四君子汤等。

【医案传真】

1.小儿病毒性心肌炎案

夏某，男，7岁，2015年6月9日初诊。

发现心律不齐（早搏）4个月。4个月前，患儿发热呕吐后，检查发现心律不齐（早搏）。经当地医院诊断为室性早搏，心肌损害。曾多次查Holter示频发室性早搏，二联律、三联律，早搏总数在4812~7841次；CK-MB30U/L；心脏彩超未见明显异常。查体：心律不齐，早搏3~5次/分，咽红，舌质淡红，苔薄白，脉结代。辅助检查：①心电图示频发室性早搏；②心肌酶增高，LDH 250.1U/L，CK 191.8U/L；③CVB-IgM（－）。

西医诊断：①频发室性早搏；②急性心肌炎。

中医诊断：心瘅病。

辨证：热毒壅滞，耗伤气阴。

治法：清心解毒、益气养阴、活血通脉。

处方：清心汤（经验方）。

野菊花15g、连翘10g、黄连5g、赤芍10g、丹参10g、山楂15g、黄芪10g、麦冬15g、羌活15g、苦参10g、虎杖10g、焦神曲10g、佩兰10g、炙甘草6g。水煎服，每日1剂。联用通脉合剂（院制剂），每次25ml，每日2次。

二诊：2015年9月1日。以上方随症加味，连续服药10周。查Holter示频发室性早搏，二联律、三联律，24小时早搏总数在3695次。舌红，苔白，脉结代。继用原方案治疗。

三诊：2015年12月8日。服药10周，近日患上呼吸道感染，现仍咳嗽、咯痰，汗出较多，余无不适。咽红，舌红，苔白，脉结代。查Holter示频发室性早搏，二联律、三联律，早搏总数7226次，考虑与上呼吸道感染有关。治以清心解毒、益气养阴、活血散瘀、宣降肺气为法，继用清心汤加味：野菊花15g、连翘10g、丹参10g、赤芍10g、山楂15g、黄芪10g、防风10g、白术10g、玄参10g、炙甘草15g、玉竹15g、苦参10g、薄荷6g、桔梗10g、前胡10g、杏仁10g、枳壳10g、辛夷10g、浙贝母10g。7剂，水煎服，每日1剂。7剂后减上方中薄荷、桔梗、前胡、杏仁、枳壳、辛夷、浙贝母，继用。改通脉合剂为安心律胶囊（院制剂），每次5粒，日2次。

复诊：2016年1月5日。服药4周。听诊：心律齐，未闻及早搏。舌红，苔薄白，脉滑。嘱原法、原方案继续治疗3个月。2016年2月19日查Holter示24小时早搏总数42次。2年后随访，病情平稳，未复发。

按：室性早搏为小儿急性心肌炎临床常见的主要体征，发病率较高。如早搏在发病后数月未愈，常迁延数年，难以在短期内恢复，给患儿及家长带来了严重的心理负担。本例患儿发病后辗转京津冀各大医院，经治数月未愈，而来求诊。诊治中，一直兼见不同程度的咽红、发热、咳嗽等热毒之象，故以热毒壅滞立论，以清心解毒立法。热毒易伤阴耗气、壅滞心脉，故同施活血散瘀、益气护阴之药。经治数月，早搏基本消失，其他心肌炎表现同时痊愈，且随访2年，未见复发。

2.功能性便秘案

徐某，男，2岁5个月，2020年9月15日初诊。

主诉：排便困难2年余。患儿自添加辅食后，出现大便干燥，疼痛惧排，便次明显减少，每3~4天1次，服用乳果糖或用开塞露助排后症状可改善。大便平时以Bristol 2型为主，色黑臭甚，偶有粗大粪便堵厕，症状严重时有肛裂，近3日又见肛裂出血，血色鲜红，点滴而下，伴干呕，喜哭闹，小便黄，纳可。其母亲有便秘病史。查体：舌淡红，苔黄，腹部压痛（－），右下腹可触及积便。

西医诊断：功能性便秘。

中医诊断：便秘。

辨证：津亏肠燥证。

治法：增液润通，行气消导。

处方：通便方加减。

生白术25g、玄参15g、生地黄20g、火麻仁10g、郁李仁10g、制首乌3g、芒硝（冲服）10g、焦三仙各10g、枳壳10g、厚朴10g、连翘10g、槐花10g、白茅根10g、甜叶菊1g、炙甘草6g。7剂，水煎200ml，分4次，两日1剂。

二诊：2020年9月29日。排便较前顺畅，粪便不带血，可自主排便，每1~2日1次，Bristol 3~5型（先干后溏），臭味减少，小便微黄。原方减槐花、白茅根。继用14剂，水煎200ml，分4次，两日1剂。

三诊：2020年10月22日。继续服药4周，大便始终每日1次，Bristol 4~5型（先粗后软），自主排便，大便臭味较前减轻，纳寐均佳。将上方芒硝减至5g，7剂，水煎200ml，分4次，两日1剂。

2020年12月12日电话随访：患儿每日大便1次，多为黄色软便，排便无痛苦。

按：本例患儿，禀赋不足，素体津亏，加之憋便，致使粪便积滞于肠，化热伤阴，肠燥津亏，遂致大便秘结，肛裂出血。方用自拟通便方加味，以增液润通、行气消导兼凉血止血。服药2周，患儿便秘症状明显好转，排便频率增多，粪便性状明显改善。前方随兼症加减，再用4周，每日排便1次，粪便性状虽粗不硬，无排便困难，遂减半芒硝用量，继用2周后停药。2个月后随访，患儿排便无困难。

3.功能性腹痛案

武某，男，4岁10个月，2019年6月18日初诊。

间断腹痛2个月余，加重1周。2个月前，患者不明原因出现腹痛，时轻时重，揉腹、饮热水无缓解，WBS评分8分，每次30分钟左右，1周疼痛2~3次。近1周来，每日腹痛。重时恶心，自服胃肠安、金双歧等有所好转，纳可寐安，大便2日1行，Bristol 4~5型，矢气频多，味重。查体：腹软，压痛（±）。舌淡红，苔白，脉弦而有力。辅检：腹部B超（－）。

西医诊断：功能性腹痛。

中医诊断：腹痛。

辨证：气滞偏实证。

治法：平调寒热、理气止痛。

处方：佛芍腹痛方加减。

佛手15g、白芍15g、制吴茱萸3g、川连5g、清半夏10g、连翘10g、石菖蒲10g、醋香附10g、焦三仙各10g、柴胡10g、炙甘草6g。7剂，水煎250ml分，4次温服，每2日1剂。

二诊：2019年7月2日。服药2周，腹痛程度较前明显减轻，

WBS评分6分，次数明显减少，每周疼痛2~3次。服药期间出现感冒，现已退热，舌尖红，苔薄黄微腻，脉弦滑数，咽稍红。原方加黄芩10g，调整吴茱萸至6g，石菖蒲至15g。7剂。

三诊： 2019年7月16日。用药第2周，腹痛完全消失，纳可寐安，二便调，舌淡苔薄白。上方去黄芩，加石斛15g。7剂。

电话随访： 2020年12月12日。至今腹痛未作。

按： 本例患儿痛势较剧，病程不长，矢气频多味重，当属功能性腹痛气滞偏实之证，故用自拟佛芍腹痛方化裁治疗，以平调寒热、理气止痛。服药2周，痛势减轻，频次恢复至加重之前态。因腹痛程度仅减轻1/4，故加吴茱萸、石菖蒲之量，以增强散寒止痛、开窍豁痰之效；期间感冒，余有热象，故临时加用黄芩以清之。再用2周，腹痛完全消失。原方加石斛，以防药燥伤阴，继用1周，以善其后。5个月后随访，痛未再发。

4.小儿积滞案

张某，男，7岁10个月，2020年10月19日初诊。

患儿食后腹胀、胃脘不适加重2个月。患儿平素纳少，偏食，有过敏性鼻炎病史。近2个月来，因饮食不节致症状加重。现症：食后自觉上腹胀满、胃脘不适，嗳气，不思饮食，纳少，时而恶心欲吐，大便干，每日1次。曾服用胃肠安丸，腹胀症状可暂时缓解。查体：胃部压痛（−）。舌红，苔白略厚，脉滑。

西医诊断： 功能性消化不良。

中医诊断： 积滞。

辨证： 食滞化热证。

治法： 消食化滞、和中除热。

处方： 自拟藿连保和汤化裁。

藿香10g、黄连6g、连翘10g、焦三仙各10g、陈皮6g、清半夏10g、厚朴10g、茯苓10g、莱菔子10g、紫苏梗6g、吴茱萸3g、白芍10g、香附10g、决明子10g、甘草6g。7剂，水煎250ml，分两次，1日1剂。

二诊：2020年10月26日。服药1周，患儿食后腹胀不适、嗳气、大便干较前明显改善，无呕恶，食欲较前好转，食量增多，但见心烦，口臭，舌质偏红，苔黄，原方减吴茱萸、香附，加炒栀子10g、淡豆豉10g，易决明子为制首乌3g。7剂。

三诊：2020年11月3日。服药1周，患儿食后腹胀、不适基本消失，口气减轻，胃纳正常，大便略稀，上方减制首乌3g，炒栀子10g，淡豆豉10g，加炒白术10g，7剂。

四诊：2020年11月10日。服药1周，诸症消失。处自拟藿连保和汤原方：藿香6g、黄连3g、厚朴10g、清半夏10g、陈皮6g、茯苓10g、连翘6g、神曲10g、山楂10g、莱菔子6g，7剂。嘱其饮食规律。

随访：2021年1月3日。近2个月无任何不适。

按：此例患儿，平素纳少偏食，因饮食不节而发病，主要表现为食后腹胀不适、嗳气、呕恶，大便偏干，属于食滞胃肠，并有化热伤阴之象，故用自拟藿连保和汤加味，消食、化滞、和中兼以清热。用药1周，虽积滞症状改善，但热象较前明显，出现心烦、口臭，故减吴茱萸、香附，加栀子豉汤；大便干改善，故易决明子为制首乌。继用2周，诸症尽失。2个月后随访，无任何不适。

（蔡秋晗　朱中一　整理）

李新民

崇脾胃学说，重气机调畅

【名医简介】

李新民（1964年~），男，汉族，江西省都昌人。主任医师，教授，医学博士，博士生导师，首批全国优秀中医临床人才，第九届国家卫生健康突出贡献中青年专家，第七批全国老中医药专家学术经验继承工作指导老师，天津市名中医，天津市教学名师。现任天津中医药大学第一附属医院儿科学科带头人、科主任、教研室主任，国家一流本科课程《中医儿科学》课程负责人，兼任教育部高等学校中医学类专业核心课程《中医儿科学》课程联盟理事长，世界中医药学会联合会儿科专业委员会副会长，中华中医药学会儿科分会副主任委员、儿童肺炎协作创新共同体副主席、儿科流派传承创新共同体副主席，全国中医药高等教育学会儿科教育研究会副理事长等职。先后获得省部级科技进步一等奖2次、二等奖4次、三等奖10次。在《中医杂志》、《中国中西医结合杂志》、《Biomedicine & Pharmacotherapy》、《Frontiers in Pharmacology》等刊物发表学术论文百余篇。所负责的学科为国家临床重点专科、国家中医药管理局重点学科、国家区域中医（专科）诊疗中心建设单位。

李新民教授1982年考入江西中医学院，在傅少岩主任医师等名师的熏陶感染下，对中医儿科产生了浓厚的兴趣。1987年以优异成绩考取天津中医学院研究生，师从李少川教授。李少川在治疗小儿癫痫、肾病、咳喘等儿科疑难病症方面方法独到，李新民从抄方学起，前后侍诊16载，深得李少川学术思想精髓和真传。2004年至2007年攻读博士学位，师从全国首位中医儿科学博士马融教授；同期被遴选参加首批全国优秀中医临床人才研修项目，跟随刘弼臣教授、陈宝义教授等名师学习，在医路上始终孜孜以求，精勤不息。

"医为仁人之术，必具仁人之心"。在工作中，李新民教授总结出"五心"，即：爱心、耐心、恒心、细心和信心。"面对患儿要有仁爱之心，还要有足够的耐心，有攻坚克服疑难杂症的恒心，对病情观察要细心，让病患、社会和同行对我们充满信心"。知之非艰，行之惟艰。他用自己的实际行动锤炼"五心"，锻造本领，坚守初心，服务群众，赢得了患者和业内的一致赞誉。

作为一名儿科医生，李新民教授救治患儿无数，在祖国和人民需要的时候总能率先垂范。2003年深入红区抗击非典，曾获"天津市抗击非典先进个人"荣誉。2022年1月8日，天津首次出现本土奥密克戎变异株感染者，他深入一线抗疫，参与制定《天津市儿童新型冠状病毒肺炎中医诊疗方案（试行第一版）》。

李新民教授热爱党的教育事业，积极培养中医儿科人才。2016年，天津中医药大学开设了"5+3"一体化中医学中医儿科方向班，他担任该班班导师，参与培养方案的制定、实践，并不断完善。同时，开设了《儿科方剂学》课，强化经典理论与临床实践的融合，有效提高了学生的综合应用能力。2019年，国家卫生健康委在包括天津在内的七省市开展了基层医疗机构儿科医疗能力提升培训项目。李新民教授与同行一道，共同主编了《儿童常见病防治和健康管理实用手册》。他担任全国中医药行业高等教育"十四五"规划教材《中医儿科学》及全国中医、中西医结合住院医师规范化培训教材《中医儿科学》主编，先后培养研究生77人，其中博士16人，硕士61人，许多学生已成长为学科骨干，为中医儿科事业的不断发展贡献力量。

【主要学术思想】

李新民教授从医30余年，精专儿科，擅长治疗小儿癫痫、抽动障碍、孤独症谱系障碍、肾炎、肾病、过敏性紫癜及儿童哮喘、肺炎、发热、反复呼吸道感染、湿疹、厌食等病证。传承著名儿科专家李少川教授脾胃学术思想及医疗经验，着重于小儿癫痫、抽动障碍、呼吸系统疾病及肾与免疫相关疾病的研究。癫痫方面，根据小儿生理病理特点，结合不同发作类型的临床特征，不断丰富小儿癫痫证治体系。临床注重"扶正祛痰、调气醒神"法的应用，明显提高了难治性癫痫的疗效；在控制癫痫发作的同时，发挥中医药改善患儿认知功能的作用优势。肾病方面，传承发展"肾病治脾"的学术思想，不断彰显中医药减少肾病复发、提高难治性肾病疗效的作用特点。对于小儿过敏性紫癜，突出从"肺脾论治"，明显缩短病程，减少复发，特别是早期采用中医药干预可显著减少过敏性紫癜肾脏损害的发生率，对紫癜性肾炎具有很好的疗效。呼吸系统疾病方面，强调"多维辨证、精准施治"，从缩短病程、提高疗效（退热、化痰、止咳平喘）及减少抗生素使用等方面显示出中医药的独特优势。其中，立足小儿脾胃功能特点，针对病毒、细菌等不同病原的肺炎，较早系统地提出了小儿肺炎湿热证治规律；针对儿童肺炎支原体肺炎，概括了"病初肺闭尤应重视，活血化瘀贯彻始终，临床辨证勿忘湿热"之心悟。相关成果被多部指南、行业规范、教材等引用。

1.小儿癫痫

癫痫是由大脑神经元异常放电所引起的脑部疾患，因其放电部位不同，临床表现各异，可出现包括感觉、运动、精神或自主神经的异常变化，伴或不伴意识障碍。中医认为癫痫的病因多与风、火、痰、瘀、虚、水饮、惊吓等因素相关，其病机复杂，与诸多脏腑密切相关。李新民教授传承业师治痫学术思想，临床注重"扶正祛痰、调气醒神"法的运用，在长期实践过程中，根据癫痫患儿不同发作类型的特殊表现，结合小儿生理病理特点，采用病证结合模式，分别总结其证治规律及用药特点，显著提高了临床疗效。

（1）"顺气豁痰"法治疗小儿精神运动性癫痫

精神运动性癫痫是儿童癫痫的一种特殊发作类型，临床除具有癫痫反复性、突发性、自解性等一般规律外，同时还伴有精神感觉障碍、精神运动障碍、情感障碍等精神意识症状或/和自动症等表现，因多数患儿病灶在颞叶内侧，临床表现类似于颞叶内侧硬化，也称为颞叶癫痫。李新民教授根据其症候特点，认为"痰阻气逆"是儿童精神运动性癫痫基本病机，而"痰浊动风或痰火壅盛"为其主要病理演变，临床宜以"顺气豁痰"法为主治疗儿童精神运动性癫痫。用药常选石菖蒲、胆南星、枳壳、川芎、沉香、半夏、陈皮、青果、青礞石、六神曲等。其中对于因惊致痫者，酌加朱砂、琥珀、远志；痰浊动风者，酌加僵蚕、生铁落、钩藤；痰火壅盛者，酌加栀子、黄芩、代赭石；正气偏虚者，酌加茯苓、太子参。

（2）"健脾祛痰、调气和中"法治疗儿童腹型癫痫

腹型癫痫是一种较少见的植物神经性癫痫，临床以剧烈腹痛为主，可伴有恶心呕吐、心悸汗出、皮肤潮红等植物神经症状，症状多呈发作性，间歇期正常，脑电图多提示两侧阵发性高波幅 ο 或 δ 节律，提示间脑病变。李新民教授根据其临床表现，认为该病病位主要在"脾"，病理机制主要责之于痰、气、虚三个方面，其基本病机为"脾虚痰阻，气机失调"。脾虚痰阻，中焦气机阻滞，故发腹痛；若痰气上逆，蒙蔽清窍，则伴有意识障碍。痰气骤聚骤散，若气顺痰静，则发作自止。脾为生痰之源，脾健则痰祛；治痰先治气，气顺痰自消。故该病治疗当以"健脾祛痰、调气和中"法为主。临证选用太子参、茯苓、半夏、橘

红、厚朴、石菖蒲、胆南星、枳壳、川芎、白芍、甘草等为基本方。其中脾虚痰阻，意识障碍明显者，可加郁金；痰热偏盛者，可加菊花、天麻、黄芩或竹茹、代赭石等；痰浊动风，肢体抽搐者，可加天麻、钩藤；痰瘀交阻者，可重用川芎，酌加桃仁、红花、郁金等。

（3）疏利少阳，镇惊开窍法治疗小儿癫痫失神发作

失神发作是儿童癫痫发作的另一种类型，多见于5~10岁患儿，主要表现为突发意识障碍，双目凝视或上翻，发作持续约5~15秒，缓解后可继续原来的活动。一般典型的失神发作预后较好，但部分难治性患儿，特别是不典型的失神发作，或伴有其他发作类型的患儿，往往需要联合用药，甚至缠绵难愈。李新民教授结合本病发作特点，认为本病病位在"肝"，临证从肝论治。本病病机乃少阳枢机不利，三焦气化失司，内生痰浊，顽痰内伏，复因诱因，痰浊上蒙，清窍不利，则神志丧失。若痰降气顺，则痫发渐止。临床采用疏利少阳，镇惊开窍法为主，宗柴胡加龙骨牡蛎汤化裁。常用药物：柴胡、黄芩、半夏、茯苓、桂枝、党参、龙骨、牡蛎、生铁落、胆南星、石菖蒲等。伴抽搐加僵蚕、全蝎；恶心呕吐者加陈皮、竹茹；自动症明显加青礞石、钩藤；大便干结，发作频繁加大黄、紫雪散。部分癫痫失神发作患儿，肝经郁热明显，症见双目凝视、愣神、瞬间即止，止后如常，平素性情急躁，多动易怒，大便干结，舌红苔黄，脉象弦数。治予泻青丸为主以清肝泻火、豁痰醒神，药用龙胆草、山栀、黄芩、羌活、防风、柴胡、川芎、当归、大黄、菖蒲等。

李新民教授特别推宗先师李少川教授应用羌活治疗癫痫的经验，强调其寓意有以下三方面：第一，癫痫病位在脑，而羌活归属膀胱经，十二经脉唯有足太阳膀胱经"从巅入络脑"，羌活可引药直达病所；第二，羌活辛温，能调达四肢，通利血脉，对癫痫引起的发作性肢体强直、抽搐有针对性治疗作用；第三，癫

痫的病机多责之于"脾虚痰阻",脾虚则土不生金,肺虚则卫外不固,易患感冒,往往诱发癫痫,故用羌活既可藉风药胜湿健脾,又可防御外邪。用药剂量一般3~5g,常与川芎配伍以疏利血气。若兼感风邪,用量可至6~9g。阴虚风动者则少用,以免耗液伤津。

2.从肺脾辨治小儿过敏性紫癜

过敏性紫癜的传统中医治疗主要责之于"血热"和"气虚",采用清热凉血、益气摄血诸法。李新民教授根据长期临床经验,结合儿童生理病理特点及证候表现规律,总结小儿过敏性紫癜多因外感风热,风热伤络而发病;或脾胃积热,热迫血行,溢于肌肤,而为紫癜。小儿脾常不足,紫癜迁延日久,往往影响中焦运化功能,脾失健运,湿浊内阻,气机不畅,血液运行不利,导致紫癜反复不已。故提出小儿过敏性紫癜从"肺脾辨治",丰富了小儿紫癜的辨治内容,提高了临床疗效。

（1）风热伤络证

一般临床症见皮肤紫癜,颜色多鲜红,可呈丘疹或红斑,大小不等,或融合成片,或伴痒感,或发热流涕,咽部红肿,时有咳嗽,或伴腹痛、关节肿痛及尿血等症,舌质红,舌苔薄黄,脉象浮数。此乃风热邪气灼伤脉络,热迫血行,血溢肌肤所致。治疗当以"疏风散热,凉血通络"法为主,方选吴鞠通"银翘散去豆豉加细生地丹皮大青叶倍玄参方"加减,常用药物如薄荷、荆芥穗、金银花、连翘、枳壳、桔梗、芦根、白茅根、赤芍、紫草、牛蒡子、板蓝根、甘草等。皮肤痒甚,可加蝉蜕、地肤子;尿血者,可加小蓟、茜草;关节痛,可加秦艽、防己;腹痛者,可加木香、延胡索。业师临证强调:首先,"见血莫止血,血行瘀自散",过用止血药物会造成血液凝滞而加重瘀血,临证应选用既能止血又有活血功效的药物,或在止血药物之中配以活血行血之品,达到止而不滞,活而不破之效。其次,虽血分有热,但不可过用寒凉，苦寒及咸寒药物皆不宜过多，一者，苦燥易伤阴血，使阴血耗伤；二者，小儿脾常不足，过用苦寒易伤脾胃，使生化乏源；三者，过用寒凉易使气机闭塞。前贤谓"寒则涩而不流，温则消而去之"，故用药应凉而不寒，以防血凝冰伏。再次，虽有风热表证，但只宜清（轻）解，不可发汗，《黄帝内经》有"夺血者无汗"之说，且血汗同源，故用药当慎用辛温，以免伤津动血。方中虽有芥穗，取其辛散之性，配伍在大队辛凉药味之中，既利透邪，又不至过于寒凉，使气机闭塞，寒凝冰伏。若表郁不甚，血热较重，也可以荆芥炭代之，去其辛散之性，苦涩平和，功专止血。

（2）脾胃积热证

症见起病急骤，紫癜密布成片，皮疹色泽鲜红，伴口臭纳呆，烦渴易饥，口燥唇干，胃脘不舒，腹满便秘，甚则腹痛，恶心呕吐，或见关节肿痛、尿血等，舌质红，舌苔黄厚，脉象滑数。此乃邪热客于脾胃，或脾胃素有积热，热迫血行，泛溢肌肤，而发紫癜。治以清热泻脾、凉血化斑法，方选钱乙泻黄散加减，药用藿香、防风、生石膏、栀子、水牛角、赤芍、丹皮、紫草、仙鹤草、白茅根、甘草等。恶心呕吐者，可加半夏、黄芩；便血者，可加槐花炭、地榆炭；关节肿痛甚者，可加桑枝、牛膝；大便秘结者，可加大黄。李老强调"治中焦如衡，非平不安"。"平"一指祛除邪气，邪去正安，因阳明为多气多血之脏，中焦乃邪正交争激烈场所，非平定不能祛除邪气；二指平衡而言，脾胃为气机升降枢纽，气机的升降出入无不赖中焦的枢机运化，故治疗当时刻认识到脾胃的三对基本矛盾：脾主运化、胃主受纳；脾主升清、胃主降浊；脾喜燥恶湿，胃喜湿恶燥。观钱乙泻黄散，主要是由五味药组成：藿香、栀子、生石膏、防风、甘草。生石膏、栀子来清泻脾胃热邪，石膏是辛寒之药，栀子是苦寒之药，分别可以泻火除烦，清泻中焦热邪，特别是栀子可以清泻三焦火热。而藿香和防风，这两味药物均有升提作用，清泻脾热胃火时候照顾到小儿脾常不足，因此用了藿香、防风，来疏散、辛散、升发脾阳，所谓风能胜湿，脾喜燥恶湿，能顾护脾胃升发之气作用。在临床上，尤其是儿科需要注意这些方面。但是不能在适合于这种疾病病机，需要用苦寒、甘寒药物的时候而不用，因此要用藿香、防风来顾护脾胃。李东垣在《脾胃论》中，也有清泻胃热的方子，比如清胃散，有升麻，也是同样道理，不仅仅是顾护小儿脾常不足特征，更多是考虑脾主升清这个特点而设置的。原书本方主要针对脾胃伏火，其实不一定是脾胃伏火，主要是针对脾热，来清泻脾热，或者说针对脾胃郁热，效果很好。如果脾胃热邪较重，石膏、栀子用量可偏重，以清泻邪热；如果郁重，藿香和防风可稍重，以升发脾阳，"火郁发之"之意。而水牛角、赤芍、丹皮、紫草、仙鹤草、白茅根等皆凉血活血散血之品，然亦不可多用，中病即止。

（3）湿阻脾胃证

症见紫癜病程迁延，反复发作，面色稍黄，疹点稀疏，色泽较淡，或伴瘙痒，关节肿痛，脘腹不适，镜下血尿，纳差便溏，舌淡红，舌苔薄白，脉滑或弱。此乃紫癜反复日久，影响中焦气机运化功能，脾失健运，湿浊困阻，气机不畅，血液运行不利，导致紫癜反复不已。治以"运脾化湿，调畅中焦"，方选不换金正气散加减，药用藿香、苏叶、枳壳、桔梗、厚朴、陈皮、半夏、苍术、紫草、蝉蜕、白茅根、甘草等。关节疼痛者，可加独活、桑枝；腹痛者，可加白芍、延胡索；尿血者，可加小蓟、藕节炭；恶心欲吐、苔黄者，可加黄芩、竹茹；乏力、脉弱者，可加太子参、薏苡仁。方中藿香芳香醒脾，行气化湿，辟秽和中，《本草正义》谓其"芳香而不嫌其猛烈，温煦而不偏于燥热，能祛除阴霾湿邪，而助脾胃正气，为湿困脾阳，怠倦无力，饮食不甘，舌苔浊垢者最捷之药"，最适合小儿稚阴稚阳之体。苏叶行气宽中，若无表邪，可用苏梗。苍术辛香苦温，为燥湿运脾的要药，湿去则脾运有权，脾健则湿邪得化。厚朴辛温而散，长于行气除满，气行则湿化，且其味苦而能燥湿，与苍术相伍，行气以除湿，燥湿以运脾，使滞气得行，湿浊得去。陈皮、半夏辛行温通，理气和胃，燥湿醒脾，协厚朴、苍术燥湿与行气之力益彰，枳壳、桔梗辛开苦降，一升一降，疏运气机，紫草、茅根凉血活血，甘草调和诸药。使湿去脾健，气机畅达，胃气平和，升降有序，则紫癜自消。

通过从"肺脾辨治"，明显缩短了过敏性紫癜的病程，减少了复发，特别是早期采用中医药干预可显著减少过敏性紫癜肾脏损害的发生率，对紫癜性肾炎具有很好的疗效。

3. 小儿肺系疾病诊疗经验

肺炎是儿童的常见病与多发病，是导致全球儿童死亡的主要病因，不仅严重威胁儿童健康，而且消耗巨大的医疗资源，李新民教授根据多年临证经验，总结小儿肺炎诸多证治心得，从缩短病程、提高疗效及减少抗生素使用等方面显示出中医药的独特优势。

（1）小儿肺炎喘嗽湿热证治

目前肺炎喘嗽的中医辨证分型中，按寒热虚实及病情轻重大致可分为8个证型，常证包括风寒闭肺证、风热闭肺证、痰热闭肺证、毒热闭肺证、阴虚肺热证、肺脾气虚证，变证包括心阳虚衰证及邪陷厥阴证。鲜少提及湿热证。然而，小儿肺炎初期，或治疗过程中，出现湿热闭肺证表现的患儿并不少见。究其原因，一方面缘其稚阴稚阳之体，脾常不足，感邪之后，脾失健运，不能正常运化水谷精微，湿浊内生，湿郁化热，加之外邪侵袭，肺失宣降，内外合邪，而见发热、咳嗽、喘息、泄泻等症；另一方面，患儿病程日久，或长期应用抗生素等药，导致脾气亏损，健运失司，水液运化功能失常，湿浊内生，同时外邪闭阻肺气，宣降失常，子病及母，肺热下移胃肠，湿与热结，而导致湿热蕴结于胃肠，出现发热、咳喘、大便稀溏、舌苔黄腻等湿热证候表现。且随着现代饮食习惯、生活环境的改变，亦促进了小儿湿热证候的发生。李新民教授在多年临床实践中总结发现，小儿肺炎喘嗽湿热证的发生与发病季节、年龄、病程长短、抗生素使用等多种因素相关，并归纳了儿童肺炎喘嗽湿热证的临床辨证要点为大便稀溏、舌苔黄腻。根据其临床证候表现，儿童肺炎湿热证治主要分为以下3种情况。

①湿热兼表证

临证主要表现为发热、咳喘、腹胀、纳呆、稀水便、舌苔黄厚、脉浮数等，多见于婴幼儿及疾病初期。小儿生理病理特点中提到"脾常不足"，年龄越小，生理病理特点越突出，一岁前生长发育最为迅速，脾常不足的特点最为突出。现代研究发现，1岁婴儿的肠道微生物构成趋于成熟，接近于成人，1岁前的肠道微生物构成具有明显的儿童特点，也说明了这一点。因为脾常不足，感受外邪后脾虚不运，水湿内停，蕴而化热，湿热相互搏结，故可出现有表证的协热利。另外需要指出，本证多见于儿童疾病初期，之所以强调"初期"，因为提及"湿热证"的时候，一般病程相对较长，而本证不同，《伤寒论》第34条"太阳病，桂枝证，医反下之，利遂不止，脉促者，表未解也。喘而汗出者，葛根黄芩黄连汤主之。"原文桂枝汤证是风寒表虚证，并不是处于病程较长的状态，而是在病程初期，因桂枝汤证误下导致利下不止，脾气损伤引起协热下利。因此，葛根芩连汤大部分应用于婴幼儿、疾病早期，表现为发热、咳喘、稀水样便、苔黄腻等湿热兼表证候。临床辨治此证，李新民教授有以下三点体会：

第一，运用本方，若脉症相应，大多起效时间很快，一般2天左右即可热退、泻止，如果临床应用效果不明显，需要反思是否辨证失误，不要一概认为湿热之邪如油入面、难解难分，病程较长。这可能与小儿特殊的生理病理特点相关。一方面，与成人相比，儿童生机蓬勃，脏气清灵，随拨随应，对各种治疗反应灵敏，脏腑修复能力较强；另一方面，小儿禀纯阳之体，阳气旺盛，帮助化湿。辨证属于湿邪的腹泻，有时候病程虽然较长，但一旦见效，就会很快痊愈，甚至一夜之间发生转机，效如桴鼓，这就是儿科的特点；第二，本方不宜长期服用，因多数患儿服用本方后湿热证很快缓解，此时应结合患儿证候表现，更易他方，随证施治。此外，在应用本方时，黄连用量不宜过大，一般1~2g，最多3g。这主要考虑小儿脏腑娇嫩，形气未充，其脾常不足，所以不能过量、长期服用苦寒之药，应防止损伤脾胃；第三，要把握葛根芩连汤证的大便特征，是水样便，次数比较多，所谓"利遂不止"。

②湿热蕴肺证

本证病情多缠绵难愈，症见发热、咳嗽黄痰、喘促、腹胀、纳呆、便稀、舌红，苔黄厚腻，脉滑数或指纹紫滞。多见于肺炎中期，常与抗生素的应用导致耐药性的增加有关，抗生素使用时间越长、种类越多越有可能出现此证。现代研究认为，抗生素大多属于寒凉之品，小儿脾胃功能薄弱，长期大量使用常损伤脾胃，脾主运化水湿，脾失健运，水湿内聚，蕴久化热，湿与热合，而见湿热证候。治以清热化湿、宣畅气机法，方选甘露消毒丹合三仁汤加减。甘露消毒丹出自《医效秘传》，主要功效为利湿化浊、清热解毒，用于湿温时疫，邪在气分。王孟英在《温热经纬》中曾提到"此治湿温时疫之主方也"，方中用于上焦的有薄荷、射干、贝母、藿香，针对中焦的有茵陈、菖蒲、豆蔻、黄芩、连翘，还有下焦的滑石、木通。三仁汤载于吴鞠通《温病条辨》，治疗湿热阻滞气分，偏于湿重于热者。方中用杏仁宣肺利气。针对中焦的有厚朴、豆蔻、半夏，治疗下焦的有薏米、通草、滑石。两方均有宣上、畅中、渗下的功效，但甘露消毒丹里有黄芩、连翘、射干、贝母，清热解毒利咽的作用较好，而三仁汤中有杏仁、半夏、厚朴等，宣畅气机，利湿化浊作用较好。湿热内蕴证主要以脾胃病变为中心，但湿热交蒸，可充斥三焦，弥漫表里上下。湿不去则热不清，热不除则湿不化，故治疗此证时将甘露消毒丹与三仁汤合用，取宣畅三焦气机、清热祛湿并举之效。

③脾虚湿阻证

本证临床可见低热、咳嗽、倦怠乏力、脘痞腹胀、纳差，便溏，舌淡胖，苔薄腻，脉缓。多见于肺炎恢复期，脾胃受损，运化无权，湿浊留恋，阻滞中焦，气机升降失司，而见脾虚湿阻证。治以健脾化湿，方选参苓白术散加减。小儿具有"脾常不足"、"肺常不足"的生理特点，脾胃在小儿生长发育及疾病防护中具有重要作用。儿童时期肠胃薄弱，肺脏娇柔，且乳食不能调，寒热不自知，调摄稍有不慎则损及肺脾而病。本方具有化湿胜浊、健脾益气之效，在健脾化湿、运脾行气的同时，也可培土生金，补益肺气。

（2）儿童肺炎支原体肺炎证治

支原体肺炎（MPP）是由肺炎支原体（MP）感染诱发引起的学龄期儿童及青少年常见的一种社区获得性肺炎，全球感染率约为9.6%~66.7%，且发病率有逐渐增加趋势，占非典型性肺炎首位。MPP患儿病情相对较重，且易复发，急性期病情发展迅速、病程迁延，可遗留肺不张、支气管扩张、闭塞性支气管炎及肺间质纤维化等肺部后遗症，严重影响患儿生活质量。MPP属于中医学"肺炎喘嗽"范畴，小儿肺常不足，易感外邪，外邪袭肺，肺气郁闭，加之小儿脏腑娇嫩，传变迅速，外邪易入里化热，热邪熏蒸，炼液成痰，阻于气道，肺朝百脉，主治节之功能受阻，气血运行不畅，血停脉中，凝而成瘀；肺气郁闭则热不得宣透，热邪内蕴，又易炼血成瘀，瘀阻肺络，故临床可见热闭痰瘀互结，互为因果。这与临床中儿童MPP相较于其他病原引起的肺炎存在发热程度重、持续时间长、咳嗽以呛咳、少痰为主，病情缠绵，肺部改变以肺实变为主且多伴高凝状态的临床特点是一致的。针对小儿MPP以上病理特点，李新民教授总结提出小儿MPP具有"病初肺闭尤应重视、肺络瘀阻贯穿始终"的病机特点，由此提出"早期尤重宣肺开闭，活血化瘀贯彻始终"的治疗法则。据此研制了清宣通络方。由麻黄、杏仁、生石膏、金银花、连翘、郁金、白僵蚕、柴胡、葛根、甘草等药物组成。该方在银翘散和麻杏甘石汤基础上加入柴葛解肌汤的君药柴胡、葛根，以舒畅气机、外透郁热，两药合用，可疏解少阳、阳明二经之邪热，配合君药麻黄，可增加宣肺开闭功效；银花合连翘，轻清宣透、清热解毒、芳香辟秽，辛甘大寒之石膏，清而兼透，清肺而不留邪，使肺气肃降有权，同时加入了郁金、白僵蚕两药，郁金活血化瘀，白僵蚕通络以熄风化痰，两者合用，则增强了化瘀通络的作用。此法所立之方，可宣畅气机，开达肺闭，活血化瘀，通经疏络，相较传统教材及临床所应用之银翘散合麻杏石甘汤之疏风清热、宣肺开闭功效，本方更长于解肌退热，化瘀通络，针对MPP患儿常见的瘀血阻络之证，能够缩短患儿发热时间，减少住院病程，增加临床治愈率，具有较好疗效。

同时，部分MPP，尤其是某些重症肺炎支原体肺炎（SMPP）或难治性肺炎支原体肺炎（RMPP）患儿在病程进展过程中，又可出现热势缠绵、咳痰不爽、倦怠乏力、脘痞腹胀、纳呆食少、大便黏腻不爽、舌黄苔腻等湿热证候表现，故强调临床辨治勿忘湿热，须谨守病机，随证施治。

【医案传真】

1. 癫痫案

王某，男，14岁，2020年3月21日初诊。

主诉：发作性愣神3年余。患儿于2017年2月无明显诱因出现愣神发作，表现为两眼发呆、反应差，无跌倒，持续约数十秒后发作缓解，不伴肢体强直及抖动，无发热，无口唇青紫及苍白，发作前有头痛，性质不清，发作后周身汗出，曾就诊于某院神经内科，完善颅脑MRI及生化检查均未见明显异常，脑电图可见阵发性中高幅棘慢波，顶枕区3~4Hz棘慢波，考虑癫痫失神发作，予左乙拉西坦0.25gBid治疗9月余，未见痫性发作。2018年1月、5月再次出现愣神发作，表现形式如前，药物剂量逐渐调整为0.5g Bid。2018年12月~2020年2月期间，患儿共出现5次愣神发作，伴见全身强直-阵挛发作，持续约1~3min发作缓解，最后1次发作为入院前1周。患儿既往高热惊厥病史2次。胎产史、生长发育史未诉异常，智力发育正常。患儿平素时有头晕、头痛，时有烦躁，食欲欠佳，二便正常，舌质红，苔黄腻，脉弦滑。

西医诊断：失神癫痫。

中医诊断：痫证。

中医辨证：邪郁少阳，痰蒙清窍。

治法：疏利少阳，镇惊安神。

处方：柴胡加龙骨牡蛎汤化裁。

柴胡10g、黄芩10g、清半夏6g、枳壳10g、桔梗6g、天麻10g、钩藤10g^{后下}、龙骨15g^{先煎}、牡蛎15g^{先煎}、煅磁石15g^{先煎}、焦神曲10g、琥珀粉0.5g^{冲服}、僵蚕10g、全蝎3g、白芍10g、石菖蒲10g、青果10g、陈皮10g、茯苓10g、甘草6g。共7剂，水煎服，日1剂。

二诊：2020年3月28日。服药1周，患儿未见痫病发作，未诉头晕头痛，心烦较前改善，食欲好转，二便正常，舌脉同前。效不更方，继予前方。

三诊：2020年4月25日。服药近1月余，临床未见愣神发作，未诉头晕头痛，一般情况可，二便正常。继予前方治疗，后以本方为主加减治疗2年余，患儿临床未见痫疾发作，病情平稳，未诉不适，复查脑电图提示正常儿童脑电图。

按： 本患儿属青少年失神癫痫，病程较久，虽迭用西药，控制不尽理想。其失神之由，考虑乃痰蒙心窍所致，而痰之所生，缘其少阳枢机不利，三焦气化失司，津液不布，凝而为痰。故治疗当以疏利少阳，祛痰开窍为主。宗柴胡加龙骨牡蛎汤加减。方中柴胡、黄芩、半夏疏利少阳，调畅气机，天麻、钩藤平肝熄风，僵蚕、全蝎熄风止痉，龙骨、牡蛎、磁石、琥珀镇惊安神，菖蒲化痰开窍，陈皮、茯苓、神曲健运脾胃，佐以枳壳、桔梗升降中州，使气机调畅、枢机条达、脾健痰祛，痫疾痊愈。

2.紫癜性肾炎案

韩某，女，11岁，2021年7月17日初诊。

主诉： 双下肢反复紫癜样皮疹伴尿检异常4月余。现病史：患儿于4月前无明显诱因出现腹痛，病初以右下腹为主，性质不清，多于进食后疼痛明显，每次持续约数分钟后缓解，家属未予重视，后患儿腹痛逐渐加重，以脐周为主，持续时间延长，甚者半小时以上，不伴恶心、呕吐，无腹泻，无发热，无皮疹及关节肿痛，就诊于某专科医院，查血常规"白细胞14.4×10^9/L、中性粒细胞84.6%、淋巴细胞9.5%、血红蛋白131g/L、血小板232×10^9/L"，腹部CT示"腹部部分肠管内积液，肠壁略增厚，肠系膜根部多发小淋巴结，盆腔少量积液"，考虑"腹痛原因待查"，予静点拉氧头孢钠抗感染及对症支持治疗，患儿仍间诉腹痛。3月前，患儿双下肢出现散在红色皮疹，稍高出皮肤，压之不褪色，呈对称分布，伸侧多见，伴一过性右膝关节疼痛，尿常规示：尿蛋白3+，尿潜血3+，尿红细胞141.9个/HPF。查血风湿病抗体、生化全项、免疫功能、凝血功能等，均未见明显异常，诊断"1.过敏性紫癜，2.紫癜性肾炎"，予口服泼尼松（早20mg，中10mg，晚10mg）联合吗替麦考酚酯（0.5gBid）治疗，患儿腹痛缓解，皮疹逐渐消退，复查尿常规尿蛋白波动于+~++，尿潜血+~+++。20天前患儿因呼吸道感染致皮疹反复，双下肢踝关节处为主，伴茶色尿，尿中可见少量泡沫。尿常规示：尿蛋白1+0.3g/L，尿红细胞计数16050个/uL，尿潜血3+。于某院住院治疗，予静点头孢呋辛钠抗感染联合口服泼尼松、吗替麦考酚酯治疗2周余，患儿尿蛋白转阴，仍可见镜下血尿，尿潜血BLD3+，RBC140个/uL。刻下症：周身未见紫癜样皮疹，未诉头痛、腹痛及关节肿痛，时诉咽干、咽痛，无发热，无咳喘，纳可，二便调。查体：神清，精神可，咽充血，双肺呼吸音清，心音有力，律齐，腹软无压痛，无关节肿痛，舌红苔薄黄，脉浮数。

化验检查：尿常规BLD3+，RBC348个/uL，尿蛋白1+。

西医诊断：1.过敏性紫癜、2.紫癜性肾炎。

中医诊断：尿血。

辨证：风热伤络证。

治法：疏风清热，凉血通络。

处方：银翘散加减。

薄荷6g（后下）、荆芥穗炭10g、连翘10g、金银花10g、炒枳壳10g、桔梗10g、射干10g、浙贝母10g、板蓝根10g、黄芩10g、清半夏9g、柴胡10g、白茅根30g、小蓟10g、仙鹤草15g、蝉蜕9g、萹蓄10g、瞿麦10g、陈皮10g、甘草6g。7剂，1剂/d，水煎服，分3次服。

二诊：2021年7月24日。患儿咽痛缓解，周身未见新出紫癜样皮疹，复查尿常规示BLD2+、RBC90.5个/uL，舌红苔薄黄，脉浮数，予上方去射干，7剂，1剂/d，水煎服，分3次服。

三诊：2021年7月31日。患儿周身未见新出紫癜样皮疹，昨日偶有鼻塞、喷嚏，查体咽稍红，舌红苔薄黄，脉浮数，复查尿常规示BLD1+、RBC47.7个/uL，予上方去荆芥穗炭，加荆芥穗10g、豆豉10g。7剂，1剂/d，水煎服，分3次服。

四诊： 2021年8月7日。患儿病情平稳，未诉明显不适，复查尿常规未见异常。效不更方，守法继进，予2诊方加减治疗1年有余，期间患儿紫癜未见反复，多次监测尿常规均正常，已停泼尼松、吗替麦考酚酯。2023年5月患儿来院查体，未见异常。

按： 小儿禀稚阴稚阳之体，肺常不足，卫外不固，易受外邪侵袭，"六气之邪，易从火化"，邪热郁于血分，内搏营血，灼伤脉络，络伤血溢，血不循经，溢出脉外，留于肌肤，积于皮下，故成紫癜。正如《小儿卫生总微论方·血溢论》谓："小儿诸血溢者，由热乘于血气，血得热则流溢……自皮孔中出"。综合患儿舌脉，四诊合参，辨证为风热伤络，治以疏风清热，凉血化斑之法。本方银花、连翘、薄荷辛凉宣散，透邪外达，使邪从表散；射干、浙贝、板蓝根清利咽喉；白茅根、仙鹤草、小蓟凉血止血，兼能散血；荆芥用炭，去其辛温之性，以防动血，而能疏风止血；萹蓄、瞿麦清热利湿；枳壳、桔梗升降相因，调畅气机；柴胡、黄芩、半夏和解少阳、转运枢机。诸药相合，气血同调，凉血止血之中寓理气活血之法，使止血而不留瘀，血行而瘀自散。

3.支气管肺炎案

孙幼，女，9月龄，2015年1月9日初诊。

发热伴咳嗽3天。患儿3天前疑受凉后发热，体温38.3℃，伴咳嗽，呈连声咳，有痰不易咯，无喘息，稍鼻塞流涕，大便呈水样便，每日4次，小便量可。体格检查：神清，精神反应可，咽部充血，双肺部呼吸音粗，可闻及散在细小水泡音。舌质红，苔黄厚，指纹浮紫。辅助检查：胸片示两肺纹理增多，沿支气管走行并伴行点片状高密度影。

西医诊断： 支气管肺炎。

中医诊断： 肺炎喘嗽。

辨证： 湿热兼表，肺气郁闭。

治法：宣肺解表、清热利湿。

处方：葛根黄芩黄连汤加减。

葛根10g、柴胡10g、黄连2g、黄芩10g、甘草6g。共2剂，水煎服100ml，分3次口服，每日1剂。

二诊：2015年1月11日。患儿服药后热退，咳嗽减轻，痰黄黏，大便成形，每日1次，舌红苔薄黄。改予麻杏甘石汤加减以清热化痰，宣肺开闭，处方麻黄1g、杏仁10g、生石膏（先煎）15g、清半夏6g、瓜蒌10g、炒紫苏子10g、葶苈子10g、芦根10g、甘草6g。3剂后，诸症消失，临床痊愈出院。

按：本例患儿病初外感表邪，肺气失宣，表证未解，热陷大肠，出现协热下利，形成湿热兼表证，故方选葛根芩连汤加减。方中葛根既能解肌表之邪热，又能升发脾胃清阳之气而和中止泻，黄芩、黄连苦寒清热，燥湿止泻，甘草为佐使药，和中缓急，调和诸药。在原方基础上加用柴胡，加强解表退热、升举脾胃清阳之气的功效。五药合用，外疏内清，表里同治，宣开肺气，清热除湿。药后湿邪已去，转变为痰热壅肺，以麻杏甘石汤化裁取效。

4.肺炎支原体肺炎案

患儿，女，5岁，2019年3月17日初诊。

患儿病初主因"发热伴咳嗽5天"入院，体温最高39.5℃，咳嗽频繁，昼夜均咳，痰少，肺部体征不明显，胸片提示右下肺大片状淡云雾状阴影，考虑"肺炎"，予静点阿奇霉素治疗3天，效不显。完善胸部CT：右肺下叶实变影，左肺下叶渗出性炎症；血常规白细胞11×10^9/L、中性粒细胞0.7；C反应蛋白74mg/L；降钙素原1.0ng/mL；MP-IgM滴度1：160。考虑炎症进展，联合静点头孢曲松钠抗感染，甲泼尼龙抗炎治疗3天，患儿仍持续高热，夜间咳嗽频繁，伴气促，呼吸35次/分，精神较差，略烦躁，食欲差。复查血常规白细胞10×10^9/L、中性；粒细胞0.68；

C反应蛋白110mg/L；降钙素原2.0ng/mL；经皮血氧饱和度89%。抗生素调整为亚胺培南西司他丁钠，并给予丙种球蛋白（IVIG）支持治疗，继予甲泼尼龙抗炎，阿奇霉素抗感染，辅以面罩吸氧（4L/min）。2天后患儿仍发热，体温波动于37℃~39℃之间，咳嗽，有痰，伴腹胀，纳呆，大便黏滞，3次/日，舌红苔黄腻，脉滑数。

西医诊断：重症难治性肺炎支原体肺炎。

中医诊断：肺炎喘嗽。

辨证：湿热蕴肺。

治法：清热利湿，宣肺开闭。

处方：甘露消毒丹合三仁汤加减。药用藿香10g，菖蒲10g，茵陈10g，杏仁10g，豆蔻6g（后下），连翘10g，黄芩10g，薄荷6g（后下），浙贝10g，半夏10g，厚朴10g，薏米10g，泽泻10g，滑石10g，通草5g。5剂，1剂/d，水煎服。并嘱停用泰能，甲泼尼龙逐渐减停。

二诊：2019年3月21日。患儿服药2剂后热势下降，体温波动于37.0℃~38.5℃之间，咳嗽较前略减，继服3剂体温降至正常，夜间咳嗽减轻，有痰色黄，无喘促，无腹胀，精神状态好转，食欲改善，大便呈黄色软便。离氧状态下经皮血氧饱和度98%，舌红，苔黄，脉滑数。证属痰热蕴肺，改予麻杏甘石汤加减，药用炙麻黄5g，杏仁10g，枳壳10g，桔梗10g，浙贝10g，瓜蒌10g，苏子10g，葶苈子10g，炙桑白皮10g，黄芩10g，百部10g，紫菀10g，生石膏25g（先煎），陈皮10g，半夏6g，甘草6g。1剂/d，水煎服。5天后，患儿咳止痰清，复查胸片炎症较前明显吸收，CRP、PCT炎性指标降至正常，MP-IgM滴度1∶1280，临床痊愈出院。

按：该患儿系重症难治性MPP，虽联合多种抗生素及予抗炎、免疫支持等方法，仍疗效不佳，至会诊时病情危重。业师通过辨证分析，考虑当时主要矛盾为"湿热闭肺"所致。而湿热的产生，一方面与小儿脏腑娇嫩、脾常不足有关；另一方面，考虑与长期应用抗生素关系密切。因湿热蕴阻于肺，邪留气分，气机壅遏。故予甘露消毒丹合三仁汤清热利湿，宣畅气机。方中藿香、菖蒲、豆蔻、薄荷芳香化浊，宣畅气机；黄芩、连翘、滑石、茵陈清热解毒；薏米、泽泻、通草淡渗利湿；半夏、厚朴行气化湿；杏仁宣畅肺气，使气行湿化。诸药合用，宣上、畅中、渗下，清热兼与利湿，使肺闭开，湿热去。2诊患儿体温降至正常，咳嗽为主，有痰色黄，腹胀好转，食欲改善，大便成形，结合舌脉，考虑湿邪已化，证候转化为痰热蕴肺证，及时改予麻杏甘石汤合苏葶丸化裁，方中炙麻黄、生石膏合用，辛凉宣泄，使肺闭开，邪热除；苏子、葶苈子降逆止咳；贝母、瓜蒌化痰清热；桑白皮、黄芩清泻肺热；百部、紫菀止咳化痰；枳壳、桔梗升降相因，调畅气机；陈皮、半夏，顾护后天，健脾化痰，杜痰之源，甘草调和诸药。诸药并用，使热清痰化，肺气调畅，最终转危为安。

（陈鸿祥　韩耀巍　秦潞平　整理）

➤ 河北省

马新云

尊钱乙崇东垣启脾和胃理枢机

【名医简介】

马新云（1919~2000年），男，汉族，山东济南人。河北医科大学儿科专家、教授、主任医师。系河北省中医学院专家委员会委员，河北中医学院顾问，河北省中医学会副会长，《河北中医》杂志副主编。中国中医药学会儿科分会副主任委员，省卫生厅新中成药评审委员会委员，河北省职称改革领导小组高级评审委员会委员主任，国家劳动人事部、卫生部、国家中医药管理局批准的第一届高徒指导老师。中国农工民主党河北省委员会主任委员、中国农工民主党中央委员会委员、中央常务委员会委员、中国人民政治协商会议河北省委员会第五届、第六届、第七届副主席。

马老出生于儒医世家，14岁跟随祖父学医，后随祖父携家徙居天津，业医儿科，誉满津门，素有"马家儿科"之盛名，至今四世业医儿科，已历80余年，马老继承家教，专习儿科，后又拜天津名医陈泽东、郭嘉之为师，术业专攻。1940年正式悬壶天津，他一生研究医术，勤学无懈，承诸师绝技，并勤求古训，博采新知，在临床上对儿科的常见病、多发病以及各种疑难重症，如小儿急性肾炎、肾病、哮喘、肺炎、病毒性心肌炎，采用中医理论辨证施治，效如桴鼓。

马老曾先后执教于天津中医学院，河北中医学院，培养学生近万名。自1960年以来参与高等中医院校《中医儿科学》讲义

1~4版的编著工作。著有《实用中药学》《浅谈中草药在中西医结合治疗中的应用》《河北历代名医学术思想研究》等书。撰写有价值的学术论文数十篇。

【主要学术思想】

马老行医半个多世纪以来的治学、业医、为师生涯，其最崇拜的医家是宋代名医钱乙，李东垣，清朝名医沈金鳌，最喜欢的理论是《小儿药证直诀》五脏辨证、《脾胃论》《幼科释谜》的儿科诊断大法及24门症候，最常用的方剂是泻白散、泻黄散、导赤散、地黄丸等五脏补泻方。马老行医最擅长治疗小儿的肺系（感冒、咳喘等）、脾胃系（厌食、疳证、泄泻）、肾系（水肿、血尿）等疾病。马老特别强调：对肺系疾病的诊治，寒热虚实的辨证要恰当，切不可犯寒寒、热热、虚虚、实实之误。对脾胃系疾病的诊治，舌象的辨析要精当，切实抓住小儿脾胃病在舌色舌苔上敏感、直接的病理变化，遣方用药的实施以平胃散、枳术丸、保和丸三方化裁最具优势；在肾系疾病中，马老对肾病综合征颇有研究，提出在补肾中要重视肾阴、肾阳之间的相互转化，特别是对服用激素的患儿，激素足量时以补肾阴为主，随着激素的减量，应逐渐加大补益肾阳的药物，停用激素时，使用平补平调肾阴肾阳之剂，达到阴平阳秘的目的。

马老在临床实践中不断总结经验创制了："和胃消食冲剂""清解利咽颗粒""驱虫健儿丸""小儿清咳平喘颗粒"等6种内部制剂，受到了医院好评。"轻开救三法治疗小儿肺炎""慢性腹泻经验""外感辨治撷拾"分别在《当代名医临证精华》刊登，形成了自己的学术观点。马老提出理气止痛、勿使破气损阴，理气之药多为香燥之品，多用不仅破气反而伤阴。如木香、生莱菔子多用有破气之弊，易伤小儿正气，故用时多以煨木香、炒莱菔子，且量宜小不宜常服。"热喘不解勿忘通腑"，马老认为病人伴便秘溲赤，舌红苔腻，咳喘不解者非麻杏石甘汤所能及，应通腑泄热为法，因肺与大肠相表里，肺热不解下移大肠，造成大便燥结，腑气不通，邪无出路，而用通腑法使大便通，热邪以下而解，可用凉膈散或用调胃承气汤加减治疗而愈。

1.小儿咳嗽证治

小儿咳嗽可由多种原因引起，如《黄帝内经》曰："五脏六腑皆令人咳，非独肺也。"但一般来论，小儿咳嗽不外寒热虚实，寒指风寒，热指风热、痰热、湿热、肺热，虚指肺虚、脾虚、阴虚、肾虚，实指外感实邪。就临床来看，这四大类型中，以风热、肺热、痰热者最属常见。缘于小儿纯阳之体有关，故临床治疗多以疏风清热化痰，宣肺止咳为主，桑菊饮用之最广，麻杏石甘汤次之，止嗽散再次之。

桑菊饮以疏风解表，宣肺止咳为宗旨，取桑叶疏风解表，轻清宣透，霜桑叶能开肺气之郁闭，且禀金水之气，可助肺金之清肃；桔梗堪称利咽之最，每与咽痛、咽痒、咳嗽者，用之皆效，且能载药上行，直达病所，如桔梗甘草汤长驱直入，每与之皆效；杏仁为润性之物，故起润肺止咳之功，舌红少苔或舌红苔薄者用之。如舌红苔腻而厚者，不宜乱用，用之应配厚朴、半夏、佩兰、薏苡仁之属，万不可见咳即用，以防腻胃碍邪，闭门留寇；薄荷为解表疏风之药，生于阴湿河边，其性凉爽而出于水面，高于他物，生存力很强，故疏风之力甚大，其味芳香性凉，又有开窍辟秽之功。凡解表之药为它最属；菊花善于发散而走上，贯清头目之风，搜肝经之邪，其性亦升亦散，凡外感风热头痛头晕者用之皆获良效；甘草乃方中之佐，调和诸药为其特长，又有解毒调中之效，故外能达表，内能补虚，可起双向调节作用；芦根生于沙土，喜于潮湿，故津多而味甘甜，乃生津止渴佳药，又芦根发芽于春，升腾发芽在于夏，故有阳发之性，升泄之功，透发之力。凡疹出不畅，外邪不解之病，皆可用之。热病伤阴，口干作渴亦用之。

桑菊饮加减灵活多变，但不失原意，如咳嗽咽痛，喉核肿大者可加僵蚕、射干咸寒软坚，但本药为疏风解痉之剂，其宗旨应用在肝气较甚或热盛伤风时最好，如只为消肿，则加玄参，既能咸寒软坚，又能气阴两补，且补而不碍邪，滋而不腻胃。但舌苔厚腻或黄腻脉滑者慎用，因厚腻脉滑一是内有食积，二是有湿盛、二者不去，补而无助，反得其害。

咽痒重咳为急慢性咽喉炎所为，治疗不能见咳治咳，不能单独清肺，更重要的是利咽止咳，咽喉得利，气道通畅，咳嗽自愈。治咽之药，多用山豆根、牛蒡子。马老治急性咽喉炎用前者，治慢性者用金果榄、木蝴蝶养阴利咽止咳，声哑加青果润肺止咳，咽痒加蝉蜕以祛风止痒，如伴发热不退，汗出口渴者加金银花、连翘、生石膏、黄芩以清气泄热，喉核肿大，气道不利而咳者用射干消肿散结、利咽解毒，咳嗽重者加前胡、炙枇杷叶以疏风解表，降逆止咳，凡咳嗽较重痰多、纳呆、苔厚者用炙枇杷叶可起一举两得之效。如腹胀、纳呆、咳嗽有痰不易咯出者，加炒莱菔子、冬瓜仁、陈皮，以理气化痰止咳，如口干便秘，舌红苔少者可用生地黄，痰热壅盛，舌苔厚者用浙贝母，舌红少苔，肺阴不足用川贝母以润肺止咳。

综上所述，止咳之药甚多，用什么药需根据临床所出现的症状辨证取药。不可见咳止咳，应从本治，寻其病因，除其根源，方为上策。

2. 小儿肾小球肾炎

肾炎一病，临床以内热为因者甚多，中医学认为热邪易伤络脉，络破血溢，即见尿血，故在小蓟饮方中酌加小蓟、石韦、藕节、牡丹皮、白茅根以清热凉血止血，尿血渐消而尿液浑浊者，为湿热下注需加萆薢、萹蓄、竹叶、黄柏以清利下焦湿热，但尿血一症较重者不可大发其汗，《伤寒论》曰："衄家不可发汗"，因血汗同源，汗为心之液，发汗过度则伤血，血伤则精损，精损则肾更亏，乃使病情加重。

（1）"开鬼门"发汗，疏表邪

肾炎初起多由风邪侵袭所致，《金匮要略·水气篇》曰："风水其脉自浮，外证骨节疼痛，恶风，皮水其脉亦浮，外证浮肿，按之没指，不恶风、其腹如鼓，当发其汗……"。由此可见肾炎前期多有外感之症，如发热，轻咳，流涕，咽痛等或发热伴身如赤丹，舌如杨梅之丹痧等。中医认为风为阳邪，其性向上，风水相搏，发于肌肤而为水肿，水肿初期，先见于眼睑，继而头面四肢、全身，伴有发热畏寒，恶风，流清涕，治当遵《金匮要略》所云："在腰以上者汗而发之。"选用"麻黄连翘赤小豆汤加金银花、苏梗、陈皮、芦根之类疏风解表，发汗消肿。如发热汗出，口渴，喜饮，小便黄赤，舌红苔黄者为风热外袭，治应疏风清热解毒，与金银花、连翘、蒲公英、紫花地丁、板蓝根、蝉蜕、山豆根、玄参、生地黄、白茅根之属。

若头晕，恶心呕吐者乃肝火上炎所致，酌加钩藤、竹茹、夏枯草、草决明、蔓荆子等以清肝泻火，潜阳息风。可见临床用药应灵活多变，变则通，但万变不离其旨，风水者以疏风解表，表邪得解，而小便畅利，浮肿尿浊可消，病情乃愈。

（2）"洁净府"利尿主消肿

水湿之邪，浸渍肌肤，壅阻不行，湿壅中焦，脾失健运，三焦决渎失司，膀胱气化不行，使水湿泛溢肌肤，发为水肿，其肿多在肢体或腰以下为甚，按之没指，小便短少，身体困重，舌淡苔白，脉沉缓，治以利尿消肿为法，《素问·汤液醪醴论》曰："平治于权衡，去苑陈莝……开鬼门，洁净府。"《金匮要略》亦云："诸有水者，腰以下肿，当利小便；腰以上肿当发汗乃愈"，故用五苓散合五皮饮为主方，五苓散温阳化水，五皮饮消肿行水，二方合用利水消肿之力倍增。利水之法乃为洁净府也，府者膀胱也。如下半身肿甚难消，小便不利则加苏叶、车前子以提壶揭盖，水液自出，另加厚朴、川椒、防己以行气化湿；若怯寒肢冷，脉沉迟者，加附子、干姜以助阳化气，行水利湿；如病情迁延不愈而致体弱，面色无华，神疲少力，舌质淡红者加当归、阿胶以养血补气，健脾止血。《金匮要略》曾曰："肺水者，其身重，小便难，时时鸭溏""脾水者其腹大，四肢苦重，津液不生，但苦少气，小便难"，故利其小便使潴留于下部的水，从小便排出，如单利小便不效，应加用发汗药或宣通肺气药，以提壶揭盖，小便自通，浮肿立消，然利小便不可过度，过度则伤津，因此，利小便之药应选利而不伤阴之佳品或配以养阴生津之属，以纠伤阴之弊，同时利小便时还要观其肾阳的虚实，肾阳虚则温煦不足，膀胱气化不利而利小便之法则拙，故在利小便药中少加附子、干姜其意在此。

（3）益脾助运、温化湿邪

肾炎日久不愈可转化成慢性肾炎，慢性肾炎与脾、肺、肾三脏关系极为密切。《黄帝内经》曾曰："饮入于胃，游溢精气，上输于脾，脾气散精，上归于肺，通调水道，下输膀胱，水津四布，五经并行"，可见无论是体内水湿潴留，还是外来湿邪阻滞，都影响脾的运化和转输，脾本喜燥恶湿，如湿邪不去，脾运受阻，水湿泛溢肌肤而发为水肿，反之脾虚不运，水湿留恋亦形成水肿。故脾气健旺，水湿才能得运，人体健康无恙，如某些原因所致脾阳不运，水湿停留，临床多见身肿腰以下为甚，按之凹陷不易恢复，脘闷腹胀，纳减，便溏，面色萎黄，神疲肢冷，小便短少等症，盖为脾肺气虚之故。《医门法律·水肿门》曰："……胃为水谷之海，水病莫不本之于胃，经乃以属之脾肺者，何耶，使足太阴脾足以转输水津于上，手太阴肺足以通调水道于下，海不扬波矣。惟脾肺二脏之气结而不行，后乃胃中之水日蓄，浸灌表里，无所不到也，是则脾肺之权，可不伸耶……然其权尤重于肾，肾者胃之关也。肾司开合，肾气从阳则开，阳太盛则关门大开，水直下而为消；肾气从阴则阖，阴太盛则关门常阖，水不通而为肿。经乃以肾本肺标，相输俱受为言，然则水病以脾肺肾为三纲矣。"所以肺在上为华盖，主以宣发肃降，脾在中主以转化运输，肾在下主以温化水湿以助脾运，今脾虚失运，转输失职，而发本病，故以实脾饮为主方，方中白术、茯苓、附子、干姜温运脾阳，化气行水为本方主药，如水湿过重加桂枝、猪苓、泽泻，如虚证甚者加党参、黄芪，更甚者加人参以补元气，另以补骨脂、菟丝子补肾纳气，壮阳温化。

如腹胀、便溏、纳食不香者加莲子肉、鸡内金；腰膝冷凉，无力者加仙茅、桑寄生以强腰散寒止痛，使其病愈。

（4）补肾助阳、决渎三焦

肾阳衰弱，阴盛于下，腰为肾之府，肾虚而水气内盛，肾与膀胱相表里，肾气虚弱，膀胱气化不利，肾阳不足，命门火衰，不能温运脾阳，脾阳不足，水湿内盛而发本病，故临床多见，全身水肿，腰以下为甚，腰痛酸重，尿量减少，四肢厥冷，怯寒神疲，面色灰滞或㿠白，舌质淡胖，苔白，脉沉细无力，治疗以温肾壮阳，以增膀胱气化功能，方取真武汤加减，药如：茯苓、白术、白芍、生姜、仙灵脾、仙茅、巴戟天、肉桂、熟地黄、山萸肉之类。

若阳气衰微，出现肢冷不温，神疲，纳呆，腹胀，舌淡苔白，脉沉细无力者加熟附子、党参、胡芦巴、大腹皮以回阳救逆，消胀除满；浮肿明显者加黄芪、椒目、茯苓皮以益气健脾，利水消肿；夜尿频数，尿色清白者加菟丝子，重用肉桂，温肾散寒、化气通阳。《景岳全书·肿胀篇》曰："温补即所以化气，气化而痊愈者，愈出自然……"《素问·灵兰秘典论》曰："三焦者，决渎之官，水道出焉""膀胱者，州都之官，津液藏焉，气化则能出焉"。决，通也；渎，水道也，上焦不治，则水泛高原。

中焦不治，则水留中脘，下焦不治，则水乱二便，三焦气治，则脉络通而水道利，故曰决渎之官。遵经典不偏其意，习原文用其精髓，马老知其源而固其本，用之皆效。三焦各属其责，各行其道，水道通，小便自利，浮肿自消。

（5）滋肾补肝，固本求源

慢性肾炎后期，多致肝肾阴虚，因肝藏血，肾藏精，精能生血，血能养精，故有精血同源之称。若长期尿浊、尿血皆可导致肾阴不足，精血耗损，阴不敛阳，阳邪独亢，常可出现面颊潮红或面色晦暗，眩晕头痛，心悸失眠，腰膝酸软，手足心热，舌红少苔，脉弦细等一派阴虚阳亢之证，故临床采用滋壮肾阴法以固本求源，调和阴阳。方取：枸杞子、菊花、生熟地、山药、山萸肉、泽泻、茯苓、牡丹皮、牛膝、桑寄生、玄参、夏枯草、益母草、三七粉（冲服）。

若见舌红少苔或大便燥结者加石斛、知母以养阴清热通便；若舌暗红有瘀点加香附、马鞭草以理气活血化瘀；血压高者加草决明、钩藤、白蒺藜、煅牡蛎，以育阴潜阳；若心悸、失眠、多梦加五味子、何首乌益心气安心神。

阴不虚，阳不亢，精血不能自失，故滋肾阴在于补血祛浊邪，补血在于生血养肾精，精血同生，肝肾不虚，本源不亏，病尽愈矣。

3. 小儿心悸的治疗

（1）疏表邪、散疠气、旨在急则治标

心悸之因颇多。有内伤外感之不同，大凡初发多由外感六淫所致。外感者，风寒、风热疫疠不正之气侵袭，内侵心肺，外淫皮毛，尤其风温、暑邪更易扰心恋肺。《温病条辨》云："温邪上受，首先犯肺，逆传心包。"《素问·痹论》云："脉痹不已，复感于邪，内舍于心。"如肺炎喘嗽，极易并发心阳虚衰，而肺炎一症又多由风温之邪所袭，邪从口鼻而入或从皮毛而受，在外者皮毛被郁，在内者扰及心窍，心失所养，肺失固卫，而见心悸，胸闷，咳嗽诸症，风温为因并见咳嗽稠浊，声重，流黄涕，咽痛，口渴，汗出，舌红，脉数；风寒为因所见鼻塞流清涕，声重，口不渴，无汗，畏寒，疠气之邪致病如丹痧，水痘，痄腮等皆可导致心悸。

临床治病从因论治，风热者多取金银花、连翘、竹叶、牵牛子、薄荷、黄芩、苦参、鸡血藤、芦茅根之属，以疏风解表，清热利咽，若发热重金银花量大于连翘，发热轻，毒邪重则重用连翘；咽痛加山豆根；疠气之邪多加紫草、牡丹皮、板蓝根、贯众之类，以清热凉血解毒；若心悸，脉律不齐，舌红苔厚者加苦参，以清热利湿，泄心肺之火；如风寒外袭用苏叶、荆芥、淡豆豉、藁本、桂枝、干姜、细辛、半夏之属，以温散寒邪，寒邪已去，阳气自复，血脉自通，疾病乃愈。

外感引起心悸者应标本同治，以治标为主，此为急则治其标，一旦外邪已解，心阳振奋，心悸则已，则立停疏表之药，以防升散太过，耗散心气，尤其体虚气弱小儿更应中病即止，不可妄用疏散；同时也不可过用苦寒，寒伤中阳，亦损脾伤胃出现厌食等病；然外感体虚小儿又不可妄用大补，补而过度则令人中满，可见胸闷腹胀等，如外感心悸伴纳呆、呕吐、便秘，舌苔厚腻，脉滑有力者为外感伤食，应在解表强心药中加用和胃消导药，方能扶正祛邪，疾病获愈。

（2）温寒邪、通血脉，尤须温补肾阳

寒为阴邪，其性凝滞，易遏阻阳气，阳气不通，血脉不畅，心脉痹阻而见心悸，故《伤寒明理论》曰；"其气虚者由阳气虚弱，心下空虚，内动而为悸也。"由于心阳不振，气衰血涩，症见心悸，胸闷不舒，舌暗脉结代为阳虚寒邪所凝。《素问·痹论》所述："心痹者，脉不通；烦则心下鼓，暴上气而喘，嗌干善噫，厥气上则恐。"另外心阳不振，寒邪内生，与肾阳温煦密切相关，肾阳不足不能温化寒邪，寒邪自生，故在温散寒邪的基础上必须温助肾阳，寒邪方去，血脉自通，则心悸可愈，正如《黄帝内经》中"益火之源，以消阴翳"之意。

温寒邪为通血脉所施，助肾阳为振心阳所设，心肾阳气充盛，寒邪无以寄存，故病不生，温寒之药多用附子、生姜、茯苓、白术、肉桂之属。可加泽泻、车前子以温肾利水，如肾失温化，水气上凌心肺，而见心悸喘息不得卧、可加用黑锡丹以温肾助阳，纳气平喘，寒邪去心肾阳气自复，阳气通，血流自畅，心悸遂愈。如患儿孙某，男性，5岁。系妊娠7个月所生，体重不足2000g，皮温寒凉，肤色微紫稍硬，温箱养育10余日，身方暖，体弱多病，易患感冒，此次患病适逢腊月，不慎感寒，寒气侵体，加于体本阳虚，内虚外寒，故心悸脉结代，曾多方求治数月，疗效甚微，而求于马老。观其舌淡苔白，脉细重按无力，心肾两脉尤著。此属中医心肾阳虚，复受寒邪，血脉不畅所致，故用茯苓、白术、肉苁蓉、降香、桂枝、黄芪、鸡血藤、炙甘草、连用7剂病大减，早搏减少，每分钟1~2次，心电图汇报偶发早搏，继用上方7剂后特告痊愈，心电图汇报正常。

（3）清心火、宁心神、引热下行为治

心悸一证，本以虚证为多，但常因内虚而复加外因诱发，而出现虚实并见或以实证为主之见证。心病之分型，因虚而论者为多，以"热"分型乃为马老卓见，强调五脏六腑皆有寒热，虚实，心病岂能例外，不能一见心悸概为虚证而论，而蛮用滋补。《素问·刺热篇》云："心热病者，先不乐；数日乃热，热争则心痛。"即说明了心悸与热邪有密切关系。

心火之病，多见心悸不安或心痛而烦，气促胸闷，小溲短赤，大便干涩，伴口舌生疮，夜寐不安，舌红脉数疾，治应清心泻火，宁心安神，引热下行从小便而出，故多以黄连、竹叶、木通、生地黄、远志、栀子、苦参、淡豆豉、合欢皮、枳壳、黄芩见效。

小儿本阳常有余，阴常不足，心为火脏，又属阳中之阳，今心火亢盛，如炉火填薪，炼精耗液，肾水蒸而发之，更加水亏不能济火，心阳独亢，使病情危笃。故临床治应以泻火直折，引热下行，从小便而去，心与小肠相表里，清心火，利小便即能引热下行，方中木通、竹叶、栀子、三药皆有一专多能之功效。黄连《珍珠囊》言："其用有六：泻心脏火，一也，去中焦湿热，二也……。"生地黄既有凉血清热之功，又有滋补肾水之效；远志、合欢皮乃益心安神之上品兼清心火；淡豆豉清心除烦，与上药合用主治夜寐不安；枳壳为宽胸理气止痛之要药，黄芩泻肺以宣肃清心；苦参清心利尿引热下行，《本草经百种录》云其："专治心经之火，与黄连功用相似，但其黄连似去心脏之火为多，苦参似去心府小肠之火为多"。全方共奏清心火，宁心神、引热下行之效。

（4）益心气、补心血、必顾后天之本

心气不足，心血虚亏为心悸之主因，二者皆可引起心悸气短，动则加重等症，所不同的是心气虚多兼面色㿠白，体倦乏力，舌体胖嫩，心血虚多见眩晕，面色不华，唇舌色淡，但无论心气虚，还是心血虚与脾胃后天之本息息相关，古人曰："心主血脉""脾主统血"脾为后天之本，如脾虚生化之源不足，就不能使精微物质供应心脏正常活动。《灵枢·决气篇》云："中焦受气取汁，变化而赤是谓血"，《黄帝内经》亦云："食气入胃，浊气归心，淫精于脉，脉气流经，经气归于肺，肺朝百脉，输精于皮毛，毛脉合精，行气于府，府精神明，留于四藏，气归于权衡。"如脾虚不运，胃失受纳，血无以生化，血虚不能养心，心虚不能推动血液，故"气为血之帅""血为气之母"，血虚不能养气，气虚无力推动血脉，气滞则血瘀，惟心脾之气健旺，气血运行正常，心悸一症方除，因此，血不足者必补以气，气不足者必先补血，气血双补各有侧重，气血双补多用归脾汤，药用：黄芪、党参、白术、甘草、当归、龙眼肉、远志、酸枣仁以安神补气养血，补血者以四物汤，补气者以炙甘草汤或参苓白术散，三者以炙甘草汤最为常用，《伤寒论》言："脉结代，心动悸者炙甘草汤主之。"如辨证准确，用之确有桴鼓之效，如张某，女性，8岁，先天不足，加之护理不当，喂养失调，患儿时常心悸，胸闷，气短，曾在某院诊为"心肌炎"，屡用抗生素，能量合剂，辅酶A均未获效，近几天因学习劳累，心悸加重，早搏每分钟5~6次，而求中医治疗，面色㿠白，唇舌淡红，苔白，脉细弱无力，诊为心悸，气亏血弱型，以炙甘草汤加减：炙甘草、桂枝、生姜、大枣、阿胶、麦冬、生地黄、鸡血藤、当归、黄芪连用5剂，心悸、胸闷豁减，心电图汇报大致正常，继守前方加降香，连服9剂而瘥，至今未发。

（5）活血脉、行瘀血，重在理气宽胸

"气行则血行""气滞则血瘀"，血液的循行有赖于心气的推动、肺气的宣降、肝气的疏泄、脾气的固摄。如气滞不行，血行受阻，易成瘀血，瘀血不去，气机不畅，络脉不通，则见心悸，胸闷，疼痛时作或伴咳嗽，气滞为主者痛无定处，遇情志不舒则加重，血瘀为主者痛有定处，痛如针刺，舌暗红或有瘀斑，脉弦细涩或结代，《素问·痹论》云："心痹者，脉不通"，痹者不通，不通则痛，则闷，无论痛、闷皆为气滞血瘀所致，治以理气活血，宽胸散结为法，药用：柴胡、枳壳、白芍、丹参、沉香、炙甘草、红花、香附一类以行气活血，温阳化瘀，然香附、枳壳宽胸理气，柴胡舒肝散结，升举阳气，以促血脉运行为先。白芍、丹参、红花活血化瘀又能补血生血，一防络破血溢，二能推陈出新，如胸痛彻背者可用血府逐瘀汤，使其气机条达，血脉通畅，心悸自愈。

心悸一症原因较多，故临床治疗应辨证论治，随证加减，不可固守一方，亦不可头痛医头，脚痛医脚，应寻其因，固其本，方能应手而效。

4.小儿紫癜的治疗

（1）祛风清热，须解毒凉血

时邪外感，热毒内蕴，缘小儿腠理不密，不耐六淫之邪外侵，六气之邪皆从火化，故感受外邪，每易从阳化热，邪热与气血相搏，若灼伤血络，使血液渗出于络脉之外，出现紫癜或吐衄，皮肤瘙痒以及关节肿痛等症。故马老常以祛风清热凉血止血为大法，拟以银翘散和荆防败毒散加减。药用金银花10g、连翘12g、牛蒡子6g、牡丹皮9g、赤芍10g、生地炭8g、荆芥炭6g、炒防风6g。皮肤瘙痒者加地肤子12g、浮萍10g、赤小豆9g、蝉蜕6g。恶心呕吐者加竹茹6g、枇杷叶10g、薏苡仁10g、白茅根12g以清热利湿止呕。腹痛便血者加木香4g、地榆6~8g、以清肠止血。尿血者加大小蓟各10g、益母草9g以凉血止血。

如外邪不解，内窜入里，热毒已炽，邪热内实，灼伤脉络，迫血妄行者，可见皮下紫癜成片，且壮热面赤，口渴咽干，喜冷饮，便干溲赤，舌红苔黄，脉滑数者，改用犀角地黄汤或清瘟败毒饮加减，药如：生石膏12g、知母10g、犀角3~6g（如无犀角可改用水牛角代替）、生地黄10g、玄参9g、牡丹皮9g、赤芍8g、黄连2g、栀子6g、黄芩8g、竹叶8g、连翘12g、三七粉1~2g（冲服）、藕节炭6g以清热凉血止血获愈。

（2）补气养血，须健脾摄血

血液在脉道中的正常运行，必须靠心气的推动，而气血的来源，又是由中焦脾胃吸收水谷精微而化生。小儿脾常不足，胃肠脆弱兼有调护不当，使饮食不节，故脾胃病尤多。脾胃之气受损不惟气血生化不足，且统摄血液的功能，也因而削弱。气虚不能生血，行血和摄血，则血液不循常道而溢于脉络之外，从而出现紫癜、衄血、便血、尿血等症。临床多见紫癜反复出现，其色浅淡，伴纳呆，腹胀，四肢无力，面色萎黄或苍白无华，头晕心悸，唇舌淡红，脉细无力等症。拟以补气摄血为大法。药用归脾汤加减，如：党参10g、黄芪12g、白术8g、熟地黄9g、白芍8g、当归12g、旱莲草10g、阿胶3g（烊化）、棕榈炭6g、血余炭6g、仙鹤草10g、三七粉2g（冲服）。

如脾肾虚寒症见肢冷，斑色淡红，隐而不显，加制附子6g、肉桂8g、炮姜炭6g、艾叶炭8g、菟丝子10g以温经散寒，补肾助阳，资益化源。

（3）滋阴降火，须凉血止血

小儿体禀阳有余而阴不足。若久病失调更易使肝肾阴亏，虚火内生。血虚，阴不足，血亦不旺，虚火乘扰，则血随火动，以致离经妄行，而表现为紫癜时发时止兼有鼻衄，齿衄，低热盗汗，心烦不宁，手足心热，口燥咽干，两颧发红，舌红少津，脉细数。治拟滋阴降火，佐以凉血止血。药用青蒿鳖甲汤加减：青蒿6g、生地黄10g、牡丹皮9g、玄参9g、知母6g、龟甲8g、茜草12g、侧柏叶8g、鳖甲10g、阿胶6g、地骨皮10g、银柴胡8g以滋阴清热，凉血止血。如便干不爽加当归9g，桃仁6g以养血润燥；口渴咽干较重者加天花粉6g、芦根10g以生津止渴。

（4）活血行瘀，须益气止血

《灵枢·本脏》说："血和则经脉流行，营复阴阳，筋骨颈强，关节清利矣"。若气滞不行，全身血液运行不畅或气虚无力推动血液运行，皆可造成局部血流凝涩，脉络瘀阻，使正常血液不得循其常道，而出现各种血液外溢的病证。离经之血溢于肌肤则为紫癜，郁于肠胃则有腹痛，凝于关节或挟湿邪则见关节肿痛。故常见瘀斑色紫而暗，腹中剧痛阵作或伴恶心呕吐，大便下血或有关节肿痛，舌暗紫有瘀点，脉细涩。治以活血化瘀、益气止血，药用桃红四物加减。药如桃仁、红花各6g，赤芍8g、丹参8g、生地黄9g、当归10g、阿胶3g（烊化）、太子参8g、黄芪6g、山药6g、乳香4g、没药6g、牛膝8g、地榆6g、侧柏炭6g、三七粉2g（冲服）以活血行瘀，益气止血。

5.小儿久泻不愈的治疗

（1）久泻不单补，实脾在健运

久泻由脾虚所致，病程较长，泄泻常反复发作，时作时止，大便稀溏或完谷不化，多表现食后作泻或食而不化之物便次立即增多，食入油腻不仅便次增多，且伴见食欲不振，面色萎黄，神疲倦怠，睡卧露睛，舌淡苔白，脉细等。众医多用补脾止泻之法，然马老对脾虚致泻，从不单补，而是从运脾着手，通过增强脾的健运功能而达到止泻目的。尝谓：儿本脾胃虚弱，若先天不足或病后失调或寒凉之药攻伐太过伤及脾阳，脾阳虚弱，温化失职，运化失调乃产生泄泻的内在因素。正如古人曰：水反为湿，谷反为滞，水谷不分并走大肠而泻。医者认为脾虚一证，为先天禀赋不足或后天脾气虚弱，故拟健脾益气，为治脾虚泄泻的主要法则。然而其不晓脾的运化，脾健则运，脾虚则滞，故脾虚泄泻的主要成因在于运化失司，因此，健脾不在补脾，而在运脾；脾宜升宜运，应补而不滞。常用钱乙七味白术散或益黄散，如白术、茯苓、山药、陈皮、木香、丁香、诃子等药，重在调和脾胃之气，使脾气调和，健运正常而泄泻自止。随证加减，灵活变法，临床如见小儿久泄不止，脱肛不收者可益气升提，用七味白术散加升麻、炙黄芪等品；如脾虚及肾，可选加四神丸中补骨脂、益智仁、吴茱萸、肉豆蔻等品，以温扶肾阳；若脾虚夹食滞的，可加焦三仙、炒稻芽、枳术丸等以消食止泻。

马老强调指出：木香本为理气之药，少用理气消胀止痛，多用则有破气之弊，故小儿用之则慎。又说：诃子虽固涩止泻之良品，但便下味臭，肛门潮红有热者不宜用。

（2）状如肠胃湿热，实为脾阳虚损

脾阳虚损运化失常，临床见大便次数增多，粪质稀薄，肠鸣矢气，发热口渴，神疲乏力，纳呆腹胀，苔白微黄，脉洪大，易于误诊为肠胃湿热，而投苦寒燥湿之剂；然细心观察，其证便次虽多，而肛门不红，粪质稀薄，而无黏液，虽发热而汗多，四肢不温，虽曰渴而喜热饮，饮食后腹中作胀，苔白黄而不腻不燥，且舌质淡，脉虽洪大，按之无力，小便清白，实为脾阳不运所致，故果断采用温中扶阳之品，药如党参、白术、制附片、甘草、肉豆蔻，诃子一类药，即不妄投苦寒燥湿之剂，也不宜轻用甘温滋腻之品，使之病愈。如：陈某，男性，5岁，泄泻4个月，多方求医，屡投苦寒燥湿无效，某院诊为慢性肠炎，住院月余，使用抗生素及收敛止泻药，病情虽有改善，但大便仍日行2~3次，不成形。近日又因嗜食生冷瓜果，便稀日行6~8次，且肠鸣矢气，腹胀纳呆食少作恶，午后发热，汗多，四肢不温，口渴喜热饮，小溲清白，面色不华，两颧嫩红，神疲肢倦，舌淡苔白，脉洪大无力。马老谓：该患儿乃脾虚中寒，虚阳外越，治以温中扶阳，收敛固涩为法。拟理中汤加味，处方：党参、炒白术、干姜、附子、甘草、肉豆蔻、五味子、煅龙牡，水煎服，每日1剂，分3~4次温服，2剂后热退汗止，四肢转温，大便转稠，舌淡苔白，脉和缓，继进3剂，诸症悉除，再用参苓白术散加附子、豆蔻3剂，调理脾胃1周病愈康复。

（3）健脾益气，巧用山楂、稻芽

健脾益气法为临床脾虚腹泻而设，功在益气健脾，增强脾的运化升清作用，其常用方剂多为四君子汤或参苓白术散等，但是由于病情复杂，虽出脾虚，但致病因素不一，有食积伤脾，有久泻不愈损脾者，治疗上亦有消积健脾，补脾和胃的不同。盖小儿腹泻日久，脾气亏虚，运化失职，迁延不愈，积滞也随之而生。在病机上已经形成虚实夹杂之证，此时应以舌中的厚腻苔为辨证要点。在治法上，不能只重补虚，未能顾及积滞，必须在益气健脾方中加山楂、炒稻芽以消导化滞。其依据是腹泻日久，脾阳虚，脾阴亦见匮乏，山楂味酸与甘草伍用，有酸甘化阴之功，能补敛脾阴，同时泄泻日久，肠道亦见滑利，山楂又能涩肠止泻，而炒稻芽甘平，功能宽中下气，消食积，治食滞泄泻。如此，则可谓消中寓补，化中有敛，相辅相成，一药多能，切中病机，确有出奇制胜之功。如：黄某，男，2岁，腹泻2个月，曾服四君子汤和山药、白扁豆、六君子之类药及西药抗生素、酵母片、钙片、乳酶生等皆不奏效。现症形瘦，面色萎黄，神疲，便溏，日行数次，夹有不消化食物残渣，指纹淡红，此证属脾虚腹泻，治用参苓白术散，每日5次，每次1g，连服5天。复诊虽较前有所好转，但每天仍排便2~3次，口微渴，舌质淡，舌中少许厚苔。嘱用山楂、炒稻芽各10g，送服参苓白术散（成药），连服3天告愈。

【医案传真】

1.泄泻案

郑某，男，4岁6个月，1992年6月9日初诊。

腹泻3天，伴呕吐2天。患儿3天前不明原因出现腹泻，日行6~7次。为不消化黄色稀水样便，时有腹痛。呕吐二次，为胃内容物，曾服庆大霉素、婴儿素，敷用儿贴灵等均无明显疗效，而初诊我院。查面色不华，两目微凹，精神不振，心肺听诊未见异常，腹部稍胀，皮肤弹性可，肠鸣音活跃，舌淡红，苔白，脉滑数。便常规：高倍视野白细胞2~5个，有多个脂肪球。尿常规：酮体（＋）、余无异常。

西医诊断：急性胃肠炎。

中医诊断：泄泻。

辨证：饮食不当，伤及中州，中州失运。

治法：和胃消导、运脾止泻。

处方：保和丸加减。

焦三仙各12g、厚朴8g、陈皮6g、鸡内金10g、猪茯苓各9g，半夏6g、车前草10g、佩兰9g、白扁豆10g、藿香8g、滑石（包煎）10g、甘草3g。水煎服，每日1剂，分次服用。

二诊：1992年6月12日。上药3剂服完后，大便日行1~2次，稍有脂肪滴，继用上方去滑石、车前草、藿香，加砂仁、炒白术以健脾和胃，继服2剂而愈。

按："泄泻之本，无不由于脾胃"，盖胃为水谷之海，而脾主运化。使脾健胃和，则水谷腐熟以化气化血，以行营卫。若饮食不节，起居不时，致脾胃受伤，则水反为湿、谷反为滞、精华之气不能输化，乃致合污下降，而泻痢作矣。该患儿大便为不消化食物残渣，且伴腹痛、呕吐胃内容物。本为实证食滞所致，故治以和胃消导、运脾利湿为标本兼治法。二方中焦三仙、厚朴、鸡内金、陈皮，主以和胃理气消导；二苓、白术、车前、滑石以运脾利湿、利尿，正如古人所云"治泻不利小便，非其治也"；半夏、佩兰、藿香芳香醒脾、化湿止泻；白扁豆健脾养阴既防利湿伤阴，又能护阴补气；甘草调中又调和诸药，全方共奏运脾化湿，利尿止泻之功。

2. 腹痛案

梁某，男，6岁，1992年1月28日初诊。

腹痛伴恶心呕吐10天。患儿10天前无明显诱因引起腹痛，时痛时止，食后作甚，以脐上为甚，时有恶心欲吐，曾服元胡止痛片、胃舒平等药疗效不佳，现主症同前。舌尖红，苔白厚腻，脉弦滑。查体：腹部胀满拒按、叩诊鼓音，心肺听诊未见异常。血常规：白细胞7.4×10^9/L，中性粒细胞0.68，淋巴细胞0.32。

西医诊断：肠痉挛。

中医诊断：腹痛（食积）。

辨证：食积中焦，气机不畅。

治法：消食化滞，理气止痛。

处方：保和散化裁。

连翘10g、黄芩6g、焦三仙各9g、厚朴8g、藿香6g、佩兰8g、鸡内金10g、延胡索8g、荜茇6g、木香6g、白芍8g、甘草3g。每日1剂，武火煎煮2次，每次20分钟共取汁150ml，分早晚服。每日1剂，3剂。

二诊：上药3剂疼痛缓解，日发2次，时间短暂，无恶心，舌红苔白，脉微弦。继用前方加乌梅8g、陈皮8g，方如下：连翘10g、黄芩6g、焦三仙9g、厚朴8g、藿香6g、佩兰8g、鸡内金10g、延胡索8g、荜茇6g、木香6g、白芍8g、乌梅8g、陈皮8g、甘草3g。每日1剂，3剂。服药后诸症悉除，病告痊愈。

按：此患儿病发寒冬季节，本因腹部受寒，而病者为多，但因其食后作甚，时有恶心呕吐为食积所伤，加之舌苔白厚，脉弦滑更作为据，舌尖红为食积化热之象。故方中连翘、黄芩以清里热；以焦三仙、厚朴、佩兰、鸡内金、藿香以和胃消食，芳香醒脾化湿，以增脾之运化；延胡索、荜茇为理气止痛要药，配木香、白芍更能起缓急止痛之效；甘草以甘缓和中见长。全方共奏和胃消食，行气止痛之功，更能使腹痛一症病愈。

3.厌食案

许某，男，4岁，1991年7月2日初诊。

纳呆伴恶心1月余。患儿一个月前不明原因引起恶心，纳呆，厌食油腻、腹胀、大便不调，日行2~3次，曾在某院做胃镜示慢性浅表性胃炎，间断服用七珍丹、越鞠保和丸等药疗效不著而就诊我院。现主症：纳呆，恶心，腹胀，大便日行2~3次。患儿面色㿠白，形体消瘦，发稀而黄，呈穗状。舌质淡红，苔白，脉滑数。血常规：白细胞7.6×10^9/L，中性粒细胞0.64，淋巴细胞0.36，血红蛋白98g/L，红细胞4.21×10^{12}/L；胃镜提示：慢性浅表性胃炎。

西医诊断：浅表性胃炎。

中医诊断：厌食（食积型）。

辨证：脾胃不和，湿滞中焦。

治法：健脾和胃，消食除胀。

处方：保和散化裁。

焦三仙各12g、陈皮8g、炒莱菔子6g、厚朴6g、黄连0.5g、竹茹6g、鸡内金6g、芦根8g、甘草2g。水煎服150ml。

二诊：服上方3剂后大便成形，恶心已止，腹胀减，舌苔白薄，胃电图好转，但仍有纳呆。治法：继以消导和胃为主，佐以健脾为法，上方加白扁豆8g。处方：焦三仙各12g、陈皮8g、炒莱菔子6g、厚朴6g、黄连3g、竹茹6g、鸡内金6g、芦根8g、白扁豆8g、甘草3g。共服6剂而愈。

按：该患儿素有饮食不节，目前过食客饭，即感腹胀不适，翌日饮食纳呆，其母又买巧克力等食品任其恣用，使其脾胃受纳运化功能失调，盖古人有云："小儿乳贵有时，食贵有节""饮食自倍，肠胃乃伤"，故以保和丸加减治之。方中焦三仙、鸡内金主和胃消食，配竹茹以和胃降逆止呕；陈皮，炒莱菔子理气消胀；厚朴苦温通降，为理气消胀、除满之要药，凡食阻、逆气滞满之证均可用之。《名医别录》有云："厚朴消痰下气，疗霍乱及腹痛胀满。"配白扁豆芳香醒脾化湿，化湿和阴，黄连清胃肠之伏热，芦根清热除烦止呕，主治呃逆，《新修本草》言："芦根疗呃逆不下食，胃中热，伤寒患者弥良。"甘草调和诸药，补脾益气。但甘草能令人中满，故配厚朴、陈皮等理气之药方能防弊起效，共奏消食和胃之功。

4. 斑疹案

张某，男，9岁，1991年9月30日初诊。

发热伴寒战头痛20天。患儿20天前不明原因引起发热，体温39~40℃，伴寒战头痛、恶心，曾肌内注射复方氨林巴比妥、青霉素，口服安乃近等药。热势不减，继而出现皮疹，呈鸡皮样，色红密集，不痒。以胸腹为主，再次到某院静脉滴注氨苄青霉素，2日后皮疹消退，但热势不减。查：血常规：血红蛋白116g/L；白细胞4.6×10^9/L，中性粒细胞0.54，淋巴细胞0.46，外裴反应1：320，肥达反应正常。肝肋下2.5cm，剑突下3cm，脾肋下1cm。某医生嘱其服用安乃近、病毒灵、强的松，口服3次。体温控制在37.5~37.8℃，停药后热势骤升，而来我院就诊，查精神尚可，呼吸平稳，颈部淋巴结肿大，咽部充血，扁桃体Ⅱ度肿大。心肺听诊未见异常。舌红苔白厚，脉滑数。

西医诊断： 斑疹伤寒。

中医诊断： 肌衄。

辨证： 风热之邪不解，初入营血所致。

治法： 清热解毒，和解退热。

处方： 银翘散加减。

金银花藤各12g、连翘20g、桔梗8g、大青叶10g、土茯苓12g、蚤休8g、焦三仙各12g、厚朴8g、陈皮8g、鱼腥草12g、柴胡8g、丝瓜络8g、甘草2g、芦根10g。并嘱其停服上述所有西药。

二诊： 1991年10月4日。服上方3剂，体温降至37.2~37.3℃，头痛恶心已消失，饮食增加，咽部充血减轻，肝肋下2cm，剑突下2.5cm，脾已回缩。舌偏红，苔薄白，脉滑，处方：金银花12g、连翘10g、菊花8g、竹茹6g、厚朴8g、黄芩6g、炙枇杷叶10g、前胡8g、桔梗6g、佩兰6g、甘草3g、芦根10g、薄荷（后下）8g。

三诊： 1991年10月8日。患儿服上方3剂，体温基本正常，保持在36.2~36.8℃之间，中午约1~2小时体温在37~37.2℃之间，不用药自然恢复正常，舌偏红，苔白，脉滑数，继用前方去鱼腥草、芦根、加黄连6g、茵陈8g、青蒿8g，连服3剂，热退体安，病告痊愈。

按： 根据患儿临床表现及发病季节，为中医学湿温病，气分湿热初入营血，由于在表之邪渐解，湿邪入里，壅阻中焦气分，邪热壅胃，燔灼熏蒸，故高热寒战；湿浊中阻，脾胃气机不畅，则见食少，恶心；湿热熏蒸，外发肌肤，则见皮疹；舌红苔白厚，脉滑数为气分热盛，湿浊不化所致。故用金银花、连翘、大青叶、土茯苓、蚤休、鱼腥草清热解毒；桔梗清热解毒利咽，宣散外邪；丝瓜络解毒通络，引邪外出；柴胡解肌清热，以助连翘清内热之功；焦三仙，陈皮，厚朴以和胃消食，清利湿热；芦根以宣发透疹，凉血解毒；甘草以调和诸药，故使湿温一症得愈。

5.心悸案

师某，男，9岁，1991年8月13日初诊。

胸痛2个月。患儿2个月前不明原因出现胸部刺痛，时发时止，活动后加重，伴纳呆、便秘、睡眠欠佳，曾在某医院诊为：心肌炎，口服三磷酸腺苷、维生素C、腺苷B_{12}、辅酶A、生脉饮、复方丹参片等。均未获效，而来我院就诊，现主症同前，舌淡红，苔白，脉细少力，查体：心率116次/分，律整，心音少力，未闻及杂音。心肌酶：乳酸脱氢酶高，谷草转氨酶偏高。心电图示：窦性心动过速，心律不齐，时发早搏，AVF、V5导联ST段偏低，但不超过0.5cm，异常心电图。

西医诊断：病毒性心肌炎。

中医诊断：心悸。

辨证：心血不足，气滞血瘀。

治法：补气活血，理气行瘀。

处方：七味白术散加减。

黄芪8g、白扁豆9g、厚朴6g、陈皮8g、炙甘草5g、当归6g、白芍9g、鸡血藤8g、茯苓6g、鸡内金8g、瓜蒌6g。水煎留液150ml，分3次服，每日1剂。

二诊：服药7剂后，胸痛已止，精神好，脉律较前规整，面色好转，饮食不佳，便可，舌淡红，苔白，脉象平和，继用前方去当归加砂仁6g、炙甘草改为3g，又服3剂，诸症悉除，饮食二便正常，舌质淡红，苔薄白，脉平和，查体：心音有力，心律整，87次/分，心电图正常，继用前方黄芪改6g以巩固疗效。

按：询患儿有暴饮暴食病史。患儿饮食不当，引起脾胃升降失和，脾气不升，胃气不降，影响气血运行，血脉不畅，气滞血瘀，加之脾运化失健，气血生化之源不足，气虚无力推动血液而致血瘀，血瘀气滞不通则痛，故见诸症。可见心悸一证，并非唯心脏本身引起，其他脏器亦可引起。故用补气活血，行瘀理气止痛，佐以宣导化滞法治之。方中：鸡内金、厚朴、陈皮和胃消食，宣导化滞，理气止痛；厚朴又可苦温通降，使胃气和降，黄芪补气升举脾阳之气，白扁豆以养脾阴，配茯苓、炙甘草以健脾益气，振奋心阳，当归、白芍、鸡血藤活血行瘀，理气止痛，瓜蒌宽胸理气，为治胸痹要药，而且润肠通便，故能治愈胸痹。

（焦　平　耿少怡　整理）

倪蔼然

遵仲景理论，守辨证施治。
重东垣学说，调脾胃为先

【名医简介】

倪蔼然（1937年~），女，汉族，天津市人，主任医师，教授。享受国务院政府特殊津贴。在河北中医药大学实践教学基地建有倪蔼然资深名老中医学术经验传承工作室。曾任河北省中医院儿科主任兼儿科教研室主任，主要社会兼职：中华中西医学会河北分会儿科副主任委员，河北省中医专业高级职称评审专家，河北省继续教育专家组成员等。

倪蔼然教授1955年考入北京大学物理系，中途因病休学，1958年转入天津中医学院。1963年毕业并留校任教。留校之初担任伤寒教研室助教，教研室主任是肝病大家邢锡波先生，在邢老及组内张灏、杨锦堂、孙抱存、刘宝奇等名师指导下，教学水平逐步提高。并对桂枝汤、五苓散、小柴胡汤、茵陈蒿汤、理中丸、小陷胸汤等许多经方运用自如，解除了很多患者的病痛。1969年随校迁到石家庄，与河北医学院合并，被编入河北省中医院儿科组。当时的儿科由马新云教授主持工作，马老是儿科世家，善于诊治各种儿科疾病，名噪津门；同时在儿科带教的还有夏锦堂教授，夏老早年随师学医，后毕业于南京中医师资进修班，孟河医派的传人之一，临床审证准确，用药精当。倪教授因曾从事《伤寒论》教学，理论功底扎实，又得到两位名家的悉心指导，很快便掌握了儿科常见病、多发病的诊治方法。20世纪80

年代末，马新云教授年事已高，科里领导工作落在倪教授肩上。除带领全科医护人员完成儿科诊治工作外，还对厌食症、儿童多动综合征、多发性抽动症、小儿病毒性心肌炎等病进行了专门研究，均取得较好疗效和科研成果，被河北省教委评为先进科技工作者，被石家庄市科教工委评为教书育人先进个人。近年与某企业合作开发了木行膏、火行膏、蕴宁五行膏摩等新产品，因疗效突出、使用方便，备受患儿及家长好评。

【主要学术思想】

1. 药量大而服量小，味可口而疗效高

历代医家诊治小儿疾患，处方多药少且量轻，自谓"小儿脏气轻灵"。常用成人量二分之一或三分之一，此成不言之律。然倪教授临床不拘其说，她根据小儿体质及病情轻重择其用量，必要时加大剂量分次频服，效果显著。其因乃三：一是因古代之中药饮片以野生之品为多，且修制过程相对今天更加严格规范，今之药品多为种植而得，种植的中药材因追求经济利益多不符合生长规律，药物功效较差；二是同样的用量下，野生药品的功效远胜种植药品的功效，所以现在用药的量宜偏重；三是中药汤剂味苦难咽，多有喂食困难的弊端，喂食小儿汤药之时，常会出现小儿吐出药汁的情况，再加上小儿本有"脾常不足"的生理特点，虽口服进药，也不能像成人一般吸收，所以小儿所服之药很难达到成人量的1/3~1/2，倘若药量很小则难以起效。所以倪教授根据现实情况将小儿用药量在处方中调至成人量甚至高于成人量，这样患儿服2~3口汤药便可达到有效量。如小儿发热多用此服药方法。

患儿很少配合服用汤药，多因汤药苦口难咽，倪教授则在处方中加入3g甜叶菊作为矫味剂，这样既不影响原方的治疗作用，又可使患儿不再抵触汤药，可谓一举两得。

2.临证用对药，处方小而作用大

倪教授在数十年的临床实践中，发现某两味功效相近的药合用较单味药作用大出不止一倍，且这两味药中任意一味与他药合用则作用不及这两味合用更为突出。于是便总结了很多对药，这样可使处方中药味较少且作用大，既节省中药资源又为患儿家长减少开支，现介绍如下。

（1）忍冬藤、连翘

忍冬藤为忍冬的干燥茎枝，经冬不凋，故名忍冬。味甘性寒，归肺、胃经。《本草纲目》言："忍冬，茎叶同花，功用皆同。"与金银花同属一种植物，又名金银花藤，可疏散风热、清热解毒，较金银花平和，因其为藤类药，走窜通络之性较强，为透热散邪之良药。连翘为木犀科植物连翘的干燥果实，味苦性寒，归心、肺与小肠经，能清热解毒、消痈散结。《本草衍义》云："连翘治心经客热最胜，尤宜小儿。"连翘功善清心而散上焦之火，与忍冬藤相伍，能清能透，使体内郁热透散于外，属"火郁发之"的治法。金银花为忍冬藤的干燥花蕾，清热解毒之力较强。热势重者，在上二药基础上加入金银花，共奏清热透邪之功。

用量用法：适用于里热证。热轻者，常用忍冬藤12g、连翘10g；重者忍冬藤15g、连翘12g，若有外感风热发热者加金银花12~15g。

（2）桑叶、苦杏仁

霜桑叶为桑科乔木桑树经霜后的干燥老叶。本品性寒，味甘苦；归肺、肝经；轻清凉散，能宣散肺经及在表的风热之邪。苦杏仁为蔷薇科植物山杏的干燥成熟种子。味苦，微温；有小毒；归肺、大肠经；有降气止咳平喘之功。与霜桑叶相伍，善入肺络，一宣一降，以复肺宣发肃降之性。

用量用法：多用于感冒、咳嗽、肺炎喘嗽等疾病。轻者用霜桑叶10g、苦杏仁10g；重者用霜桑叶15g、苦杏仁12g。

（3）鱼腥草、黄芩

鱼腥草为三白草科植物蕺菜的干燥地上部分。味辛、性微寒；归肺经。功效为清热解毒、消痈排脓。据现代药理研究表明，鱼腥草有抗炎、抗菌、抗病毒、抗过敏和平喘作用。黄芩为唇形科植物黄芩的干燥根。味苦，性寒，能清热燥湿、泻火解毒。《医学衷中参西录》云："黄芩味苦性凉。中空，最善清肺经气分之热。"故其善清肺热，与鱼腥草相伍，一清一消，共奏清肺化痰，排脓消痈之功。

用量用法：多用于咳嗽，咯吐黄痰等症状。痰热盛者，用鱼腥草15g、黄芩10g；痰热轻者，用鱼腥草10g、黄芩10g。

（4）蝉蜕、木蝴蝶

蝉蜕，《本草纲目》谓其"主哑病"，《玉楸药解》言其"治大人失音"，可看出蝉蜕善于利咽开音，同时又能疏散风热。木蝴蝶，为紫葳科植物木蝴蝶的干燥成熟种子。色白似蝴蝶形，中实如积纸，薄如蝉翼，又名千张纸、故纸、云故纸、破布子、玉蝴蝶等。苦、甘、凉。归肺、肝、胃经。能清肺利咽，与蝉蜕相伍，加强利咽开音之功。

用量用法：外感风热或肺热郁结的喑哑。蝉蜕10~15g、木蝴蝶10g。

（5）芦根、白茅根

芦根为禾本科植物芦苇的干燥根茎。性寒味甘入气分，既能清气分热，又能生津止渴。白茅根为禾本科植物白茅的干燥根茎。甘寒入血分，清血分热而凉血止血。芦根、白茅根中空，性善通利，《任之堂中药讲记》言此二药可"通利上中下三焦之气，透热外出，利水导热下行。"施今墨先生认为，外感、内伤之发热以及不明原因之低热均宜使用。多用于高热不退、气阴两伤者。

常用剂量：芦根12g、白茅根12g。

（6）佛手、甘松

佛手，辛、苦，温，有疏肝解郁、理气和中之功，《本草纲目》谓"煎汤治心下气痛"，心下痛即胃脘痛，现代药理研究谓"佛手醇提物对动物离体胃肠平滑肌有抑制作用"，故其有行气止痛之功。甘松，辛、甘，温，有行气止痛、开郁醒脾之效。二药皆入脾胃经，二药合用，共奏理气和胃止痛之功，倪教授常用此二药治疗胃脘疼痛。

常规用量：佛手12g、甘松12g。

（7）生山药、制黄精

山药，甘、平，有补脾养胃、补肾益精之功。《神农本草经》："主伤中，补虚，除寒热邪气，补中益气力，长肌肉，久服耳目聪明。"《药性论》："能补五劳七伤，去冷风，止腰痛，镇心神，补心气不足，患人体虚羸，加而用之。"黄精，甘、平，有补气益阴、健脾益肾之效。制后可增其补益之性。《名医别录》谓其"主补中益气，除风湿，安五脏"，《本草备要》亦谓其"补中益气，安五脏，益脾胃，润心肺，填精髓，助筋骨"。是故生山药、制黄精皆可补脾益肾，补后天而益先天，而山药又有益精之功，盖先天足则元气盛，元气盛则正气强。倪教授用此二药治疗小儿形体消瘦，正合上述治羸瘦，补虚羸之功。

常规剂量：生山药12g、制黄精12g。

（8）炒白扁豆、炒白术

白扁豆，甘、微温，健脾，化湿，消暑。健脾止泻宜炒用，因脾喜燥恶湿，炒用可以增强其补脾之效。《本草经疏》谓其"通利三焦，升清降浊……主霍乱吐利不止及呕逆"，故其有健脾止泻之效。白术，甘、苦，温，有健脾益气燥湿之效，炒用亦可增强其健脾止泻之功，《药性论》谓其"除寒热，止下泄"。二药皆归脾胃经，而有健脾止泻之效，倪教授常用此二药治疗脾虚腹泻，大便不成形者。

常规剂量：炒白扁豆15g、炒白术12g。

（9）木香、佛手

木香，辛苦温，有行气止痛之效。《日华子本草》："治心腹一切气，止泻，霍乱，痢疾，安胎，健脾消食。疗羸劣，膀胱冷痛，呕逆反胃。"《本草纲目》："木香乃三焦气分之药，能升降诸气。"佛手，辛苦温，有舒肝解郁，理气和中之功，《本草纲目》谓"煎汤治心下气痛"，心下痛即胃脘痛，现代药理研究谓"佛手醇提物对动物离体胃肠平滑肌有抑制作用"，故其有行气止痛之功。二药皆有行气止痛之功，合用则有舒肝和胃顺气之效。倪教授用此二药治疗气滞腹痛，效果甚佳。

常规剂量：木香10g、佛手12g。

（10）百合、灵芝

倪教授常用此二药治疗体质虚弱，免疫力差患儿。百合，有养阴润肺，宁心安神之功。《本草求真》谓"功有利于心肺，而能敛气养心，安神定魄"，现代药理研究亦谓"百合有耐缺氧、抗疲劳作用""百合对泼尼松所致的肾上腺皮质功能衰竭有显著的保护作用。"所以百合具备补益心肺，宁心安神，改善体质，增强免疫之功。灵芝，甘平，有补气安神之功，入心肺肝肾经，故有补益心肺，补肾养肝之效，心主一身之血脉，主神明，肺主一身之气，肝藏血，肾藏精，乙癸同源。此二药相伍，共奏养肺宁心，补益肝肾之效，以使身体强健，免疫力增强。舌嫩者效尤佳。

常规剂量：百合15g、灵芝12g。

（11）当归、紫菀

当归，辛甘温，有补血活血，润肠通便之功。《本草备要》谓"补血，润燥滑肠"。紫菀，辛苦甘，微温，有润肺下气之效。当归补血以润肠通便，紫菀润肺下气，因肺与大肠相表里，肺气得下则腑气得通，此下病以治上也。二者配合降气通腑润肠。倪教授临床常用于肠燥津亏、干结难下之便秘。

常规剂量：紫菀30g、当归15g。

（12）生地黄、赤茯苓

倪教授用这两味药治疗心脾有热的疾病，如麦粒肿、唇风、口腔溃疡等疾病，化裁自《医宗金鉴》之清热泻脾散。生地黄，《药性赋》云其"味甘、苦，性寒，无毒。沉也，阴也。其用有四：凉心火之血热，泻脾土之湿热，止鼻中之衄热，除五心之烦热"。具有清热凉血，养阴生津的功效。赤茯苓，《本草分经》曰："赤茯苓入心小肠，专利湿热，余与白茯苓同。"能够清心经的湿热，现代药理研究表明其有良好的抗溃疡、抗菌作用。二药合用，共奏凉血利湿养阴之功。

常规剂量：生地黄15g、赤茯苓15g。

（13）鸡内金、木瓜

倪教授将两药合用治疗儿童多动综合征患者中食欲不振、挑食偏食等症状。鸡内金，甘平，有健胃消食之功。《本草经疏》谓"此即肫内黄皮，一名鸡内金是也。肫是鸡之脾，乃消化水谷之所"。木瓜，酸温，有舒筋活络、和胃化湿之效。《本草求真》谓"醒脾胃筋骨之湿，收脾肺耗散之气"。由于小儿肝常有余，脾常不足，尤其多见于儿童多动综合征患者中，故木瓜与鸡内金相配治疗小儿脾虚肝亢之食欲不振、挑食偏食。木瓜因化湿而和胃，若患儿因湿气重而出现食欲不振、挑食偏食等症状，亦可应用此对药，多加入香砂六君子汤或平胃散内应用，具体视病情而定。若患儿为胃阴不足所致之食欲不振、挑食偏食等症状，则于益胃汤内加入此二药和生甘草同时应用，取酸甘化阴之意。

常规剂量：鸡内金15g、木瓜12g。

（14）墨旱莲、侧柏叶

倪教授多用此两味药治疗少白头。少白头主要原因是血热、肝肾阴虚，墨旱莲具有凉血、滋补肝肾的功效，其味甘酸，其性寒，《玉楸药解》谓其"益肝肾，乌须发。旱莲草汁黑如墨，得少阴水色，入肝滋血，黑发乌须"。侧柏叶味苦涩，性寒，归肺、肝、脾经，《日华子本草》言其能"黑润鬓发"。也具有凉血之效。

常规剂量：墨旱莲15g、侧柏叶12g。

（15）茵陈、龙胆草

倪教授治疗口苦患者经常使用此两味药。肝经湿热，胆气不降则发为口苦。茵陈味辛苦，性微寒，归肝、胆经，为退黄要药。《本草经集注》谓其"主治风湿寒热邪气，热结黄疸，通身发黄"。清利肝胆湿热作用极佳，是利胆退黄的专药。龙胆草《玉楸药解》云："味苦，大寒，入足厥阴肝、足少阳胆经。清肝退热，凉胆泻火。"清肝胆之热作用甚佳，两药配伍共奏清泻肝胆湿热，降上逆胆气作用。

常用剂量：茵陈10g、龙胆草3g。

（16）丹参、玉竹

受玉丹荣心丸的启发，倪教授在治疗小儿病毒性心肌炎时每于瓜蒌薤白白酒汤中加入丹参和玉竹，对缓解胸闷、胸痛、心悸、气短等症状疗效突出，对于改善心电图和心肌酶的各项指标亦有明确作用。

常用剂量：丹参15g、玉竹10g。

3.用药随脏腑之性，以纠脏腑之偏

倪教授尊古而不泥古，认为小儿体质生长发育迅速，阳多而阴少：脏腑娇嫩，"稚阴未充"，功能低弱，"稚阳未长"。在钱乙的学术思想基础上，强调用药方面宜随五脏六腑之性，以纠正脏腑功能之异常，盖"心主惊，肝主风，脾主困，肺主喘，肾主虚"是也。心为阳脏而主神明，心气通明，故惊先伤心，如治疗小儿暴受惊恐，夜啼不安，有热者可参太极丸加镇惊安神之品

或口服抱龙丸，以顺心主神明之性。肝为刚脏，风动之性多应于肝，主疏泄，调畅全身气机，如高热抽搐，乃热入肝也，不能舒筋而发，可以羚羊角粉冲服奇效。肺为娇脏、主宣降，为水之上源，生宗气而布津液，然小儿肺脏最为娇嫩，易受邪侵，失治误治，又易形成痼疾，如感冒咳嗽日久成哮喘等病。所以在治疗肺脏疾病时，必先注重宣肺降气，以复肺宣降之机，又"上焦如雾"，当选用轻灵柔和之药，又"肺喜润而恶燥"之性又需预防伤阴，可选桑杏汤加减。脾主运化，为后天之本，气血生化之源，脾胃功能健全与否关系到小儿生长发育，故治病护理当时时顾护脾胃，如治疗小儿厌食、腹痛、腹胀等脾胃疾病时，重拨动中焦气机，恢复升降之常，促进药物吸收，又需防止过度用药损伤胃气，常用五味异功散和保和丸、平胃散等。肾主蛰、封藏，又"肾常虚"，小儿五迟、五软、遗尿多责之于肾，补肾当重选用封藏固涩之品，以顺肾封藏之性，处方多用六味地黄丸加减。

4. 内服外敷，增强疗效

内病外治是中医学的特色疗法之一，早在《黄帝内经》中就已经提出了内者外治，外者内治，内外兼治的治疗法则。其后经过历代医家的实践、发挥，无论从治疗方法还是处方遣药方面都有了极大的发展。特别是建国以后，应用中医外治疗法治疗疾病的相关报道更是日益增多。

倪教授认为小儿皮肤较为薄嫩，络脉气血极其丰富，外用药物易于吸收，经过认真查阅《理瀹骈文》《验方新编》以及《幼幼集成》等记载外治疗法较多的古籍，又广泛学习现今国内同行应用外治疗法的成功经验，再结合自己多年来的临床实践，逐步摸索出了一套较为完善的小儿疾病外治疗法。在临床上对小儿腹泻、厌食、便秘、腹痛、腹胀、咳喘、夜啼等疾病在内服药物的同时，施以相应的外敷治疗，均收到了很好的疗效，倍受广大患儿和家长的欢迎，至今仍是河北省中医院儿科的特色诊疗项目。

（1）据证选定穴位

倪教授在运用中药外敷治疗小儿疾病时，常常会根据病情选定不同的特效穴位以起到引药直达病所的作用。如在治疗小儿腹泻、便秘、消化不良时，常常会选用神阙穴。一则神阙是任脉之要穴，与胃肠相近，具有回阳固脱，健运脾胃之功；二则神阙穴范围较大而深，易于填入药粉固定。而在治疗小儿咳喘时，倪教授则常常会选用膻中、肺俞、膈俞等作用于肺脏的穴位，如喘息症状极其严重时，则对症加选天突、定喘等具有较好平喘效果的穴位。

（2）处方选药精当

倪教授根据外治法的特点，提出从以下四个着眼点进行处方选药：一是必须遵循辨证论治的原则。如在治疗小儿腹泻时，首先必须分清寒热虚实属性，分别治之，即使是外治法亦应如此。否则寒热虚实错投，祸不旋踵。因此倪教授在临床上对于小儿腹泻拟定了温脾止泻膏与消炎止痢膏两个处方，分别用来治疗寒性与热性的腹泻。二是针对病机选药。如治疗小儿寒性腹痛的腹痛膏（炮姜、川椒、木香、白芍、延胡索、丁香、细辛等），主要针对"寒邪阻滞气机，不通则痛"的病机。方中炮姜、川椒、丁香温中祛寒，木香、延胡索行气止痛，白芍缓急止痛，诸药共用，恰合病机。三是多用药性相对峻猛而疗效明显之品。因外敷疗法作用部位局限，吸收面积较小，在组方选药时如仅仅应用药性平和缓调之品常常难以达到预期效果。故倪教授治疗小儿咳喘的止咳平喘膏中选用麻黄、葶苈子等药性峻猛而定喘功效较强的药物，在临床上收效显著。四是必须加入辛香走窜之品，以利药物吸收。如上述腹痛膏中配伍细辛，此药辛香性烈，走窜之力尤强，适量伍用，可促进诸药吸收，进而增强疗效。

（3）醋酒作为介质

一般来说，外敷的中药多是粉末状态，需要一些液态或半液态的物质作为媒介将其赋形，以便于临床应用。倪教授在临床上常常选用陈醋和白酒作为赋形剂。因陈醋和白酒均是日常生活中的调味品和饮用品，相对来说无毒性及不良反应。且二者均是有机物，根据相似相溶原理，易析出药粉中的有效成分，从而加强外用药物的透皮吸收。此外倪教授还指出临床上要根据病证的性质对介质进行合理地选择，如热性病常用陈醋作为媒介，而白酒则常用于患有虚寒性疾病的患儿。当然，酒精过敏的患儿应绝对禁用白酒作为介质。

5.哑科不靠问，临证重舌诊

古人云："宁治十男子，不治一妇人。宁治十妇人，不治一小儿。"因3周以内的小儿不会表达病情，3周以上的小儿亦难以表达清楚，故儿科又称"哑科"。小儿常见病以外感证较多，而现今外感证中又以温热证多见。小儿感邪后因主诉与现病史难以问清，看病时哭闹脉象难明，传化迅速，病情易变，医者不易把握病情，难于准确遣药施治，故快速而准确的诊断是治疗过程的关键。鉴于此，望诊尤显重要，尤其是舌诊。因舌为心之苗、脾之外候，苔由胃气所生，手少阴之别系舌本、足少阴之脉挟舌本、足厥阴之脉络舌本、足太阴之脉连舌本散舌下，故脏腑病变能通过舌质和舌苔反应出来，通过望舌的神色形态，可以从大体上直观掌握疾病的寒热虚实，为处方用药提供明确方向。又小儿脏腑娇嫩、形气未充，对外界和自身的变化相对敏感，而舌又直接或间接与五脏六腑相连，所以望舌对于诊治疾病有着十分重要的意义。倪教授常言："看儿科外感病可以舍脉从症，亦可舍症从脉，但唯独舌诊不能舍去，因为舌质、舌苔的变化直接反应了人体五脏六腑的寒热、虚实变化，治小儿病不看舌不足以诊治处方。"所以倪教授临床治病必看舌，根据舌诊处方用药常获良效。

倪教授遵《辨舌指南》"辨舌质可辨脏腑之虚实，视舌苔可察六淫之浅深"之言，亦将舌象分为舌质与舌苔，舌质主要查其色泽、形态，舌苔主要查其厚薄、润泽、颜色。舌质颜色分为舌质淡、舌淡红、舌偏红、舌红、舌绛等。舌苔分为白苔、黄苔、灰苔、黑苔、腻苔、腐苔、剥落苔等。正常舌象为舌色淡红，舌苔薄白，活动自如。现将倪教授在临床中对舌诊的应用介绍如下

（1）从舌色论治

舌质淡为淡白舌，多为阳气虚弱，气血不足，不能濡养，倪教授多用温阳补气养血之法治疗，用党参、黄芪、当归、熟地黄，如八珍汤、人参归脾汤等方药治疗。舌质颜色偏红，属于里热证，用忍冬藤、连翘等药治之。舌质边尖红，属心肝火旺，要泻心肝之火，如导赤散、龙胆泻肝汤之类。舌质红，用黄连解毒汤等清气分热邪的方药治疗。舌质绛用犀角地黄汤、清营汤等清热凉血养阴的方药治疗。舌质红少苔或无苔，属阴虚火旺证，用知柏地黄丸、大补阴丸等滋阴降火类方药治疗。舌质黯红伴有瘀斑，多为热伤脉络，瘀血内结，用清热凉血，活血化瘀之牡丹皮、丹参、赤芍、紫草、水牛角丝等药治疗。

（2）从舌形、舌质、动态论治

舌体胖嫩边有齿痕兼见颜色淡，舌苔白滑，多为脾肾阳虚，脾不运化水湿，水湿停滞所致，用温阳健脾利水之苓桂术甘汤加干姜、肉桂、猪苓等药。如舌体瘦小，颜色淡白，为阴阳气血亏虚，用十全大补汤加减治疗。舌尖生点刺多为心火亢盛，用淡竹叶、莲子心等药。舌中生点刺多为胃肠热盛，用小承气汤加减。裂纹舌伴舌质红多为肾阴亏虚，不能濡养，多用二至丸加制龟甲、沙参、生地黄之类药物。吐弄舌，小儿出现一般为智力发育障碍，多用补益肝肾，健脾益智的药物治疗，如制首乌、灵芝、益智仁、桑椹、制龟甲、女贞子等。

（3）从舌苔论治

舌苔有厚薄之分。舌苔薄白见于正常人，若舌苔白厚滑，见于寒湿偏重之人，属于寒湿困脾，脾失运化，要燥湿醒脾，常用

平胃散加味。舌苔白厚见于消化不良用炒莱菔子、炙鸡内金、砂仁等。舌苔白厚腻伴舌质淡白，用二陈汤合苓桂术甘汤加减。舌苔黄厚腻，舌质偏红，用小陷胸汤加茵陈、滑石等。舌苔白厚干，如豆腐渣样，多属湿热内蕴，阳气蒸腾胃中浊气所致，要清热化湿兼消食化浊之药，用保和丸加茵陈、黄连、泽泻、黄芩等药。花剥苔伴舌质淡多为气阴不足，此舌见于易感人群，免疫力下降，多用黄芪、百合、灵芝、黄精、二至丸来补气养阴，增强免疫功能。镜面舌，伴舌质红，多为阴虚内热，以养阴为主，佐以清热，多用二至丸加生地黄、玄参、百合、麦冬、沙参、石斛、玉竹及清热药忍冬藤、连翘等。

6.临证衷中参西，病证齐治

倪教授在临床诊治儿科疾病时，常常是单纯应用中药，但是她对西医的诊疗方法并不排斥，更多的是强调辨病辨证相结合。

倪教授认为中医的特色在于辨证论治，即在四诊搜集资料的基础上正确判断患者的病因、病位、病性以及病势等情况，并以此确立治法，作为遣方用药的依据，更加强调疾病的个体化治疗。而西医学对多数疾病的发生、发展、病程经过、疾病转归等都有比较清晰的认识，较传统中医对病的认识更为微观化、具体化。因此充分发挥二者的优势，走辨证与辨病结合的道路，可以更好地提高临床疗效。

如倪教授治疗小儿哮喘，常常先明确其西医诊断，如果患者属过敏性哮喘，则在方中加入蝉蜕、广地龙、徐长卿等解痉平喘并具有抗过敏作用的药物。再如倪教授治疗小儿上呼吸道感染时，必须先明确西医诊断，根据不同的疾病遣方用药。如患者诊断为咽炎则重在疏风清热利咽；而扁桃体炎则重在清热解毒消肿；支气管肺炎便要清化痰热，病位不同，立法选药亦有所不同。

倪教授指出西医学诊断方法，包括一些影像、检验结果可以看作是传统中医四诊方法的延伸，既弥补了四诊的不足，又可以作为中医辨证的依据。如倪教授在诊治支气管肺炎时，结合自己多年的临床经验，将听诊所获体征作为指导辨证用药的重要参考：如肺部出现湿性啰音多提示肺热壅滞证，常常重用黄芩、鱼腥草以清肺热。而肺部听诊有哮鸣音者，常提示气道有痰阻，气道变窄，多用泻肺祛痰平喘药治之，如桑白皮、地龙、苏子、葶苈子等药物。此外，倪教授还指出，只要患者胸部X线片示肺炎时均可加入鱼腥草、金银花、连翘、全瓜蒌、清半夏等五味药物，因为经过大量临床实践证明此五味药合用治肺炎疗效极佳，故即使患者没有典型症状或体征，只要胸片提示肺炎即可应用。

7.健脾化滞，重视日常调摄

"治未病"是中医学的一大特色，是预防医学思想在传统中医学中的具体实践。其内容较为广泛，现在一般将其概括为"未病先防"与"既病防变"两大部分。倪教授在临床中十分重视疾病的预防，她认为小儿是"稚阴稚阳"之体，具有特殊的生理特点——"脏腑娇嫩，形气未充"，各个脏器发育尚未完善，对外界邪气防御能力低下，容易出现外邪侵袭致病的情况；同时小儿脾胃功能较弱，再加上其饮食不知饥饱，极易出现乳食积滞，从而或直接引起腹泻、呕吐、便秘、厌食等消化系统疾病或是作为兼夹病理机制，与所感外邪形成内外合邪，加重外感疾患或甚而变生他疾。因此在临床上倪教授十分重视小儿脾胃功能的调护。在具体诊疗疾病时，倪教授常常会在处方中加入健脾化滞之品，如多伍白术健脾助运，炙鸡内金、焦三仙等消食导滞；同时力避克伐脾胃正气的药物。

倪教授在分析其调护脾胃的作用时将其归纳为三条：一是遵循六腑之生理特点，"以通为用，以降为顺"，强调应用通降药物，如木香、佛手等药物理气，并配合清半夏、陈皮等药物降逆和胃，调整胃肠气机，用于治疗腹痛、厌食、呕吐、呃逆等消化系统疾病。二是消除乳食积滞等兼夹病理因素，特别是常用炒麦芽、焦山楂等药物伍入方中，通过去除乳食等积滞，有利于恢复胃肠功能，从而起到间接调理脾胃的作用。三是在治疗其他疾病时，亦需注意顾护脾胃。如治疗小儿病毒性心肌炎表现为心动过速者，如果患者表现为心火亢盛，则常常需要应用黄连来清心安神。但倪教授认为黄连苦寒，极易戕伐脾阳，导致患儿脾胃受损，疾病迁延不愈。因此倪教授临证时常常选用少量的莲子心代替黄连来治疗这种病证，既可以起到清心宁神的功效，又不会造成脾胃的损伤，可谓匠心独运。

8.儿童多动综合征及多发性抽动症证治

小儿多动综合征及多发性抽动症是当今临床上较为常见的儿科神经精神疾病，且发病率呈逐年升高的趋势。本病在传统中医著作中未见明确记载，现代医家根据其临床症状将其归为"瘛疭""慢惊风""肝风"等疾病范畴。早在20世纪70年代中期，倪教授就开始尝试应用中医中药治疗本病，经过多年临床积累，逐渐形成了治疗本病的独特思想。

（1）病机复杂，涉及多脏

倪教授认为本病病位以肝脏为中心：肝体阴而用阳，为风木之脏，性喜条达，开窍于目，其声为呼，变动为握。《素问·阴阳应象大论》更是指出了肝脏的病变特点是"风胜则动"，当患儿肝阴不足，日久发展成为肝阳上亢或肝风内动时，则出现眨眼、清嗓子、挤眉、噘嘴、摇头、耸肩、甩臂、握拳、鼓肚、踢腿、呼叫、秽语、破坏行为等一系列阳亢或风动之象。

同时本病的发生与心、肾、脾脏也密切相关：患儿禀赋不足或后天体弱多病，导致肾精不足，阴虚阳亢，则患者精神亢奋，多语多动。肾亏日久损及心、肝，神明无主，则注意力不集中，学习困难；肝阳上亢，夹风上扰，则有前述之症。同时患儿嗜食

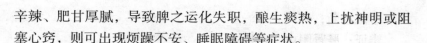
辛辣、肥甘厚腻，导致脾之运化失职，酿生痰热，上扰神明或阻塞心窍，则可出现烦躁不安、睡眠障碍等症状。

（2）多法联用，涉脏共治

针对上述病机，倪教授拟定了"调脑益智汤"和"止抽益智汤"两个经验方，分别用于小儿多动综合征和多发性抽动症的治疗。两方均以孔圣枕中丹为基本方加减而来，其选药精当，切中病机，包含了滋补肝肾、潜镇肝阳、平息肝风、舒解肝郁、养心安神、清心祛痰、开窍益智、健脾益胃等诸多治法，着重协调各个脏腑之间的动态平衡，临床根据患儿具体情况随证加减，常常收到较好疗效。

（3）日常调摄，家长重视

倪教授特别指出，一些不良的生活习惯或刺激，常常是加重患儿病情的诱因。如一些患儿沉迷于游戏当中，过度思虑伤脾；一些患儿感受外感之邪，入里化热，常常加重病情；还有些家长对本病缺乏相应的了解，常训斥甚至打骂患儿，导致患儿情志受伤，肝失疏泄，使病情加重。因此，倪教授诊治该病时，总是反复叮嘱患儿家长，注意调整好患儿的饮食起居，以免病情加重或反复。

【医案传真】

1.儿童多动综合征案

王某，男，7岁，2009年3月12日初诊。

患儿为第一胎，且足月、顺产。家人代诉：注意力不集中伴多动3年余。患儿于3年前无明显诱因出现注意力不集中、多动，伴夜间遗尿，冬季加重。自幼食欲欠佳，喜吃鱼及甜食，口气有酸腐味，大便时干，每日1~2次。鼾声重，右侧卧加重。面赤，红星舌、薄黄苔。脉滑数，关脉滑甚，右脉较左脉无力。

西医诊断：注意缺陷多动障碍。

中医诊断：肝风。

辨证：肝肾阴虚，食积内停。

治法：滋补肝肾，消食化积。

处方：自拟调脑益志汤加味。

生地黄10g、熟地黄10g、制龟甲（先煎）10g、白芍12g、灵芝10g、百合12g、茯苓12g、盐益智仁12g、石菖蒲12g、炙远志10g、龙齿（先煎）12g、炙鸡内金10g、焦三仙各6g、桑螵蛸10g、金樱子10g、炙甘草4g。共7剂，水煎服，每日1剂，分次服用。

按：该患儿用此方治疗月余诸症消失，随访至2009年10月未复发。《灵枢·行针》曰："重阳之人，其神易动，其气易往也，……言语善疾，举足善高。"所以阴虚阳亢之人易出现精神亢奋、多动多语、烦躁易怒、喜凉恶热等一系列阳亢之征。肾之阴精不足，不能上济于心，致心不主神明，故有注意力不集中。阴不制阳则多动。肾失封藏则遗尿，阴损及阳则冬季加重。余症及主脉均为食积之征。

2.多发性抽动症案

王某某，男，13岁，2007年9月15日初诊。

患儿为第一胎，足月、顺产。家人代诉：清嗓子伴两腿抽动2年余。患儿于2年前无明显诱因出现清嗓子，两腿抽动。到当地儿童医院诊断为抽动症，予盐酸硫必利片100mg，每日3次，盐酸苯海素片（安坦片）2mg，每日3次，肌苷片200mg，每日2次，未能控制病情。现症：清嗓子伴两腿抽动，注意力不集中，行为影响课堂秩序，面部抽动、眨眼、点头，学习成绩下降，走路时蹦跳，心烦易怒，口出秽语，喜唾，喉中"啊"声不断，纳差，注意力高度集中时诸症减轻。舌质红、苔黄厚。脉滑数。脑电图无明显异常。既往史：自幼反复患发热。个人史：爱玩电子游戏机，嗜食辛辣食物。

西医诊断：抽动障碍。

中医诊断：肝风。

辨证：肝风内动，痰热扰心。

治法：平肝息风，清心化痰。

处方：自拟止抽益志汤加味。

生地黄10g、熟地黄10g、制龟甲（先煎）10g、白芍12g、灵芝10g、百合12g、茯苓12g、盐益智仁12g、石菖蒲12g、炙远志10g、龙齿（先煎）12g、蝉蜕10g、钩藤（后下）18g、全蝎10g、僵蚕10g、天麻10g、天竺黄10g、生龙骨（先煎）10g、生牡蛎（先煎）10g、射干10g、珍珠母（先煎）12g、白附子10g、柴葛根10g、炙甘草4g。共7剂，水煎服，每日1剂，分次服用。嘱其少玩电子游戏，忌食辛辣食物。

按：用本方加减，患儿连服中药8个月余，诸症基本消失。服药期间嘱其渐停西药，至2008年3月全部停服。2008年10月因学习紧张病情复发，又服上方14剂，诸症消失。后改用中药丸剂巩固疗效，连续服用1年余，随访至今未复发。

《素问·阴阳应象大论》曰："风胜则动。"肝体阴而用阳，为风木之脏，性喜条达，主藏血、疏泄，开窍于目，其声为呼，变动为握，当由肝肾阴虚发展成肝阳上亢或肝风内动时，则出现眨眼、清嗓子、挤眉、噘嘴、摇头、耸肩、甩臂、握拳、鼓肚、踢腿、呼叫、秽语、破坏行为等阳亢或风动之象，故治疗该病时须在滋补肝肾之阴的基础加入平肝息风之品。该患儿既有肝风内动之病机，又有痰热扰心之脉症，因此在滋补肝肾之阴、平肝息风之药中又加入清心化痰之品以标本同治。

3.顽固性咳嗽案

刘某，男，11岁，2012年11月19日初诊。

家长代诉：间断性咳嗽3个月余。患儿于3个月前无明显诱因出现间断性咳嗽，服消炎、止咳化痰类西药后无效，故来诊。现症：间断性咳嗽，时轻时重，咳吐黄稠痰，伴低热，体温37.5℃，流黄涕，鼻塞。咽红，双乳蛾红肿且有少许脓点，听诊双肺可闻及干鸣音。舌红，苔薄黄，脉滑略数。既往史：患中耳炎、鼻炎2年，时轻时重。

西医诊断：支气管炎。

中医诊断：1.发热　2.咳嗽。

辨证：痰热壅肺证。

治法：清热化痰，降肺止咳。

处方：自拟倪氏小儿清宣饮加减。

忍冬藤15g、鱼腥草15g、蒲公英15g、全瓜蒌12g、金银花12g、连翘12g、霜桑叶10g、炒杏仁（捣）10g、黄芩10g、地骨皮10g、桑白皮10g、苏子10g、炙枇杷叶10g、清半夏10g、浙贝母（捣）10g、射干10g、桔梗10g、辛夷（包煎）6g、炒苍耳子6g、生甘草4g。共7剂，水煎服，每日1剂，分次服用。

二诊：2012年11月26日。药后诸症、舌、脉明显好转，现仍有轻微咳嗽，吐痰，双肺呼吸音略粗，深吸气末少许哮鸣音。上方继服6剂。

三诊：2012年12月2日。诸症悉除，舌、脉正常，查无阳性体征，原方继服3剂以巩固疗效。

按：倪氏小儿清宣饮是倪教授根据多年治外感的经验总结的药方，每个工作日，最少开出数张原方或加减方，临床疗效显著。现将原方及加减运用介绍如下。

原方：金银花12g、忍冬藤12g、连翘10g、霜桑叶10g、炒杏仁（捣）10g、淡豆豉10g、桔梗8g、马勃6g、生甘草6g，水煎服。

（1）随病加减

①鼻渊：流黄涕、鼻塞加辛夷、白芷各6g，辛夷为治鼻渊之要药，白芷通窍效著；头痛加白芷6g、川芎10g，鼻渊头痛部位

多于前额，属阳明经，乃白芷专治之症，朱丹溪曰："头痛必用川芎"，故加此二药。②过敏性鼻炎：加蝉蜕、徐长卿各10g，炒苍耳子、辛夷各6g，现代药理研究显示蝉蜕配徐长卿有抗过敏作用，炒苍耳子、辛夷为治鼻渊之要药，故合用之。③喉炎：加蝉蜕、木蝴蝶各10g。喉炎主要症状是音哑及局部不适，蝉蜕善治音哑，木蝴蝶善治咽喉不适，故合用之。④哮喘：加炙麻黄6g，生石膏18g，苏子、款冬花各10g；炙麻黄、生石膏、苏子均为治哮喘之要药，另加一味款冬花化肺中之痼痰。过敏性哮喘加蝉蜕、徐长卿、地龙、桑白皮各10g，现代药理研究显示蝉蜕配徐长卿抗过敏效佳，地龙、桑白皮泻肺平喘，故合用之。⑤积食：加炒莱菔子10g，焦三仙（焦山楂、焦麦芽、焦神曲）各6g，炙鸡内金9g。积食为小儿常见病，又多兼夹于外感证中，此五味药为消食要药，且无伤正之弊，合用能消谷、菜、面、肉、果、乳等各种积食。⑥麻疹：前驱期加浮萍6~10g，蝉蜕、柽柳各10g，前驱期在卫分证阶段，三药能辛凉解表，更为透疹要药；出疹期加紫草、牡丹皮、赤芍、生地黄各10g，出疹期相当于卫营合邪阶段，故于原方清热解表基础上加清热凉血之品；退疹期去金银花，加沙参、麦冬、芦根各10g，生石膏12g，竹叶6g，退疹期为温病热后伤阴，故去清热疏散之金银花，加清热养阴之沙参、麦冬、芦根、生石膏，其中竹叶既予热邪以出路，又兼清热除烦。⑦水痘：邪伤肺卫证加滑石、生薏苡仁各12g，冬瓜皮10g，水痘时邪多夹湿邪，疏风清热、解毒利湿为邪伤肺卫证的治疗大法，故于原方加滑石、生薏苡仁、冬瓜皮等利湿清热之品。毒炽气营证者则合清胃解毒汤加减，清胃解毒汤为《痘疹传心录》中治疗水痘毒炽气营证的专方，但清热解毒之力较弱，故常与倪氏小儿清宣饮合方加减应用。

（2）随症加减

①咽痛加板蓝根、木蝴蝶、射干各10g，因板蓝根配木蝴

蝶为治外感咽痛之要药，射干又利咽解毒，疗咽痹。咽干加玄
参、蝉蜕各10g，两者合用利咽解毒，滋阴生津。咽后壁滤泡加
山慈菇、牡丹皮各10g，此为倪老师的经验用药，疗效良好。咽
痒加荆芥6g、牛蒡子10g，咽痒为风邪所致，此二味相配散风利
咽，故加之。乳蛾红肿加僵蚕、黄芩、锦灯笼、射干各10g，此
四味药相配散风邪、清肺热、消肿，故合用之。乳蛾红肿化脓加
蒲公英、黄芩各10~15g，僵蚕、射干各10g，用蒲公英为倪老师
的经验用药，再配以后三味治疗乳蛾红肿。无咽痛去马勃。②音
哑加金果榄、蝉蜕各10g，胖大海（后下）6g，此三味为治疗音
哑之专药，合用增强疗效。③颈部瘰核肿大加夏枯草10g，重楼
6g；此二味为治疗瘰核肿大之要药。④咳嗽加炙枇杷叶、炙百部
各10g，二药炙用兼以润肺。咳嗽吐白痰加炙百部、清半夏、陈
皮各10g，咳嗽吐白痰量大多为脾虚所致的寒湿之痰，故用性温
燥湿健脾祛痰之清半夏、广陈皮，二药相配且具二陈汤之意，再
配以"嗽药"百部，标本兼顾。咽痒咳嗽加荆芥6g，牛蒡子、炙
百部、蝉蜕各10g，咽痒为风邪所致，故用牛蒡子、荆芥、蝉蜕
散风利咽，炙百部润肺止咳，四药合用，标本兼顾。咳嗽吐黄痰
加全瓜蒌15g、浙贝母（捣）10g，全瓜蒌清热化痰润肺，浙贝母
清肺化痰止咳，二药相配，增强疗效。咳嗽便秘加瓜蒌仁（捣）
15g、生大黄4g、枳壳10g，伴便秘之咳嗽，乃大便不通，肺气不
降所致，故只需加此三味降气通便药便可愈疾。呕吐加竹茹、紫
苏梗各10g；此二味药兼有降逆止呕之功，且紫苏梗兼有轻微疏
解之力，故适用于外感表证而兼有呕吐者。干咳加沙参、麦冬、
枇杷叶各10g。因干咳多为肺阴虚所致，故加用甘凉养肺阴之沙
参、麦冬，再配以清肺化痰止咳之枇杷叶，以标本兼顾。⑤发
热加金银花、连翘、薄荷（后下）各10g，此取银翘散之意以清
热解毒、辛凉散风。恶寒、喷嚏、流涕加荆芥、防风各6g。寒
热往来加柴胡12g、黄芩10g。发热、舌苔少加生石膏20g、生知

母10g，舌苔少为阴津不足之征，生石膏配生知母不但清热效著，且有较强的生津之功。发热、呕吐、舌苔黄加芦根15g、川连6g、紫苏梗10g，此三症并见，乃热在胃腑，川连配紫苏梗取连苏饮之意，且以紫苏梗易紫苏叶，增强止呕之功，再加芦根清热止呕，作用更强。发热甚，抽搐加双钩藤（后下）15g、羚羊角丝（先煎）3g、紫雪散（冲服）2g；发热甚伴抽搐乃热淫于肝经，致肝热生风，故加入清热息风之品。

（3）随西医学诊断结果加减

①听诊肺部有湿性啰音者，加黄芩10g，鱼腥草15~30g，肺部湿性啰音多见于肺热壅滞证，故用黄芩、鱼腥草清肺热之重剂。②听诊肺部有哮鸣音者，加桑白皮、地龙、苏子各10g，葶苈子6g，听诊肺部哮鸣音提示气道有痰阻，气道变窄，故用泻肺祛痰平喘药治之。③胸部X线片示肺炎加鱼腥草15g，金银花、连翘各10g，全瓜蒌12g，清半夏6g，倪老师从临床实践中总结出此五味药合用治肺炎效佳，故患者没有典型症状或体征，而只要胸片存在提示时亦用之。

4.烂喉痧案

胡某，男，5岁，2018年10月30日初诊。

家长代诉发热半天。患儿半天前无明显诱因出现发热，即刻体温38℃，伴咽痛，周身现针尖大小的深红色丘疹，压之褪色，去压复现，痒。无明显"口周苍白圈"检查：杨梅舌，苔薄白，咽红，双乳蛾肿大，脉浮数。有布洛芬过敏史。

西医诊断： 猩红热。

中医诊断： 烂喉痧。

辨证： 气营同病。

治法： 清气凉营。

处方： 清营汤合竹叶石膏汤加减。

金银花15g、连翘12g、蒲公英15g、薄荷（后下）12g、生石膏（先煎）18g、蝉蜕12g、牛蒡子12g、芦根12g、白茅根12g、淡竹叶10g、紫草12g、牡丹皮10g、生地黄12g、防风10g、射干10g、赤芍10g、麦冬12g、水牛角丝（先煎）10g、生甘草5g。共5剂，水煎服，每日1剂，分次服用。

二诊：2018年11月3日。发热、咽痛已愈，皮疹渐消。现口唇干裂出血，咳嗽。舌尖芒刺减少，苔薄白。脉滑细数。处方：忍冬藤12g、连翘10g、生石膏（先煎）15g、竹叶10g、牛蒡子10g、蝉蜕12g、紫草12g、牡丹皮10g、沙参12g、麦冬12g、玄参10g、生地黄15g、霜桑叶10g、炒杏仁（捣）10g、前胡10g、蒲公英12g、金银花12g、白茅根10g、芦根10g、炙枇杷叶10g、水牛角丝（先煎）10g、生甘草5g。共5剂，水煎服，每日1剂，分次服用。

2019年4月10日患儿来看感冒，知其服上方后病愈。

按：烂喉痧西医学称之为猩红热。其临床特征为发热、咽及双乳蛾红肿痛、全身弥漫性深红色针尖大小皮疹、杨梅舌和疹退后明显的脱屑。本例根据患儿临床表现，结合卫气营血辨证知其为气营同病，根据叶天士《温热论》载"在卫汗之可也，到气才可清气……到血就恐耗血动血，直须凉血散血"的治疗原则，倪教授用清营汤合竹叶石膏汤进行化裁，气营同治，五剂病大减。温热病后，最易伤阴，故复诊时以养阴为主兼治咳嗽。方证对应，药合病机，效如桴鼓。

5.腺样体肥大案

王睿辰，男，5岁，2014年5月20日初诊。

2个月前因鼾声重伴咽中有痰就诊于当地某医院，诊断为腺样体肥大。医院建议手术治疗，其母因惧怕手术而万分焦急，遂请余诊治。刻诊：咽红肿，双乳蛾深红略肿，体型较丰，说话时喉中有痰音，微咳嗽，纳可，二便调，口唇红。舌红苔黄较厚。脉数略滑双寸大。查：双肺听诊无异常。

西医诊断：腺样体肥大。

中医诊断：鼻窒。

辨证：风热痰蕴结。

治法：清热散风，化痰散结。

处方：倪教授治疗腺样体肥大经验方。

金银花15g、连翘12g、蒲公英15g、射干10g、牛蒡子10g、浙贝母（杵）12g、僵蚕10g、夏枯草10g、桔梗3g、薄荷3g、赤芍10g、牡丹皮10g。共7剂，水煎服，每日1剂，分次服用。

按：患儿服药2个月后病愈，治疗中根据病情变化于此方中略做加减。腺样体肥大是现今儿科临床中的常见病、多发病，多见于嗜食肥甘厚味的肥胖患儿，且多于感冒、发热时滥用激素和或抗生素后转为本病。倪教授认为本病之病机为风、热、痰蕴结于咽部，治之以散风、清热、化痰为主，若兼见其他兼症者，按乳蛾病进行辨证治疗。基于上述认识倪教授自拟治疗腺样体肥大方，每于临床运用，多获良效。原方如下：金银花12~15g、连翘12g、蒲公英12~15g、射干10g、牛蒡子10g、浙贝母（杵）12g、僵蚕10g、夏枯草10g、桔梗3g、薄荷3g、赤芍10g、牡丹皮10g，舌苔不厚加玄参10g，疗程1~2个月。

6.水疝案

林某某，男，8个月，2013年11月13日初诊。

左侧阴囊肿大1周。现病史：患儿1周前无明显诱因出现左侧阴囊肿大，皮色正常，局部无热感，舌淡红苔白润。

西医诊断：鞘膜积液。

中医诊断：水疝。

辨证：水湿下注。

治法：燥湿消疝。

处方：倪教授治疗水疝经验方。

蝉蜕15g、紫苏叶15g、枯矾10g、五倍子10g、车前草12g、白茅根15g。水煎30分钟，取汁约300ml，浸泡阴囊，每次约30分钟，日2~3次。诊治经过及随访：经用本方泡洗1周后诸症明显好转，用药月余诸症基本消失。诸症消失后嘱其继续用药巩固月余。随访至今未复发。

按：本方药味虽少，但集散、燥、敛湿于一方，诸法合用，故而效宏。水疝之病机，乃水湿之邪盘踞于阴囊者也，故用此方甚效。临证时病情单一者只用原方即可，若有兼症者，据症加味。

（耿少怡　葛　鼎　整理）

焦 平

继古人医训，治病求本，必护胃气

【名医简介】

焦平（1950年~），男，汉族，河北省阜平县，教授，主任医师、硕士生导师。全国著名中医儿科专家马新云教授的学术继承人，河北省第三、四、五批老中医药专家学术经验继承指导老师，燕赵名中医，历任河北省中医药儿科分会主任委员，河北省中西医结合学会常务理事，全国中医儿科教育学会委员，河北省中医内病外治疗法学会副主任委员，河北省癫痫学会副主任委员，河北省反射疗法协会，小儿推拿分会主任委员等职。

焦平教授1975年毕业留校于河北医科大学，1978年到河北医科大学中医院，1989年12月被国家卫生部、人事部、中医药管理局批准为全国著名中医儿科专家马新云教授的学术继承人，成为全国第一届高徒。他一生研究医术，勤学无懈，承师绝技，勤求古训，博采新知，在临床上对儿科的常见病，多发病以及各种疑难重症，采用中医理论辨证施治，效如桴鼓。擅长推拿治疗小儿常见病更是一大特色。焦教授身兼社会多职，但仍为振兴中医事业，培养中医人才，在医疗、教学、科研第一线上勤奋工作。

【主要学术思想】

焦老治疗诸病强调临证要灵活多变，具体病情，具体分析，即使病症相仿也不能一概而论，应因人而异，辨证为本。并常说："治病不仅应知其常证，更知其变证，转证、兼证，酌见其初始至终，临床治疗方能有的放矢，知常达变。"《素问·玉机真脏论》云："五脏者，皆禀气于胃，胃者五脏之本也。"李东垣曰："诸病从脾胃而生。"吴澄在《不居集》中云："故凡查病者，必先查脾胃强弱，治病者，必先顾脾胃勇怯，脾胃无损，诸可考虑。"焦教授无论治内伤虚损，还是外感伤食，皆注意顾护脾胃。在治疗咳嗽、哮喘、肺炎喘嗽、泄泻、胃脘痛、紫癜等疾病方面，逐步形成了自己独特的学术观点。

1.咳嗽证治

咳嗽是常见、多发的肺系病证。有声无痰为咳，有痰无声为嗽，有痰有声为咳嗽。其因多是感受风邪，痰浊内生，气阴两虚引起。本证一年四季皆可发生，以冬春季为多，婴幼儿发病率较高。

（1）外感咳嗽治宜疏散外邪，宣肃肺气

焦老认为小儿咳嗽的致病原因主要为感受外邪，病位主要在肺脾。缘风邪致病，首犯肺卫，肺主气，司呼吸，肺为邪侵，壅遏肺络，气机不宣，肃降失司，肺气上逆，则致咳嗽。风为百病之长，多挟邪而病。挟寒则鼻塞声重，流清涕，咳声重浊；挟热则鼻孔干燥或流浊涕；挟燥则干咳少痰，咽干唇焦。由于小儿脾胃薄弱，易为乳食、生冷所伤，致脾失健运，水谷不能化生精微，酿为痰浊，上贮于肺，壅阻气道，致使肺气不得宣畅，因而引起咳嗽。故焦老体会"脾为生痰之源，肺为贮痰之器"极为深刻。外感咳嗽治疗原则是疏散外邪，宣肃肺气。若挟有寒痰或热痰，则配合温肺化痰或清肺化痰。

（2）内伤咳嗽治宜消食和胃，宣肺化痰并用

小儿脾胃不和，易积食化热，热邪上蒸，肺卫失宣而致咳者应以消食和胃在先，继而宣肺化痰止咳或两者并用，但消食药为主，方能奏效。焦老认为，若外感咳嗽日久不愈，可耗伤气阴，发展为内伤咳嗽，出现肺阴不足或肺脾气虚之证。因此，临证时

还需辨清咳嗽的外感与内伤。咳声高扬者，多为外感咳嗽；咳声低沉者，多为内伤咳嗽。咳声发自喉头以上，洪亮有力，咽喉发痒，多为外感咳嗽；咳声发自喉头以下，咳时痰多或干咳少痰，多为内伤咳嗽。外感咳嗽多属实证，内伤咳嗽多为虚中挟实。咳嗽，舌淡红，苔白腻或薄白，多属寒证；舌红，苔黄腻或舌红，苔少，多属热证；脉滑者多为伤食而致。

2.哮喘证治

小儿哮喘，根据临床所见，病有新久，证有寒热虚实。一般在急性发作时，多为正虚邪实，以实证为主，故治疗时应遵从"发时治标"的原则，当辨其寒热孰轻孰重，总以祛邪为治，投以宣肺豁痰、降逆平喘之剂，控制发作，缓解病情。在缓解时，多为邪去正气亦虚，以虚证为主，旨在"平时治本"，辨清肺、脾、肾虚之不同，采取扶正固本之剂或以补肺或健脾或补肾而用之。同时，鱼腥发物、花粉、绒毛及特殊气味，也是诱发因素，故要注意加强调护，适寒温，节饮食，祛除病因，预防感冒，则哮喘之证，不难治愈。

（1）寻根查因，明辨寒热虚实

小儿哮喘，概属常见病证，世谓顽疾。因其病程迁延，反复发作，倚息喘促，缠绵不已，故当属难治之证。常发于冬春季节，尤以季节更迭，气候骤变之时多见。究其病因，诚如《诸病源候论》"内有窠臼伏饮，因外邪引动而发，内有窠臼伏饮，实为本病时作时止之根由"所述。简而言之，本病之作，多因内有夙根，外感诱因而发。故景岳所示"喘有夙根，遇寒即发或遇劳即发"之意，其意一是指小儿形气未充，藩篱疏薄，卫外不固，肺为娇脏（包括过敏性体质）。二是指脾虚宿食，脾失健运，积湿成痰，痰浊内生。三是指感受外来时邪，恣食生冷酸咸、鱼虾之类，接触粉尘、煤烟、绒毛等异物、气味刺激，引动伏痰，内外相感，哮喘即发。其病变部位主要在肺，发病机制则为外邪闭肺，肺失宣达，痰随气升，痰阻气道所致。故临证时首当辨清寒热虚实，遵照"急则治标，缓则治本"的原则，视其年龄大小，体质差异，感邪原因，进行辨证施治，方可奏效。

（2）急则治标，宣肺豁痰，止咳平喘

小儿哮喘有寒热虚实之分，故治疗也当有温清补降之别；其治疗原则必以"发时治标""平时治本"分别施治。为此，哮喘在急性发作时，以邪实为主，当祛邪以治其标，并辨其寒热而论治。

①热性哮喘

症见发热面赤，咳喘哮鸣，痰黄而稠，胸闷膈满，口渴喜冷，舌红苔黄，脉象滑数有力。治当宣肺泄热，祛痰平喘，方用麻杏石甘汤加味。药用麻黄配石膏，意在宣泄肺热而非仅解表也，故《本草正义》云："麻黄轻清上浮，专疏肺邪，宣泄气机……虽曰解表，实为开肺，虽曰散寒，实为泄邪"。加用葶苈子、桑白皮意在取其泻肺达痰，降逆下气平喘之力。在临床运用麻杏石甘汤时，一般多用炙麻黄，取其润肺定喘的作用。焦老十分重视舌质与舌苔的不同变化，强调：若舌质淡，红苔白厚者，化痰则加橘红，喘重加苏子；便溏完乳不化加炙鸡内金；舌质鲜红少苔，伴有高热，气急鼻煽，甚或惊厥者加用金银花、连翘、鲜芦根、蝉蜕、钩藤；痰多者加松萝茶或陈细茶、瓜蒌仁、浙贝母、竹沥水；烦躁不安者加栀子、莲子芯、竹叶；口渴咽干加天花粉，重用生石膏、芦根、升麻、桔梗；腹满加厚朴、枳实；舌质红燥而干，乃阴液耗伤过重，急用生地黄、石斛、玄参、知母、天花粉养阴增液之品，但非伤阴明显者，不宜轻投，以防养阴恋邪之弊。

②寒性哮喘

症见咳喘气促，喉间喘鸣，痰多稀白而清，形寒肢冷，舌质淡红，舌苔薄白，脉象浮紧微滑。治当温肺散寒，降逆平喘。方用华盖散方酌情加减。麻黄外通玄府，上宣肺气，下降逆气，通调水道，一药三能，堪称对症良药，仲景治外感痰喘偏重此品，可谓慧眼独具，与杏仁等诸药合用，共奏温散其寒，宣开其壅，降平其喘之效，寒喘之证可愈。

③治病求本，强化后天补脾肾

哮喘反复发作不已，久病必虚，致使肺气耗散，累及脾肾，而见肺虚失宣，脾虚失运，肾虚失纳之证。因此，在缓解期以正虚为主，当扶正以固其本。

肺虚者，因卫外之阳不能充实腠理，外邪易侵，每因气候骤变而诱发，平时怕冷自汗，气短，往往在哮喘发作之前出现喷嚏、鼻塞流涕等外感之证。治以补肺固卫，佐以疏风解表药，方用玉屏风散加减以益气固表，酌加薄荷、五味子，以收敛肺气。

脾虚者形体消瘦或虚胖，肌肉松软，食少倦怠，精神不佳，大便不实，每易出现便溏腹泻，常因饮食失宜而诱发。治以健脾化痰，常用六君子汤，既可健脾益气，又可降气化痰，再加炒莱菔子以降逆化痰，消食运脾之用。

肾虚者下肢不温，脚软无力，动则心悸气短或伴有鸡胸，遗尿等症。治以补肾摄纳，可用补肾地黄丸或参蛤散加紫河车之属。

3.肺炎喘嗽证治

六淫外袭，痰热内闭，气道阻塞，咳喘气急，皆肺失宣肃之用，肺气郁闭为病机之关键。宣肺透邪，肃肺泻热，皆开门逐盗，祛邪宁肺之意。肺气失宣，不外风寒、风温两个原因。风寒闭肺，患儿发热无汗，喘咳气急，苔白不渴，脉象浮紧，指纹青红，多在风关。治宜辛温解毒，宣肺化痰。方选华盖散加减，药用：桑白皮、橘红、半夏、紫苏、葶苈子、桔梗、黄芩、前胡、炙枇杷叶、甘草。风热闭肺，发热汗出，咳喘气急痰稠黄黏，舌红苔黄，脉浮数。治以辛凉解表、宣肺化痰、止咳平喘为主，可

503

用止咳2号加前胡、炙枇杷叶、鱼腥草、茜草等。

宣肺散寒之剂，只宜暂用，不可久服，以小儿稚阳之体，六淫之邪，皆从火化，风寒在表，化热极速，故以风温闭肺证多见。治风温闭肺证，应审其轻重分因而用。若发热恶风，咳嗽气促，微有汗出，口渴咽红，舌苔薄白微黄，脉象浮数，此风温闭肺轻证。治宜辛凉轻剂桑菊饮，疏风散热，宣肺上咳。痰多可加浙贝母、旋覆花；咳重加炙枇杷叶、前胡；咳甚重用桔梗；便秘用瓜蒌仁；热重加淡豆豉以疏散风热，使邪有外出之机，则咳喘可愈。若患儿高热不退，汗出神烦，咳嗽喘憋，鼻翼扇动，口唇青紫，痰咯难出，口渴喜冷，此风温闭肺重证，宜用辛凉重剂麻杏石甘汤宣肺泄热、祛痰平喘，方中麻黄配石膏，意在宣泄肺热而非仅解毒。故《本草正义》云："麻黄轻清上浮，专疏肺邪，宣泄气机……虽曰解表，实为开肺，虽曰散寒，实为泄邪。"配以清解肺胃之生石膏，则其辛温之性尽去，宣肺之良能犹存，无论汗出与否，皆可用之。热重者加金银花、连翘、鲜芦根，痰多加松萝茶或陈细茶、瓜蒌仁、竹沥水，咽部红肿加山豆根，口渴甚加花粉。

外邪虽解，痰热壅盛闭肺，证见壮热汗出，气喘鼻扇，喉鸣痰壅，张口抬肩，口唇紫绀，小便黄赤，大便秘结，舌红苔黄，指纹紫黑，脉来洪数。急宜泻肺祛痰，通腑泄热。方用葶苈大枣泻肺汤加味。葶苈子用白者，祛痰平喘之力尤良。可加石膏、知母以清热，瓜蒌仁通便，桑白皮泻肺，痰热清则喘嗽自愈。

若失于疏解，痰热内盛，内陷心营，患儿高热神昏，喘急紫绀，谵语烦躁或项强抽搐，两目直视，指纹青紫，急当清心开窍、祛痰息风。方用银翘钩藤汤加减，药用：在麻黄、杏仁、生石膏基础上加金银花、连翘、贝母、钩藤、蝉蜕、僵蚕、白芍、桑叶。痰多加天竺黄，呕吐加竹茹，抽搐加羚羊角、蜈蚣，神昏急宜灌服安宫牛黄丸，开窍醒神，咳而日久，必至瘀血内阻气道，导致气道不利咳嗽加重，故用茜草活血行瘀，气道利咳嗽必减，便秘者用紫雪散，镇惊开窍通便，使内闭之邪有外达之机。

焦老认为肺炎喘嗽多为外邪侵犯于肺，使肺气郁阻，日久生热，肺热熏蒸，将津液变为痰浊，痰阻肺络，壅塞气道，不得宣通，因而上逆所致。其病变部位主要在肺，常累及于脾，亦可内窜心肝，其病理机制主要是肺气郁闭之演变，痰热是主要的病理产物。因热邪闭肺，则生痰作喘，痰为百病之源，诸喘皆为恶证。老师根据多年临床经验，自拟止咳2号清热宣肺化痰止咳，治疗此证有较好疗效。方药组成为：炙麻黄3~6g、杏仁6~8g、生石膏9~15g、金银花10~15g、连翘9~10g、桔梗6~8g、炙枇杷叶6~8g、鱼腥草6~10g、芦根10~15g、甘草2~3g。大便干加黄芩6g，痰多加浙贝母8g、瓜蒌仁8g、葶苈子6g、冬瓜仁10g，咳重加前胡8g，腹胀满加厚朴8g，纳呆加焦三仙6~12g，抽搐加钩藤4~8g、薄荷6~10g、羚羊粉0.3~0.6g。

4.泄泻证治

小儿泄泻是以大便次数增多，粪质稀薄或如水样为主症。在病因上多由外感六淫，内伤乳食，脾胃虚弱导致运化失常所致。发病原因为感受外邪，饮食内伤，脾胃虚弱。病机为脾胃运化失常，清浊相干，并走大肠。泄泻病因虽多，病变都在脾胃。胃主受纳水谷，脾主运化精微，脾宜升则健，胃以降则和，若脾胃有病，清浊升降失常，水反为湿，谷反为滞，清气下陷，湿渍大肠而为泄泻。

（1）实证泄泻以祛邪为主

泻下来势急骤，量多腹胀或腹痛者多为实证。实证以祛邪为主，治以消食导滞，祛风散寒，清热化湿。泄泻病程短暂，大便次数不多，精神尚好为轻证，泻下急暴，次多量多，神萎思睡，面色苍白或灰白为重证。

外感六淫 冬春多为风寒入侵腹部，影响受纳运化，夏秋暑湿入侵，内应脾胃，热在阳明，湿渍大肠，而致协热下利，水泻不止。若热重于湿，可致暴注下迫。其外感风寒，可致风寒泻，暑湿浸淫，成为湿热泻，大便滑稀多泡沫，色淡黄臭气不重，多由风寒引起，水样或蛋花汤样便，色黄褐，气秽臭多属湿热。

乳食不节　由于调护失宜，乳哺不当，饮食失节或过食生冷瓜果及不消化食物，皆能损伤脾胃。脾伤则运化功能失职，胃伤则不能消磨水谷，宿食内停，清浊不分，并走大肠而成泄泻，故《素问·痹论》说："饮食自倍，肠胃乃伤"。乳食停积成为伤食泻，大便稀烂夹乳片或食物残渣，气味酸臭，多由伤乳伤食引起。

（2）虚证泄泻以扶正为主

虚证以扶正为主，治以健脾益气，健脾温肾。脾胃虚弱是泄泻反复发作，迁延不愈的主要原因，又是产生危重变证的条件。脾胃虚弱有责之于先天禀赋不足，脏气本亏，有因后天调护失宜。脾胃虚弱引起的腹泻会反复发作，甚则脾病及肾迁延不愈。脾胃虚弱则为脾虚泻，由脾及肾则为脾肾阳虚泻。大便稀薄或溏烂，色淡气味不臭多属脾虚，大便清稀，完谷不化，色淡无臭多属脾肾阳虚。泄泻日久，泻下缓慢，腹胀喜按者为虚证。

（3）虚中夹实宜扶正祛邪

若素体虚弱，利下过度，热甚津液大伤，出现气阴两伤，阴伤及阳可导致阴竭阳脱；若久泻不止，脾虚木旺，引动内风，成为慢惊重症，脾运失健，生化乏源，气血皆虚，久延可致疳证。迁延日久难愈或急或缓，腹胀拒按者多为虚中夹实。虚中夹实宜扶正祛邪，补中有消或消中有补，消补兼施。有伤阴、伤阳证者，宜养阴温阳。

5.胃脘痛证治

胃脘痛又称胃痛，以上腹部近心窝处经常发生疼痛为主证。本证多发生于较大儿童。

胃脘痛的辨证要点　①辨其病因，追究病因，一是通过问诊，知其邪之所伤，但邪有问而不能确切回答的，则要根据"审证求因"的原则而探求之。如伤食积滞胃脘痛者，必有积滞的症状表现，肝气横逆犯胃作痛者，必有痛引两胁，嗳气泛酸之证。知其所因，方能治其根本。②辨寒热虚实，一般胃脘痛辨证规律是：喜按为虚，拒按为实；久病多虚，新病多实；得食稍减为虚，食后疼痛加重者为实；痛处不移者为实；反则为虚。实证多热，虚证多寒。但也有寒热错杂，虚实互见的，当审其脉证方能断定。③辨病邪在气在血：病邪在气者，气机郁滞，则胀痛连胁，痛无定处；病邪在血者，症见痛如针刺，拒按不移或有出血瘀血症状。

　　总之，证属病邪阻滞的，宜祛其病邪；属食滞中阻的，宜消导和中；属肝气郁滞的，宜疏肝理气；属肝胃郁热的，宜泄热和胃；属瘀血郁结的，宜活血化瘀；属脾胃虚寒的，宜温补脾胃；属寒热错杂，虚实并见的，宜温清攻补兼施。

　　（1）理气止痛，和胃悦脾

　　小儿腠理疏松，脾胃薄弱，因肚腹受凉或过食生冷，寒邪犯胃，积于中脘，阳气被伤，气机不利，可使胃寒而痛。隋·《诸病源候论·卷十六》说："心腹相引痛者，是太阴之经与络俱虚，为寒冷邪气所乘故也。"

　　理气止痛，和胃悦脾：根据"通则不痛"的原则，"理气止痛"为临证常用之法。"通"的含义较广，行气可以令气机宣通；疏通经络可以使经脉流畅，和胃悦脾可以令胃舒和降，脾气自运。这些都可以达到"通则不痛"的目的。《证治汇补·心痛》说；"大率气食居多，不可骤用补剂，盖补之则气不通而痛甚。若曾服攻击之品，愈后复发，屡发屡攻，渐至脉来浮大空虚者，又当培补，盖脾得补而气自运，痛自缓，此虚实之分也。"说明对"通"的运用，要根据寒热虚实的不同，采取不同的配伍方药；才能取得预期的疗效。同时，"通"法很少是单独运用，多是与其他方法联合应用，它渗透到疏肝和胃，活血化瘀及补益脾胃等治法中，而起到理气止痛作用。《景岳全书·心腹痛》说："胃脘痛证多有因食、因寒、因气不顺者，然因食、因寒亦无不皆关于气，盖食停则气滞，寒留则凝，所以治痛之要，当察其果，属实邪，皆当以理气为主……食滞者兼于消导，寒滞者兼于温中。"

（2）消导和中，贵在理气化滞

饮食不节，过食肥甘，湿热内生或食滞不化，气机不畅，停留中焦，以致胃脘胀痛，嗳腐吞酸。明代《寿世保元·心胃痛》说："胃脘痛者，多是纵恣口腹，喜好辛酸……复食寒凉生冷，朝伤暮损，日积月深……故胃脘疼痛，吞酸嗳气，嘈杂恶心"；小儿气机不畅，饮食停滞引起的胃脘痛较为常见，故消导和中法在儿科运用较多；《症因脉治·胃脘痛》说："胃痛……热而有滞者，消滞为先。"

（3）疏肝安胃，理气止痛

小儿所欲不遂或遭受委屈，以至气郁伤肝，而肝气郁结，可横逆犯胃；气机阻塞，因而发生胃脘疼痛。如《沈氏尊生书·胃痛》说："胃痛邪干胃脘病也……惟肝气相乘为尤甚。"肝气郁结，久郁化热化火，可使胃痛加重或缠绵不愈。又气滞日久，血脉凝涩、瘀血内结，则疼痛更为顽固难愈。但总的来说，肝气犯胃的胃病，小儿不及成人多。调和肝胃法适宜于肝气郁结，横逆犯胃，而引起胃脘疼痛的证候，所谓"治肝可以安胃"，肝气条达，胃不受侮，则胃自安和而疼痛亦止。

6.汗证证治

汗证是指不正常出汗的一种病证，以全身或局部无故出汗很多，甚至大汗淋漓为特征。多发生于5岁以下小儿。小儿汗证有自汗、盗汗之分。盗汗多属阴虚，自汗多为阳虚，但小儿汗证往往自汗、盗汗并见，故在辨别其阴虚、阳虚属性时，还应参考其他证候。

汗证的病因病机主要为表虚不固，营卫不和，气阴两虚。

表虚不固，卫外不密是汗证最常见的原因之一。小儿脏腑娇嫩，形气未充，腠理不密，容易出汗。如为先天禀赋不足，后天脾胃失调，肺气虚弱，都可引起自汗或盗汗。肺主皮毛，主肌肉，肺脾气虚，表虚不固，故汗出不止，

营卫失调，腠理不密也是小儿汗证主要原因。营卫为水谷之精气，化生血津，行于经络之中为营气，其不循经络而直达肌表，充实于皮毛分肉之间为卫气，故有营行脉中，卫行脉外之论述。正常状态下，营卫之行不失常度，若小儿营卫之气生成不足或受疾病影响或病后护理不当，营卫失和，致营气不能内守而敛藏，卫气不能卫外而固密，则津液从皮毛外溢，成为汗证。

气阴两虚，阴虚火旺在小儿汗证中也较常见。大多继发于热病或久病、重病之后，元气既虚，阴液亦伤，虚火内炽，迫津外泄而为汗。肺主一身之气，汗为心液，多指心肺气阴不足，动脾胃湿热，蒸迫汗出，在临床上也属常见。多由饮食甘肥厚腻，甘能助湿，肥能生热，蕴阻脾胃；或长夏湿土司令，脾湿内生，郁而化热；或因食积阻脾，积而不化，生湿生热，湿热郁蒸，外泄肌肤而致汗出。

由此可见，小儿汗证的发病机制有虚有实，虚证不外元气虚弱，实证则由脾胃湿热积滞，蕴郁交蒸所引起。

汗证以虚为主，补虚是其基本治疗原则。气虚不固者益气固表，营卫不和者调和营卫，气阴两虚者益气滋阴，脾胃湿热者清化湿热。除内服药外，尚可配合脐疗等外治疗法。

【医案传真】

1.咳嗽案

夏某，女，7岁，1992年9月1日初诊。

咳嗽1个月。于1个月前因外感风邪引起咳嗽有痰，伴纳呆食少，多汗，曾多次服用川贝止咳露、蛇胆川贝液、清热解毒口服液等药疗效欠佳，而来我院就诊，近日咳嗽如往，纳呆食少，口臭便干，尿黄、多汗、喉中有痰，不易咳出。面色欠光泽，呼吸气粗，鼻塞、喉中有痰鸣声，咽部轻度红肿，舌偏红苔白厚，脉浮而滑。血常规：白细胞7.4×10^9/L，中性粒细胞0.64，淋巴细胞0.36；胸透：肺纹理明显增粗，提示支气管炎。

西医诊断：支气管炎。

中医诊断：咳嗽。

辨证：食积内热，外感风热。

治法：消食和胃，疏风宣肺，化痰止咳。

处方：焦三仙各9g、厚朴8g、陈皮6g、鸡内金12g、生石膏12g、桑叶10g、杏仁9g、桔梗8g、前胡9g、炙枇杷叶10g、瓜蒌6g、黄芩6g、滑石（包）6g、甘草2g。水煎服取汁150ml，3剂。

二诊：1992年9月4日。患儿服上方3剂咳嗽稍减，喉中痰鸣减轻，饮食增加、口臭消失，二便正常，舌尖红，苔白微厚，脉略滑数。治法：继用消食，化痰止咳法。处方：焦三仙各9g、炒莱菔子6、厚朴8g、陈皮6g、桑白皮10g、杏仁9g、桔梗8g、前胡9g、炙枇杷叶10g、黄芩6g、生石膏8g、焦三仙各9g、紫菀8g、甘草2g。共服7剂痊愈。

按：该患儿咳嗽月余不愈，缘外感为诱因，据脉症所言，乃余热未清，复感外邪诱发旧病所致，故方中用桑叶、前胡疏风解表治其标，杏仁、桔梗、炙枇杷叶、紫菀以宣肺止咳化痰治其本，用瓜蒌、陈皮理气化痰，引痰排出，黄芩、石膏以清肺胃之热以减续痰之源，焦三仙、厚朴、滑石、甘草以消食导滞，苦温燥湿以劫水湿上泛，祛痰之根，使其脾气健旺。水湿得运，痰湿得去，脾失生痰，肺失贮痰之机，则肺气宣降、咳嗽自然而愈。

2.哮喘案

杨某，男，9岁，2001年1月13日初诊。

患儿频繁咳嗽1周。患儿1周前曾因外感引起咳嗽频作，痰多，喉鸣，时有喘促，憋气，伴纳呆，便秘，小便黄赤，曾在市某医院拍胸片，提示支气管哮喘，服用中成药蜜炼川贝枇杷膏、金振口服液、止咳化痰中药罔效而就诊我院。现症：咳嗽喘促，喉鸣纳呆，便秘，溲赤。既往曾患支气管炎。患儿面色不华，神情紧张，两目发红，微突，三凹征，呼吸急促，咽部微红，扁桃体Ⅰ度肿大，心率98次/分，律整。两肺布满干鸣音及少量痰鸣音，舌红，苔白厚，脉滑数。血常规：白细胞13.6×10^9/L，中性粒细胞0.68，淋巴细胞0.32。胸透：两肺纹理明显增粗。

西医诊断：支气管哮喘。

中医诊断：哮喘。

辨证：肺胃热盛。

治法：清热和胃，宣肺止咳。

处方：焦三仙各12g、半夏6g、陈皮6g、炒莱菔子6g、佩兰10g、黄芩9g、炙麻黄4g、杏仁8g、生石膏15g、桔梗8g、前胡8g、炙枇杷叶10g、山豆根10g、射干9g，水煎服，每日1剂，共3剂。

二诊：服上药3剂，病情大减，现症偶咳，微喘，但时间短暂。饮食二便可，舌质淡红，苔白，脉滑数。继用前方加葶苈子6g、百部8g、薏苡仁10g，以增利湿化痰止咳之力。继用3剂而愈。

按：该患儿曾因外感诱发咳嗽频作，痰多喉鸣，时有喘促，伴纳呆，便秘，小便黄赤，本属脾胃热盛，应予清热和胃在先，配以利咽解毒、宣肺止咳为法。而某院予蜜炼川贝枇杷膏，服用实为病重药轻，故疗效甚微。焦教授视其病证处以焦三仙、半夏、陈皮、炒莱菔子、连翘以清热和胃，消导通下，给邪以出路，祛热源之根，配以炙麻黄、桔梗、杏仁、前胡、炙枇杷叶宣肺化痰止咳，同时炙枇杷叶又有和胃通降、消食降逆之效。山豆根、射干为利咽解毒、消肿之要药，佩兰、薏苡仁、黄芩取其芳香醒脾化湿，以助消导健脾之功。黄芩、生石膏不仅清肺泻火，燥湿止咳，又有内清外解之力，故使哮喘病而愈。

3.肺炎喘嗽案

张某，女，4岁，1993年4月15日就诊。

发热3天，咳嗽气喘2天。患儿3天前因外感流涕鼻塞，继而发热，体温39.2℃左右；曾自服清热解毒口服液热势不退，翌日咳嗽频作，夜间气促时常口服蛇胆川贝液、小儿化痰止咳冲剂等药无效，急诊来我院。查体温38.5℃，咽微红，扁桃体Ⅱ度肿大，心率为120次/分，心律整，心音有力，未闻及病理性杂音，两肺底部可闻及密集的中小水泡音。胸片两肺底部可见片状阴影。血常规：白细胞19.2×10^9/L，中性粒细胞0.82，淋巴细胞0.18。

西医诊断：支气管肺炎。

中医诊断：喘嗽。

辨证：痰热闭肺。

治法：清热宣肺，化痰止咳。

处方：麻杏甘石汤合苏葶丸化裁。

炙麻黄3g、杏仁8g、生石膏12g、金银花10g、连翘9g、桔梗8g、炙枇杷叶8g、鱼腥草8g、芦根10g、甘草3g、葶苈子6g、浙贝母8g、苏子6g、黄芩8g、冬瓜仁8g。水煎服，每日1剂，分次服用，共3剂。

二诊：4月19日，热退，喘平，但仍咳嗽，继用前方去苏子加前胡8g、炙枇杷叶9g、玄参8g，又进5剂。检查血常规：白细胞6.7×10^9/L，中性粒细胞0.62，淋巴细胞0.38。胸片示炎症已全部吸收。病告痊愈。

按：方中麻黄发汗解表，宣肺平喘，《本草通玄》言"麻黄轻可去实，为发表第一药。"《药品化义》亦言"麻黄为发表散邪之药也。"《本草正义》亦言："麻黄轻清上浮，专疏肺郁，宣泄气机，是为治外感第一要药，虽为解表，实为开肺，虽曰散寒，实为泄邪，风寒固得之而外散，即温邪无不赖之一宣通。杏仁祛痰止咳，平喘润肠，主治咳逆上气，喉中痰鸣。《滇南本草》言："止咳嗽消痰润肺"。李杲曰："杏仁下喘，治气也。"《本草求真》言："杏仁既有发散风寒之能，又有下气除喘之力，缘辛则散邪，苦则下气，润则通秘，温则宣肺行痰。杏仁气味俱备，故凡肺经感受风寒，而见喘嗽咳逆，均可用之。"生石膏解肌清热，除烦止渴。《用药心法》言；"胃经大寒药，润肺除热，发散阴邪，缓脾益气。"《医学衷中参西录》载："石膏凉而能散，有透表解肌之功。外感有实热者，放胆用之，直胜金丹。"金银花、连翘疏风解表，清热解毒。桔梗开宣肺气，祛痰排脓。《药性论》"治肺热气促咳逆"。《珍珠囊》"疗咽痛，利肺气，治鼻塞。"炙枇杷叶清肺泻火，止咳化痰，治咳嗽痰喘。鱼腥草清热解毒，肃肺排脓。芦根清热泻火，养阴清肺止咳。甘草健脾化痰，调和诸药，使全方共奏清热宣肺化痰，止咳定喘之功。故使病愈。

4.泄泻案

张某，男，6个月，1992年8月25日初诊。

腹泻2个月。患儿2个月前不明原因引起大便次数增多，日行3~5次，为不消化稀便，内夹黏液，便常规：白细胞3~5个/HP，曾服用小儿至宝锭、庆大霉素、盐酸小檗碱等皆告无效。而来我院就诊。现主症仍腹泻如往，日行5~7次，味嗅酸腐，有时矢气频作，乳食正常，舌尖红，苔白，少津，指纹紫。查体：患儿面色不华，发稀无光泽，色黄呈穗状，而且无明显凹陷，血常规：白细胞12.1×10^9/L，中性粒细胞0.64，淋巴细胞0.36，便常规：脂肪球（++），白细胞1~3个/HP，尿常规：酮体（++）。

西医诊断：慢性肠炎。

中医诊断：泄泻。

辨证：食滞伤脾型。

治法：健脾化湿止泻。

处方：白术6g、茯苓5g、白扁豆6g、内金8g、黄连0.5g、泽泻6g、葛根5g、车前草6g、甘草2g。水煎留液150m1，分3次温服，每日1剂。3剂并加濯足1号外浸两足。

二诊：服上方3剂，患儿腹泻减轻，日行3~4次，仍夹有不消化奶瓣。舌淡红苔白，指纹稍紫，便常规：白细胞0~1/HP，脂肪滴（+），此患儿仍脾虚，水湿不分，故更方如下，以健脾化湿，分利小便。上方去黄连、葛根，加猪苓6g。

三诊：1993年8月31日。患儿大便基本正常，日行1~2次，成形，饮食好，舌淡红苔白薄，便常规正常。改参苓白术散口服，一日3次，以巩固疗效。2个月后家长带其看感冒告知上次泄止后未再复发。

按：小儿本"脾常不足"又因泄泻2个月，更加重脾虚，脾虚不运，水湿内停，水反为湿，谷反为滞，水谷不分并走大肠，而致泄泻，正如《素问·藏气法时论》云："脾病者，虚则腹满肠鸣，飧泄食不化"。泄泻之本无不由于脾胃"，但久病不愈，可伤及肾阳，中州失去温煦，不能腐熟水谷，以致完谷不化，便下稀薄，故治以健脾为主，又佐以利水之药，正为"治泻不利小便，非其治也"之理论。方中白术、茯苓、白扁豆健脾益气、利湿止泻为主药，鸡内金以消导和胃，畅通气机，黄连、葛根利湿止泻，配车前草、泽泻利小便、厚肠胃，实大便，甘草以健脾化湿，畅中以止泻。

5.胃脘痛案

窦某，女，6岁，2001年9月26日初诊。

间断上腹痛1年余。患儿1年前曾有饮食不节史，而后因暴食鸡肉，疼痛发作，以胃脘部为甚，时发时止，食后作甚，偶发饭前，隐隐作痛，喜温喜按，但重按疼痛加重，曾在几家大医院以胃炎、胃痉挛诊治。口服颠茄合剂、元胡止痛片、人参健脾丸、驱蛔灵等疗效皆无，疼痛如往，今日刻诊我院。查体：患儿面色㿠白，发稀，稍黄，成穗状，口唇淡，舌体淡而胖嫩，苔白根微厚。

西医诊断：慢性胃炎。

中医诊断：胃脘痛。

辨证：虚中夹食。

治法：和胃消食，理气止痛。

处方：焦三仙9g、厚朴8g、陈皮8g、连翘9g、延胡索4g、鸡内金10g、木香4g、白芍8g、鸡矢藤6g、砂仁5g、甘草3g。3剂，水煎服，每日1剂，分次温服。

二诊：2001年9月29日。服上方后疼痛大减，发作次数明显减少，大便次数增多，日行2~3次，为不消化黑色软便，腹部无压痛，舌偏红、苔白、脉滑，继用前方加炒莱菔子4g、白蔻仁、茯苓各6g，2剂而愈。

按：该患儿虽病史1年有余，但始于伤食而未得到及时治疗或治疗失误所致。以后上腹痛不愈伴见面色㿠白、发稀如穗，舌淡体胖，苔厚为食滞伤脾、脾虚失运，故方中以焦三仙首当其冲以消食化积，鸡内金、砂仁、陈皮以助其力，厚朴、连翘苦温通降以清内泄外，如《药性论》记载："厚朴，主疗积年冷气、腹内雷鸣，虚吼，宿食不消，除痰饮、去结水……消化水谷止痛。"《别录》亦云："消痰下气，疗霍乱及腹痛胀满。"木香、鸡矢藤配白芍，甘辛理气消胀，缓急止痛，甘草又能缓急止痛，二诊加炒莱菔子、白蔻仁、茯苓，乃理气消胀除湿之举，使积消气机通畅，脾气渐复、胃脘痛亦愈。

6.汗证案

患儿，女，9岁，2002年10月20日初诊。

盗汗3年余，患儿于3年前不明原因引起盗汗，夜间头身皆

515

有汗珠，重则浸湿内衣，曾服用龙牡壮骨冲剂疗效不佳。特诊于我院，现症如前，伴纳呆、食少、舌尖红、苔白脉滑。查体：心肺未见异常。枕秃、肋缘外翻，血常规：白细胞15.5×10^9/L，中性粒细胞0.73，淋巴细胞0.29，血红蛋白130g/L。

西医诊断：佝偻病。

中医诊断：盗汗。

辨证：食积化热，热迫汗蒸。

治法：和胃消食、养阴清热止汗。

处方：保和丸加减。

焦三仙各10g、厚朴9g、连翘10g、胡黄连4g、青蒿10g、地骨皮10g、鸡内金10g、砂仁6g、玄参9g、功劳叶10g、陈皮12g、甘草3g、浮小麦20g（另煎）。水煎服，每日1剂，分次服。共7剂。

二诊：10月28日，出汗明显减少，以前半夜为多，饮食增加，舌尖红苔白，继用上方加大枣五枚、莲子心8g。7剂后，盗汗基本痊愈。又续用7剂巩固疗效。

按：本患儿病因为食积化热伤阴而致，阴虚不能敛阳，阳逼汗出，故治本之法先以消导和胃为先，后则养阴敛汗，固其表，表实则汗不出，阴不虚、阳不亢，则不能逼津外泄，故焦三仙、厚朴、鸡内金、砂仁、陈皮和胃消导，连翘、胡黄连、青蒿、地骨皮、功劳叶养阴退热，敛阴止汗，玄参气阴两补，甘草调和诸药，后加大枣为益气固表之法，故能病愈。

（王海燕　整理）

▶▶ 山西省

贾六金

纵横识病，动态辨证，重视肺脾，擅用和清

【名医简介】

贾六金（1941年~），男，汉族，山西省昔阳县人，教授、主任医师。首届全国名中医，山西省名中医，山西省"三晋英才"高端领军人才。第三批、第五批、第六批全国老中医药专家学术经验继承工作导师，国家中医药管理局重点学科中医儿科学学术带头人。他先后担任山西中医药大学附属医院儿科主任、内科主任、儿科教研室主任、门诊部主任等。兼任中华中医药学会儿科分会顾问，中国中药协会儿童健康与药物研究专业委员会顾问，山西省优秀中医临床人才研究项目教学委员会副主任、山西省突发公共卫生事件专家咨询委员会专家、山西省抗击新冠肺炎疫情中医专家等职。

贾六金教授学习中医启蒙于叔父昔阳县名老中医贾如琏先生，耳濡目染，对中医学产生浓厚的兴趣。1958年以优异的成绩考入山西省中医学校，系统学习中医知识。他博闻强记，成绩突出，师从山西四大名医之首李翰卿先生和三晋儿科名医张光煜先生，尽得两位名医真传。在名师的指导下，贾六金潜心研读医籍、传习中医，并在临床实践中不断探索获取真知。他20岁开始行医，后响应党的号召"把医疗卫生工作的重点放到农村去"，基层医疗工作22年，丰富实践夯实基础。他博览群书，学贯中西，倡导中西医结合优势互补。1988年成为山西中医药大学附属

医院的儿科创始人。1991年在国务院首批全国500位名老中医目录中，贾六金名列其中。2017年被授予全国名中医荣誉称号。贾六金教授业医60载，通全科、精儿科，医德高尚，医理精通，医术精湛，深得百姓信赖。

【主要学术思想】

贾六金教授长期从事儿科临床、教学、科研工作，学验俱丰，治学奉行"读经典、知深度，学哲学、增高度，参西医、拓宽度，勤临证、获真知"。他悬壶三晋60载，精研儿科一甲子，其学术思想源于中医经典之旨，法宗张仲景、钱乙等，旁及各家流派，博采众长，注重理论联系实际，注重理论指导临床，更注重在实践中的思考与探索。以辩证唯物论指导认识，从实践中认识，在认识中实践，积累了丰富的临床经验，形成了提倡中西医识病辨证相结合，纵横识病，动态辨证，重视小儿肺脾不足，擅用清法、和法，注重运用对方组药，方精药简等学术思想。贾老师古不泥古，传承精华，守正创新，经多年临床实践，在治疗儿科疾病中多有创见。现举贾老治疗小儿支原体肺炎、积滞、抽动障碍、遗尿、免疫性血小板减少症的临证思辨方法，以飨读者。贾六金教授提出"治肺六杰十二法"，在小儿支原体肺炎治疗中根据不同阶段辨证应用治肺法，尤其重视清肺法与治肺要药的使用，每多效验；针对积滞采取"损其谷、消其滞、攻其积、运其脾"的治法，提倡以平为期，擅用平胃散化裁方疗小儿积滞；认为抽动障碍病位主要在肝，贾老提出"五脏皆致风病，非独肝也，唯独肝也"，擅以和法疏调肝木，自拟平肝息风汤加减治疗；对遗尿治以补肾固本，复膀胱开阖，并注重治肾治肺，自拟固本止遗汤合方加减治疗；对免疫性血小板减少症，临证注意辨病期、病位、病性、病机，治以扶正祛邪，清涩并用，清补同施。

1.支原体肺炎证治

肺炎是儿科重点防治疾病，是引起5岁以下儿童死亡的主要原因。社区获得性肺炎以病毒、细菌、其他微生物的感染为主要病因，其中肺炎支原体是儿童社区获得性肺炎的重要病原。重症支原体肺炎可遗留气道闭塞等后遗症，引起儿童慢性肺病，而且临床观察支原体肺炎后期容易出现哮喘样发作。西医学治疗支原体肺炎多采用大环内酯类抗生素，尤以阿奇霉素应用广泛，疗效确切，但具有胃肠道的不良反应，可引起过敏反应及出现耐药等因素，中医药治疗显现出优势与特色，疗效显著，费用低廉，不良反应较少。因此，中华中医药学会儿童肺炎联盟在2017年制订了儿童肺炎支原体肺炎中西医结合诊治专家共识。支原体肺炎属于中医"喘嗽"之范畴，病因为小儿肺常不足，卫外不固，外邪易干，总病机为肺气郁闭。病理因素涉及热、痰、毒、瘀等方面。在此基础上，贾老应用治肺多法并举，选择治肺要药，重视邪毒未尽，坚持以清肺化痰法贯穿始终，并重视极期通腑泄热，防止极期变证蜂起。以麻杏石甘汤为基础方，复方加减治疗肺炎喘嗽，疗效显著。

（1）初期重在宣肺开闭

肺炎喘嗽初期邪浅病轻，辨证重在辨风寒闭肺、风热闭肺。贾老在辨识外感风寒、风热证中，重视望诊，收集客观依据，风热闭肺以发热，咳嗽，面赤，咽红，舌红为辨证要点；风寒闭肺者以恶寒，发热，咳嗽，毳毛竖立，面色淡白，咽淡，舌淡红为辨证要点。治以宣肺开闭，祛邪为要，宣肺开肺并用，以复肺宣肃之职。风寒闭肺者，治以宣肺散寒，开肺定喘，方用麻杏石甘汤合射干麻黄汤加减，常用药物有蜜麻黄、杏仁、生石膏、射干、细辛、桂枝、紫菀、款冬花、姜半夏、苏子、甘草，贾老提出可以红茶泡水煎服。诸药合用宣肺降气，又开肺定喘。方中虽有石膏清泄肺热，但总体以宣肺开闭为主，寒散则表解，肺开则喘平。风热闭肺者，治以辛凉宣肺，清热化痰，方用麻杏石甘汤合银翘散加减，常用药物有麻黄、杏仁、石膏、甘草、金银花、连翘、桔梗、牛蒡子、桑叶、菊花、芦根。咳嗽较甚者加贝母、半夏、黄芩清肺化痰止咳，初期用药慎用苦寒。贾老治疗肺炎喘嗽总不离麻黄，称其功效卓著，列入治肺六杰之中。麻黄具有发汗解表、宣肺平喘、利水消肿功效，为治肺要药。《本草纲目》言："麻黄乃肺经专药，故治肺病多用之。"经方中擅用麻黄。贾老亦擅长用麻黄治疗咳喘病，常与杏仁相使。他提出麻黄并非专治表证，里病可从表分消者，皆可用之。

（2）极期注重清肺泻肺

支原体肺炎极期邪热闭阻于肺，肺失宣肃，灼津炼液，痰热胶结，肺气更为闭阻；邪热炽盛，正邪交争，毒热闭肺。痰热闭肺者，治以清热涤痰，开肺定喘，方用麻杏石甘汤合清气化痰丸，常用药物有麻黄、杏仁、石膏、甘草、黄芩、瓜蒌、半夏、枳实、胆南星、陈皮、茯苓、贝母、桔梗等；常加葶苈子泻肺涤痰，鱼腥草、芦根清肺化痰。毒热闭肺，治以清热解毒，泻肺开闭，方用麻杏石甘汤合清瘟败毒饮加减。此期邪势较盛，痰热阻滞，气机升降失调，贾老强调需注意痰壅腑实证，若痰壅喘急，鼻扇，腹胀，大便闭结不通，当以涤痰通腑，方用一捻金合葶苈大枣泻肺汤加减，主要药物大黄、牵牛子、人参、槟榔、苏子、葶苈子、枳壳，治以泻肺法、降肺法同用，通腑后邪有出路，以防止极期变证蜂起。

支原体肺炎极期多呈现顽固性剧烈的咳嗽，常伴有黏稠痰液，不易咳出，部分患儿可有类百日咳样的阵发性咳嗽或胸部影像学改变难以恢复，病程较长的特点。贾老称肺热痰阻是病机的关键，其中"痰"为胶固之痰，深伏于肺脏，此时非一般化痰药所能奏效，且胶固之痰不易速去，深伏于肺，再遇感引动，极易发展成咳嗽变异性哮喘。故临证擅用葶苈子泻肺实，有泻肺平喘，利水消肿之功，贾老称其大苦、大寒，作用峻猛，泻肺热，逐痰浊，为治肺要药。《本经》言："主癥瘕积聚……破坚逐邪，通利水道"，凡水气停留阻碍肺降，宜用之。现代药理学证实其有止咳平喘、强心、抗菌、利尿等药理作用。极期肺热炽盛，贾老更常用清肺猛将黄芩，称其为清肺第一要药，为温热病和肺热咳喘必用之品。

（3）后期治宜益肺健脾

支原体肺炎病至后期，贾老非常重视邪正消长的趋势，若有余邪不尽者，仍需清解余邪，尤其本病病程较长，虽至后期，但仍余热不尽，痰热未清，贾老坚持清泻之法，以防止余邪留恋产生他证。恢复阶段，贾老重视小儿肺脾不足，常用益肺法、润肺法，尤其重视脾肺母子相生之关系，肺受脾之益，强调"肺脾为要，肺脾同调"的学术思想。贾老将肺脾的关系形容为"一荣俱荣、一损俱损"，病至后期需着眼于肺脾两脏，常以六君子合用麻杏石甘汤或以六君子汤合沙参麦冬汤加减，培土生金。本病恢复期肺脾之气耗伤，贾老擅用补气要药黄芪，亦为治肺六杰之一，补肺健脾，使人体正气健旺。

2.积滞证治

积滞是由于乳食不节，脾胃运纳失司，致乳食内停，积而不化，气滞不行，蕴积化热，损伤脾胃，临床以不思饮食，食而不化，脘腹胀满或疼痛，嗳腐或恶心呕吐，大便不调为特征的脾胃病证，相当于西医学功能性消化不良。贾老称积滞当分别新积、久积。新积者，病位在胃肠，病理为有形之乳食停滞；久积者，病位在脾胃，病理以无形之气滞郁热为主兼伤气津。若积滞日久不愈，可进一步导致脾胃气虚、津液亏耗，而转化成疳，所谓"积久成疳"即是指此。贾老临证重视望诊，在观察小儿营养状况、精神状态、面部色泽，并测量体重，诊察小儿舌质、舌苔及脉象等基础上，总结小儿积滞常见二十候：头温，面红耳赤，口有异味，口中作渴，口中气热，睡卧不安，腹痛，腹胀，腹热，早饱，胃灼热，嗳气，反酸，恶心呕吐，小便浑浊，大便酸臭，粪色异常，完谷不化，厌食，舌苔厚腻。临床中注重识病辨证，动态辨证，以平为期，恢复脾胃运纳之职。

（1）实者去积为要，积去则正安

实证治以消食导滞，积滞化热者，以清解积热，若积而化热，腑气不通，当通腑导滞，泻热攻下。贾老强调去积之品无论消导推荡皆尅伐伤正，应中病即止，不可过用。常用方有平胃散、加味平胃散、香砂平胃散、平承汤、不换金正气散、保和丸等。贾老擅长以平胃散为基础方治疗小儿积滞诸证，脾燥则不滞，能健运而得其平，该方蕴苦温燥湿、行气化湿，奏燥湿运脾，行气和胃之功。香砂平胃散长于行气止痛，主治伤食腹痛；保和丸侧重消食，加味平胃散侧重导滞。若积而化热，贾老擅长用木香大安丸消食和中、清热导滞，常用药物有木香、黄连、连翘、枳实、白术、陈皮、砂仁、莱菔子、山楂、神曲、麦芽。若食而不化，腑气不通，贾老擅用平承汤，实为平胃散加大黄、枳实，方中大黄泻热通便，厚朴行气消满，枳实破气消痞，诸药合用，轻下热结，除满消痞。若积滞益盛，日渐消瘦，不思饮食，实中有虚者，贾老常以万氏家传养脾消积丸消食化滞，燥湿运脾，行气畅中，使食积消，湿邪去，脾运复健，诸症自愈。

（2）虚者健脾平胃，养正则积除

李东垣说"脾胃之气壮，则过时而不饥，多食而不伤"，凡多发积滞者，常有脾胃之气弱，脾常不足，胃亦怯弱，更易患病。《幼幼集成》曰："脾虚不运则气不流行，气不流行则停滞。"积滞日久脾气亦虚或素体脾虚，此类积滞多见虚中夹实，宜消补兼施，养正就是健运脾胃，助运为要，脾得补而健运。贾老擅长以四君子汤合平胃散健脾助运、消食化积，常加砂仁、白蔻仁，贾老强调砂仁走脾，白蔻仁走胃，二药合用健脾开胃，行气和

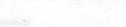

中；以苍术、白术合用，白术乃补脾要药，守而不走，能补脾益胃，苍术为运脾要药，走而不守，燥湿健脾，芳香醒脾悦胃，助运化水湿，二药合用补运兼施，运脾以复脾健。

（3）识病辨证相结合

贾老针对积滞不同阶段，根据病情轻重，给予损谷、消导、攻化、运脾诸法。也常结合西医学对功能性消化不良的认识，根据功能性消化不良的4种分型，注重病证结合，取得更好疗效。贾老指出运动障碍型消化不良，胃近端或远端有收缩和舒张障碍，常以腹胀、早饱、嗳气为主，进食后加重，过饱会出现腹痛、恶心呕吐，辨证多属饮食停滞，常用香砂平胃散或木香大安丸消食导滞；反流型消化不良，常胃脘不适，胸骨后痛、胃灼热、反流，可有胃食管反流，多属肝胃郁热，用化肝煎合左金丸疏肝解郁、和胃泄热；溃疡型消化不良，常有十二指肠溃疡表现，上腹痛，夜间痛甚，饥饿时疼痛加重，进食后缓解，喜按、喜温，治以健脾温中，行气止痛，方用异功散合小建中汤；非特异性消化不良，常容易合并肠易激综合征，多虚实并见，寒热错杂，方用四君子合平胃散或四君子合黄连汤，健脾和胃，运转枢轴。其中黄连汤以平调寒热，和解阴阳为主，寒温并用，攻补兼施，使中焦健运，三焦得顺，阴平阳秘，诸症皆安。

3.抽动障碍证治

抽动障碍是起病于儿童或青少年时期的一种神经精神障碍性疾病，以不自主、反复、突发、快速、重复、无节律性的一个或多个部位运动抽动和（或）发声抽动为主要特征，可归于中医"慢惊风""瘛疭"等范畴。病机十九条有"诸风掉眩，皆属于肝""诸暴强直，皆属于风""风胜则动""风气通于肝""伤于风者，上先受之"与抽动障碍多表现在头、面、颈部相符合。"风者，善行而数变"的致病特点也与本病的快速、突发的特征相似。因此本病病位在肝，病因为风。贾老提出五脏皆致风病，非独肝也，唯独肝也。肝主疏泄，调畅情志，升泄太过则阳气升腾，易急躁，发怒；肝主藏血，肝血不足则筋脉拘急、屈伸不利；肝在体合筋，筋脉失养则振颤瘛疭；肝开窍于目，肝血不足，肝经风热，可引起眼部症状。另外，肝在志为怒，在声为呼，所有肝的这些病理表现和抽动障碍相关联。因此，贾老自拟平肝息风汤（天麻、菊花、僵蚕、钩藤、珍珠母）为基础方，辨证施治，合方专药，治疗本病。

（1）清肝泻火，息风止痉

小儿稚阴稚阳，易感风邪，肝为风木之脏，热引肝风，风邪上扰，伤及头面；再加小儿肝常有余，肝亢风动，表现为挤眉眨眼、点头摇头、皱鼻、张口歪嘴等头面抽动症状，还多伴仰颈甩头、耸肩扭肩、四肢及躯干抽动以及异常发音等多种表现。贾老自拟平肝息风汤，药用天麻、菊花、僵蚕、钩藤、珍珠母。方中天麻为君药，有息风止痉、柔肝舒筋、平肝潜阳之功，善治小儿诸痉，抽搐拘挛；贾老强调菊花是治疗抽动障碍的妙药，明目清头风，既疏外风，亦息内风；钩藤主入肝经，息风止痉，清热平肝，"最适合于幼儿稚阴未充，稚阳易旺之体"；僵蚕息风止痉，祛风解毒，清咽利喉，主治肝热、风热所致口眼歪斜，咽喉不利，头痛，目赤等；珍珠母能滋肝阴，平肝阳，清肝火，安神定志，也是贾老治疗小儿抽搐发痉，癫狂惊痫必选之品。肝亢风动者，常以平肝息风汤合泻青丸（羌活、防风、当归、川芎、龙胆草、栀子、大黄），有清肝泻火、息风止痉功效。

（2）清心涤痰，平肝息风

肝胆相表里，胆为清净之府，失其常则木郁不达，若胃气不和，化热生痰，胆郁痰扰，肝胆经气不利，痰热上扰，心神不安。症以睡眠不安，清嗓发声，狂躁妄动，说脏话，骂人，甚至有攻击行为等表现，治以清心涤痰、平肝息风，方用平肝息风汤合黄连温胆汤。温胆汤加黄连，方中半夏、枳实降逆，清痰和胃；竹茹清热化痰除烦，黄连直折心火。脏病治腑，邪有去路。

（3）健脾益气，扶土抑木

脾虚肝亢者，病程较长，病情反复，症状是时轻时重，患儿多面黄肌瘦，食欲不振，大便不调，舌淡苔白，脉沉缓。治以健脾益气，扶土抑木，方用平肝息风汤合四君子汤加味治疗，四君子汤健脾益气，加白芍即合入芍药甘草汤，酸甘化阴以柔肝，土生金，土旺则金胜制木，所谓"我之所胜之子，为我所不胜也"。

（4）辨证选方，对症加药

在辨证施治抽动障碍中，贾老常复方组合，增强功效，并且在症状突出的基础上，对症加药，如面部肌肉抽动症状为主者，常加白附子祛风痰、通经络；抽动障碍病机以风为主，防风为治风通用药，疏散经络中风邪，治一身之痛，散上下之湿，通三合之痹，除内外之风；抽动部位变换不固定应加入秦艽，其苦、辛、微寒，功效舒经络、清虚热、养血舒络，治风先治血，血行风自灭，疗风证不拘部位，无论新久；肝经实热，烦躁易怒，加龙胆草、栀子等清泻肝火；频繁眨眼者加菊花、谷精草清热疏风；咽部发声不适者常加牛蒡子、桔梗、射干清咽利喉，疏散风邪；搐鼻明显加辛夷、白芷疏风通窍止痉；肢体抽动明显加木瓜、葛根、秦艽舒筋通络；心神不宁者加炒酸枣仁、石菖蒲、远志等养心安神。

4.遗尿证治

遗尿指5岁以上小儿不能自主控制排尿，经常睡中小便自遗，醒后方觉的一种病证，是儿童常见疾病，容易反复，迁延日久可影响身心健康，给患儿及家庭造成困扰。遗尿为水液代谢失常，总不离肾、脾、肺三脏，证虽多端，但以肾虚不固，膀胱失约为本，正如《成方便读》所言"凡小儿睡中遗尿，亦属肾虚而致。"自拟固本止遗汤加减治疗，每多效验。

（1）补肾固本，缩泉止遗

肾为先天之本，职司二便，与膀胱互为表里。肾气不足，下元虚寒，膀胱气化失煦，封藏不固，水道不约而遗尿。患儿临床多出现尿床，夜尿清长，面色少华，神疲乏力，舌质淡，苔白或白滑，脉沉细等一派虚象，甚有腰骶部影像学检查见隐形脊柱裂。贾老紧扣肾虚不固的基本病机，以补肾固本，缩泉止遗为要，自拟固本止遗汤治疗本病，收效甚佳。常用药物有：熟地黄、山药、山萸肉、桑螵蛸、菟丝子、补骨脂、乌药、益智仁、麻黄、鸡内金、白果等。方中熟地黄、山药、山萸肉，此"三补"固本培元，是贾老平补肾虚的基础方。桑螵蛸可引药入肾，益肾固精缩尿，为治疗遗尿的要药。菟丝子、补骨脂性温均有补肾之功，温补肾元，气化能出。乌药与益智仁、山药，合为缩泉丸，能温肾祛寒，使膀胱之气复常。贾老临证擅长用组药，该方中麻黄、白果、鸡内金为止遗专药，麻黄主入肺与膀胱经，直达病所，上可宣降肺气，下能通调水道，使膀胱开阖有度，约束有力，则遗尿自止，此外现代药理还证实麻黄有兴奋中枢，助醒神开窍之功；白果乃缩尿之要药，入肺肾经；鸡内金入膀胱经，涩精止遗。诸药合用以温补肾气，固摄膀胱，使约束有权，遗尿自止。

（2）补肺健脾，醒神开窍

肺为水之上源，肺失通调水道，脾虚转输无权，水道制约无权而遗尿，即所谓上虚不能制下。正如《杂病源流犀烛》云"缘肺主气，以下降生水，输于膀胱，肺不能为气化之主，故溺不禁也"。此类患儿遗尿，常伴神疲乏力，自汗易感，纳呆便溏。肺气失于宣发，则精微之气不能上通于脑，脑窍失灵，髓海无以养，致使夜间沉睡不醒。故患儿多夜间沉睡，嗜睡难醒。贾老常以固本止遗汤合四君子或玉屏风散，补肺健脾，常加药物有太子参、黄芪、陈皮、石菖蒲、远志等。石菖蒲开窍化痰，醒神益智，远志安神益智，祛痰开窍；合麻黄组合，增开窍醒神之效，脑窍通灵，则寤寐有时；太子参健脾气，黄芪补肺气，固肺之布散津液，制约水道之责，陈皮理气健脾，化气行水，治水必治气，治肾必治肺，重视肺脾，上下同调，标本同治。

（3）清利湿热，清补同施

遗尿病程较长，现代儿童多喜食肥甘厚腻、煎炸炙煿之品，积滞内生，易酿湿化热，湿热弥漫三焦，下移膀胱而遗尿。肝经郁热，疏泄失调，郁而化火，火热内迫，下注膀胱也可发为遗尿。正如《证治汇补·遗尿》所述"遗尿又有夹热者，因膀胱火邪妄动，水不得宁，故不禁而频来"。此类患儿见小便量不多，味臭不可闻，可伴口臭，大便干结或伴性情急躁，夜梦纷扰，舌质红，苔厚腻等湿热之象。贾老辨证施治，先清利湿热或清补同施，常用六妙汤或龙胆泻肝汤，龙胆泻肝汤可泻肝经之火，清肝经湿热，自拟六妙汤乃贾老在四妙基础上加金银花、苦参所成，可直捣湿热互结之所，清热利湿解毒之功卓著，使湿热去，经脉通达，气化有约，则遗尿可愈。齘齿梦语明显者，加黄连、茯神；舌苔黄腻者，加黄柏、滑石；湿热化火，上犯心神，下迫小肠，开合失司者，用黄连温胆汤。

5.原发免疫性血小板减少症证治

原发免疫性血小板减少症，又称特发性血小板减少性紫癜，为儿童常见的出血性疾病。临床以血小板减少、皮肤黏膜自发性出血和束臂试验阳性，出血时间延长和血块收缩不良为特征。西医学认为机体对自身抗原的免疫失耐受是关键，患者在发病前常有病毒感染病史。体内产生自身抗血小板抗体，辅助性T细胞（Th）和细胞毒T细胞（CTL）的活化及相关细胞因子紊乱是导致本病慢性过程的主因。

本病可归属于中医紫癜、血证、紫斑、肌衄、虚劳等范畴。《灵枢》曰"中焦受气取汁，变化而赤，是谓血"，《类经》称

"肾之精液入心化赤而为血"。《素问·痹论》"荣者水谷之精气也，和调于五脏，洒陈于六腑，乃能入于脉也。故循脉上下贯五脏，络六腑也。"故营血生化于脾，总统于心，藏受于肝，宣布于肺，施泄于肾，灌溉一身。本病因小儿脏腑娇嫩，肺脏尤娇，不耐寒热，感受外邪，邪热不解，热郁于经，热迫血行。正如《景岳全书》言"动血之初多由火""血动之由惟火惟气耳"，《血证论》言"血证气盛火旺者十居八九"。或先天不足或病后失调，脏腑损伤，心、脾、肝、肾虚弱，心之气阴不足，肝不藏血，脾虚气血化生乏源，不能统摄血液，肾精不充，髓海不足，精血乏源；热灼津液，热与血结，日久成瘀，久病致虚，血运无力而致瘀，又离经之血必有留瘀。贾老强调本病病位可涉及五脏，与脾、肾、肝更为密切，热、虚、瘀为基本病机，病性属虚实夹杂，临证注意辨病期、病位、病性、病机，以扶正祛邪，清补同施治疗免疫性血小板减少症。

（1）以清为先，清涩并用

急性期，常见于新诊断免疫性血小板减少症者，病位主在肺、脾，以实证为主，多见余邪未尽，血热妄行。因本病起病多有病毒感染的病史，联系微观辨病与宏观辨证，此病因可归属于外感邪气，余邪不尽，郁而不散，化热化火或内伤饮食，脾失健运，酿生湿浊或感受湿热毒邪。湿性缠绵，湿郁化热，热迫血行。血之为物，热则行，冷则凝，故用清热解毒、清热利湿之法，清除余毒，凉血止血。代表方常用银翘散、四妙汤、自拟六妙汤、犀角地黄汤等。其中自拟六妙汤是治疗湿热为患的验方，方中苍术为运脾燥湿要药，其苦温燥湿，芳香化湿，健脾祛湿；黄柏清热燥湿，泻相火，退虚热；牛膝活血祛瘀，补益肝肾，性善下行；薏苡仁渗湿泻浊；金银花为疮家圣药，清热解毒；苦参清热燥湿。合用二药，使清热利湿作用更胜一筹，临证治疗湿热为患常获奇效。常用药组板蓝根、大青叶、紫花地丁均有清热解毒功效，大青叶尚可凉血消斑。金银花、连翘药对透邪清热，避秽解毒；牡丹皮、赤芍、紫草清热凉血活血；白茅根、茜草、仙鹤草凉血止血，茜草又有活血之功，仙鹤草有收敛止血与补虚的作用，现代药理研究仙鹤草能有效提升患儿体内血小板的数量。

（2）继以补法，清补同施

因血小板为血中重要成分，西医学认为其来源于骨髓中的巨核细胞。若先天禀赋不足或病后失调，脏腑虚损，脾虚不能统摄血液，气血化生乏源，肾虚精髓不充，肝不藏血，均可导致精血丢失或生成不足；血虽和调于五脏，然与脾肾肝更为密切。补血生血，健脾补益肝肾，养血生精填髓，常用八珍汤、归脾汤、地黄丸等加减，药物有：熟地黄、山药、山萸肉、龟甲、鳖甲、阿胶、太子参、白术、茯苓、当归、川芎、赤芍、黄芪、黄精等。地黄汤为幼科补肾专方，熟地黄、山萸肉、山药三补，肾脾肝三阴并补，以资气血；八珍汤为气血双补方，气旺则百骸资之以生，血旺则百骸资之以养。用龟甲、鳖甲、阿胶，其中阿胶，补血止血，为止血要药，止血又补血，对原发免疫性血小板减少症发挥一药多效；龟甲、鳖甲相须为用，滋阴补肾，龟甲更擅长补精血，《本草纲目》记载龟甲"以补心、补肾、补血、皆以养阴也"。《本草通玄》中称其能益大肠……使人进食，故本品使用少滋腻碍胃之弊。对于持续期患者，贾老在治以补血止血，宁血补虚的同时，仍不离清除余毒，加用金银花、连翘、大青叶、紫花地丁等，清解余邪，凉血消斑。慢性期患者常用黄芪，与当归合用，为当归补血汤，所谓"有形之血不能速生，无形之气所当急固"，以无形之气生有形之血；加用黄精，补益脾肺肾，贾老称其功同参芪而不燥，效同归芍而不腻，针对小儿虚证者常不离黄精。

（3）续用活血，祛瘀生新

血液不循常道溢于脉外，离经之血必有留瘀。热与血结，热灼营血，瘀血内阻。难治性免疫性血小板减少症常用激素，阴虚阳亢，热盛灼津，燔灼血液，瘀血阻滞，新血不生。在清热凉血中，常合活血祛瘀。《血证论》"治失血者，不去瘀而求补血，何异治疮者，不化腐而求生肌哉……盖瘀血去则新血已生，新血生而瘀血自去。"可见瘀血加重出血，更是病情反复的主要原因。因此，活血祛瘀法贯穿于疾病治疗始终。初期使用牡丹皮、赤芍，既清热凉血，又活血祛瘀；续用丹参、红花、桃仁，其中丹参，以活血凉血见长，桃仁、红花相须为用活血祛瘀之功甚佳。贾老针对难治性免疫性血小板减少症，常加三七、益母草使瘀血去新血生，三七更有祛瘀不伤正，止血不留瘀之功，贾老提出临证破血活血药应当慎用，以免加重出血。

【医案传真】

1.支原体肺炎案

王某，女，6岁，2015年1月26日初诊。

患儿发热伴咳嗽1个月。病史：患儿于2014年12月27日开始出现发热、咳嗽，在某专科医院住院，查支原体抗体检测显示1：640，行胸部X线示肺炎，明确支原体肺炎，住院抗感染对症治疗1周余，热势减退，但仍咳嗽，胸部影像学检查无明显改善，胸部X线示右肺中段阴影，肺不张，建议行支气管镜治疗，家长恐治疗创伤，遂来诊。来诊时患儿精神欠佳，低热，咳嗽，有痰难咳，纳呆，大便干结，舌红苔白厚，脉沉弦细。体格检查：精神不振，面色不华，唇红，双肺听诊呼吸音减弱。辅助检查：胸部X线（2015年1月21日）：右肺中段大片阴影。

西医诊断：支原体肺炎。

中医诊断：肺炎喘嗽。

辨证：痰热闭肺。

治法：清热化痰，宣肺开闭。

处方：炙麻黄8g、杏仁10g、生石膏（先煎）15g、黄芩10g、瓜蒌10g、枳实10g、胆南星8g、陈皮10g、姜半夏8g、茯苓10g、鱼腥草10g、芦根10g、桔梗10g、金银花12g、连翘12g、太子参10g、甘草6g。6剂。

二诊：2015年2月2日。患儿右肺上叶大片阴影，范围明显变小，药后咳嗽明显减少，体温正常，鼻衄，纳呆，大便干，舌红苔白，脉细缓。首方减枳实，胆南星加量到10g，再加黄芪10g、郁李仁10g、炒三仙各12g、莱菔子10g。又服药10剂。

三诊：2015年2月16日。咳嗽大减，食欲渐增，复查胸片接近正常，大便偏干，舌淡红、苔白，脉细缓。处方：太子参10g、炒白术10g、茯苓10g、陈皮10g、姜半夏8g、黄芩10g、杏仁8g、瓜蒌10g、枳实10g、胆南星8g、黄芪10g、苏子8g、郁李仁10g、火麻仁10g、甘草10g。6剂。

按：患儿支原体肺炎诊断明确，住院治疗症状减轻，但影像学检查肺部阴影表现仍然明显，遂来诊。患儿来诊时低热，咳嗽，有痰难咳，精神欠佳，胸部X线改变以双肺纹理紊乱，尤其右肺中段阴影面积较大。贾师识病辨证，虽病至1个月，正气已虚，但仍以余邪不尽，痰热闭肺为主，初诊以麻杏石甘汤合清气化痰汤，清泻肺热、化痰止咳，加金银花、连翘清热解毒，二者常相须为用，清热解毒，清解余邪。鱼腥草、芦根清肺涤痰，芦根扎根于寒水之中，清热生津，主治肺热咳嗽，肺痈吐脓；鱼腥草为清热排脓的要药，两药配伍使用，清热涤痰作用更胜。因患儿病至一个月，邪毒未清，正气已伤，不能一味清泄邪毒，以防正气大伤，故佐太子参扶正固本。二诊复查胸片阴影面积缩小，病灶有明显减轻，谨遵原方清肺涤痰，又加黄芪补益肺气，扶正祛邪。三诊复查胸片接近正常，以六君子汤合清气化痰汤，健脾益气并清肺化痰，咳嗽已祛，纳呆便干均瘳。

2.积滞案

王某，女，3岁10个月，2016年5月2日初诊。

纳差，口臭1个月余。患儿自幼纳食不佳，易积食，饮食稍增即纳差、吐泻。近1个月来，食欲更是减退，不欲饮食，精神稍差，时有口臭，大便2日一行，偏干。体重14kg，形体偏瘦，舌淡，苔厚腻，脉滑。

西医诊断： 功能性消化不良。

中医诊断： 积滞。

辨证： 脾虚夹滞。

治法： 健脾消食。

处方： 健脾丸加减。

太子参8g、炒白术8g、茯苓8g、苍术8g、厚朴8g、陈皮8g、砂仁6g、白蔻仁6g、炒三仙各8g、炒莱菔子8g、鸡内金8g、连翘8g、郁李仁10g、甘草6g。共6剂。药后患儿诸症消失。

按： 本案患儿形体瘦弱，脾胃虚弱，并有口臭、苔腻、脉滑等实象，辨证为脾虚夹滞，用自拟健脾平胃散，即四君子汤合平胃散为基本方，加砂仁、蔻仁芳香行气以醒脾助运，再加消食导滞之品，既健脾助运，又消食导滞，数剂而愈，终达固护后天之本之功。

3.抽动障碍案

宋某，男，6岁，2018年6月15日初诊。

主诉： 眨眼、嘴角抽动2个月。病史：患儿于2个月前出现不自主的眨眼并嘴角抽动，发作无明显节律性，入睡后消失。患儿平素性情急躁，纳较差，眠可，大便偏干。形体偏瘦，头面部动作较多。舌红苔白腻，脉滑。

诊断： 抽动障碍。

辨证： 肝亢风动，脾虚夹痰。

治法： 平肝息风，健脾化痰。

处方： 天麻钩藤饮合六君子汤加减。

天麻10g、钩藤10g、菊花10g、珍珠母（先煎）12g、僵蚕

10g、蝉蜕6g、秦艽10g、防风10g、炒白芍10g、陈皮10g、姜半夏8g、茯苓10g、党参10g、甘草6g。10剂。

二诊：2018年6月29日。药后患者抽动症状明显好转，自觉鼻咽干燥，时有清嗓，二便调，舌红苔白微腻，脉滑。前方加牛蒡子10g、桔梗10g、射干10g。继服10剂。

三诊：2018年7月15日。症状基本消失，二便调，舌红苔白，脉滑。守前方续服10剂，随访半年未再复发。

按：本例患儿以频繁眨眼、嘴角抽动为主症，抽动障碍诊断明确，结合患儿性情急躁，纳较差，大便偏干及形体消瘦，辨证属肝亢脾虚夹痰，治以平肝息风，健脾化痰，平肝息风汤为主方，合方六君子汤健脾化痰。二诊因鼻咽干燥，又有清咽动作，加牛蒡子、桔梗、射干清热利咽，病性属虚实夹杂。三诊症状基本消失，效不更方，续调10剂收功。贾老在药物治疗同时，注重对患儿心理、情志的调摄，主张为患儿提供宽松的生活和学习环境，使其心情舒畅，利于疾病康复。

4.遗尿案

李某，男，6岁，2019年11月6日初诊。

病史简介：遗尿3年余。自幼遗尿，每夜1~2次，醒后方觉，小便清长，平素纳差，面色不华，大便正常。查体：形体偏瘦，体重18kg，舌红，苔薄白，脉沉。辅助检查：腰骶部X线未见异常。

西医诊断：遗尿。

中医诊断：遗尿。

辨证：脾肾两虚，膀胱失约。

治法：温补脾肾，固涩小便。

处方：六味地黄丸合四君子汤、缩泉丸化裁。

熟地黄10g、山药10g、山萸肉10g、太子参10g、炒白术10g、茯苓10g、乌药10g、益智仁10g、续断10g、菟丝子10g、补骨脂10g、白果5g、生麻黄6g、桑螵蛸10g、鸡内金10g、甘草6g，

10剂。

二诊： 2019年11月17日。药后遗尿缓解，隔日尿床一次，较前易患醒，纳稍增，舌苔脉同前。上方加韭菜子10g、覆盆子10g，继服15剂。

三诊： 2019年12月5日。遗尿明显好转，近一周仅遗尿1次，易唤醒，纳增，舌苔脉同前。继续加芡实10g、莲子10g，继服15剂巩固疗效。

3个月后随访，遗尿已痊愈，纳增，体重增加1kg。

按： 此案诊断遗尿明确，形瘦、面色不华、尿床，辨证属脾肾阳虚、膀胱失约。脾阳不足，久至肾阳不足，肾阳不能温煦脾阳，从而使脾肾两虚愈加严重。方中熟地黄、山药、山萸肉、续断、补骨脂补肾温阳，菟丝子、乌药以暖下元，合四君子健脾益气，生麻黄宣肺醒脑，使易唤醒，白果、鸡内金固涩缩尿，一诊即获良效，二、三诊时原方加韭菜子、覆盆子、芡实、莲子均为温涩止遗之品，继服30剂，诸症霍然。

5.免疫性血小板减少症案

王某，男，13岁，2020年8月12日初诊。

主诉： 反复双下肢出血点近半年。病史：患儿半年前感冒后全身出现针尖样出血点，曾就诊于某院，查血常规示血小板计数$8×10^9$/L，骨髓涂片正常，确诊免疫性血小板减少症，经人免疫球蛋白冲击疗法、醋酸泼尼松片以及他处中药（具体药物不详）治疗后，血小板计数在$8×10^9$/L~$40×10^9$/L之间波动，最低可至$8×10^9$/L，2020年7月28日查血小板计数$12×10^9$/L。自发病以来，患儿纳食可，睡眠可，二便调。查体：发育正常，营养中等，面色少华，双下肢皮肤可见针尖大小出血点，右膝可见一黄豆大小瘀斑。

西医诊断： 免疫性血小板减少症。

中医诊断： 紫癜。

辨证：气血不足，余邪未尽。

处方：六味地黄丸合八珍汤加减。

熟地黄12g、山药12g、山萸肉12g、当归12g、川芎12g、赤芍12g、党参12g、炒白术12g、茯苓12g、金银花10g、连翘10g、大青叶10g、紫花地丁10g、甘草6g，10剂。

二诊：2020年9月3日。复查血常规示血小板计数$52 \times 10^9/L$，出血点颜色变淡，右膝瘀斑消失，近两日患儿晨起喷嚏，于一诊方中加辛夷10g、防风10g，10剂。

三诊：2020年9月22日。复查血常规示血小板计数$101 \times 10^9/L$，现无出血点，无其他不适，于二诊方中去熟地黄、防风、辛夷，加生地黄12g、牡丹皮12g。12剂。

四诊：2021年1月21日。复查血常规示血小板计数$262 \times 10^9/L$，家长诉近一个月连续监测血小板计数均在$200 \times 10^9/L$以上，无出血现象，于三诊方中去党参，加太子参12g，12剂，水煎服，每日1剂，早晚分服，并嘱定期复查血常规。随访患儿停药3个月后，血小板计数维持正常范围。

按：患儿病程迁延近半年，时有出血现象，来诊时可见皮肤瘀点、瘀斑，病久气血愈虚，尚有余邪潜伏，故以六味地黄丸合八珍汤补养气血，又加金银花、连翘、大青叶、紫花地丁清解余邪，凉血消斑，以求邪去气血得安。二诊患儿又感外邪，遂加辛夷、防风以宣肺祛邪。病程虽久，尚有余邪未清，以牡丹皮凉血祛瘀，继清血中伏邪；生地黄易熟地黄，滋阴补肾，清热生津；太子参易党参，补气生津，紧抓病机发展趋势，可津血同源而相生，有救阴不在血，而在津与汗之理。贾老临床注重疾病正邪消长之势，辨病期，大抵新诊断的患者多重祛邪为安，病程迁延患者当补正祛邪并施，慢性患者重在补虚扶正兼祛邪与化瘀，药简功著。

（秦艳虹　张　焱　整理）

李玉兰

中西合参，方机对应

【名医简介】

李玉兰（1954年~），女，汉族，山西临县人，主任医师，山西中医药大学硕士研究生师承导师，第六批全国名老中医药专家学术经验继承指导老师、第二批山西省名中医、山西省首批老中医药专家学术经验继承指导老师，太原市名特医学专家、太原市市委市政府特聘专家、太原市中医学会儿科专业委员会主任委员，山西省中医药学会儿科专业委员会常务委员、山西中医药学会傅山医学专业委员会副主任委员。太原市重点学科儿科学科带头人，荣获山西省劳动模范、五一劳动奖章，山西最美白衣天使等荣誉称号。

1975年由吕梁卫校医士班毕业分配至临县人民医院儿科工作，工作后经脱产学习，获取山西省职工医学院本科学历，经自学考试，获取山西中医学院本科学历，为中西医结合奠定了良好的理论基础。1979年曾师从山西省名老中医药专家张刚、顾兆农、邢子亨学习1年。1996年曾师从北京国家级名老中医药专家刘韵远、裴学义、陈昭定学习1年。1990年调入太原市中医医院儿科工作至今。

【主要学术思想】

李玉兰从事中西医结合儿科临床工作至今近50年，临床中具有中医宏观辨证与现代医学微观辨病相结合的诊治特色，在儿科常见病、多发病、危重疑难病的诊疗中，能充分发挥中西医互补优势。临床中提倡内外治疗相结合，坚持预防为主理念，开展未病先防的中医体质调理和应季养护的系列医疗服务。在继承"三因制宜"的基础上，提出以自然、病邪、人体机能状态为主要内容的"三结合"创新思维原则，致力于探索研究免疫功能低下、特应性体质所致的反复呼吸道感染及呼吸系统变态反应性疾病的病因、病机、诊疗方法及预防措施。

在呼吸系统变态反应性疾病的诊疗中，谨守病机，结合西医实验室检查、辅助检查等，辨证求因中有中、西医不同之因，使论治有理论可依、有客观支持、有规律可循，如针对哮喘发作期炎性细胞、细胞因子、炎性介质的祛风化痰清热的辨治之法，对气道受阻、气道高反应，调气机、解郁闭的辨治之法；针对缓解期特异性过敏源，回避方法的指导，对非特异性致病因素的个体差异的调治。在具体用药组方中，体现了体质不同的标本兼顾，时间不同的防治并施，地域差异的剂量调整，防治路线兼顾了疾病的共性和个性。对反复呼吸道感染的防治，推崇"攻邪即是扶正"理念。认为肺系疾病的基本病理变化是"不通"，以"玄府郁热"之实证多见，依据毛窍肺之合，口鼻是肺胃之窍，大肠、膀胱为在里之表，又为肺胃之门户，常用辛开清里之药以解郁热，收到防治并施之效。对外感发热早期提出了"郁阳为热"的共同病机和"炎症反应"的共同病理基础，为清散并用之法提供了理论依据；对小儿抽动障碍，注重因果关系的分析，依据发病特点、临床表现及相关辅助检查，符合西医学周围组织、皮肤、黏膜器官的炎症反应，故认为本病应归属变态反应性疾病，非神经系统本身病理问题。辨证求因，具有风（外风、内风）痰（有形、无形）的致病特点，根据其本质和规律，从风从痰以论治，从纠正体质偏颇以巩固疗效。对胆道闭锁术后并发症——反复胆管炎，依据腑气上逆的病机，法"六腑以通为用、以降为顺"的治则，用大柴胡汤加减治疗，以通降少阳阳明之腑气，方机对应，开辟了新的治疗途径，突破了胆道闭锁患儿的长期生存瓶颈。

在中西合参融合贯通的基础上，进行了两个不同理论体系的同时深入探索，力求中西医有机结合，逐步形成了自己的学术思想特点。

1.外感热病初期辨证思考和用药经验

在中医治疗外感热病的两千多年历程中，记载着先人不断探索，不断发展演变的历史，从《黄帝内经》热病，仲景伤寒，到清代瘟疫、温病，在证候上基本相似，都是针对发热类疾病的共有规律提出自己的观点。如张仲景在《素问·热论》六经辨证观点指导下，强调了辨别证候，认为发热恶寒为在表，无论是发热之后第几天，只要具备发热恶寒并见的症状，都属于在表的证候。吴又可《温疫论·统论疫有九传者》云："夫疫之传有九，然亦不出乎表里之间而已矣。"强调"疫有九传"，皆不离表里。叶天士卫、气、营、血辨证体系是描述温热病，由浅入深，由轻及重规律的辨证方法，叶天士所说的卫分证类似表证，气分证约等于阳明证，属于里证。吴鞠通提出湿热病，三焦辨证理论，认为外感热病，"始上焦，终下焦"，其上焦的证候含表证，其他证候多为里证，就是说伤寒、瘟疫、温病，都具有表里之证，在外感发热早期都需要辛散，都会出现阳明亢盛证或突然转化为阳气衰微的虚寒里证，也就是说在疾病发展过程中，证候基本相似，临床中很难区分伤寒表证与温病的卫分证，进入里热炽盛阶段，更难以区分伤寒的阳明病与温病的气分病，所以说中医学对外感热病虽分有伤寒、温病，但是彼此包容的。比如2003年的SARS和今年的新冠肺炎既属于伤寒，也属于温病，同时也符合《素问》对热病、吴又可对瘟疫的定义。只不过张仲景是用广义伤寒来认识的，而温病学是用广义温病来概括的，几乎是概念的置换，是不同时代的医学家赋予了它们不尽相同的名称，而不是发现了不同的疾病，因古代医学家限于自己所处的历史条件，只能根据自己所见到的疾病情况，在诊疗过程中产生的差异，是认识取向上的侧重点不同形成了不同的辨证理论体系。但历代对外感热病的理论与治法方药的继承远大于相互的区别，现在我们借助于科学的慧眼看到了古人所看不到的戾气、病邪以及共有的感染过程及病理变化规律，其描述的都是众多的传染性、感染性疾病，不是单一疾病的具体细节，所以说《黄帝内经》热病、仲景伤寒、清代瘟疫、温病所论述的理论存在着共性基础，蒲辅周说："六经、三焦、营卫气血等辨证，皆说明生理之体用，病理之变化，辨证的规律，治疗的法则，当相互为用，融会贯通"。从上追溯经典理论，结合西医学的病理生理学，本着"大道从简"的原则，进行了思考。

（1）"郁阳为热"为外感热病初期的共同病机。

郁阳为热，顾名思义，"郁阳"是因，"发热"是果，是表现，所郁之阳为体表卫气，是太阳的阳气通过三焦、膀胱之经脉疏布于肌表的阳气，具有温养肌表，调节体温，管理汗孔开合，防御外邪的作用。因为人体皮肤是联系与交通自然的通路，抗御外邪是人类在进化过程中获得的适应自然的本能，其作用的主要形式就是感受外邪后卫阳首先抗邪于肌表，失其温煦，而见恶寒；邪正相争于肌表，不得外泄，则郁而生热，形成了恶寒与发热并见的外感特征，也就是说外感热病早期，郁阳为热是阳气之动与阳气之郁并存形成的，即外邪之外，又有怫热郁结于表。虽然中医所说的六淫中寒邪具有收引凝滞之性，热邪具有炎上升散之性，但犯表后均可引起正邪相争，体表气血运行不畅，卫气功能失调，只因所受之邪不同，皮毛腠理或关闭、或开合疏泄不利，具体而言，寒邪可以关闭腠理，而热邪入侵，卫阳也要抗邪于表，而腠理被郁，所以表现出了发热恶寒的程度和持续时间的不同。

在中医经典中记载：《素问·热论》曰："人之伤于寒也，则为热病。"唐代王冰解释是："寒毒薄于肌肤，阳气不得散发，而内怫结，故伤寒者反为热病。"《伤寒论》四十八条曰："设面色缘缘正赤者，阳气怫郁在表，当解之熏之。"吴又可认为瘟疫邪气从口鼻而入，"邪伏膜原"分传表里……，表证也为邪热怫郁。叶天士所云"温邪上受，首先犯肺"，肺气不宣，必致卫气被郁。《素问·调经论》云"上焦不通，则皮肤致密，腠理闭塞，玄府不通，卫气不得泄越，故外热"，所以不论是外邪袭表或犯肺或邪热浮溢于表，未得疏散发越，都可引起阳气怫郁，影响卫阳的正常运行，而所郁之阳是因为邪却又闭其外泄之路，互为因果，形成了郁阳为热的表证病机。虽然外感热病的辛温发汗与辛凉清解法一向被看成伤寒和温病表证治法不可逾越的鸿沟，但不管辛温辛凉其治法都是辛开其郁，因势利导，如《伤寒论》的麻黄汤、《温病条辨》的银翘散均为开表闭、泄郁热代表方。包括中医的推拿、针刺等外治法，其目的也是在解除郁热。西医学任何发热都用解热镇痛药，其实质就是开郁发汗。

现代科学实验证明疾病的发生发展过程中普遍存在有共同规律，即损害与抗损害作用同时出现，原因和结果相互转化和交替，局部病变和全身功能状态可以通过神经体液途径相互影响，其间没有严格的特异性，可以用同一治疗方法来纠正，客观地科学地解释了传统医学中疾病的整体观和邪与正，因与果的动态关系，就外感热病具体过程来说，细菌、病毒等一切外邪引起的多种疾病，病理生理反应过程早期是相同的，即：发热、体表微循环障碍、炎症等，就是说在外感发热表证期，卫分阶段，是因细菌病毒等外源性致热原，通过激活内源性致热原，使体温调定点上移（调定点的正常设定值在37℃左右），此时原来正常体温变成了"冷刺激"，使交感神经兴奋，α受体效应，引起皮肤黏膜血管收缩，血流减少，同时立毛肌收缩，使产热大于散热，表现出发热、恶寒等现象。借助微观下客观所见，表证期，卫阳失其温分肉的恶寒；邪正相争，郁于肌表而发热的临床现象。中医六淫外邪虽有不同属性的区别，但发病早期病理生理反应过程是相同的，使"郁阳为热"的共同病机有了客观理论支持。

基于对外感热病多法辨证的认识和外感热病初期的共同病机，所以在诊治时不必拘伤寒、温病、瘟疫之名，只要切合病情，不管是卫气营血、三焦，还是六经辨证等都可采用。根据病情选择不同的切入点，进行辨证或多种辨证法综合应用，相互印证补充，以满足辨证施治的需要，也就是说抓病机要灵活体现。

（2）银翘散的应用体会

李玉兰主任设银翘散为外感热病初期普适方，是基于对外感发热表证期"郁阳为热"的病机和"炎症反应"的病理基础的理论指导下的两个思路。经长期实践经验证明，清散并用是治疗小儿外感表证有效的方法，一切感受六淫或疫疠邪毒所致的表证都可选用。银翘散虽属辛凉之剂，但方中配有辛温之品，通过方中辛凉辛温剂量的调整，是可以应对小儿表邪的不同性质。方中金银花清热解毒，且有轻宣疏散之效；连翘善清上焦之热。荆芥、薄荷、桔梗能轻宣辛散在表之邪，芦根清热而又能生津，组方用药无过清过表之虑。吴鞠通云"此方之妙，预护其虚，纯然清肃上焦，不犯中下，无开门揖盗之弊，有轻以去实之能，用之得法，自然奏效"。以清为主，还是以散为主或清散并重，依四诊所获信息合参详辨而施之。用药中有别于传统的银翘散，在主方银翘散中用生姜易淡豆豉，一是因为淡豆豉发酵辅料不一，所以对其寒燥之性不好把握；原因之二，生姜生能发汗熟能和胃，在外感初期体内正气趋往体表，以助抗邪，不能顾护于里，会出现胃气上逆，气机失调症状，故选生姜能助汗又能和胃。

在临床中，常根据临床症状进行加减，高热者加石膏、葛根。葛根，味甘，归脾胃，走肌肉，而皮毛肌肉是密不可分的，口鼻相通，所以经络走行联系密切，《本草备要》记载"葛根，轻宣解肌，升阳散火，辛甘性平，轻扬升发，入阳明经能鼓胃气上行，生津止渴，并入脾经，开腠发汗，解肌退热"。故选葛根解肌散热，又能生津，对纯阳之体的外感发热起到防治并施的作用。石膏，辛、甘、大寒，归肺、胃经，虽大寒，但味辛，清热泻火同时能解肌发汗，无寒凉凝滞气血，闭门留寇之患，脾胃虚寒者除外；表证兼积热者加柴胡、滑石、苏叶。柴胡，味辛，微寒，虽不归肺、膀胱经，但归三焦，《黄帝内经》云："三焦、膀胱，腠理毫毛其应"，所以柴胡能助宣通腠理，透表泄热。《本经》记载："主心腹肠胃结气，饮食积聚，寒热邪气，推陈致新"。滑石，甘、淡、寒，归胃、膀胱经，能清肺胃之气，下达膀胱。《本经》记载："荡胃中积聚寒热"。苏叶，辛温，归肺、脾经，在发散表汗的同时，能和胃止呕。《本草纲目》记载："解肌发表"。

①辨证加减

具体如下表：

症状	证型			
	风寒束表	风热犯表	温燥伤卫	风寒暑湿合而闭表
恶寒	蜷缩肤起粟粒甚则寒战	轻蜷缩状	轻蜷缩状	蜷缩肤起粟粒甚则寒战
项背紧缩感	有	无	无	有
无汗	皮肤干紧	皮肤不干	皮肤不干	无
涕	白稀	黄	无	黄稠

续表

症状	证型			
	风寒束表	风热犯表	温燥伤卫	风寒暑湿合而闭表
咽部	正常色	略红	略红	红
舌质	淡红	舌尖红	舌尖红	舌尖红
苔薄	白	黄	燥	腻
指纹	浅红	浮紫	浮紫	紫滞
肢末温度	凉	温	温	凉
注	主方去薄荷,加葱白、苏叶、葛根,以助辛温解肌发表	主方不加减	主方加桑叶、北沙参、杏仁以助辛凉甘润,轻透肺卫	主方加香薷、藿香、苍术,以助解表寒,祛暑湿(多见于暑天空调普遍使用季节)

注:小儿脉象难凭,自觉症状不得而知,所以不作为量化指标。

②表里合邪

基于小儿生理病理特点,内热、积滞、湿热是小儿外感发热的主要内在因素,加减用药如下:

兼清气分无形之郁热时,在表证未解,恶寒发热同时兼有口干渴、咽痛、目赤、皮疹等气分之热外蒸之象,舌转红,苔变黄等,应表里同治,具体而言,身热不甚,恶寒明显,咽痛而不甚红,口微渴,以辛宣解肌为主,主方加葛根,以助气分之热外达;若咽红,肿痛,身热重,而恶寒轻,口干渴思凉饮,则以清气为主,主方加石膏;若热灼胸膈症见心烦多闹者,主方去生姜加栀子、淡豆豉,以轻清宣透;若引动肝经郁热上升,出现耳疼、目赤,主方去桔梗,加龙胆草、菊花、蝉蜕,以助清肝胆初升之火;若温毒蕴结少阳之经,腮腺肿大,主方去荆芥、桔梗,加玄参、板蓝根、柴胡，以助解毒消肿；若素有太阴肺经伏热，证见咳嗽，唇红，皮肤蒸热，主方合泻白散，以清肺中伏火；若素有脾胃伏热，证见唇干，口疮，烦渴或有弄舌之象，主方合泻黄散，以清泻脾胃之火。由于小儿易寒易热，易虚易实的病理特点，在外有表邪、内兼郁热之时，要警惕"壮火食气""阳盛必阴"之变，有时朝还是实热阳证，暮就转成虚寒阴证了，就如儿科常见的病毒性心肌炎"心阳虚脱"证，多在邪毒侵心，需要清热解表的基础上突然出现面色苍白，呼吸困难，冷汗淋漓，脉微欲绝等四逆汤证了，所以附子、干姜在儿科既有慎用之戒，又有起死回生之功。在诊治中一定要谨于微，防其变，"至道在微，变化无穷"。

兼清气分有形之积热时，表现有纳呆、口臭、脘腹胀满、灼热，夜卧辗转不宁，大便秘或泻下臭秽，苔黄厚，手足心热，脉滑数，纹紫滞，主方去荆芥、桔梗，加陈皮、枳实、焦四仙、柴胡、滑石、苏叶；若潮热、烦躁、腹中胀满，手足心汗出，再加大黄，以求里气通，表气和。

兼清气分有形之湿热时，表现恶寒的同时兼有身热不扬，倦怠，汗出不畅，呕恶，纳呆等湿热致病特点，因湿为阴邪，重浊沉降，热为阳邪，其性炎上，热与湿合，可弥漫三焦，无处不到，聚而成痰，蕴结成毒，阻滞气机，所以在外感热病中，因内兼湿热引起疾病很多，如常见的化脓性扁桃体炎、鼻窦炎、中耳炎、口疮、传单、手足口病等。加减用药依据湿与热的轻重不同，若热重于湿，表现渴喜凉饮、便秘、尿赤、舌红、苔黄腻，主方合甘露消毒饮；若湿重于热，表现渴喜热饮，尿清便溏，舌苔白腻，主方合三仁汤加减；若大便不畅，腹部灼热，加枳实、厚朴、大黄以通腑去湿热。

③出疹类疾病

因为在儿科外感发热中，出疹类疾病占一定比例，由于银翘散具有解表、透疹、疗疮、消肿之功能，所以凡属中医辨证为卫分表证和卫气同病的出疹类疾病均可应用，但需注意几点。

一是注意不同年龄对疾病的提示，如能在疾病的早期明确诊断，有助于提高辨证的预感性，欲传变的可能性，如幼儿急疹多见于1岁之内，川崎病多见于5岁以内，传染性单核细胞增多症多见于儿童和青少年，而幼儿急疹易出现惊厥，川崎病、传染性单核细胞增多症皮疹的出现、疹形、分布无明显特点和规律，且起病后传变迅速，可引起心肝肾等重要脏器的损害，若以病为参考，则能见微知著，及时采取截断传变的方法，能达到已病防变。

二要辨斑与疹的不同，在一定程度上显示出疾病的不同阶段、病症的性质，斑和疹不仅在形态上有区别，在形成机理上也有区别，斑是胃热炽盛，疹是肺热炽盛，这就是所谓"斑属阳明，疹属太阴"。若皮疹以疹为主，主方加升麻、防风、葛根，以助宣肺透疹；若以斑为主，则加白虎汤直清胃热。

三要辨热与湿的轻重，如水痘与手足口病与湿热有关，若舌红、苔黄腻，疱疹分布密，根盘红赤，疱液浑浊，为热重于湿，主方加滑石、蒲公英、黄连等；若舌苔白腻，疱疹分布稀疏，根盘红晕不显著，疱液充盈清亮，为湿重于热，主方加蔻仁、苍术、生薏苡仁等。

④合四逆散预防热厥动风

热厥动风虽是小儿常见危急之证（与急惊风所指的颅内感染或中毒性脑病是不同的），但其病位在表在经，通常用药包括教科书多选清热镇惊，平肝息风或化痰开窍类，对小儿特别是婴幼儿，在诊治过程中，首先要注重和解决动风前的热厥，由于小儿生理病理特点及外感同时多兼有积滞郁热，再说发热虽然是一个症状，但也是致病之因，如热易化火，伤津液，动肝风，往往表证未解，内热已炽，表现为恶寒壮热，烦躁等热郁于里，阳气不能外达四肢的身热肢厥，具有"热深厥也深"的动风先兆。刘完素所谓"阳热发则郁"，张景岳讲"凡厥者，阴阳气不相顺接也"。那么要防止引动肝风，首先要解决热厥，太阳虽主一身之表，而四肢为太阴之表，肌肉为阳明之表，而少阳为表里之枢，所以在解外束之表邪，兼清在里的有形无形之热的同时合四逆散，以助解郁散热，也就是说，此时或开或散或清或攻，重在疏通，不能一味清热镇惊，而四逆散方中柴胡解郁而透达阳气，枳实主降，行气散结，芍药、甘草制肝和胃，合而用之助力解郁，清阳得升，四逆自解。四逆散虽冠以少阳病，却不同于阳虚阴盛证，故汪苓友说"虽云之少阴，实为阳明少阳药也"，张令韶说"凡少阴病四逆，具属阳气虚寒，然亦有阳气内郁不得外达而四逆者"。故临床中在外感发热出现手足逆冷时，对症加四逆散，能有效防止热厥内陷厥阴动风之证，是经验，也有理论依据。

总之，用银翘散加减，应对外感发热，大多疾病能在卫分、气分、上中焦，即三阳阶段痊愈，仅言其常，未及其变。

2.小儿上气道咳嗽综合征的辨证论治

上气道咳嗽综合征是儿童慢性咳嗽的主要原因之一，是指各种鼻炎、鼻窦炎、腺样体肥大、慢性咽喉炎、腭扁桃体炎等上气道疾病引起的以咳嗽为主要表现，临床症状以持续咳嗽大于4周，伴有白色泡沫样痰（过敏性鼻炎）或黄绿色脓痰（鼻窦炎），咳嗽以晨起或体位变化时为甚，鼻塞、流涕、咽干并有异物感和反复清咽等症状；咽后壁滤泡明显增生，有时可见鹅卵石样改变或见黏液样或脓性分泌物附着，过去称之为鼻后滴漏综合症。中医古籍文献中和现在教材上没有上气道咳嗽综合征的记载，依据其临床特点，相当于中医久咳、鼻窒、鼻渊、鼻鼽、慢喉痹等范畴，此病发病率高，在西医对症治疗中，有时疗效不确切，中医根据其病因病理辨证施治，有一定的优势。

（1）上气道咳嗽综合征的病因病理

①病因

外感因素：中医认为，咽喉为肺之门户，为胃之所系，鼻为肺之外窍，位于头面，易为风邪所伤，风为百病之长，六气多随风伤人，故在上气道咳嗽综合征中，风邪夹热或夹寒多见。

正虚因素：小儿的生理特点为肺常不足，脾常不足，即因虚受邪，肺气不足，卫外不固，易感外邪；脾气不足，气不化精，湿热内生，清气不升，浊阴不降，湿热邪毒，循经上蒸，伤及鼻咽喉。

人为因素：不良的饮食生活习惯，现代社会，儿童运动不足，饮食失衡，贪食生冷油腻及各种添加剂食品，导致积热内生，损伤脾胃。久咳致虚，耗伤正气，因虚邪留，导致虚实夹杂。

②病理

感受外邪之后，首先影响了肺的宣降功能，肺气失和，邪郁不能外达，停滞鼻咽喉，就出现鼻塞、咽痒、干咳等症状，外邪搏于津液，致生涕痰，则出现痰咳，鼻后滴漏、咽部黏液附着等，若痰涕郁滞化热，伤及脉络，气血不畅则痰热瘀结，凝聚鼻咽喉等部，就出现咳嗽迁延、鼻塞持续、咽部异物感、频繁清嗓等症状，病位多由浅入深，由表及里，有明显的层次特征。正虚因素引起的病理过程，不管是生理特点，还是人为因素或久咳致虚，主要以脾虚肺弱所导致的痰热湿毒内生，上蒸鼻咽喉或阴虚、气虚之火上乘，熏灼鼻咽喉，与血气相搏，致生痰热瘀，壅塞鼻咽喉。不管外感因素还是正虚因素其病理过程最终导致了西医所说的黏膜、纤维、淋巴等组织的病理反应。由于个体之差异导致病情的不同演变而出现鼻症明显或喉咽症状较著的病变格局。

从以上病因病机中可以总结出，上气道咳嗽综合征病变部位主要在肺，病理产物主要为痰、热、瘀，病机属性有虚有实。

（2）上气道咳嗽综合征的治疗

中医治道在于把握病机，调动生机，药治为中医治道之末，其境有三，就是观病求本，审病求机，辨病求因。只要遵守中医研究问题的这一基本思路，疗效是肯定的。由于上气道咳嗽综合征不是一个独立性疾病，在相同的咳嗽中有不同的疾病，即同中有异，所以特异性低，临床变化较多，用几个证型概括比较困难。中医思维模式的优点是有利于个体化治疗实践，缺点是难以标准化，不利于现代社会条件下的传播发展，这是中医辨证的局限性，但为了使中医既能发挥优势，又能在一定范围内复制，所以依据上气道咳嗽综合征相同的病因病机和宣畅气道的基本治法，故优化组合了由八味药组成的基础方，选药时考虑到小儿的生理病理特点及肺为娇脏的警示，最大限度减少了药物的偏性，便于加减通用。

自拟方的药物组成：辛夷、桑白皮、僵蚕、浙贝母、连翘、射干、五味子、甘草。君药为辛夷、桑白皮。辛夷，辛温，走气而入肺，善通鼻窍，而解肺郁，去久恋之风邪；桑白皮甘寒，泻肺中热邪，并利水消痰，两药均入肺，一升一降，一温一寒，共奏祛风通窍，泻肺解郁之功。臣药为僵蚕、浙贝母、连翘、射干。其中浙贝母清热化痰散结力大，善治肺家咳嗽夹风之痰；僵蚕，咸辛入心肝肺脾四经，功专祛风化痰散结；连翘清热解毒散结；射干利咽化痰。四药助君增强清热化痰散结之力。佐药为五味子。五味子酸温，归肺、肾经，具补益敛肺之力，在辛、清、散药中加之，防辛、清、散之过，为佐药。使药甘草，调和诸药。组方遵守了君臣佐使配伍原则，融宣通、清化于一体。

由于上气道咳嗽综合征是由各种鼻、咽、喉疾病引起的，异病同治，有小儿共同的生理病理特点，现将临床常见的四个症候群归纳如下。

①肺虚失固，风痰伏窍

此证以咳嗽伴或不伴咳痰为主症，兼见鼻塞流涕或鼻痒多喷嚏，遇风寒则症状加重，素日恶风多汗易反复感冒。体征见鼻咽部黏膜淡红微肿，可有稀薄黏液附着，舌质偏淡或如常，苔薄或剥脱，脉浮数。治宜宣通肺窍，益气固表。主方合玉屏风散，若痰稀量多合金水六君煎。

②肺经伏热，痰凝壅窍

此证以咳嗽，咳痰为主症，兼见鼻塞较甚，痰涕色黄量多，咽干烦热，有痰粘着和（或）鼻后滴漏感，大便干或不爽。体征见鼻咽黏膜红肿，有黏液自鼻咽下流或黏附，舌红苔黄厚，脉滑数。治宜宣通肺窍，清化痰热。以主方加枳实、黄芩、瓜蒌，用于痰涕黄，量多，大便不爽，苔黄厚腻，热重于湿；主方加陈皮、半夏、胆南星，用于痰涕黄白相兼，舌苔白腻，湿重于热；主方加天花粉、枳壳、橘红，用于咳嗽痰少，涩而难出，痰热化燥伤阴。

③脾虚肺郁，痰瘀阻窍

此证以咳嗽为主症，兼见清嗓子伴咳，鼻塞重而持续，涕浊，可有张口呼吸或者打鼾，咽喉有异物感，纳呆，面色少华，肢倦乏力，口干不欲饮。体征见鼻咽黏膜及喉核色暗红或黯淡，肥厚增生，咽后壁有颗粒状隆起或呈鹅卵石样。外观，有黏液自鼻咽下流或附着，舌淡黯，下睑发青，苔白或有剥脱，脉微弱或涩。治宜宣通肺窍，补气活血。主方合六君子汤，加川芎、皂角刺。

④肺虚风火伏窍，脾虚水湿泛窍

此证以咳嗽、可伴泡沫样痰为主症，兼见鼻咽痒，喷嚏连作，鼻流清涕或鼻干痒，鼻衄，部分具有明显季节性发作特点，受凉或遇刺激气体或异味易发作，素日恶风多汗，易感冒或怕冷，一吃生冷即腹泻。体征见偏肺气虚者鼻咽部黏膜淡红微肿，可有稀薄黏液附着，舌淡或如常，苔薄或剥脱；偏脾阳虚者，鼻咽黏膜苍白，肿胀，有水样分泌物，舌淡苔白；肺经伏火者，鼻咽部黏膜肿胀色红，舌红，苔黄或苔少。治宜宣通肺窍，补益脾肺。偏肺气虚，处方用药同前；偏脾阳虚，主方合理中汤；肺经伏火，津液亏损，主方加地骨皮、北沙参、麦冬等。

3.胆道闭锁术后胆管炎的辨证论治

先天性胆道闭锁，是指因胆管发育异常、胆汁排出障碍，导致阻塞性黄疸的一种疾病，目前针对该疾病的治疗主要依靠Kasai手术，即肝门-空肠吻合术，纠正发育不良的胆道系统。

胆管炎是胆道闭锁Kasai术后最常见且较难处理的并发症之一，表现为不同类型的发热，体温大于38.5℃；大便颜色变淡，呈白陶土色，小便呈深黄色；实验室检查白细胞明显升高，以中性粒细胞增多为主；B超检查可见肝内胆管壁增厚、粗糙。其发病机制尚未完全清楚，多种因素如肠道细菌的上行感染、肝内胆管发育异常及手术损伤、肠道内容物反流等都可影响疾病的发生发展。胆管炎会导致胆管闭塞、胆汁淤积，进而损害肝功能，加重肝纤维化，是引起不良预后的重要因素之一，需要积极防治。大多数情况下，胆管炎发作时抗生素治疗有效，但术后胆管炎常反复发作，多次使用抗生素使细菌产生变异和耐药。胆道闭锁Kasai术后胆管炎影响了患儿自体肝的生存状况，尤其是Kasai术后1年内反复发生的胆管炎，更易形成难治性胆管炎，严重影响了胆道闭锁Kasai手术的治疗效果。

李玉兰主任认为，胆道闭锁多属"阴黄""癥瘕"范畴，而术后大多患儿仍有肝内胆汁瘀积，多以本虚标实，寒热错杂证型多见，但并发胆管炎时，部分患儿表现出的高热、纳呆、腹胀、呕吐、苔黄腻、小便黄等症，与湿热积滞有关，分析其机理，认为：术后患儿需长期使用激素，多表现食欲旺盛，导致脾胃受损，积滞不化，谷气郁蒸，使土壅木郁，肝气失于调达，胆汁疏泄受阻，郁而化热，使湿热积滞，阻塞肠道，腑气上逆，形成少阳、阳明合病之证，故遵中医"急则治其标，六腑以通为用，以降为顺"的治疗原则，选用经方大柴胡汤加减组合，以疏肝利胆，清热降腑。

大柴胡汤为张仲景《伤寒论》少阳、阳明病主方，由柴胡、黄芩、大黄、枳实、半夏、白芍、生姜、大枣八味药组成，主治往来寒热，胸胁苦满，呕不止，郁郁微烦，心下满痛或心下痞硬，大便不解或协热下利。方中柴胡、大黄为君，柴胡专入少阳，疏邪透表，大黄入阳明，泻热通腑。黄芩清少阳郁热，与柴胡同用，可和解少阳，枳实行气破结，与大黄配合，可内泻热结，行气消痞。以芍药为佐，缓急止痛，调和气血；半夏和胃降逆，生姜、大枣顾护脾胃，并可制约大黄、黄芩苦寒伤中；加茵陈、栀子，以助清利肝胆湿热，和解少阳；加芦根清热生津，葛根解肌退热、生津止渴。诸药共用，使少阳得解，腑气得通。

现代药理学研究亦表明，大柴胡汤还具有抗炎、抗菌等作用，可有效抑制炎症，改善因炎症引起的发热反应，且具有明显利胆和降低括约肌张力作用，但并不抑制括约肌运动功能，可促进胆汁排出；黄芩、大黄具有消炎解毒之效，可减低 β-葡萄糖醛酸苷酶活性，从而减少游离胆红素的生成，不增加不良反应发生率。

【医案传真】

1.小儿发热案

患儿，男，4岁，2019年10月18日初诊。

发热1天。患儿一天前暴饮暴食，外出着凉，出现发热，体温最高39℃，稍有干咳，鼻塞，有涕，呕吐1次，呕吐物为不消化食物，非喷射性，未服用药物来就诊，刻下症：发热，体温38.8℃，有清涕，稍咳嗽，纳呆，二便调。体格检查：神志清，精神可，咽红，双侧扁桃体Ⅰ度肿大，无脓、无疱疹，双肺呼吸音清，未闻及啰音，心腹无异常发现，手心热，舌红苔白厚，脉浮数。辅助检查：血常规：WBC 6.34×10^9/L，N% 60.9%，L% 25.9%，C反应蛋白 <0.5mg/L。

西医诊断： 急性上呼吸道感染。

中医诊断： 感冒。

辨证： 外感风热　内有积滞。

治法： 疏风清热、消食导滞。

处方： 银翘散合保和丸加减。

金银花10g、连翘10g、葛根8g、柴胡8g、石膏10g、杏仁8g、浙贝母8g、薄荷4g、陈皮6g、焦山楂10g、炒枳壳6g、炒莱菔子10g、甘草3g、生姜6g。

免煎剂3剂，一剂分4次，3~4小时一次温服。

按： 小儿脾常不足又为纯阳之体，易积滞，易化热，感受风热之邪，客于肺卫，卫气失司，热郁肌腠，表里之气不通则出现发热、纳呆、呕吐、舌红、苔厚、手心热等症。证属外感风热、内有积滞，故以银翘散合保和丸加减，方中葛根清宣解肌，柴胡助宣通腠理、透表泄热，薄荷疏散风热，金银花、连翘清热解毒、善清肺卫之热，石膏清肺胃同时并能解肌发汗，浙贝母、杏仁通宣肺气以止咳，陈皮、焦山楂、炒枳壳、炒莱菔子以理气消积，生姜助汗和胃气，甘草调和诸药，共奏解表清里消积之效。患儿服3剂药后热退病愈。

2.上气道咳嗽综合征案

患儿，女，8岁，2019年8月10日初诊。

咳嗽1个月余。患儿1个月前开始咳嗽、鼻塞、清涕多，家长先后予服护彤，清肺止咳糖浆，1周后表现晨起痰咳重，鼻塞、脓涕量多，纳呆，大便不畅，又服头孢类抗生素1周，以及清降片，川贝枇杷露等药，效不显，就诊时晨起咳嗽频作，清嗓、痰稀色白，鼻塞重，涕浊量多，张口呼吸，纳呆，大便糊状，日3次。面色少华，肢倦乏力，口干不欲饮。体格检查：鼻咽黏膜及喉核色暗红或黯淡，肥厚增生，咽后壁淋巴滤泡增生，浊涕附着，舌淡苔腻，脉微弱。

辅助检查： 瓦氏片报告双上颌窦炎。

西医诊断： 上气道咳嗽综合征。

中医诊断： 咳嗽　鼻渊。

辨证： 脾虚肺郁，风痰阻窍。

治法： 宣通肺窍，健脾化痰。

处方： 辛夷8g、桑白皮12g、僵蚕6g、浙贝母10g、连翘10g、射干6g、甘草4g、茯苓10g、炒白术10g、姜半夏6g、太子参10g、五味子6g。

免煎剂3剂，每日1剂，分3次温服。

二诊： 患儿药后咳嗽、鼻塞较前减轻，大便成形，日1次，黄涕未减，纳好转，小便调。舌尖边红，苔白腻。故减茯苓、白术、半夏，加藿香6g、胆南星6g、皂角刺10g。7剂，每日1剂，分早晚两次温服。

三诊： 患儿药后咳止，偶有鼻塞，黄涕减少，余无不适，纳可，二便调。舌红，苔白。故减藿香，胆南星，射干，桑白皮，免煎剂5剂，每日1剂，分早晚2次温服。

按： 本例患儿为长期定居南方人员，暑期来探亲，南方人本多气虚，长夏季节脾气易虚，过多服用护彤，使汗多表虚邪留，肺失宣降之能，又盲目过服苦寒清泄之药，加重脾虚，湿聚成痰，阻滞肺气。故首诊治疗当以健脾化痰，宣肺止咳。方用自拟主方加六君子汤加减，3剂后，腹泻止，仍鼻塞，涕时清时浊，晨咳重痰多，咽部有分泌物倒流，舌尖边红，苔白仍腻，证型仍为脾虚肺郁，痰湿有化热之兆，故减茯苓、白术、半夏，加藿香、胆南星、皂角刺以祛风化痰。7剂后咳止，仍偶有鼻塞、黄涕，故减藿香，胆南星，射干，桑白皮，5剂后，诸症消失。复查瓦氏片，炎症消退，患儿痊愈。

3.胆道闭锁案

患儿，女，3个月，2018年7月8日就诊。

发热3天。患儿出生后即诊断先天性胆道闭锁，行Kasai手术后常规药物治疗，3天前出现发热，体温38.8℃，纳呆，腹胀，大便色白，日1次，小便呈深黄色。体格检查：巩膜黄染、全身皮肤暗黄，腹部膨隆，腹壁无静脉显露。腹软，肝肋下1.5cm可触及，脾未触及。舌尖边红，苔厚偏黄，指纹紫滞。辅助检查：血常规示，白细胞18×10^9/L，中性粒细胞百分比61%，血小板513×10^9/L。B超检查可见肝内胆管壁增厚、粗糙。

西医诊断：胆道闭锁术后胆管炎。

中医诊断：黄疸。

中医辨证：胆经郁热，腑气上逆。

治法：利胆清热，通腑降逆。

处方：大柴胡汤加减。

柴胡6g、黄芩6g、枳实3g、大黄3g、茵陈8g、栀子6g、芦根10g、陈皮6g、葛根8g、金钱草8g、炙甘草3g、生姜3g、鸡内金6g、焦山楂6g、焦槟榔6g。

免煎剂，3剂，每4小时给药1次，1剂药分4次服用。

二诊：患儿药后热退，大便转黄，呈淡黄色，日3~4次，小便黄，纳可，腹胀好转。上方去葛根、芦根，大黄改为熟大黄，继续利胆退黄以巩固疗效。

按：本例患儿为先天胆道闭锁Kasai手术后继发胆管炎，临床常规应用抗生素治疗。本病患儿术后长期使用激素，多表现为食欲旺盛，导致脾胃受损，积滞不化，谷气郁蒸，胆汁疏泄受阻，郁而化热，使湿热积滞，阻塞肠道，腑气上逆，出现发热、腹胀、大便呈白色。六腑以通为用，以降为顺，故以大柴胡汤加减利胆清热、通腑降逆。大柴胡汤为少阳阳明合病之主方，方中柴胡、茵陈疏利肝胆退热；黄芩、栀子泻胆经郁火；枳实、大黄清热通腑；陈皮健脾和胃，行气宽中，降逆化痰；生姜辛散而温，益脾胃，温中降逆止呕、除湿消痞、止咳祛痰；芦根清热生津；葛根解肌退热、生津止渴。3剂后患儿腑气通，故热退，腹胀减轻，大便转黄，大便次数增多。二诊减葛根、芦根，大黄改为熟大黄，以继续利胆退黄巩固疗效。

（李玉兰　韩　娟　白　斌　整理）

宋明锁

治热证重气分截断扭转，疗杂病崇王道和中扶正

【名医简介】

宋明锁（1954年～），男，河南林州人。山西省名医，山西省中医院主任医师，原儿科主任，山西省优专家。第五、六批全国老中医药专家学术经验继承工作指导老师。硕士、传承博士生导师。中国中西医结合学会常务理事，山西中西医结合学会副理事长、秘书长，中国中西医结合学会儿科专业委员会原常委，中华中医药学会儿科专业委员会常委，山西省中医药学会儿科专业委员会主任委员。

宋明锁1976年毕业于山西省中医学校，毕业后顺利进入太原市中医研究所内科工作。在工作过程中，有幸先后跟随郝玉明、张刚两位老师学习，获益匪浅。郝玉明（1937~2000）先生，1964年毕业于山西医学院医疗系，其父亲是当地有名望的中医。在临床中能够做到中西互通，取长补短，对消化系统疾病颇有研究，治疗疑难杂病常有奇效。张刚（1907~1988）先生，是传统中医学徒中的佼佼者。20世纪40年代曾悬壶省城太原天中药房，并有机会与李翰卿（1892~1972）、时逸人（1896~1966）二老同堂坐诊。1959年被聘至太原市中医研究所儿科工作，他为人正派，谦虚自爱，年近八旬时，每日应诊不下60人次。医德高尚，医术入神，被誉为"儿科圣手""山西小儿王"。在两位先生的学术熏陶下，宋明锁临床疗效和学术水准得到了极大的提高，兼之个人刻苦努力、善于总结，在中医儿科的临证、教学、科研等各方面

都取得了卓越的成就。先后参编《医苑英华》《甲子回眸》《中医肠疗》等著作；出版《宋明锁儿科临证汇讲》《宋明锁儿科临证汇讲（增订版）》《宋明锁小儿脾胃病学》等学术专著。

【主要学术思想】

宋明锁从医40余年，把全部的精力投身于中医儿科事业中去。从1978年开始，宋明锁还承担起太原市西医学习中医班、中医学徒班及各类学习班《中医基础理论》《金匮要略》《中医儿科学》等课程的教学任务。为了更好地完成相关教学任务，宋明锁遍览群书，系统温习了中医经典及临床各家学说。从张仲景、钱乙、李东垣、万全、张介宾、叶天士的学术著作中汲取了丰富的养分。并在长期的临证实践过程中，逐步形成了"治热病重气分，疗杂病调脾胃"的学术风格。

1.治发热重气分兼顾脾胃

发热是指体温高于正常标准的病证，可见于多种急慢性疾病。引起小儿发热的原因很多，根据感邪性质的不同，可分为外感和内伤两大类。小儿脏腑娇嫩，形气未充，卫外不固，抗病能力低下，相对于成人来说，易于感受外邪，因此，外感是小儿发热最为常见的原因。小儿脾常不足，肠胃脆薄，且乳食不知自节，若伤于乳食，致脾胃运化失司，升降不调而成积滞，积滞郁久化热，热蒸于内，患儿出现夜热、腹部灼热、手足心热等伤食发热的症状。脾胃为后天之本，气血生化之源，脾胃受损，生化乏源，则很容易引发气血阴阳失调，继而百病蜂起。因此，相对于气血虚损，阴阳不足来说，乳食所伤在内伤发热中更为常见。内伤、外感与发热等因素之间，常常互相影响，如乳食内停，积热不化，小儿抵抗力下降，则易于感受外邪，从而引起发热。外感发热时，邪气困脾，影响脾胃运化或治疗时用药太过苦寒致脾胃虚弱，则易饮食内停。因此，万全在《片玉心书·慈幼徼心赋》也指出："肠胃脆而多伤乳食，筋骨嫩而易感风寒，易虚易实兮，变如反掌。"由此可见，发热为小儿患病时的常见症状，且多为外感六淫或内伤饮食引发。

（1）治发热重气分证

小儿之疾，化热最速，其燎原之势，瞬息即成。气分证是温热病发展过程中的一个重要阶段，其病变部位广泛，涉及病种较多，可见于多种急性传染病和感染性疾病病程中，在儿科尤为多见，且往往病势较重，稍有不慎易造成病情流连不解或内传营血而出现凶险病变。《温病条辨·解儿难》中明显指出："邪之来也，势如奔马，其传变也，急如掣电。"因此，小儿温热病气分证阶段的治疗十分重要。从药物来看，清气之药力量强大，可直挫邪热；从体质上来说，机体正气尚存，借助药力可祛邪外出。此期一过，正气渐衰，再用清气之药，恐使正邪俱伤。气分阶段是治疗温病小儿发热的关键时刻，对疾病的转归、预后有着至关重要的影响。

气分证是温病卫气营血辨证的重要阶段，其形成大致有这几种情形：第一，邪在卫分未解，化热入里，传入气分；第二，温邪径入气分，如暑温初起，即可见阳明气分热盛；第三，伏邪内郁自气分而发，如春温初起；第四，温邪由营血分转出气分，趋向好转。气分证属邪气亢盛，正气奋起抗邪，正邪交争剧烈，呈现一派阳热亢盛之象，为里热实证，有一举祛邪外出之势，但由于病邪性质的不同，传入脏腑部位的不同，小儿体质因素的不同，且每多夹杂痰饮、食滞等为患，所谓"背山依险，狼狈为奸"，故气分证表现往往复杂多样。

儿科常见热在气分证的辨治：

①邪热壅肺

邪热壅肺为儿科最为常见的气分证之一，其发病多因小儿患外感卫分表证不解，内传入里，邪热壅遏肺金所致。主要临床表现为高热汗出，咳嗽喘促，痰黄黏稠，面赤唇红，烦躁口渴，大便秘结，舌质红，苔黄，脉数而有力，乳婴儿指纹色紫，多达气关。邪热壅肺证可见于小儿肺炎喘嗽、哮喘等肺部疾患。治法以清热宣肺、开闭定喘、化痰止咳为主。此证型用清肺定喘汤（组成为生石膏，炙麻黄，杏仁，桑白皮，黄芩，连翘，苏子，胆南星，天竺黄，大黄，枳壳，焦槟榔，炒莱菔子，地龙，僵蚕，甘草）加减治疗。方中炙麻黄、杏仁、生石膏、甘草即《伤寒论》宣肺开闭以治喘的麻杏石甘汤原方。此方对邪热闭肺证尚轻浅者足以应对，但对证情复杂、病势汹汹者力有未逮。故加僵蚕、地龙解痉平喘；川贝母润肺止咳。而余药则是常用验方清肺化痰汤中的组成部分。其中桑白皮甘寒，性降，主入肺经，清泄肺热化饮平喘；黄芩苦寒，善清肺泄热；连翘性味苦寒，清热解毒；胆南星、天竺黄，清热豁痰，凉心镇惊；苏子味辛性温，质润不燥，利膈消痰降气；诸化痰之药合用，合进并击，祛除病邪。大黄通腑泄热，祛积消滞，枳壳理气宽中，化滞消胀；莱菔子消食除胀，降气化痰定喘；焦槟榔消积导滞，缓泻通便。四药合用，开通胃肠，畅中下二焦之积滞，以祛上焦之肺实郁热，体现"肺与大肠相表里"之中医理论。甘草调和众药。共奏清肺化痰止咳，畅表通腑泻浊之功。全方诸药合用，痰热清、肺窍利、腠理开，则高热可散，咳喘可定。临证时若大便干结，重用大黄、枳壳，加瓜蒌；痰多壅盛者加葶苈子；痰黄黏腻不易咯出者加鲜竹沥、鱼腥草；体温高或喘促明显者加羚羊粉；肺胃热盛，咳甚则呕恶者，加栀子、香橼、竹茹。

②热灼胸膈

心居胸中，胃连膈间，胸膈有热则容易出现火热扰心和中焦积热的证候，如高热烦躁，哭闹不安，口渴唇红，齿龈红肿，咽喉溃烂，大便秘结数日不行，舌质红，苔黄厚。热郁胸膈证多见于急性上呼吸道感染，如急乳蛾、喉痹，还可见于皮肤黏膜淋巴综合征、发颐（化脓性腮腺炎）、牙痈（牙周炎）、唇风（急性唇炎）及部分传染病，如烂喉痧（猩红热）、痄腮（流行性腮腺炎）、流行性脑脊髓膜炎等的某一阶段。由于病在中、上二焦，治疗当以凉膈通腑，清气泄热，此证型常用凉膈清气液（生石膏、黄芩、连翘、栀子、玄参、牡丹皮、赤芍、僵蚕、蝉蜕、大黄、枳壳、焦槟榔、炒莱菔子、甘草）加减，若高热持续不退可以加羚羊角粉；大便秘结呈球状加玄明粉；咽喉、扁桃体化脓严重者加桔梗、天竺黄、冬瓜仁；苔白腻加滑石；苔白厚者加天竺黄、石菖蒲。齿龈红肿者加川连；化脓性腮腺炎加冬瓜仁、鱼腥草；流行性腮腺炎加浙贝母；淋巴结肿大加猫爪草、夏枯草、牡蛎等。

③热入阳明

阳明包括胃肠，位居中焦。温邪化热入里，由上焦肺卫胸膈向下顺传中焦。热入阳明，传里入胃，出现壮热面赤，汗多烦渴，喜冷饮，脉洪大者，属阳明热盛，此时用白虎汤加减微辛透泄，既可清热保津，又可使邪热从表外泄。如热邪由胃到肠，出现腹胀便秘，烦躁不安，舌干唇燥，属阳明热结，火热上炎，有燎原之势，即应通腑攻下使邪热下泄。从临床实践看，小儿温病单纯典型的阳明热盛（经证）与阳明热结（腑证），都比较少，而多数临床表现为经腑同病，此时常用验方调脾承气汤（藿香、栀子、生石膏、黄连、牡丹皮、陈皮、苏子、枳壳、焦山楂、焦槟榔、大黄、甘草）加减，大便呈球状者加玄明粉，以清脾通腑泄热，脏腑同清。

（2）治发热兼顾脾胃

由于小儿脾常不足的生理特点，其消化系统未臻完善，脾胃运化功能尚未健全，但机体生长发育旺盛，对营养物质需求很大，加之寒暖不能自调，饮食不能自节。因此，外易为六淫所侵，内易为饮食所伤，均能影响脾胃运化；在治疗时各种苦寒药物、抗生素的使用致使脾胃虚之又虚。因此在治疗小儿外感六淫、内伤饮食所致的发热时，要特别注意小儿生理、病理特点，时时顾护脾胃，不可伤及后天之本，而生后患。宋明锁从临床实践出发总结出表里双解、擅用下法、中病即止、病后调理等四个临证关键点，供大家参考。

①表里双解

近年来，生态环境破坏污染严重，全球气温普遍转暖；饮食污染严重，环境激素摄入过多；不少患儿家长缺少科学育儿知识，过多强调营养价值，饮食结构不合理，忽略了营养平衡，过食甘甜、厚味、煎炸之品，久而久之，小儿体内热毒蓄积过多，体质逐渐化热的趋势越来越明显。因此，很多小儿感受风寒后，常常在卫分阶段有个短暂的风寒表证过程，大多很快就会化热入里进入气分，表现出阳热亢盛的里实热证。小儿时期由于脾胃功能不足，感受外邪后多兼夹积滞，更多的是先有积滞，抵抗力下降，感受外邪，因此在治疗小儿外感发热时，要使用表里双解法，在解表的同时兼顾乳食内停，积热不化的病理因素，辅以清里热、通腑实之法，特别是伴有高热者，往往能够取得很好的疗效，明显缩短病程。银黄双解汤（金银花、黄芩、连翘、芦根、薄荷、牡丹皮、僵蚕、蝉蜕、大黄、枳壳、焦槟榔、炒莱菔子、甘草）是宋明锁自拟常用的表里双解方。该方是以银翘散合升降散为基础加减而来。方中除金银花、连翘等辛凉解表之品外，加黄芩以清里热。针对小儿每以食滞后易外感或外感多兼夹食滞，加枳壳、焦槟榔、炒莱菔子等消积化滞之品。另外如清肺化痰汤、凉膈清气液等方中都体现了表里双解之意。

②擅用下法

对于小儿发热者，尤其是高热时，不仅要使用清法，还要会用下法、消导法。特别是下法，根据具体病情，小儿年龄、体质来使用，临证时辨证准确，有的放矢，每获奇效。前人尝言"儿科不擅用下法难以治大证"，此语或有宽泛之嫌，但"儿科不擅用下法难以治热证"却是实在之言。泻下、通下可以是目的，但大多数情况只是一种手段。下法需与其他手段配合使用，以达到祛除邪气的目的。比如与祛湿利胆之药同用，可以治疗黄疸一病；与解表之药同用，则是表里双解之法；与清热之药同用，则是清下之法。用下法的目的是祛邪，邪去即正安，故祛邪即扶正。

下法的使用，主要体现在用下法以去积、以撤热、以和之。下法以去积：《素问·痹论》云："饮食自倍，肠胃乃伤。"而小儿饮食往往不能自节，陈复正在《幼幼集成》指出："若饮食失节，寒温不调，以致脾胃受伤，则水反为湿，谷反为滞。"因此，小儿内易为饮食所伤，感受外邪时，也多夹痰夹滞。另外，饮食积滞不仅仅是一个疾病，还是其他疾病重要的病理因素，而且积滞日久，往往会产生化热的倾向，使病情急剧恶化，继而引发呕吐、腹泻、厌食、疳症等。因此，治疗积滞，且有化热之势时，不仅用消食导滞之法，还常用下法以去积。下法以撤热：小儿积滞日久化热，热邪弥漫，很容易变生他症；而在外感热病中，也需要给邪以出路。这种情形选用下法以撤热时，不必拘泥肠中是否有燥屎，只要大便不溏泄者即可。这种处理方式非但不会产生引邪入里之弊，反而会缩短病程、增强疗效，很快热退病愈。下法在儿科临床中使用的范围，不仅仅局限在温热病中，诸如梦魇、癫痫、夜啼、口吃、呕恶、唇炎、风湿热、手足口病、川崎病、过敏性紫癜、厌食等兼有痰瘀宿食或有热邪弥漫者，合理使用下法，以调和脾胃，调和气血，调和阴阳，也都可以取得满意的疗效，此时可以说下法以和之。

③中病即止

虽然下法在儿科中应用范围极广，但也存在停用、慎用和忌用的一般性原则。临床过程中，一定要时时谨记使用下法中病即止的原则。对于素日体虚的患儿，一定要注意把握分寸，攻下适度，气虚者兼以益气，阴虚者顾护津液，兼有食积者佐以消食化积药，如焦山楂、炒莱菔子之类。尤其是从未服药的乳婴儿对于药物的敏感性极高，治疗时不可过用苦寒，否则病证容易由实证转为虚证，阳证转为阴证。对于体质较壮实的患儿在通腑泄热时，也要以"中病即止"为原则，凡用药后大便二三次即可。然而这种度的把握，有时候只可意会难以言传，只有多临床、多实践才能做到心识锱铢、恰到好处。孙思邈《千金要方·卷二十六平脉》中说："有热不可大攻之，热去即寒起。"可能说的就是这个意思。儿科用药第一位的是安全。因此，在选用泻下药时也一定要谨慎，多留意药物现代研究中关于中药毒副作用的报道。从安全角度考虑，尽量避开有可能给患儿带来不良影响的药味。如番泻叶、芦荟以及重金属成份类中药，临床中尽量不选用。

④病后调理

热为阳邪，极易伤阴，小儿脾常不足，往往病后脾胃功能失调，加之退热之品多为苦寒，此时脾胃都有不同程度的受损，所以热退邪去即须调理其脾胃，使后天得以迅速恢复。此时要灵活应用调脾八方，可在调脾益气汤、调脾和中汤、调脾养阴汤等方中略加祛邪之品，使生化之源不竭，抗病能力增强，扶正不留邪，祛邪不伤正，邪去正安，免生后患。

2.治疗杂病以脾胃为枢纽

脾胃学说，是历代医家长期发展的结果。脾胃属土，位处中焦，为水谷之海，气血生化之源。同时它是全身气机升降的枢纽，是维持人体生命活动的重要器官。明代著名医家张景岳曾言"脾属土，土是万物之本，故运行水谷，化津液，灌溉于肝、心、肺、肾诸脏，故为后天之本。"故脾自身的运化功能正常，可以化生气血，滋养五脏六腑、四肢百骸。因此其他脏腑要想发挥各自的功能，必需依赖于脾胃所化生的气血津液的滋养。脾胃为全身气机升降之枢纽，为气血生化之源泉，所以称脾为后天之本。

（1）小儿杂病从脾论治学术思想的理论基础

对于小儿来说，不但由于其脾胃薄脆、乳食易伤，更兼其自控力弱、父母娇纵，是以小儿脾胃疾病比成人多。而且还应意识到小儿脾胃失调受到影响的不仅仅是消化系统，还会波及肺心肝肾四脏，这一点在儿科尤为突出，所谓脾胃不和、百病蜂起。

在喂养过程中，稍有不慎，就容易损伤小儿脾胃，导致小儿脾失健运，胃不受纳。继而出现一些相应的病变，如腹泻、厌食、恶心、呕吐、腹痛等，如若未予重视，久而久之，脾胃受伤，不能化生气血、难以营养其他脏腑，就会引起其他脏腑的病变。长期的气血不足，就会影响小儿的生长发育，导致正气不足，抗病能力的减弱，用西医学的话讲就是免疫功能低下，引起的疾病很多，比如反复呼吸道感染、咳嗽、哮喘、过敏性疾病等等。此即钱乙所谓"脾胃虚衰，四肢不举，诸邪遂生"。金元时期脾胃大家李东垣也提出了"内伤脾胃，百病由生"。钱乙在《小儿药证直诀》中所立各方也体现了重脾胃的思想，如立泻黄散泻脾经伏热，立益黄散理气健脾，调中丸、温中丸补气温中，藿香散滋阴化湿，异功散补气理滞，白术散补气生津等，处处顾及脾阳胃阴。因此，脾胃在小儿的生长发育过程中的重要性是不言而喻的。

钱乙在治疗小儿内伤疾病时十分注意调治小儿脾胃，不但把虚羸、积、疳、伤食、吐泻、腹胀、慢惊、虫症等病都从脾胃论治，而且认为疮疡、咳嗽、黄疸、肿病、夜啼等病也与脾胃相关，也可以从脾胃论治。明·万全也提出了："小儿脾胃壮实，四肢安宁。脾胃虚弱，百病蜂起。故调理脾胃者，医中之王道也。"

基于这一理论，在临床实践过程中，宋明锁通过调理脾胃，如运用虚者补之，实者泻之，热者清之，寒者温之等理论以后，小儿脾胃的运化功能得以恢复，其抗病能力增强，其他一些问题都能够得到相应的解决。从脾论治不仅治疗脾胃本脏的病变，通过调节枢纽还可以治疗相关脏腑的病变，因此从脾论治的范围非常广泛。结合到儿科，从脾论治应用的范畴更加广大，诸如反复呼吸道感染、湿疹、遗尿、小儿抽动-秽语综合征、水疝等杂病均从脾论治而愈。因为调理脾胃可以使小儿发病减少、发育正常，所以说调理脾胃确实是治疗小儿疾病的王道之法。

（2）调脾和中汤是从脾论治杂病的代表方剂

调脾和中汤（由藿香、栀子、竹茹、苍术、陈皮、苏子、枳壳、胡黄连、佛手、桃仁、鸡内金、炒麦芽、炒谷芽、焦槟榔、茯苓、甘草等药组成）是宋明锁多年来总结运用于治疗小儿脾胃失调，虚实夹杂证的儿科和法方剂。方中藿香芳香醒脾以为君药。苍术、茯苓、鸡内金，运脾健脾，扶助正气，以补其虚；栀子、竹茹、胡黄连，清热化痰兼除疳热，以泻其实；麦芽、谷芽、焦槟榔，焦香入脾，磨脾消食，以调其中。以上三队药，针对本证脾胃失调、本虚标实之关键所设，并照顾到小儿易积易滞的病理生理特点，使脾胃虚实各有所主，共为臣药。全方以调脾为主，唯苏子、陈皮兼降胃气，表畅里和，则运化复健；桃仁、枳壳、佛手活血行气，则病久入络可医。以上五药共为佐药，辅助臣药。甘草调和诸药是为使药。全方共奏脾胃相洽、阴阳和谐、斡旋无滞，陈去新生之效，故是儿科和法的代表方剂。本方在儿科内伤杂病方面的用途不仅仅限于调理脾胃，除了腹痛、腹泻、厌食、呕恶、便秘、脱肛等脾胃疾病可用本方加减治疗外，调脾和中汤还可用于反复呼吸道感染、咳嗽变异性哮喘、鼻后滴漏综合征、鼻炎、咽炎等肺系疾病；贫血、癫痫、夜啼、注意力缺陷多动症等心系疾病；新生儿黄疸、小儿抽动-秽语综合征等肝系疾病；遗尿、水疝等肾系疾病的治疗。

"调脾和中汤"是具备一定特质的，它既具备调节脏腑虚实的功能，同时又充分考虑到小儿的病理生理特点。从宏观角度看，它属于和法中"调和法"之"调和脏腑"的范畴，具体而言它是"调和脾胃"的一首代表方剂。从微观角度看，"调脾和中汤"又区别于仲景三泻心汤辛开苦降、畅通气机的和调之法。它独辟蹊径，充分照顾到小儿脾胃失调易夹积、夹惊、夹滞、夹痰的病理生理特点。全方微苦回甘，补泻同施，以清脾化积见长。略加补益之药，可治以虚为主的虚实夹杂证；略加泻实之药，可治以实为主的虚实夹杂证。施用之度，唯在用者临机权衡。基于此，可以认为"调脾和中汤"堪称儿科和法的代表方剂。

（3）调脾八方标志着从脾论治杂病渐臻完善

①调脾益气汤

调脾益气汤（藿香、葛根、党参、白术、茯苓、木香、鸡内金、桃仁、枳壳、炒麦芽、炒谷芽、陈皮、甘草）具有健脾益气，和胃消食之功。主治小儿脾虚之证，症见厌食纳呆，面色萎黄，气池色青、色粉，形体消瘦，动则汗出，腹胀不舒，大便溏薄或夹不消化残渣。舌淡体胖，苔薄白或水滑者。如厌食症，反复呼吸道感染，营养不良，佝偻病，贫血，慢性腹泻等病症。

加减：动辄汗出易感者，加黄芪、防风；发育迟缓者加紫河车、山萸肉；汗多易惊者加地骨皮，严重者可再加牡蛎；舌质偏红，苔少或微剥脱者加石斛、麦冬；气池色紫、山根色青日久者加䗪虫；舌苔厚，口中有味者属脾虚夹滞加栀子、竹茹；腹胀有痰者加香橼、佛手；腹痛者加白芍可养血柔肝、缓急止痛；便稀者加焦山楂；反复呼吸道感染者加炙黄芪、防风；发育迟缓者加紫河车、山萸肉；咽中有痰量多难排者加清半夏、桔梗。

②调脾养阴汤

调脾养阴汤（藿香、乌梅、陈皮、太子参、石斛、麦冬、胡黄连、佛手、桃仁、鸡内金、枳壳、炒麦芽、生山药、生白术、甘草）具有调脾养阴，益气生津之功。主治小儿气阴不足，尤其是脾阴不足之证。症见形体消瘦，面色不华，手足心热，眠少易醒，夜卧盗汗，舌质嫩红，舌苔花剥等。如：厌食、消化不良、反复呼吸道感染、热病伤阴、传染病恢复期等病症。

加减：兼有胃阴不足者加沙参；兼有肾阴不足者加山萸肉；唇舌淡白，乏力明显，脾气虚明显者易太子参为党参，再加炙黄芪；脾虚湿盛者加薏苡仁；倦怠乏力，气虚明显者加黄芪；口中异味者，加栀子、竹茹；干哕恶心，烦躁易惊者，易胡黄连为黄连；口舌生疮者可加生地黄、牡丹皮、山萸肉。

③调脾固肾汤

调脾固肾汤（黄芪、白术、党参、陈皮、升麻、柴胡、桑螵蛸、益智仁、郁金、石菖蒲、桃仁、枳壳、山萸肉、山药、鸡内金、乌梅、甘草）具有补脾益肾，醒脑开窍，固泉缩尿之功。主治小儿脾肾不足之遗尿症、脑瘫、五迟五软等。

加减：舌质偏红时加栀子、竹茹；肾虚明显者加五味子、金樱子、女贞子；脑瘫患儿兼见遗尿者，可将党参易为西洋参，酌加紫河车等味；阴虚明显者，加沙参、麦冬、石斛等养阴之品。腿软、立迟、行迟加怀牛膝、肉苁蓉、龟甲；语迟加远志。

④调脾和中汤

调脾和中汤（藿香、栀子、竹茹、苍术、茯苓、陈皮、苏子、枳壳、胡黄连、佛手、桃仁、鸡内金、炒麦芽、炒谷芽、焦槟榔、甘草）具有运脾和中，清疳消积之功。主治脾胃失调，虚中夹实证。症见纳呆消瘦，面色不华，气池色青，口中气热或有异味，舌质红，苔白厚或白腻，脉弱或滑。如厌食、反复呼吸道感染、遗尿、哮喘缓解期等儿科杂病。

加减：面色发黄发黑，气池色紫，加土鳖虫1~2g；舌苔厚腻加天竺黄、石菖蒲；便秘加大黄或者熟大黄；腹痛明显者，加木香2~3g；恶心，去胡黄连加川连3~6g；遗尿者，去郁金、石菖蒲、柴胡。

⑤调脾散结汤

调脾散结汤（藿香、栀子、竹茹、苍术、薏苡仁、茯苓、陈皮、苏子、枳壳，胡黄连、佛手、桃仁、鸡内金、炒麦芽、焦槟榔、天竺黄、石菖蒲、浙贝母、夏枯草、䗪虫、赤芍、木香、甘草）具有调脾和中，软坚散结之功。主治腹腔肠系膜淋巴结炎之腹痛，脐周为著，亦可用于颈部、颌下慢性淋巴肿大证属脾胃失和型等诸症。

加减：腹痛明显者加延胡索；有积液者加薏苡仁、滑石、白茅根；恶心者去胡黄连加黄连；淋巴结肿大明显者加猫爪草、穿山甲。

⑥香葛启钥饮

香葛启钥饮（藿香、葛根、苍术、茯苓、焦山楂、炒麦芽、白芍、木香、陈皮、黄连、甘草）具有运脾化湿，和中止泻之功。主治小儿脾虚湿盛之泄泻。

加减：不思饮食，大便酸馊或如败卵者，属食积明显者重用焦山楂、炒麦芽；伴鼻塞流清涕，大便清稀多泡沫兼外感风寒者加苏叶、防风；伴发热，泻下急迫，肛门潮红灼痛，属湿热盛者倍黄连，加黄芩、滑石；若食少神疲，乏力倦怠，食入即便，舌淡苔白，属脾虚甚者去黄连，加党参、炒山药；气虚甚伴有寒象者加干姜1g；久泻者加乌梅、芡实；兼腹胀呕恶明显者加砂仁。

⑦调脾泻心汤

调脾泻心汤（藿香、栀子、生石膏、黄连、牡丹皮、陈皮、白茅根、枳壳、焦山楂、竹叶、大黄、甘草）具有清心泻脾之功。主治小儿心脾积热所引起的多种口腔疾病。诸如口疮、燕口疮、鹅口疮，牙龈肿痛，软腭、上腭、口腔黏膜溃烂等疾病。

加减：湿热重，尿少苔腻者加滑石；舌红苔少血热者加生地黄；心烦者加灯心。

⑧调脾承气汤

调脾承气汤（藿香、栀子、生石膏、黄连、牡丹皮、陈皮、苏子、枳壳、焦山楂、焦槟榔、大黄、甘草）具清脾泻热之功。可用于治疗小儿呕吐、便秘、黄疸等与脾胃消化道密切相关的疾病；也常常用来治疗脾胃积热引起的上呼吸道感染，比如咽炎、扁桃体炎、扁桃体化脓、食积咳嗽等；此外，湿疹、紫癜、风湿热，包括一些眼科病变如霰粒肿、麦粒肿等此方均有用武之地。

加减，如扁桃体化脓，体温在39℃以上，加羚羊角，也可以加僵蚕、蝉蜕，即合升降散；咽痛明显者，加玄参；大便干，成球状，3~4日不便者，加玄明粉；如果脓苔比较厉害，方中可加桔梗、冬瓜仁；食积咳嗽者加杏仁、橘络、葶苈子、冬瓜仁、鱼腥草等药；紫癜加水牛角或羚羊角，再加紫草、茜草、生地黄；新生儿黄疸属病理性者，排除胆管畸形等严重病变，可加茵陈、通草、白茅根，也可以加柴胡；如果麦粒肿，加菊花、牡丹皮、羚羊角或玳瑁（先煎）；婴幼儿湿疹加薏苡仁、土茯苓、地肤子。

调脾八方是宋明锁在多年的临床实践过程中总结出来的，是用于治疗小儿脾胃失调的系列方。如能辨证准确，灵活运用，适当加减，的确可以解决绝大多数与脾胃本脏相关的儿科疾病。本脏病变如果不能及时治疗，就会由量变导致质变，引发其他脏腑的病变。调脾八方以构筑百病之基，所谓执简驭繁、明辨虚实，当以平为期。灵活掌握以上调脾八方，就可以实现小儿杂病从脾胃论治。如果辨证准确，选方合理，加减适度，绝大多数的非脾胃系统的儿科杂病也可以通过调脾八方的合理应用得到圆满的解决。

调脾八方已经为"从脾胃论治小儿杂病"搭建好了一个良好的应用平台，如果能够做到举一反三，融会贯通，一定能够在治疗小儿杂病方面如鱼得水，进退自如，而它的核心灵魂还是"识证用药"四字。

【医案传真】

1.小儿腺样体肥大案

卢某某，男，4岁，2019年11月21日就诊。

主诉： 反复上感后打鼾、张口呼吸2个月余，加重1周。病史简介：患儿近2个月来见反复感冒、扁桃体炎等上呼吸道症状，并逐渐出现打鼾、张口呼吸。近1周症状加重，鼾声重浊，仰卧位时有呼吸暂停，精神好，唇干红，喜饮冷，口干口臭，夜寐不安，易烦躁，大便干硬，1~2日1行，舌红苔白厚，脉滑。鼻咽部侧位片示：堵塞鼻咽腔气道90%。

西医诊断： 腺样体肥大。

中医诊断： 鼾证。

辨证： 肺脾郁热，热毒凝滞。

治法： 泻脾清肺，散结通窍。

处方： 调脾承气汤加减。

藿香3g、栀子8g、生石膏12g、黄连5g、牡丹皮8g、陈皮8g、苏子8g、枳壳6g、炒莱菔子8g、焦槟榔8g、大黄6g、甘草3g、玄参10g、赤芍8g、皂角刺6g。4剂，水煎服，每日1剂，早中晚分服。

二诊： 2019年11月25日。药后打鼾减轻，声音较前明显减低，张口呼吸。近2日未再出现呼吸暂停。咽后壁可见鼻涕倒流，晨起偶咳。夜寐转安，精神好，烦躁减，纳食佳，口中异味，未恶心，大便软，日1~3次，舌质红，苔白微厚，脉微濡滑。治以和中助运，化痰通窍。方用调脾和中汤去胡黄连、佛手、炒麦芽、炒谷芽，加熟大黄6g、天竺黄6g、石菖蒲6g、浙贝母8g、夏枯草8g、辛夷6g、僵蚕8g。6剂，水煎服，每日1剂，早晚分服。

三诊： 2019年12月1日。药后偶有鼾声，且体位改变随即消失，夜寐安，纳佳，口中和，精神好，大便软，日1~2次，舌质红，苔白。上方去熟大黄、夏枯草、辛夷、浙贝母，加赤芍8g。12剂，水煎服，每日1剂，早晚分服。随访得知患儿家长于2020年1月26日自行复查鼻咽侧位片，显示基本恢复正常。

按： 患儿因频繁上呼吸道感染，导致腺样体肿大，出现打鼾、张口呼吸等症状，首诊时症状较为明显，出现呼吸暂停，鼻咽侧位片示堵塞鼻咽腔气道90%。患儿同时伴有口臭、恶心、烦躁、便干等脾胃积热症状，故用调脾承气汤清泻脾胃之积热，加玄参、赤芍、皂角刺清热解毒，凉血消肿，散结通窍。4剂药后火退热清，症状缓解，细审患儿平素脾胃不和，多食甜腻厚味之品，易积易滞，故用调脾和中汤和中助运以治其本，又加天竺黄、石菖蒲、浙贝母、夏枯草、辛夷、僵蚕等化痰散结、消肿通窍以治其标。6剂后腺样体肥大症状明显缓解，故酌减化痰散结之品，继续用调脾和中汤加减调脾助运、和中化痰为治。

2.小儿反复呼吸道感染案

刘某某，女，2岁6个月，2012年5月19日就诊。

主诉： 反复呼吸道感染1年。病史简介：患儿从1岁半时即发现反复呼吸道感染现象，每隔15~20日就会出现一次感冒、咳嗽的症状，抵抗力差，面色不华，精神尚可，眠少纳差，大便干结，呈球状，日1行，舌质红，苔薄少。

西医诊断： 反复呼吸道感染。

中医诊断： 虚证。

辨证： 脾阴不足，卫外不固。

治法： 调脾养阴，益气生津。

处方： 调脾养阴汤加减。

藿香3g、乌梅6g、陈皮4g、太子参8g、石斛6g、麦冬6g、胡黄连1g、佛手4g、桃仁6g、鸡内金6g、枳壳3g、炒麦芽6g、生山药6g、生白术6g、沙参10g、山萸肉6g、甘草3g。6剂，水煎，少量多次服。

另予凝结芽孢杆菌活菌片，每日3次，每次2片，温开水化服。

二诊： 5月25日。服上方，食纳一般，精神好，寐安，大便仍干结，呈球状，舌质红，苔少。上方加瓜蒌10g、防风5g。12剂，水煎，少量多次服。

三诊： 12月7日。经过为期3周的调理后，患儿半年之内未再如期出现反复上呼吸道感染的症状。近日偶有涕中血丝，食纳良好，多食腹痛，精神好，寐安，小便通利，大便干涩难行，如羊屎状，2日1行。舌质淡红，苔白。调脾和中汤去胡黄连，易苍术为生白术12g，加天竺黄10g、石菖蒲6g、香橼6g、瓜蒌15g、熟大黄6g、玄明粉（冲）3g。6剂，水煎，少量多次服。

四诊： 12月24日。近2日咳嗽有痰，喷嚏流涕，清晨咳嗽明显，纳差，精神尚可，大便干，2日1行。咽微红，舌质红，苔白。清肺化痰汤加川贝6g、僵蚕10g、蝉蜕6g、防风8g。3剂，水煎，少量多次服。

五诊： 2013年2月1日。近来无明显不适，轻微流涕，夹血丝，纳可，精神好，大便偏干，日2~3次，舌质红，苔白。调脾和中汤易苍术为生白术10g，加天竺黄6g、石菖蒲4g、熟大黄6g、僵蚕8g、薄荷（后下）4g。7剂，水煎，少量多次服。以后又守调脾和中汤调理约2个月痊愈。

按： 小儿反复呼吸道感染是临床常见病、多发病，宋明锁治疗本病的非急性感染期（迁延期）病例以从脾论治为法。若脾阴不足则予调脾养阴汤加减、脾气不足予调脾益气汤加减、脾胃失调，虚实夹杂则予调脾和中汤加减。在调理过程中如果出现急性上呼吸道感染症状，如感冒、咳嗽、乳蛾等，则转而进行针对性治疗。一般来说，一个疗程是3个月。案中刘姓女童，依其病证特点，先后以调脾养阴汤、调脾和中汤加减治愈。诊疗过程中，也曾出现上呼吸道感染症状，比如咳嗽等主症则以清肺化痰汤治之。

3.甲状舌骨囊肿案

刘某，女，10岁，2021年4月17日就诊。

主诉：左侧颈部皮下肿物2周。病史简介：患儿平素抵抗力差，反复呼吸道感染，近来较长时间时鼻塞不畅，鼻中不清利，涕少，咽后壁可见鼻涕倒流，色黄黏稠，无打鼾，未见张口呼吸，纳可，精神佳，二便调。约2周前无意中发现颈部左侧似有一肿物，不疼痛。2021年4月17日山西省中医院彩超示：左侧颈部甲状舌骨偏左侧表面可见一无回声区，范围约1.0cm×0.6cm。提示：左侧颈部皮下无回声，考虑甲状舌骨囊肿。

西医诊断：反复呼吸道感染，甲状舌骨囊肿。

中医诊断：痰核。

辨证：脾胃不和，痰瘀凝滞。

治法：调脾和中，化痰散结。

处方：调脾和中汤加减。

藿香5g、栀子10g、竹茹12g、苍术10g、陈皮10g、苏子10g、枳壳8g、黄连3g、佛手6g、桃仁10g、鸡内金10g、炒麦芽10g、焦槟榔10g、茯苓10g、天竺黄10g、石菖蒲6g、浙贝母10g、薏苡仁20g、冬瓜子30g、僵蚕10g、蝉蜕6g、鱼腥草15g、辛夷6g、蒲公英15g、炮甲珠6g。6剂，水冲服，每日1剂，早晚分服。

二诊：5月1日。鼻通畅，涕黏稠，纳可，寐安，大便调，舌尖红苔黄厚。颈部肿物不明显。上方去鱼腥草，加薏苡仁10g。6剂，水冲服，每日1剂，早晚分服。

三诊：5月8日。鼻涕时多，质黏色黄，时有鼻塞，无发热，纳眠，二便调。颈部未触及明显肿物。2021年5月8日山西省中医院彩超示：双侧甲状腺未见明显异常。中药继续调脾祛湿，化痰开窍，治以调脾承气汤加天竺黄10g、石菖蒲6g、浙贝母10g、蒲公英15g、僵蚕10g、蝉蜕12g、玄参10g、赤芍10g。

按：甲状舌骨囊肿系儿科疑难病症，近年来发病率有所提高。对于有形质可见的疾病，传统中医学多归之入痰核、瘰疬范畴。从疾病的一般规律出发，选用化痰散结、活血化瘀之法似是正确无误；但是还要考虑到儿童脾常不足的因素，所以本案在调脾和中基础上加用炮甲珠、赤芍等药活血化瘀，消瘰散结；加用鱼腥草、冬瓜子、浙贝母、蒲公英化痰散结、清热解毒是王道正治之法。小儿脾常不足，罹患甲状舌骨囊肿多属脾胃失调，虚实夹杂之证，从脾论治是治本之法；而所谓薏苡仁、僵蚕、石菖蒲、蝉蜕等健脾通窍之品的使用，同时也是治标之药。所以全方是标本兼治，兼固体质之良方，故其方得效也是情理之中事。宋明锁开创了从脾论治甲状舌骨囊肿之法值得临床推广。

4. 肾结石

张某，女，7岁，2021年6月3日就诊。

主诉：肾结石、肾积水1年多。病史简介：患儿身高120cm，体重24kg，自幼体质较差，输尿管狭窄，2020年患肾结石和肾积水，2021年2月行输尿管畸形手术。5月拔出引流管。术后一直有结石，肾积水。现症时鼻塞，受凉后流涕、喷嚏明显，无发热，纳可，口中异味、时有口臭，入睡难，睡觉流涎，睡觉不踏实，易翻滚踢被。小便次数较多，颜色淡黄。大便不干，日2~3次。舌质红，苔白厚。2021年4月7日山西省儿童医院彩超可见：右肾大小8.9cm×3.1cm，形态正常，被膜平滑，实质回声均匀，皮髓分界清楚，集合系统内见2.0cm×0.9cm无回声区，肾盂前后径0.6cm，右输尿管未显示。左肾大小9.7cm×3.5cm，形态正常，被膜平滑，实质回声均匀，皮髓分界清楚，集合系统内见数个强回声，较大直径0.4cm，另可见4.3cm×1.1cm无回声区，内见引流管回声，肾盂前后径1.2cm，左输尿管未显示。膀胱充盈尚可，内见引流管回声。超声提示：左肾积水术后，左肾结石，右肾集合系统分离。既往病史：曾患肺炎，哮喘，支原体感染，过敏性鼻炎，去年患有牛皮癣。过敏史：花粉过敏。

西医诊断：肾结石。

中医诊断：石淋。

辨证：脾胃湿热，本虚标实。

治法：调脾和中，祛湿通淋。

处方：调脾和中汤去胡黄连加黄连3g、天竺黄10g、石菖蒲6g、海金砂15g、薏苡仁20g、滑石10g、白茅根15g。6剂，水冲服，每日1剂，早晚分服。

二诊：2021年6月12日。上方2剂后，即觉小便次数明显减少，继服4剂，家长反映患儿食欲增加，精神好转，舌质红，苔白微腻。前方去薏苡仁，加香橼6g、橘络6g、熟大黄6g、牡丹皮10g、金钱草10g。共7剂，每日1剂，每剂分2次服用。忌生冷，忌难消化食物，忌辛辣，忌甜食。服药时间饭前半小时。此后上方出入加减又坚持治疗约3周。

三诊：2021年7月7日。相关症状持续好转，食入即便，便不干，日3行，寐不安，时有张口呼吸，小便基本正常。舌质红，苔白厚腻。山西省儿童医院彩超复查所见：右肾大小8.8cm×3.1cm，形态正常，被膜平滑，实质回声均匀，皮髓分界清楚，集合系统显示集中，右输尿管未显示。左肾大小9.5cm×3.7cm，形态正常，被膜平滑，实质回声均匀，皮髓分界清楚，集合系统内见5.1cm×1.1cm无回声区，肾盂前后径1.7cm，输尿管未显示。膀胱充盈良好，内壁光滑，未见异常回声。

超声提示：左肾积水术后。上方去熟大黄、牡丹皮，加柴胡6g、薏苡仁30g。12剂，免煎，水冲服。

按：该张姓患儿肾结石、肾积水病史1年有余，经西药、手术治疗，基本状况尚稳定，但病本未除。中医从脾论治，治疗1个月左右。经彩超前后对比确认左肾结石、右肾集合系统分离完全消失，临床治愈。本病为肾脏疾病，通过从脾论治之法在1个月左右，即将持续1年有余的肾结石、肾积水完全治愈，不得不说从脾论治儿科杂症的确是王道之法。该种方法看似平淡无奇，却切中病机、贴合体质，在春风化雨般的潜移默化之间，将有形之结石，无形之不足，同时加以纠正。《黄帝内经·至真要大论》所言"谨察阴阳所在而调之，以平为期"此之谓也。宋明锁认为，脾胃五行属土，在五脏六腑中占有独特的地位。土为元气之母，内伤脾胃，百病由生。换言之，脾胃不和关乎全身。从脾论治小儿杂病，善为之者无往而不利。

（王小芸　赵怀舟　整理）

孙德仁

保健调理相融，手法轻快柔实，独创神阙静振法

【名医简介】

孙德仁（1956年~），男，汉族，山西万荣人。大学本科学历，教授，主任医师，山西省名中医，河东少儿推拿流派代表人。北京中医药大学中医临床特聘专家，山西省中西医结合医院名中医工作室师带徒指导老师，山西省河东中医少儿推拿学校校长。

现任中华中医药学会少儿推拿传承发展共同体主席，中国针灸学会小儿推拿专业委员会学术顾问，山西省中医药学会少儿推拿专业委员会主任委员，世界中医药学会联合会亚健康分会副会长，中国中医药研究促进会小儿推拿外治专业委员会副主任委员，中国中医药研究促进会综合儿科分会副会长，山西省针灸学会副会长。

从事少儿推拿的临床、教学、科研工作30多年。1983年毕业后在儿科目睹了打针、输液给孩子带来的苦痛，且常因患儿不能配合而影响疗效。应用少儿推拿调理不仅效果显著，少儿也乐于接受，使他做出人生抉择：以研究推广普及少儿推拿为使命。先拜河东少儿推拿名家杨钊为师，再拜海派儿科推拿大家金义成和中医儿科大家张奇文为师，在扁鹊推拿的基础上，挖掘整理河东推拿名家的手法技术与理论，博采众长，汇通创新。首创少儿亚健康推拿调理分支学科，完善了河东少儿推拿流派的理论和手法体系。独创"神阙静振法"和足部特效穴，手法上提出"轻快柔

实"。1992年创办山西省河东中医少儿推拿学校，培养了数以万计的少儿推拿专业人才，多次承担山西省卫生厅、运城市卫生局组织的少儿推拿培训工作。

主编由中国中医药出版社出版发行的《少儿推拿专业系列教材》13本。主编《亚健康专业系列教材》之《少儿亚健康推拿调理》《中医儿科学基础与亚健康》；承担2个国家级技术规范起草工作；主编少儿推拿科普书籍6部；主编少儿推拿专业培训教材4部；参与编写学术专著4部。获"山西省科技进步一等奖"。

【主要学术思想】

1.保健与调理相融

随着社会的进步，胎孕产育环境及儿童疾病谱都发生了极大的变化，人们对孩子养育方式和质量的渴求发生了质的飞跃。注重养生保健，追求健康聪慧，崇尚绿色疗法，养生保健当从孩子抓起，亚健康状态也不只是局限于成人。孙德仁首创少儿亚健康推拿调理分支学科，创新少儿亚健康理论并付诸于实践，将少儿推拿应用范围扩展到养生保健、调理亚健康状态、少儿心理行为异常、少儿五官功能异常、少儿筋骨异常等领域，融养生、保健、调理为一体。养生保健，促进少儿生长发育；无病早防，使少儿不生病、少生病；有病早治，减少疾病对少儿的伤害。少儿推拿"以人疗人""用生命影响生命"，是"绿色医疗"理念的具体实践。

2.先天后天统一观

先天与后天虽有区别，然其相互资助，相互促进，密不可分。少儿推拿理论认为，少儿先天与后天统一于神阙穴。神阙穴既是先天之本源、生命之通路，又是后天之根源，十二经脉之发源地，乃经络之总枢，经气之海，与人体五脏六腑、脑髓胞宫、五官九窍、四肢百骸、皮毛骨肉有着密切的生理、病理联系。现代解剖学证实，肚脐在胚胎发育时就已形成，其来源和解剖与原肠中的内胚层、脏中胚层的衍生物关系最密切：原肠中的内胚层衍生成了扁桃腺、甲状腺、甲状旁腺、胸腺、肝、胆、胰的实质，呼吸道、胃肠道、膀胱等的上皮；脏中胚层则衍生成这些结构的肌肉、血管、淋巴、网膜、系膜及其他组织。胚胎时同一来源的衍生物，在出生之后，他们之间仍保持着一种固有联系，并能传导刺激。脐内有丰富的血管及大量淋巴管和神经，敏感度较高，具有良好的感受和传导功能。对肚脐进行任何物理或化学刺激，必然会对体内脏器产生影响。神阙静振法作用于肚脐之上，可刺激局部的神经末梢使其进入活动状态，通过人体神经—体液的反射与传导，调节内脏及组织的生理活动和病理变化，从而改善各组织器官的功能活动，尤其是能加速血液循环，改善局部组织营养，纠正植物神经系统功能紊乱，调节机体免疫功能，激发抗病能力，达到促进少儿生长发育、调理亚健康状态与治疗疾病的目的。

少儿推拿独特的"神阙静振法"就作用于神阙穴，具有健脾补肾、和胃理肠、温经通络、散结通滞之功能，可驱外感诸邪、清内生诸积、调阴阳气血、理脏腑气机，对少儿常见之热、咳、吐、泻、惊等病症临床效果显著。

3.经络系脏腑，命根在足上

（1）经络系脏腑

经络系脏腑是指小儿推拿调理临床疑难杂症时，除常用穴位手法外，还注重循经推拿法。循经推拿法源自《黄帝内经》："经气内连脏腑，外络形身，主外内出入之枢也""五脏之道，皆出于经隧，以行血气""经隧有邪，则变生百病。知者守其经隧而调之，是谓调经""经脉内连脏腑，外络形身，善治者，知邪入于经，即从经而外解"。少儿推拿手法作用于体表局部，通过经络行气血、濡筋骨的作用影响内脏及其他部位，改善和调整脏腑功能，使脏腑阴阳得到平衡。这种调整脏腑、平衡阴阳的作用是通过经络而发挥的，故曰"经络系脏腑"。经络系脏腑理论的核心是"年少则求之于经"，亦是河东少儿推拿流派调理少儿亚健康与病症的求本之道。

"年少则求之于经"见于《素问·示从容论》："夫年长则求之于腑，年少则求之于经，年壮则求之于脏"。

① "经"及其与血气、脏腑的关系

经络是运行血气的通道。"谷入于胃，脉道以通，血气乃行"。可见，在《黄帝内经》时期就已经全面认识了人体经络系统的生理功能。

② "经"与少儿生理、病理的关系

清代医家吴瑭把少儿机体柔嫩、气血未充、脾胃薄弱、肾气未充、腠理疏松、神气怯弱、筋骨未坚等特点归纳为："稚阳未充，稚阴未长者也"，所谓"全而未壮"。这一生理特点决定了少儿体质嫩弱，御邪能力不强，很容易被外感、内伤诸种病因侵袭而致病。

"五脏之道，皆出于经隧，以行血气。血气不和，百病乃变化而生"，说明了经络是人体血气运行的通道，也是疾病发生和传变的途径。显而易见，少儿疾病的病因病机或"经脉虚空"或"脉道不通"，其对应的"经隧"一定有不同程度的堵塞。少儿推拿，就是利用推拿技术来疏通少儿被堵塞的经络而使疾病得以治愈。

③ "年少则求之于经"与少儿推拿

"经脉者，所以决死生，处百病，调虚实，不可不通"。

《黄帝内经》所言"调虚实"，就是调和"经络之气""经络之气"亦阴阳之气。经络之气的阴阳表现为：逆与从，清与浊，营与卫，上与下，左与右，前与后，动与静，表与里，热与寒，虚与实。少儿亚健康状态和疾病的产生，其实质就是"阴阳破散""血气不次""经脉虚空""脉道不通"。"调虚实",归根结底是疏通经络使其畅通与调和,就是调节经络的阴阳之气,使其升降有序,使分离之血气调和,使破散之阴阳平衡,则循环和谐,通顺畅达,气血充足,身体康健。

少儿皮肤及皮下组织,包括经络的灵敏性与成人大有区别。少儿皮肤薄、未角化、皮脂少,血管丰富,神经网络处于不断构建和发育中。少儿的生长发育过程本身就是适应环境,利用环境,壮大与发展自身个体的过程。外界的各种因素,从自然气候、环境到哺育者对少儿的情感、付出和态度,如抚摩、拥抱、亲吻、表情,甚至连所唱儿歌、所讲故事的内容与形式等无不深刻影响少儿身心。少儿推拿正是存在于少儿体外的环境因素,它作为既能调身又能调神的调理方法当然能影响少儿身心,所以轻轻地推、摩、运、揉等手法刺激即能促使其形变并被其感知和反应。推拿手法直接作用于少儿机体经络系统,尤其是肝经、心经、脾经、肺经和肾经,改变气血循行的内在环境,达到促进气血循行的目的。

明代医家吴崑说:"经隧有邪,则变生百病。知者守其经隧而调之,是谓调经。"这里所说的"调经",就是"求之于经"。

调经的方法很多。比如中药,清代名医石寿棠指出:"凡辛燥升散,温燥苦涩、消导,皆是耗伤阴液之药。往往阴液被伤,肝风内动,鼓痰上升,血不荣筋,筋急拘挛,致成痉瘛。稚阳未充,忌用苦寒,以苦寒善伐生生之气,且苦能化燥,化燥则又伤阴,不独伐生生之气已也。金石之品,善定神智,令人发呆,冰、麝香燥走窜,最耗心液。经曰:石药发癫,芳草发狂。不可不知。"可见,不论少儿亚健康状态还是疾病,内服中药并非首选。明代医家万全说:"其有疾也,而欲治之,则肠胃脆薄,不胜汤丸;荣卫微弱,难施针灸。"吃药,损伤肠胃;针刺,出血泻气。少儿推拿以指代针,用推即是用药,既无出血之虞,更无伤气之忧，其安全性无与伦比，使少儿在轻松愉快之中保持和恢复健康。

经络是"血气"的通道，一旦血气壅滞，难以布散畅行于全身，则脏腑经络、五官九窍可因血气宣通障碍而发病，此即张介宾所谓："凡诸病之作，皆由血气壅滞，不得宣通。"张仲景说："若人能养慎，不令邪风干忤经络。适中经络，未流传腑脏，即医治之；四肢才觉重滞，即导引、吐纳、针、灸、膏摩，勿令九窍闭塞。"隋代杨上善认为："导引按跷则寒热咸和，血气流通""万病皆可用之"；清代张志聪指出："气血之不能疏通者，宜按跷导引"；清代医家罗友隆更是言简意赅，直截了当："推，明通其血气。气滞血瘀，百病生焉，故推以通之。"先贤都证明了推拿的良好效果。推拿作为疏通经络之首选方法，促进或改善少儿机体血液循环，使其气血充盈而调畅，流通无阻，"此所谓决渎壅塞，经络大通，阴阳和得者也"。脏腑得血气之灌注，则肝气疏，脾运健，心守神，肺宣肃，肾藏精，卫固营荣，阴平阳秘，此即《黄帝内经》所谓"血脉和利，精神乃居"。

"脏气清灵，易趋康复"是少儿的病理特点，明代医家张介宾解释说："其脏气清灵，随拨随应，但能确得其本而撮取之，则一药可愈，非若男妇损伤，积痼痴顽者之比。"这里的"随拨"虽指内治中药，其实少儿推拿更是"随拨"的重要手段，它完全可以通过清灵的脏腑之气对推拿手法的感知与应答而起到与中药、针刺同样的调理作用："惟此推拿一着，取效于面部、掌股、皮骨之间，盖面部、掌股与脏腑相连""倘能察其病证，循其穴道，施以手法……未有不随试而随效者也"。

少儿百脉汇于两掌。两掌之上，有肝经、心经、脾经、肺经、肾经，亦有胃经、小肠经、大肠经，不以穴名而以"经"名，恰与《黄帝内经》之旨相合无疑，更是"求之于经"。

少儿推拿以穴通经，以经通络，加之少儿"脏气清灵，随拨随应"，生机蓬勃，易趋康复，本身具有较强的自我修复能力，故"其去轻病，如汤之泼雪，随手即消；去重病亦如笤之拂尘，渐次亦净。用药犹有差池，而推拿毫无差池"。所谓"外治之理，即内治之理"，"虽治在外，无殊治在内也"，还是"求之于经"。

（2）"命根在足上"少儿推拿依据

"病在上，取之下"理论和"上病治下，滋苗灌根，以脾肾为资生立命之本"学说，将全息反射疗法引入少儿推拿。足乃精气之根，人体的五脏六腑在足部都有相应的投影；十二正经中有六条与足部关系密切，足太阴脾经、足少阴肾经、足厥阴肝经均起源于足部。并且肾是人体阴阳之根，为先天之本；脾胃是气血生化之源，为后天之本；肝主条达，为全身气机之要。足三阳之终终于足，双足分布有60多个穴位与内外环境相通，其中一部分腧穴的主治功效与同一解剖位置的足部全息反射区非常相近。可见，足与人体的五脏六腑有着密切的联系。

河东少儿推拿流派以经络、腧穴、足部全息疗法理论为基础，通过临床实践和反复验证的足部特色穴有手足扁桃体穴、止泻穴、止咳穴、镇静穴、消食穴。采用轻快柔和的手法刺激少儿足部特色穴，通过经络传导、体液调节和神经反射，起到促进气血流畅、协调脏腑功能、调节阴阳平衡的作用，可改善相应组织器官的生理功能，增强少儿体质和抗病能力，从而达到调理少儿亚健康状态和少儿疾病的目的。对少儿扁桃体炎、腺样体肥大、咳嗽、慢性支气管炎、哮喘、厌食、腹泻、营养不良、疳证、夜啼、夜眠不安等多种病症具有良好的调理效果，丰富了河东少儿推拿流派的理论和操作，也是河东少儿推拿流派所独有的学术和技术特点。

4.注重脾胃

少儿推拿在理论上特别强调脾胃学说的重要性，认为脾胃功能的强弱直接影响少儿的生长发育和对疾病的抵抗能力。因此，调理脾胃功能是少儿推拿临床实践的理论基础。

少儿生长发育中出现的五迟、五软，少儿机体抵抗力下降而易感冒、食欲不振、腹胀、便溏、自汗、盗汗、脱肛、肥胖症倾向等亚健康状态，这些都和脾胃功能失调有关，有些可能伴随患儿终生，有些甚至引起相关的疾病。少儿推拿通过一系列特定的推拿手法作用于少儿相应的穴位或部位，通过经络和腧穴的作用来调理少儿脾胃功能，调节少儿的脏腑气血，增强少儿的抵御疾病能力，促进少儿健康生长发育，达到调理少儿亚健康状态和疾病的目的。

在河东流派注重调理脾胃的思想下，河东流派的特色治疗方法——神阙静振法应运而生。神阙静振法要求操作者手热心静，全神贯注，所谓"气行如泉，神静如岳"，是神阙静振法的操作要领。

神阙静振法技法独特，疗效显著，操作简单，安全舒适，无任何痛苦，更无副作用，所以不论是少儿的日常养生保健，抑或是少儿亚健康状态，尤其是脾系常见疾病，都可以运用神阙静振法进行调理、治疗。

（1）脾胃与少儿亚健康

少儿亚健康状态与中医"脾胃不和"有着密切的关系。兹以少儿亚健康之易感冒状态为例，简述脾胃与少儿亚健康之关系。

"谷入于胃，胃气上注于肺"。胃中元气盛，则能食而不伤。肺主气，脾益气，肺司呼吸，摄纳自然之清气；脾主运化，化水谷之精为谷气而上输于肺，清气与谷气汇于肺而成宗气。脾主运化，但脾所化生的水谷之气，必赖肺气的宣降才能敷布全身。肺在生理活动中所需要的津气，又要靠脾运化的水谷精微来充养，故脾能助肺益气。然少儿有"脾常不足"之特点，若加上先天禀赋不足或后天护理不当，以致脾胃虚弱，脾虚则不能化气以充肺，且少儿肺脏娇嫩，故极易导致肺受损而发病。

脾胃虚弱，运化不利，气血生化不足，则气血两虚，母病及子，肺失所养；肺气虚弱，不能宣发卫气于肌表，则卫外之气不足。加之少儿为稚阴稚阳之体，形气未充，脏腑娇嫩，而肺又为娇脏，开窍于鼻，其合皮毛，卫表不固，易受外邪侵入，稍有不慎，即可感冒。可见肺气的盛衰在很大程度上取决于脾气的强弱，故有"肺为主气之枢，脾为生气之源"之说。因此，少儿亚健康易感冒状态的调理原则为扶助正气、固表和卫；手法上常选用补脾经、揉板门、揉中脘、摩腹、神阙静振法、揉脾俞、按揉足三里等来健脾和胃，补益气血。补肺经、揉肺俞等来补肺益气，强卫固表。经临床验证，调理后的少儿身体体质逐渐强健，感冒的次数明显减少。

（2）脾胃与少儿疾病

明代医家万全说："故小儿之病，胃最多也。五脏以胃气为本，赖其滋养也。胃者，中和之气也，非若五性之偏也。如五脏有病或泻或补，慎勿犯其胃气"；"人以脾胃为本，所当调理。小儿脾常不足，尤不可不调理也"，五脏六腑皆禀气于胃；胃者，五脏之本也，脾土旺能生万物，衰生百病。诚如张仲景所说："四季脾旺不受邪"。脾胃之重要由此可见一斑。正如叶桂所云"脾宜升则健，胃宜降则和"。总之，脾胃健运，升则上输心肺，降则下归肝肾，才能维持"清阳出上窍，浊阴出下窍；清阳发腠理，浊阴走五脏；清阳实四肢，浊阴归六腑"的正常升降运动。少儿脾胃之体成而未全、脾胃之用全而未壮，脾胃内伤可使少儿体内升降浮沉的气化活动发生异常。李杲谓"或下泄而久不能升，是有秋冬而无春夏，乃生长之用陷于殒杀之气，而百病皆起或久升而不降亦病焉"。由于升降的失常，以致"清气不升，浊气不降，清浊相干，乱于胸中，使周身气血逆行而乱"，便会产生种种疾病。如：调理少儿之厌食时，运用手法技巧，解脾气之困，拨清灵脏气，恢复脾胃转运之机，使脾胃调和，脾运复健，胃纳自开，则厌食自愈。调理少儿之腹泻时，认为其病机为脾困湿盛，升降失司，清浊不分，合而下降，故以运脾化湿为基本法则。调理少儿肺经虚证之咳嗽、气短，除补肺经外，还根据"虚则补其母"的原则，运用补脾经的手法来补益肺气。故应用少儿推拿调理脾胃虚弱所产生的疾病时，多使用补脾经、揉板门、掐揉推四横纹、揉中脘、揉脐、摩腹、神阙静振法、揉脾俞、捏脊、按揉足三里、推揉消食穴等技法以提高脾胃功能，增强脾胃化生气血能力，从而达到调节脏腑功能、平衡脏腑阴阳的目的。

（3）脾胃与少儿生长发育

少儿生长发育的动力是元气。元气又称"原气""真气"，主要由先天之精化生而来，是人体生命活动的原动力。元气伴随着人之生命的始终，而很多疾病的发生和亚健康状态，都源于元气的衰弱。少儿只有元气充沛，才能发育良好，脏腑组织功能才能正常，身体才能健康少病，智力才能聪明慧达。然元气之充盛，更有赖于脾胃功能的正常，需要脾胃化生的水谷精微之气的不断滋养和补充。所以万全特别注重调理脾胃："调理之法，不专在医。唯调乳母、节饮食、慎医药，使脾胃无伤，则根本常固矣"。少儿生长发育所需的一切营养物质，均需脾胃化生，只有脾胃运化正常，元气才能得到不断的补充。另外，少儿生长发育迅速，所需营养物质较多，故其脾胃运化水谷，吸收精微物质的负荷相对较大，脾胃的正常运转是少儿健康成长的基本保证。若脾胃功能受损，运化失常，则元气衰惫，人体生命活动的原动力就不足，这样，必然影响少儿的生长发育。如喂养不当或饮食不知自节，被饮食所伤，极易产生脾胃病症。脾胃一伤，气血生化乏源，则易引起肺、肾、心、肝诸脏不足而百病皆生。"脾胃之气既伤，而元气亦不能充，而诸病之所由生也"，故养生保健和调理疾病以健脾和胃为大法。在少儿推拿调理时不论外感六淫或内伤饮食，无不以补脾经、助运化为要，注重健脾和胃以扶助正气，调和阴阳，促使机体气血流畅。

如调理少儿身材矮小、智力发育异常时，通过健脾益气，调整气血，养精补肾，强后天之本以壮先天之精，肾主骨生髓，肾精充足，则少儿生长发育自然正常，身健则智明矣。

少儿推拿多选用补脾经、揉板门、揉中脘、揉脾俞、按揉足三里等健脾益气，补益气血。揉丹田、捏脊、揉肾俞、补肾经、揉二马、神阙静振法等来培补先后天之本，扶助正气，从而达到促进少儿生长发育的目的。例如：针对小儿肌性斜颈河东少儿推拿流派的三步九法，在局部调理的基础上，强调整体调理。除了调理脏腑，更是应用了神阙静振法。

少儿推拿体系中的健脾胃增食欲推拿，健脾肚兜、健脾药浴、健脾足浴、健脾摩膏和神阙穴敷贴，都是以健脾胃、培元气、调脏腑、理气血、和阴阳为原则，来提高少儿身体素质，以增强少儿的抵御疾病能力，促进少儿健康生长发育。

5.从胆论治

"从胆论治"是从"凡十一脏取决于胆"引申而来，既阐述了胆在少儿生理病理上的实际意义，又与少儿推拿密切相关。胆具有防御和消除某些精神刺激（如大惊、卒恐等）影响的功能，以维持和控制气血的正常运行，对确保脏腑相互之间的协调关系有着重要作用。

（1）解读"凡十一脏取决于胆"

"凡十一脏取决于胆"语出《素问·六节藏象论》，经文对这句话亦有解读："夫肝者，中之将也，取决于胆""此人者数谋虑不决，故胆虚"。

①"胆气助正抗邪""惊气本以入心，而实通于肝胆。经曰：惊则心无所依，神无所归，虑无所定，故气乱矣。又曰：东方色青，入通于肝，其病发惊骇。此所以惊能动心，而尤能伤及肝胆。心为君主，固不可伤，而胆以中正之官，实少阳生气所居，

故十一脏阳刚之气皆取决于胆，若或损之，则诸脏生气，因皆消索致败，其危立见。尝见微惊致病者，惟养心安神，神复则病自却。若惊畏日积或一时大惊损胆或致胆汁泄而通身发黄，默默无言者，皆不可救"。"勇者气行则止，怯者著而为病，经言最宜旁通……气以胆壮，邪不可干。故曰十一脏皆取决於胆"。

②"胆主勇敢""胆者，澹也，中正之官，决断出焉。犹人之正直无私，有力量善担当者也""又胆者担也，有担量，方足以任天下之事，故经谓十一经皆取决于胆。又谓胆为中正之官，决断出焉。盖以人之勇怯、胆量、决断，皆生于气，肝胆属木，主仁而又主生气，仁之至者，义自尽也"。

（2）"凡十一脏取决于胆"与"少儿体禀少阳"

明代万全首先提出"少儿体禀少阳"之说，认为少阳是春天的一缕新绿，是一种刚性需求的释放："春乃少阳之气，万物之所资以发生者也。儿之初生曰芽儿者，谓如草木之芽，受气初生，其气方盛，亦少阳之气，方长而未已"。少儿各组织器官的生理活动和生长发育，依赖于气的运动，而肝胆的疏泄功能，对于气机的调畅起着重要的作用。血液的运行和津液代谢，均有赖于脏腑之气的推动作用，而脏腑之气的生理活动，又要依靠肝胆之气的疏通，方能畅达。

（3）从胆论治与少儿推拿。

胆具有防御和消除某些精神刺激（如大惊、卒恐等）影响的功能，以维持和控制气血的正常运行，对确保脏腑相互之间的协调关系有着重要作用，故少儿心理行为异常的疾病从胆论证亦能收获满意的疗效。少儿形气未充，"脏腑脆弱，易于惊恐"，"胆者，敢也。惊怕则胆伤矣"。胆气伤则波及五脏：波及于心，则神不守舍；波及于肝，则疏泄失职；波及于脾，则运化失司；波及于肺，则宣肃失常；波及于肾，则摄纳失权。特定的少儿推拿手法，通过循推胆经、清肝经、补肾经、揉小天心、搓摩两胁、擦腰骶部、摩顶、捏脊、点按阳陵泉、点按丘墟、点按肝俞、点按胆俞，能促进和加强肝胆之疏泄功能，壮胆益气。俟少阳胆之功能正常，气机调畅，内而脏腑，外而经络，升降出入有序，阴阳气血平衡，"气以胆壮，邪不能干"，诸脏皆安矣。

小儿"脏腑脆弱，易于惊恐"，胆气虚弱，则正气虚弱，内伤外感，极易伤少儿稚嫩之胆气，使其阴阳失调，气血紊乱，发生疾病。

胆气伤则波及五脏：波及于心，则神不守舍；波及于肝，则疏泄失职；波及于脾，则运化失司；波及于肺，则宣肃失常；波及于肾，则摄纳失权。

现代临床实践证明，胆气对气机及对人体精神意志和情态活动具有调节作用，而应用"十一脏取决于胆"理论，以治胆之法的温胆汤针对西医学的神经症等有关神经精神疾病，如心烦意乱、胸闷心悸、胆怯紧张、恐惧失眠、急躁易怒、焦虑不安等，均取得了满意的临床效果。婴幼儿虽无明显的精神障碍性疾病，但受到惊吓所产生的症状与上述的成人神经症有相似之处。温胆即是壮胆，胆气壮则神自安。用推即是用药，少儿推拿采用循推胆经、补肾经、掐揉五指节、按揉内关、掐精宁威灵、按揉镇静穴、揉膻中、点揉印堂、点揉志室、揉涌泉，均有温胆除烦、安神镇静功效。小儿推拿就是通过一定的手法作用于相应的部位及穴位，促进和加强肝胆之疏泄功能，壮胆益气。俟少阳胆之功能正常，气机调畅，升降出入有序，阴阳气血平衡，"气以胆壮，邪不能干"，诸脏皆安，则小儿身心康健，生长发育正常。因此，"从胆论治"对于指导小儿推拿临床实践具有重要意义。

【医案传真】

1.便秘

薛某，女，2018年6月出生，2019年11月26日初诊。

大便干燥粗硬，排出困难8个月余。患儿近8个月余来大便粗硬，干结难以排出。询问病史，其母诉2019年3月（9月龄）时患儿因感冒就诊于医院，愈后检查化验铁元素偏低，遂补充铁剂，之后出现大便不规律，由之前的每日1次逐渐发展为3~4日1次，大便逐渐干燥，时如羊屎状且渐粗硬，偶带鲜血丝，每用开塞露方能解出。便时哭闹努争，面赤汗出，甚则紧握双拳，全身颤栗，痛苦异常。于2019年6月（1岁）就诊于北京儿童医院，行下消化道造影：结肠迂曲冗长，造影剂排出功能差。下消化道动力检测报告：患儿肛门静息压力可，分布均匀；收缩压力可，分布均匀；模拟排便放松率低；直肠肛门抑制反射不存在，有巨结肠可能。考虑为"巨结肠"，建议手术。患儿家长欲保守治疗，曾多方服药治疗，效果欠佳，今特求推拿治疗。既往史：足月顺产，出生时体重4.35Kg，母乳喂养两个月后改为人工喂养。过敏史、家族遗传及传染病史无异常。查体：身长81cm，体重12kg，生长发育正常，精神可。心肺未见异常。腹部膨胀，触按无明显压痛。舌淡红，苔白厚，指纹紫滞。

西医诊断：慢性便秘；先天性巨结肠。

中医诊断：便秘。

辨证：脾运失健，肠燥津枯。

治法：健脾助运，润燥通腑。

处方：补脾经200次，揉板门2分钟，清大肠200次，运水入土100次，分腹阴阳81次，推下七节骨81次，揉龟尾2分钟，神阙静振法20分钟。

二诊：2019年11月27日下午，患儿昨天下午七点半排便，大便初头粗硬，条形便长7~8cm，后呈糊状便，便量较之前明显增多，昨夜睡眠安稳。患儿腹部膨胀望之明显减轻，触之腹软，家长甚喜。嘱其一定给患儿训练排便习惯、合理饮食、增加活动量，坚持推拿调理。

三诊： 2019年12月25日下午，大便2~3日一行，初头硬较前减轻，可以自行排便，偶用开塞露，饮食、睡眠、小便正常，舌淡红，苔薄白，效不更方。

随访： 2021年5月8日。一直坚持每周3~4次推拿调理，现生长发育正常，大便2~3日一次，仍稍粗硬，但排便顺利无痛苦，不需辅助，家长很满意。

按： 便秘为少儿脾系常见疾病，西医学将其分为器质性便秘和功能性便秘两种。临床上90%左右的少儿便秘属于功能性，少儿推拿多能取得满意疗效。对于器质性便秘，除胃肠道结构异常、肠道平滑肌疾病、代谢性疾病等所致之外，先天性巨结肠（HSCR）是常见病因，其常见症状为新生儿肠梗阻、顽固性便秘及反复发作的小肠结肠炎，一旦被确诊则需要行手术治疗。少数HSCR患儿出生后胎便排出正常，在婴幼儿期通过母乳喂养也可维持较好的排便，但在添加辅食后逐渐表现为顽固性便秘。本例选取补脾经、揉板门、清大肠、运水入土以健脾助运、清热润肠；分腹阴阳、揉龟尾、推下七节骨以通腑理气；神阙静振法以温脾补肾、和胃理肠、温经通络、散结通滞，全方共奏健脾助运、润肠通便之效，也充分体现了孙德仁教授治疗少儿便秘的指导思想：通腑手法要温和，调神善用神阙静振法。对于此类患儿用推拿调理值得进一步探索研究。

2. 小儿肌性斜颈案

患儿，男，6个月龄，2021年6月9日初诊。

头部偏向左侧6个月余。其母代述：患儿出生后12天家长发现患儿头歪向左侧，触摸到左侧颈部有一拇指大小包块，质地较硬。赴西安某医院超声检查显示"左侧胸锁乳突肌局部团块样增厚，考虑先天性肌性斜颈"并确诊，嘱家长回家自行按摩。家长每日至少2次按揉颈部包块处且用力较大，3个月后颈部包块明显变小，几乎触摸不到，但患儿头部依然歪向左侧。大便2日1次，不成型、色深绿。既往史：足月顺产，出生时体重3.3kg。过敏史、家族遗传及传染病史无异常。查体：身长69cm，体重7.5kg。头部偏向左侧，颈部触诊时左侧胸锁乳突肌下端稍硬，弹性差，右侧肌肉略紧张。

西医诊断：肌性斜颈。

中医诊断：斜颈。

辨证：气血亏虚证。

治法：益气补血，养筋正身。

处方：运用河东少儿推拿流派的三步九法进行调理，三步即第一步局部调理；第二步循筋调理；第三步整体调理。

（1）局部调理三法

①散结法

首先抹擦两侧胸锁乳突肌及颈肩部肌肉，用拇指、食指和中指按揉提拿、捻患侧胸锁乳突肌1~3分钟。

②正斜法

按肩扳头7~9次。

③增长法

被动拔伸双侧胸锁乳突肌7~9次。

（2）循筋调理三法

①用拇指或食、中、无名、小指指腹分别沿着足少阳胆经和足太阳膀胱经循行路线按揉1~3遍。

②拨筋法。

③理筋法。

（3）整体调理三法

①脏腑调理法

补脾经、揉板门、补肾经、按揉三阴交、按揉足三里各1分钟。

②特效穴调理法

拿揉列缺和阳陵泉各1分钟。

③特色穴调理法

神阙静振法5分钟。

1日2次，20天一个疗程，初定3个疗程。每个疗程结束后休息一周。

二诊：2021年6月29日。头颈歪斜较初诊时改善，活动自如，各方向活动不受限。

三诊：2021年7月26日。头颈部无歪斜且身高、体重均达该月龄标准范围。

按：小儿肌性斜颈的治疗不仅仅是包块消失，而是在治疗初期就应该考虑患儿的整体生长发育状况，除了关注身高、体重，运动发育更不容忽视。局部的形态结构是由全身功能状态所决定的，故该患儿的治疗方案以整体调理为主，局部调理为辅。即在改善颈项部气血供应的同时，重视整体的调理，尤其是肾和脾胃，以达到补益气血，健脾益气，改善全身气血的运行，从根本上解决问题。

3.发育迟缓

患儿，女，1岁，2019年7月4日初诊。

主诉：发育迟缓，不能坐爬3个月余。现病史：患儿9个月龄时，家长发现患儿不能独坐，不会爬。曾就诊于西安某院，检查中段尿甲基丙二酸29.86（0.20~5.34），考虑甲基丙二酸血症可能。耳声发射检查及听性脑干反应结果为：听力障碍。颅脑磁共振考虑外部性脑积水。住院10天疗效欠佳，故来寻求推拿治疗。现患儿能自主翻身但头控不稳，不能独坐，不会爬，无主动伸手抓物意识，追光追物反应慢，不循声，不认生人，唤名字无反应，不易逗笑，不会笑出声，易汗出，易惊，眠不安稳，纳呆，大便不成形。查体：神志清，精神尚可，四肢肌张力无明显异常，腱反射可引出，无异常外貌及体味。舌淡苔薄白。

西医诊断：1.精神运动发育落后；2.听力障碍。

中医诊断：五迟五软。

辨证：心脾两虚，髓海不充证。

治法：健脾宁心，益智充髓。

处方：补脾经300次，揉板门2分钟，补肾经300次，推三关300次，神阙静振法5分钟，捏脊21遍，按揉足三里1分钟，按揉百会和四神聪3分钟，旋推镇静穴1分钟。每日2次。

二诊：2019年7月12日。患儿开始慢慢扶坐3~5秒，原方加脾、肾经的循经调理各3遍。

三诊：2019年7月19日。大便渐成条状。继以上方加捣揉小天心1分钟、鸣天鼓7次调理。

四诊：2019年8月2日。睡眠改善，夜惊情况改善。继以原方调理。

五诊：2019年8月12日。基本可以独坐，可扶站3分钟左右。改为1日1次调理。

六诊：2019年9月25日。抬头稳。

七诊：2019年10月29日。可以独自走2~3步。

八诊：2020年6月2日。家长反馈患儿在18月龄时可以走稳。在当地妇幼医院进行尿液有机酸检测已恢复正常；听力仍未达到同龄幼儿水平。现只会说较少的单元音及人称叠词，继续来我院按语言发育迟缓推拿调理，嘱咐家长用和缓语气及较慢语速对孩子进行语言训练。

后续回访：家长反馈患儿听力及语言得到很大的改善，听力及语言已和同类幼儿的差距无几，但未进行专业测评。2021年初，孩子进入幼儿园，老师反映孩子在幼儿园适应力较强，可以完成老师的指令，与其他幼儿交流无障碍；可以独立吃饭、完成穿衣服、袜子、鞋等。

按：五迟五软均属于小儿生长发育障碍病证。西医学上的脑发育不全、智力低下、脑性瘫痪、佝偻病等，均可见到五迟、五软证候。五迟以发育迟缓为特征，五软以痿软无力为主症，常互为并见。本患儿不仅翻身、坐、独立行走较同月龄幼儿晚，语言及听力发育也较为迟缓。少儿推拿重视对患儿脾、肾的补益，肾主骨生髓，补益肾精可填精益髓，健脑增智，促进生长发育。脾主肌肉四肢，脾的功能强健，四肢肌肉可以得到足够的营养。后期发现患儿的听力及语言的障碍，在调理中加入养心开窍手法，改善听力，加强语言训练，家长密切配合。三管齐下，患儿已经可以正常融入集体生活。

4.抽动障碍医案

任某，男，7岁，2017年12月27日初诊。

主诉： 反复眨眼1个月有余，近半月出现肢体活动异常。现病史：患儿1个月前眨眼频繁，在当地眼科医院诊断为干眼症，用滴眼液（药品不详）后一星期症状消失。近半个月左右患儿出现行为异常：右脚在走路时，时不时停下来原地转圈、眨眼睛、抿嘴、颈部抽动伴随肩部动作、胳膊转圈。1星期前患儿频繁眨眼挤眼症状加剧，时不时清嗓。患儿形体消瘦，面色㿠白，挑食，喜食肥甘厚腻之品。大便干燥，2~3日一行，脾气暴躁、易怒。平日里胆小，经常夜里喊"怕"。

既往史： 足月顺产，出生时体重3.7kg。过敏史、家族遗传及传染病史无异常。查体：身高124cm，体重21.5kg。舌淡尖红，苔白腻。

西医诊断： 抽动障碍。

中医诊断： 小儿抽动症。

辨证： 脾虚肝旺，肝风内动证。

治法： 补脾平肝，息风止痉。

处方： 河东少儿推拿流派"五部推拿法"。

第一部： 头部推拿主要调理头部的五经（督脉、膀胱经和胆经），分别采用拿法、按、揉法等刺激头部五经，按揉百会及四神聪、鸣天鼓以镇静安神、益智醒脑。

第二部：神阙静振法改善脾胃功能，促进气血化生。

第三部：旋推镇静穴。

第四部：对督脉及两侧的膀胱经施以揉、推、捏、擦等手法，调理五脏六腑的功能，扶助祛邪，平衡阴阳，息风止痉。

第五部：加强下肢经络的调理以舒经活络。

二诊：2018年1月13日。眨眼挤眼症状明显好转，肩膀及胳膊幅度频率明显减少。效不更方。

三诊：2018年1月20日。家长反馈上次调理完后孩子在路上两个脚腕交替抽动转圈，无法走路。伴有腰部扭动，并自诉腰部不适。手法增加下肢部手法推揉及拨筋拉伸2次后，症状明显好转。

四诊：2018年2月13日。眼部及肢体症状时有反复，次数及频率减少。效不更方。

五诊：2018年2月25日。眼部症状基本消失，偶有下肢动作异常。效不更方。

六诊：2018年3月7日。眼部症状完全消失，肢体异常情况未再出现。

随访：每周固定调理3~4次，偶尔出现眼睛及下肢动作异常，询问家长后皆与受惊吓或精神压力大有关。嘱家长保持轻松愉快的家庭氛围，尽量不要给孩子施加精神压力。

按：小儿肝常有余，神气怯弱，过度责骂、精神刺激等均可导致情志抑郁而肝失疏泄，气机不畅，肝气郁而化火引动肝风而致抽动。该患儿不仅有头面部的异常（眨眼频繁、抿嘴）且伴有全身运动的异常，属"脾虚肝旺、肝风内动"证型，故治以补脾平肝，息风止痉。在推拿基础上给孩子一个轻松的家庭氛围，保持愉快的心情，可防止病情反复。

（王建红　夏慧萍　梁晓阳　整理）

董晓丽

宗钱乙之旨业医，守中和之道立法

【名医简介】

董晓丽（1957年~），女，大学本科，太原市中医医院主任中医师，山西中医药大学硕士研究生师承导师，山西省名中医，山西省首批老中医药专家经验继承指导老师，山西省中医学会儿科分会常务委员，太原市中医学会儿科专业委员会。副主任委员，山西省著名儿科专家张刚先生嫡传弟子，"张刚儿科学术流派传承工作室"负责人。

董晓丽1981年10月毕业于山西省省办中医学徒班，同年分配到太原市中医研究所儿科工作，并被选为山西省著名儿科专家、名老中医张刚老师（1907~1988）的学术继承人。1993年9月至1994年9月在北京中医药大学东直门医院儿科进修学习，1998年10月至2001年10月参加山西中医学院中医本科自考学习，2015年建立"张刚儿科学术流派传承工作室"，为工作室负责人。

在多年师从张刚老师学习中，董晓丽在学术思想、医技医术特别是医品医德上，得到了张刚老先生的真传，为以后的临床发展和医术提高，奠定了坚实基础。从事中医儿科临床教学、科研工作40余年，积累了丰富的临床经验。她在实践中，注重中医理论和现代医疗技术学习，注重中医辨证与西医辨病相结合，立足于中医理论，发挥中医整体观和辨证论治的优点，吸收西医对病因病理的认识和科学的检查方式，明确其病，分析其证，病症相结合，在中医儿科临床诊断和治疗方面逐步形成了具有自身特点的诊疗方法。

【主要学术思想】

创新是中医这门古老科学得以继承和发展的关键。多年来，董晓丽将张刚老先生"小儿杂病尤重调脾，养阴重在调养脾阴，消食导滞，善用槟黄，以望诊为主，尤重舌苔"的学术思想，与临床紧密结合，细心揣摩，不断积累，逐步形成自己的学术理念。她认为"儿科应特别注重小儿生理病理特点，在注重望诊、望舌重要性的同时，强调肝脾的重要性，在用药方面则提倡中和为要"。这种思路在治疗儿科常见病、多发病，如发热、咳嗽、肺炎、哮喘、鼻炎、扁桃体炎、反复呼吸道感染、厌食、腹泻、消化不良等呼吸道和消化道疾病方面疗效显著。比如，对小儿咳嗽的治疗，提出以"调呼吸枢机，复气机升降，给邪以出路，守中和之性"为原则，以"五证七方"的用药特点为主体，系统治疗小儿咳嗽。对小儿厌食的治疗，在继承张刚老先生"藿香乌梅汤""调脾清热汤"，两个经典方剂基础上，加减运用，治疗小儿厌食、呕吐、腹痛等由于脾胃功能失调引起的消化系统以及其他脏腑病变，取得很好疗效。结合小儿"脾常不足、肝常有余、心常有余"的生理特点，制定"陈夏香芍汤"，着重于调和肝脾，为治疗小儿脾胃病多了一个用药组方的思路。对过敏性紫癜的治疗，以"疏风散邪、清热解毒、运脾化湿、凉血止血、平补气阴、收敛止血"为基本法则，应用组药，喜用炭药，配伍灵活，用药平和，深得气血生化之理。

1. 小儿咳嗽证治

（1）咳嗽是小儿时期最常见呼吸道疾病，多继发于感冒之后，一年四季均可发病，尤其是冬春季节更为多见，年龄越小，发病率越高，而且病情越重。咳嗽既是一个单纯的疾病，也可以是很多疾病中的一个症状。临证中需了解小儿生理病理特点，调其气机，适其寒温，理其虚实。小儿肺脏娇嫩，肺气不足，寒热虚实易于转化，所以遣方用药必须灵活应变，防患于未然，做到心中有数。

①协调呼出吸入之机，温清通降遣药有度

小儿肺系的功能在于肺气，肺气靠呼吸之气与脾胃所生中气共同生成，肺气一主宣发，一主肃降。肺喜疏宣，而恶郁闭，二者功能并行不违，共为肺气之机。肺气宣发肃降功能失常，就会出现腠理闭塞，发热无汗，鼻塞流涕，咳逆上气等症状，从多年的临床实践中，肺气宣发肃降功能失常，虽同病相连，但不可等量其观。如病机表现为肺气失宣为主，治当宣肺透邪；若病机表现为肺气失降为主，治当肃肺泄热。临床应用宣通二法时，用药需时刻注意"宣肺应温清有度，肃肺勿通降太过"的配伍原则。

②给来犯之邪以出路，疏表通腑兼和中焦

肺主气，属卫，司呼吸，外合皮毛，具有宣发之性，小儿肺脏娇嫩，肺气不足，寒热邪气易于犯之，若感寒热之邪，其气郁闭不得宣发，则可出现发热畏寒、汗闭肤干、咳逆上气等症状。临床遇到咳嗽因外感而发者，其病在表，不必止咳，只需发散，发散则表邪尽去，咳嗽自止。治法以宣肺解表为主，温宣法适用外感风寒之咳嗽，清宣法适用于外感风热之咳嗽。无论外感风寒、外感风热均自卫气失司，邪犯皮毛，邪之来路，即邪之去路，导邪外出，实为上策。

肺主肃降，通调水道，与大肠相表里。肺气之肃降，功能在于贯通六腑，六腑赖肺气以降之，肺气降则六腑之气皆通；肺气亦赖六腑以通之，六腑通则肺气亦降，是以六腑以通为用，肺气亦以降为和也。故对小儿咳嗽由于肺失肃降，腑气不通，其气上壅而致者，多应用通腑法以降肺气、清肺热、化顽痰，但用药需缓而不峻，中病即止。小儿脏腑娇嫩，纵是实证，亦非大实，且病理变化易虚易实，尤须注意通腑勿伤其元气，否则邪去正亦伤，延长病程。

脾胃是全身气机升降的枢纽，脾气主升，胃气主降，相反而相成。脾升胃降，气机调畅，才能维持消化功能的正常运行，如脾胃的升降功能失常，就会出现各种病态。从肺脾两脏而言，肺气宣降以行水，使水液正常生成与排泄，脾气运化，散精于肺，使水液正常生成与输布，脾肺两脏协调配合，相互为用，是保证津液正常输布与排泄的重要环节。从肺胃两脏而言，肺以宣降为用，胃以通降为用，肺气之"肃降"运动与胃气之"通降"紧密相连，肺气肃降有利于胃气通降以助消化，胃气和顺通降同样有助于肺气的下行。脾胃为后天气血生化之源，同样也是气机调和、水液代谢的重要环节，脾胃和，可以保证肺脏正常的生理功能。

③慎寒温适恶寒畏火，妥补泻知易虚易实

肺有恶寒喜温但又有畏火喜清之性。《黄帝内经》云"形寒饮冷则伤肺"之说。《理虚元鉴》指出："金畏火克，火喜烁金，故清肃之脏最畏火"。因此治疗肺系疾病时，需知其既恶寒有畏火之性，治其寒证当以热药，但不宜大热，以免热灼肺阴；治其热证当以寒药，但不可过寒，以免寒伤肺气。小儿病理变化"易虚易实"，传变迅速，虚证不宜峻补，峻则壅滞满中；实证不宜猛泻，猛则克削伤正。治实慎防转虚，治虚谨虑成实，疗儿科之疾，妥施补泻，谨防传变。

（2）五证七方的用药方证

根据多年经验，认为在辨识证候的同时要辨识疾病，将中医的辨证与西医的辨病相结合，明确其病，分析其证，病症相结合，明确其咳嗽的具体部位。这样才能更好地，更准确地处方用药，做到心中有数。要知道哪些病可治，哪些病不可治，治哪些病是我们中医的优势，这样可以减少误诊漏诊。下面介绍几个临床治疗小儿咳嗽常用的方剂。

①内热外感

主症：咳嗽频发，伴发热或高热，呼吸气粗，喉中痰鸣，有汗或无汗，食滞纳呆，大便干结，小便短黄，舌红苔白或薄黄，脉浮数，指纹紫浮。

辨证：内有郁热，复感风邪。

治疗：清热宣肺，止咳平喘。

处方：止咳1号方（经验方）。

蜜麻黄、生石膏、杏仁、桑白皮、前胡、黄芩、连翘、芦根、陈皮、枳壳、槟榔、玄参、甘草、浙贝母、炙百部、地骨皮。

这个方子临床常用于肺有郁热，复感风邪。由于肺气郁闭不宣引起的肺炎，气管炎等咳喘证，是一个表里双解的方剂，意在清热宣肺。其中麻黄既可宣肺止咳平喘，又可解表，可宣肺而泻邪热，是"火郁发之"之义，麻黄有较好的辛散作用，是止咳平喘的良药，但性温，配大寒的石膏，可清泻肺经实热，清肺热而平喘，使宣肺而不助热，清肺而不留邪，肺气清肃有权，喘急可平，是相制为用。桑白皮、杏仁、前胡清肺化痰，止咳平喘；黄芩、连翘、芦根清热解毒以泄肺，黄芩主入肺经，尤长于清中上二焦湿热，清泻肺火，用治肺热壅遏所致咳嗽痰稠，是临床治疗咳嗽的常用药，连翘味苦性微寒，轻清上浮，善清心火而散上焦之热，用于外感风热及温邪发热，又能消散血气结聚，而泻火解毒，消肿散结，芦根入肺经，清热泻火，生津止渴，善清透肺热，为肺热咳嗽的常用药；陈皮、枳壳理气健脾化痰，贝母清热化痰，地骨皮、玄参甘寒清泄肺热，除肺中的伏火，百部润肺止咳，槟榔泻下通便，清除胃肠积滞，以达到泻肺的目的。全方清热宣肺，止咳平喘，表里双解。

②肺胃郁热

主症：咳嗽，朝轻暮重，痰鸣较重，低热或不发热，不思饮食，大便干或正常，小便短黄，舌红苔白，脉滑数，指纹紫滞。

辨证： 肺胃郁热证。

治疗： 清泻肺胃，止咳化痰。

处方： 止咳2号方（经验方）。

桑白皮、杏仁、前胡、黄芩、连翘、芦根、陈皮、枳壳、槟榔、大黄、玄参、地骨皮、浙贝母、蝉蜕、天竺黄、炙百部。

这个方子着重于清肺化痰，通利大便，疏通肺之壅实。上病下取，"泻肺热必通大肠。"对于表证轻，里证重，胃肠积滞，肺胃郁热引起肺失宣降而咳嗽痰多的肺炎、气管炎等，是临床上加减运用最多的方剂。

临床上喜用组药，这样可以使药物之间相互协同，提高疗效，也便于记忆。如桑白皮、杏仁、前胡都入肺经，宣肺止咳，感冒咳嗽，肺气不宣；黄芩、连翘、芦根均入肺经，清肺热泻肺火；陈皮、枳壳、苏子理气健脾祛痰，调畅中焦使之升降有序；槟榔、大黄涤腑通便等等。

③肺热肺燥

主症： 咳嗽日久，干咳无痰或少痰，咽干音哑，口渴喜饮，鼻干燥，唇干红，手足心热，盗汗，大便干，小便短赤，舌红苔少或剥脱苔，指纹淡紫，脉细数。

辨证： 阴虚肺燥。

治疗： 养阴润燥，清肺止咳。

处方： 清肺润燥方。（经验方）

桑白皮、地骨皮、黄芩、连翘、芦根、玄参、麦冬、川贝母、橘络、天竺黄、藏青果、甘草。

清燥润肺汤在临床运用也很多，辨证要点：干咳无痰或少痰，舌红无苔或少苔或剥脱苔。由于温热久留，津液被灼，肺阴不足，失于濡润，肺失清肃故干咳少痰。方用桑白皮甘寒微苦，专入肺经，清肺热，泻肺气而平喘咳，地骨皮甘淡而寒，归肺肾经，清降肺中伏火兼退虚热，对于阴虚有热者尤宜，两药相合，清泻肺热，使金清气肃，有泻白散之意，泻肺伏火郁热之证。玄参清热毒、利咽喉、散痈结。麦冬养阴润肺，益胃生津，清心除烦，具有清肺凉胃，养阴生津的良好效用，常用于肺热咳嗽后期或燥伤肺胃，阴分受损之证。川贝母、橘络、天竺黄润肺止咳化痰，这里用川贝母，主要取其润肺止咳，配麦冬、玄参养阴润肺化痰止咳，橘络行气通络，化痰止咳，用于痰滞经络之胸痛、咳嗽、痰多。天竺黄是儿科常用药，除清热化痰，还可以清心定惊，是痰热惊风及热病神昏的要药。藏青果性微寒味苦，有清热生津，利咽解毒的作用，能较好地滋润咽喉，减少痰液滋生和促进炎症消退，减轻疼痛，改善声音嘶哑。全方养阴润燥，清肺止咳。

④痰湿阻肺

主症：咳嗽，痰多，甚至痰鸣漉漉，胸脘满闷，食欲不振，面色萎黄，精神倦怠，大便不干，舌淡苔白厚而腻，脉缓。

辨证：痰湿阻肺。

治疗：健脾燥湿，祛痰平喘。

处方：加减平陈汤。（经验方）

陈皮、半夏、茯苓、苍术、炒槟榔、枳壳、厚朴、莱菔子、焦山楂、生姜。

这个方子是由"二陈汤"合"平胃散"加减而成，名为"加减平陈汤"。辨证的关键是痰和舌苔。"二陈汤"为治湿痰的主方。"脾为生痰之源，肺为贮痰之器"，小儿时期脾胃薄弱，易为乳食生冷积热所伤，导致脾失健运，湿邪凝聚，气机阻滞，郁积而成痰，痰湿阻滞肺络，使肺络失宣而咳嗽，脾为湿困，运化失司，故肢体困倦，不欲饮食，痰阻气机，胃失和降，则胸脘满闷。通过燥湿化痰，理气和中，使肺气得宣，咳嗽自愈。半夏辛温性燥，能燥湿化痰，降逆和胃而止呕，善于治疗脏腑湿痰，痰湿壅滞之咳喘声重，痰白质稀，陈皮理气健脾，燥湿化痰，可温化寒痰，且辛行苦泄而宣肺止咳，是治痰的要药。"平胃散"是治疗湿滞脾胃的主方，苍术苦温性燥，最善除湿运脾，临证时常配合厚朴、陈皮等行气、健脾燥湿的药物，治疗湿阻中焦，脘腹胀满，食欲不振，倦怠乏力，苔浊腻之证。再加槟榔、莱菔子、焦山楂消积除胀，降气化痰。诸药合用，痰湿除，咳嗽止。

⑤脾虚肺热咳嗽

主症：咳嗽，喉中痰鸣，面色不华，体虚多汗，纳呆食少，脘腹胀满，大便稀，次数多，舌淡红，苔白，脉细无力，指纹淡紫。

辨证：脾虚肺热。

治疗：培土生金，健脾清肺。

处方：桑白皮、杏仁、前胡、黄芩、陈皮、茯苓、生薏苡仁、山药、焦山楂、甘草、川贝母、橘络、生姜。

这个方子适用脾虚肺热引起的咳嗽反复不愈或肺炎、支气管炎恢复期，体温不高，喉中痰鸣，大便稀且次数增多等。有些小儿患肺炎，支气管炎，经过输液等治疗后出现咳嗽伴有泄泻，这种情况小儿很多见，家长也很头疼。小儿脏腑娇嫩，由于脾胃素虚，经过大量输液，液体偏凉，使脾胃湿寒而出现大便稀，痰液不易吸收。在清肺止咳药中加入茯苓、山药、薏苡仁，通过健脾渗湿，使湿无所聚，痰无由生，达到痰消泻止的目的，是培土生金法的应用。

引起小儿咳嗽的原因很多，除上述证型外，临床还常见鼻炎、咽炎、喉炎等等都可以引起咳嗽。如鼻炎引起鼻源性咳嗽，症见：咳嗽有痰，清晨或夜间咳重，伴鼻塞、浊涕，咽部有异物感，清嗓子，常有吞咽的动作，查看咽部有涕倒流。这样的病人多数有鼻炎病史，常用方剂"辛夷清肺汤"：辛夷、苍耳子、白芷、薄荷、杏仁、前胡、桔梗、黄芩、连翘、金银花、陈皮、枳

壳、槟榔、蒲公英、浙贝母、玄参，具有清热止咳、宣通鼻窍的
作用。如咽炎引起咳嗽，常见间断性咳嗽，久治不愈，有痰不易
咳出或呔呔作声，有咽不适感，清嗓子或声音沙哑，咽充血，咽
后壁有滤泡等，无明显季节性。用"利咽解毒汤"：桔梗、甘草、
生山楂、杏仁、前胡、连翘、芦根、麦冬、浙贝母、玄参、菊
花、蝉蜕、僵蚕。清热利咽，化痰散结。

2.小儿厌食证治

厌食指小儿较长时期不思进食、厌恶摄食的一种病证，若是
其他外感、内伤疾病中出现厌食症状，则不属于本病。目前，本
病在儿科临床上发病率较高。形成本病的病因较多，小儿时期脾
常不足，加之饮食不知自调，挑食、偏食、好吃零食，食不按
时，饥饱不一；或家长缺少正确的喂养知识，婴儿期喂养不当，
乳食品种调配、变更失宜；或纵儿所好，杂食乱投，甚至滥进补
品，均易损伤脾胃。也有原本患其他疾病脾胃受损或先天禀赋脾
胃薄弱，加之饮食调养护理不当而成病。

"藿香乌梅汤"是一首治疗小儿脾胃失调、虚实夹杂证的方
剂，董晓丽在应用"藿香乌梅汤"时，根据患者不同情况随症加
减，治疗小儿多系统疾病，如消化不良、厌食、呕吐、腹泻、腹
痛、夜啼、汗证、贫血、抽动症、反复呼吸道感染以及发育迟
缓、遗尿等病症，均有良好疗效。

方剂组成：藿香、乌梅、苍术、黄连、川椒、陈皮、枳壳、
苏子、槟榔、焦山楂、竹叶。

适应证：由于脾胃失调引起的消化不良，疳证，食欲不振，
恶心呕吐，脘腹胀满，面黄不华，身体消瘦，腹痛及各种虫证等。

本方根据小儿脏腑娇嫩、形气未充的生理特点和发病原因、
多发病证、传变规律等方面，集醒脾和胃、行气导滞、寒热同
调、清热利湿诸法为一体，其中藿香醒脾气、行胃气，可发散解
表，又能发散脾胃伏火；乌梅在此方用之甚有深意，乌梅可补肝

胆、入肺脾血分，有定久嗽、止消渴、止血痢、涩肠安蛔之效，清代名医刘鸿恩指出"敛肝之功，擅之乌梅"，乌梅性温味酸，温能通行，酸可收敛，酸能入肝而敛虚热，气温补肝可助肝之疏泄，达到疏肝理气、滋阴养血、补虚去实的诸多功效。黄连、川椒一寒一热、寒热同调，黄连少用有取其清中焦之火兼有健胃之功，川椒温中行气、安蛔止痛兼有温通强筋之效；苍术、陈皮运脾化湿，合"小儿脾贵在运不在健"的特点，槟榔、苏子降气导滞通大便，香橼疏肝行气，淡竹叶清热利湿，使湿热从小便而解。全方以寒热并用、辛开苦降、酸收温通、宣上畅下为用药法则。

（2）"调脾清热汤"是临床加减应用较多的方剂，凡是阴液不足引起的消化道、呼吸道以及小儿杂病，如厌食、呕吐、疳症、低热不退、久咳不愈、反复呼吸道感染以及夜啼、小儿抽动症、遗尿、发育迟缓等由于脾胃阴虚引起的心肝肺肾诸证，均可使用此方。辨证要点：舌红少苔或无苔，剥脱苔，脉细数，气阴两虚证。"调脾清热汤"充分体现了张老养阴重在调养脾阴的学术思想。

方剂组成：沙参、乌梅、山药、胡黄连、山萸肉、黄芪、地骨皮、白茅根、石斛、焦山楂、甘草、竹叶、灯心草。

适应证：形体消瘦，面色不华，自汗盗汗，夜卧不安，虚热不退，不思饮食，精神倦怠，手足心热，消化不良，毛发稀疏，发育迟缓，舌红无苔少苔或剥脱苔等。

临床上运用此方加减治疗小儿多种疾病，疗效良好。其中乌梅、山药、沙参均为补养脾阴之品，山药味甘性平无毒，入肺脾肾经，益气养阴，补脾肺肾，气阴双补，一切虚弱不足之证均可应用，适应于脾胃虚弱，虚羸体倦，纳呆泄泻，肺虚久咳，能益气力，长肌肉，其滋补脾阴尤著；小儿脾气薄弱，阳常有余，阴常不足，乌梅调肝理脾，涩肠止泻，生津止渴，滋阴退热，敛肺止咳，杀虫止痛；北沙参味微苦性微寒，归肺胃经，养阴清热，益胃生津，三药合用，深得五脏相生之理；胡黄连、地骨皮、白茅根清脾胃伏热，退热除蒸，有敛五脏虚热之效；石斛、甘草、竹叶养胃阴兼清心火，使热从小便而解，山萸肉酸涩性温而不燥，补而不峻，补益肝肾，既能益精，又可助阳，为平补阴阳之要药。黄芪补气生津，在大队养阴药中加一味补气之品，可以协调气津生化之机，达到气阴双补之效。全方用药遵小儿生理病理特点，用药平和，是儿科益脾气、养脾阴的良方。

（3）"陈夏香芍汤"是根据现时儿童生理病理特点、饮食结构、家庭护理以及小儿情志等因素，结合"调肝理脾"学术思想而制定的一首方剂，通过协调使局部与整体达到有机统一，维持机体动态平衡。

方剂组成：陈皮、姜半夏、香附、白芍、枳壳、乌梅、麦冬、甘草、佛手、茯神、山萸肉、益智仁、焦山楂、苏子。

适应证：形瘦色苍，不思饮食，任性躁动，自汗盗汗，睡眠不安，眼袋发暗，大便干燥，舌尖边红苔薄白，指纹紫滞等。

中医认为，脾胃失调后影响的不仅仅是消化系统，还会波及肺心肝肾等各脏，这一点在儿科尤为突出。本方正是基于小儿"心肝有余、肺脾肾不足"的生理特点，结合现代饮食结构变化、生活环境及家庭环境影响、小儿情志特别是怒、惊、恐等敏感方面而立论。

本方从"调理肝脾"入手，以协调法为基本思路，参考仲景"四逆散"、局方"二陈汤"之意，制定出的五脏同调的一首方剂。其中"四逆散"可疏升肝木、理通脾滞、和解枢机，用香附代替柴胡，既可以疏散郁结，也可与茯神配伍交通心肾。香附，味辛微苦甘、性平，功能理气解郁，李时珍认为"香附之气平而不寒，香而能窜，其味多辛能窜，微苦能降，微甘能和"。方中用茯神以养心益智，用香附以调理气机，疏泄心神，调达神志，并助心气下降，以与肾气相交。方中苏子、半夏意在和胃降逆，温润结合，调中健胃，缓缓斡旋，微微导利。"二陈汤"为平调脾胃、除痰安中之方，李士材云："半夏之辛，利二便而祛湿，陈皮之辛，通三焦而理气"。麦冬之意，乃因麦冬不但沃燥增液，且能荣枯起朽，为滋培肺脏阴精生化之源，肺阴充足可降气润肠，又能下滋肾水；益智仁乃肾经之补剂，又可温脾开胃，临证常见有厌食日久之病例，不仅胃气亏损，而且肾亦有亏，所以益智仁亦为治厌食之上品，与麦冬相伍有金水相生之效；乌梅性温味酸，温能通行，酸可收敛，酸能入肝而敛虚热，性温补肝可助肝之疏泄，达到疏肝理气、滋阴养血、补虚去实的诸多功效；佛手辛香走散，直达肝脾，能疏肝郁，行气滞，和脾胃，止疼痛；焦山楂消食化积，行气化瘀；本方通过疏肝扶脾、润肺益肾治疗由于肝脾失调的厌食证。

3. 小儿过敏性紫癜证治

过敏性紫癜是小儿常见的出血性疾病之一，以血液溢于皮肤、黏膜之下，出现瘀点瘀斑，压之不褪色为其临床特征，常伴有鼻衄、齿衄，甚则呕血、便血、尿血。

过敏性紫癜发病病因复杂，中医学认为其发病是小儿正气不足之内因与外感时邪戾气之外因共同作用的结果，风、湿、热、毒、瘀是其致病因素，其中风热和瘀血是小儿过敏性紫癜的重要病机，风热生火，火甚为毒，热易动血，血溢脉外，毒瘀不化，生为紫癜。据此，在临床中以"首辨虚实定病性、法卫气营血定病位、寻脏腑失调定转归"的辨证思路，提出了从疏风清热、凉血止血，清热利湿、健脾摄血，益气养阴、凉血活血三方面的治疗原则，并结合先贤与恩师张刚先生的学术思想，拟定三首治疗过敏性紫癜的方剂，临床随症加减。

（1）银翘化斑汤（经验方）

"银翘化斑汤"是治疗过敏性紫癜早期多为风热邪气蕴结皮

毛肌肉之间所致的一首方剂。风为百病之长，善行而数变，紫癜早期多伴有发热、鼻塞流涕、咳嗽等外感症状，反复迁延，伴有瘙痒，符合风性善行数变的特点，风邪常夹杂他邪为病，若与湿合，流注关节，导致局部肿胀疼痛、屈伸不利。风热之邪若与血气相搏，可见风热伤络证。火热邪气上犯于肺，伤及肺络，可见鼻衄；中伤胃络，可出现腹痛、呕血；下则火热与湿蕴结，湿热交蒸，损其肠络，可见便血。

方剂组成：金银花、连翘、白茅根、小蓟、栀子炭、蝉蜕、赤芍、牡丹皮、仙鹤草、黄芩炭、生地炭、荆芥穗炭、甘草、焦山楂。

本方以疏风散邪、清热解毒、凉血止血为组方特点，其中金银花、连翘气味芳香，既能疏散风热，又可清热解毒，透散卫分表邪的同时，又兼顾了温热病邪易蕴结成毒及多夹秽浊之气的特点，配伍赤芍、牡丹皮、白茅根、小蓟等凉血活血。其中荆芥穗炭、焦栀子、黄芩炭、生地炭，四味炭药，既具有疏散风邪，清热解毒之能，炒炭后又可有凉血止血且不留瘀之效。皮肤瘙痒者，加地肤子、白鲜皮、黄柏祛风止痒；下肢关节肿胀疼痛者，加忍冬藤、丝瓜络、王不留行疏通经络；腹痛者加木香、白芍、生甘草缓急止痛。

（2）三合化斑汤（经验方）

紫癜为病多迁延难愈，反复发作多与湿邪有关。湿属阴邪，其性黏滞，阻滞气机，易伤阳气。湿邪为病，多内外合而为病。小儿脏腑娇嫩，形气未充，脾常不足，加之饮食不节，片面强调高营养饮食或过于溺爱，纵其所好，恣意零食、偏食、冷食。肺常不足，易为外邪侵袭，外感内伤均可损伤脾胃，脾胃运化功能失调，以致脾虚湿生，积滞郁热，湿热交蒸为病，化火动血，损伤血络，血溢脉外，出现皮肤紫斑。其基本病机为湿热郁结，故当以清热利湿为治法。遇到此类病症临床中多用"三合化斑汤"

加减治疗。

方剂组成：白茅根、金银花、忍冬藤、生薏苡仁、紫苏梗、白蔻仁、姜半夏、厚朴、紫草、茜草、地骨皮、牡丹皮、焦山楂。

清热之品多苦寒伤胃，燥湿之药多助火伤血，故临床中多以仿"三仁汤"之意，以紫苏梗代杏仁，既能宣上又可畅中，少量白蔻仁醒脾和中化湿，生薏苡仁使湿从下出，三药合用可达宣上、畅中、渗下而使湿去，半夏、厚朴辛开苦降、行气化湿；金银花清热解毒，升散风热之性；白茅根、紫草、茜草清热凉血，止血消斑，通下肢脉络之效；忍冬藤疏风清热、透热外出、通络止痛；牡丹皮、地骨皮清热凉血、活血散瘀；全方以醒脾化湿，清热解毒，通络活血，凉血止血。

（3）紫斑汤（经验方）

紫癜后期，多见阴虚火旺、气不摄血。病程迁延不愈或治疗不当，常导致气伤阴耗，病情由实转虚或虚实夹杂。气虚则统摄无权，气不摄血，血液不循常道而溢于脉外；阴虚则火旺动风，血随火动，风火相煽，血溢脉外。症见：紫斑隐隐，低热盗汗、鼻衄、齿衄、舌红、苔少、脉细数。对于气阴两虚患儿，认为只可平补气阴，用张刚老先生之验方紫斑汤加减临床效果甚佳。

方剂组成：北沙参、乌梅、山药、山萸肉、黄芪、阿胶、当归、白芍、白茅根、小蓟、黄芩炭、生地炭、焦山楂、甘草。

沙参、乌梅、生山药、甘草、焦山楂健脾益气养阴，脾健则生化无穷。尤其重用生山药平补肺脾肾之气阴，乌梅、甘草、沙参、阿胶滋阴养血；黄芪、当归益气生血；白茅根、小蓟、黄芩炭、生地炭、山萸肉凉血、止血、敛血。此方集健脾益气、滋阴生血、凉血止血、收敛止血治法于一体，深得气血生化之理，灵活加减应用，尤其对紫癜迁延不愈，属气阴不足的患儿，疗效显著。

【医案传真】

1.小儿咳嗽案

张某，男，5岁，2016年4月9日初诊。

3天前患儿出现发热、咳嗽，就诊于太原某医疗机构予以中成药"小儿豉翘清热颗粒"，西药"头孢克肟"药物治疗，服用3天治疗效果不佳。现症见：咳嗽声重、痰黄黏稠，发热汗出，鼻流浊涕，口臭唇红，大便干日1次，舌质红苔薄黄，脉浮数。听诊：心（－），双肺呼吸音较粗，可闻及痰鸣音。

西医诊断： 支气管炎。

中医诊断： 咳嗽。

辨证： 外感风热，肺胃火炽。

治法： 疏风清热，宣肺降逆，清胃泻肺。

处方： 止咳1号方化裁。

蜜麻黄3g、生石膏（先煎）12g、杏仁8g、桑白皮8g、前胡8g、黄芩8g、连翘8g、芦根12g、玄参10g、陈皮6g、枳壳10g、槟榔8g、甘草3g、浙贝母8g、炙百部10g、地骨皮8g。共3剂，免煎颗粒剂，水冲服，每日1剂，分3次服用。

二诊： 2016年4月13日。患儿服上方后热退，咳嗽减轻，喉中仍有痰鸣，食欲欠佳，大便干日1次，小便色黄，舌红苔薄黄，脉数。处方：紫苏梗8g、杏仁8g、前胡8g、浙贝母8g、黄芩6g、芦根12g、天竺黄8g、蜜枇杷叶10g、天花粉10g、炙百部8g、甘草3g。共4剂，免煎颗粒剂，水冲服，每日1剂分两次服。4剂服完而痊愈。

按： 此案属肺胃热盛，外感风邪，也是临床儿科咳嗽中很常见的一种证型。一诊时予以止咳1号方，方中麻黄即可宣肺止咳平喘，又可解表，可宣肺而泻邪热，是"火郁发之"之义，配伍石膏，可清泻肺经实热，清肺热而平喘，使宣肺而不助热，清肺而不留邪，肺气清肃有权。桑白皮、杏仁、前胡清肺化痰，止咳平喘；黄芩、连翘、芦根清热解毒以泄肺，黄芩主入肺经，尤长于清中上二焦湿热，清泻肺火，用治肺热壅遏所致咳嗽痰稠，是临床治疗咳嗽的常用药，连翘味苦性微寒，轻清上浮，善清心火而散上焦之热，用于外感风热及温邪发热，又能消散血气结聚，而泻火解毒，消肿散结；陈皮、枳壳理气健脾化痰；浙贝母清热化痰；地骨皮、玄参甘寒清泄肺热，除肺中的伏火；百部润肺止咳；槟榔泻下通便，清除胃肠积滞。全方清热宣肺，止咳平喘，表里双解。二诊外感已去，故去其解表药，予以清肺胃之热、化痰止咳之品善后。

2.小儿厌食案

案1：李某，女，14岁，盂县人，1982年7月3日初诊。

食欲欠佳，形体消瘦，面色萎黄，有白斑，目睛青暗，显有虫斑，经常脐周腹痛，精神欠佳，舌淡红，苔白，脉细弱。

西医诊断：蛔虫症。

中医诊断：蛔虫症。

辨证：脾胃虚弱，气滞虫积。

治法：调理脾胃，驱蛔止痛。

处方：藿香乌梅汤化裁。

藿香10g、乌梅15g、苍术10g、黄连3g、川椒4g、陈皮6g、枳壳10g、苏子10g、槟榔10g、焦山楂10g、竹叶5g、川楝子6g、使君子10g、甘草4g、木香8g。共3剂，水煎服，每日1剂，早晚分服。

二诊：1982年7月7日。服药后便下蛔虫数条，面色明显好转，腹痛减轻，食欲增加，精神好转，舌质淡红，苔薄白，脉细弱。继原方减川楝子、使君子加太子参10g、石菖蒲8g。共7剂，水煎服，每日1剂，早晚分服，调理脾胃，以善后治疗。

按：此病例是多年前的一个病例，在此述之，也是当时儿科脾胃病当中较为多发的病症，在20世纪70~80年代，蛔虫厌食伴腹痛的患儿很多，那时候饮食、卫生条件不好，小儿蛔虫症特别多发，中医药在治疗小儿蛔虫症方面有着很大的优势。一诊时予以"藿香乌梅汤"加川楝子、使君子、甘草、木香，寒热并用、辛开苦降、酸收温通、宣上畅下、杀虫导滞，服药后便下蛔虫数条，面色明显好转，腹痛减轻，食欲增加，后去其杀虫之药，加入太子参、石菖蒲等健脾化湿之品，用药环环相扣，质轻中和，突显治疗小儿疾病调理脾胃为王道之法。

案2：刘某，女，4岁，2016年6月8日初诊。

面色不华，消瘦，不思纳食，挑食，精神尚可，爱动，手足心热，口干多饮，睡眠不好易惊，盗汗，大便干，日一次，小便未见异常，查体：舌红，苔白少，剥脱苔，脉细数，咽不红，心肺（－）。

中医诊断：厌食。

辨证：脾虚内热。

治疗：健脾益气，养阴清热。

处方：沙参10g、乌梅8g、山药10g、山萸肉8g、黄连3g、焦山楂8g、地骨皮8g、黄芪6g、甘草3g、鸡内金8g、炒谷麦芽各10g、钩藤（后下）6g、竹叶5g。共5剂，免煎，开水冲服。

二诊：2016年6月22日。服上药后饮食略有增加，口臭，睡眠好转，大便日一次，舌红苔白，脉细数，上方加藿香8g、陈皮6g。继服5剂，免煎，开水冲服。

三诊：2016年6月29日。服上药后，食欲明显增加，精神佳，睡眠好，身体燥热好转，有盗汗，大便日一次，小便未见异常，舌红苔白少，脉细数。上方减藿香、陈皮加茯神10g、石斛6g，继服5剂。随访该患儿服药后，食欲大增，睡眠好，身体燥热明显好转，发育良好。

按：此病例是典型的脾胃阴虚证。《脾胃论》中言："内伤脾胃，百病由生。"强调了脾胃在人体中的重要性。因此治疗小儿内伤杂病，首先调理脾胃功能，恢复正常的纳运，才能将消化的营养物质运送全身。小儿阳常有余，阴常不足，脾常不足，肝常有余，心常有余，该患儿由于胃阴不足，胃失柔润，胃纳失职，故不喜进食，面色不华。手足心热，烦躁爱动，睡眠易惊，均为脾胃阴虚，不能柔养肝木。入睡时卫阳不能固密肌表，故睡眠时易盗汗，舌质红苔少花剥为胃阴不足，方中沙参、乌梅、山药、甘草补脾养阴，养胃生津，山药入肺脾肾，一切虚弱之证均可运用，山萸肉补肝肾之阴，加黄芪健脾补气，促进精液的生成，谷芽、麦芽生发胃气，黄连、地骨皮、钩藤、竹叶清热平肝，宁心安神。

3.过敏性紫癜案

张某，男，9岁，山西长治人。2016年5月12日初诊。

患儿一个月前出现双下肢皮疹伴腹痛，就诊于山西省儿童医院予以抗炎、抗过敏治疗好转后出院，后又发作，慕名前来就诊。现症见：双下肢散在皮疹，高出皮肤，色鲜红，压之不褪色，呈对称性分布，双下肢部分皮疹融合成片，无发热、咳喘，无腹胀、腹痛，无关节肿胀疼痛，无黑便，舌红，苔薄白。查尿常规未见异常。血常规示：白细胞：12.3×10^9/L，中性粒细胞0.7，淋巴细胞0.9，血小板：345×10^9/L，快速CRP：小于12.5mg/L。

西医诊断：过敏性紫癜。

中医诊断：紫癜。

辨证：风热伤络。

治法：疏风清热，凉血化斑。

处方：银翘化斑汤加减。

金银花10g、连翘10g、白茅根20g、仙鹤草15g、小蓟10g、牡丹皮10g、赤芍8g、乌梅8g、生地炭10g、焦栀子10g、黄芩炭10g、山萸肉8g、蝉蜕6g、焦山楂8g、淡竹叶5g、生甘草3g。共7剂，水煎服，每日1剂，早晚分服。并嘱其清淡饮食，卧床休息。

二诊： 2016年5月20日。复诊，双下肢部分皮疹已见消退，未见新出皮疹，余无不适，上方去焦栀子、小蓟，继服7剂，水煎服，每日1剂，早晚分服。

三诊： 2016年5月30日。复诊，双下肢皮疹已全消退，余无不适，上方加减续服7剂。嘱其慎饮食，适当添加蛋、肉食物；适当运动，不可过度，不适随诊。

按： 过敏性紫癜多因外感风热之邪，内有郁热而发病，本例患儿据脉舌色症等征象首诊辨证为"风热伤络"型，故治以"疏风清热、凉血化斑"法，予"银翘化斑汤"加减，金银花、连翘、白茅根疏散风热、清热解毒；牡丹皮、赤芍、小蓟清热解毒、凉血止血；焦栀子、黄芩炭、生地炭既可清气营之热，炒炭又有凉血止血之效。应用组药是在临证用药中常见的配伍方式，其中"紫斑汤"应用甚多，此方集健脾益气、平补气阴、滋阴生血、凉血止血、收敛止血等治法于一体，深得气血生化之理，灵活加减应用，收效甚佳。

（董晓丽　刘　锋　张　凯　整理）

马 华

遵医圣仲景　善和清消补

【名医简介】

马华（1960年~），女，汉族，北京市顺义区人，山西医科大学第二医院中医科原主任，主任医师、教授、硕士生导师。山西省名中医，全国名老中医药专家学术经验继承人，山西省首批名老中医学术经验继承指导老师，中国中西医结合活血化瘀专业委员会常委，全国中医药高等教育学会儿科分会理事，中国中药协会儿童健康与药物研究专业委员会委员，中华中医药医学会全科医师委员会委员，山西省中医药学会儿科专业委员会副主委，山西抗癌协会传统医学专业委员会副主委，中医药学会综合医院中医工作委员会副主委，山西省中医药学会内科专业委员会常委，山西省科普委员会常委，山西省保健干部咨询专家。全国三八红旗手，巾帼建功模范医师。

马华1978年9月考入山西省卫生厅中医师承学徒班学习（国家为了继承名老中医学术经验，特别招生的）；1983年9月分配到山西太原晋源区卫生院中医科工作；为抢救继承名老中医学术经验，1984年12月奉命调回山西医学院第二附属医院中医科给全国著名中医顾兆农主任医师当助手。1993年越级晋升副主任医师。1997年4月被国家中医药管理局遴选为全国名老中医药专家薛秦学术经验继承人。1998年晋升主任医师。2001年担任山西医科大学中西医结合临床硕士研究生导师，2011年被山西中医学院跨校遴选为中医儿科硕士研究生导师，培养研究生40余名。2017年

11月被山西省人社厅和山西省卫计委"山西省名中医"。2018年被山西省卫计委评选为"首批山西省老中医药专家学术经验继承工作指导教师"并获批成立"山西省名中医马华工作室"。1997年任中医科副主任、主任。2017年幸运拜全国名中医贾六金著名中医儿科主任医师为师，经常聆听他的精辟之论，金石之言，受益匪浅。参与和主持多项科研课题，撰写国家级、省级学术论文40余篇，独著和参编医学专业著作15部。

【主要学术思想】

马华教授行医40余载，师承孟河医派传人顾兆农先生。顾老精究医学，博览医籍，治病注重整体观念、辨证施治，临证强调脉舌色症互参，遣方用药，灵活运用。马华跟师濡熏多年，聆听教诲，悉心揣摩，秉承经验，不断探索。儿科拜全国名中医、山西中医药大学儿科主任医师贾六金先生为师，对他"崇尚中西医融合；四诊合参，重视望诊；五脏证治，突出肺脾；组合创新，复方多法合用"的学术思想深有感悟，临证多采用小方复合及寒温并用、升降互用、和清消补等多法结合，治疗小儿肺系疾病如发热、咳嗽、哮喘、扁桃体炎、肺炎、反复上感等病症，效如桴鼓。

马华教授学术思想：一、遵仲景医轨，采各家之长。治学严谨，勤勉苦读，尤推崇《伤寒论》《金匮要略》《温热论》《温病条辨》和《医宗金鉴》《医学衷中参西录》《医醇胜义》，强调学习继承前人医学理论和实践经验，"勤求古训，博采众方"，主张"多读书，务其理明心得；多临证，才能精心审择，方可融会贯通"，从博览中提高临证水平。二、情志贵平和，注重调气机。马华教授治病，首先强调情志，注重调理气机。她认为，人的情志保持平和，气血津液运行才能顺畅；人之所病，七情触伤者居多；肝主疏泄，喜条达恶抑郁，疾病的发生，实以肝失疏泄为肇始，气机失调，肝气郁结，气郁化火，郁结不解，气滞、津停、痰凝、血瘀，则百病蜂起。她常常引用朱丹溪"气血冲和，百病不生，一有怫郁，诸病生焉"来说明这个道理。马华教授用药的重点在于疏肝解郁、调畅气机，多选用逍遥散、越鞠丸加减运用。这些方剂的主要药物大多具有芳香轻清、升散性温的特点，一是疏泄肝经气血郁滞，二是促进脾胃气机升降有序。逍遥丸性润，用于肝郁脾虚气郁证；越鞠丸性峻偏燥，用于郁证偏实之气血痰火湿食诸郁，在临证中常用本方加减，若痰湿气滞兼化热者合温胆汤加大化痰清热之力；气滞血瘀加丹参、桃仁、红花活血化瘀；若见湿滞经络，肢体麻胀疼痛加桂枝、桑枝、鸡血藤、伸筋草通络祛湿；若痰瘀互结，癥瘕积聚，加瓜蒌、浙贝母、三棱、莪术化痰散结等，体现了和清消散多法合用的配伍特点，在该学术思想指导下，临证治愈诸多疑难杂症。

马华教授临证治疗小儿疾病，辨证以小儿生理病理特点为据，强调关注小儿在形体、生理、病因、病理方面与成人显著不同之处。因为在小儿生理病理上，脏腑娇嫩，形气未充，五脏六腑成而未全、全而未壮，发病容易，传变迅速，"阳常有余，阴常不足"，"心肝有余、肺脾肾常不足"。她在治疗中善用和清消补。小儿在得病之后，变化迅速，易寒易热，易虚易实，究其原因，是小儿少阳枢机不利，常用和法调治。如治疗小儿外感，疾病初感时，治以和解少阳，祛邪扶正，截断病势，勿使表邪入里，常用加味柴胡饮化裁。小儿外感疾病缓解后调理，治以调和肺脾入手，用玉屏风散补肺护卫，六君子汤健脾益气化痰，小柴胡汤和解少阳，以达扶正不碍邪，祛邪不伤正之效，调和表里而愈。对小儿营卫不和的自汗、盗汗，用调和营卫的桂枝汤；小儿脾胃病的治疗贵乎中和，适乎寒温。在临证用药时，力避燥烈，力戒苦寒，不使汗、吐、下之太过，注意保护脾胃之气。对肠胃不和，用半夏泻心汤调和肠胃；对脾胃不和，用香砂枳术丸调脾和胃。小儿"稚阳体，邪易干"，"感邪后，化热快"，常用清法以清热，如邪热壅肺，用麻杏石甘汤清热平喘；对心脾积热，用泻黄散和导赤散泻心脾伏火；对小儿"脾胃弱，易积滞"，常用消法以导之，如对乳食积滞用枳实导滞丸加味消食导滞；对小儿体弱多病，大病久病或热病之后，常用补中益气丸、沙参麦冬饮补脾肺，益气阴。在治病过程中，根据病情寒热虚实，常以和法为主，多配清消补法，旨在调和阴阳、脏腑、营卫、寒热、虚实，使之趋于平复，酌情选用，收效甚好。

1.小儿肺炎证治

小儿肺炎，中医又名"肺炎喘嗽"，临床以气喘、咳嗽、咯痰痰鸣、发热为主要特征。马华教授对该病病机尤其强调"热、痰、瘀"，认为痰热闭肺、痰饮壅肺、痰瘀互结为病机之关键，宣肺开闭、清热化痰为治疗之要。现代各种肥甘厚味之品最易伤及脾胃，导致脾胃呆滞，受纳运化失常，形成积滞。积滞内停日久则化热，易遭外邪侵袭，体质之偏使六淫易于热化，故以风热者居多，另热邪可灼津成痰，形成痰热。痰浊黏滞，易阻碍气机，气滞则血瘀，故痰可致瘀；瘀血内阻，津液输布不畅，则痰浊内生，痰瘀互为因果，互相影响。马华教授认为肺炎喘嗽的另一病机为"肝肺气机失调，逆气而喘"，小儿肺常不足，肝常有余，肺为娇脏，喜润恶燥，肝体阴用阳，主疏泄，调气机，肺主宣发肃降，升降出入，气机畅，宣降顺，若肝失调畅，则肺失宣降，气机不畅。马华教授治疗肺炎喘嗽，结合小儿生理病理特点，在宣肺化痰、止咳平喘基础上善用和、清、消、补，临证多用中医药辨证治疗病毒性肺炎、支气管肺炎、支原体肺炎等。具体临证经验如下：

（1）巧用"和"法

"调和营卫""调和气机"平素体弱多病患儿，肺常不足，卫外不固，易受外侵，罹患肺炎，初期发热、恶风，体温不是太高，汗出或无汗、鼻塞、喷嚏、咳嗽、有痰或无痰，偶喘。马华教授多用桂麻各半汤加味以调和营卫，补肺宣肺，扶正解表，常用药物：桂枝、白芍、生姜、麻黄、杏仁、太子参、陈皮、茯苓、半夏、桔梗、薄荷、炙甘草。

针对肺炎喘嗽迁延不愈的患儿，肺失宣降，气机不畅，饮停痰聚，多致胸闷、鼻塞、喷嚏、无汗、呼吸气促，咳嗽痰喘，经久不愈，晨起及夜间明显，咽痒阵咳，患儿易哭闹不安，舌偏红，苔薄黄或薄白，脉弦细。治以调畅气机，降气化痰，临证常用方为泻白散合黛蛤散加减或青红紫乌汤加减。常用药：桑白皮、地骨皮、青黛、橘红、麦冬、乌梅、紫菀、百部、苏子、炒莱菔子等，使得肝气升则肺气肃降，效果尤其显著。

（2）注重"清消结合"

对于风热闭肺证，症见发热，咳嗽，甚则咳嗽剧烈，喉间痰鸣，鼻翼扇动，大便偏干等，马华教授主张先辛凉疏风清热，宣肺止咳开闭，用银桑合方加减治疗，常用药物：桑叶、菊花、金银花、连翘、荆芥、桔梗、杏仁、芦根、牵牛子、薄荷、生甘草等。肺与大肠相表里，壮热炽盛时可用通下药大黄、枳实以通腑泄热。对于素体偏胖患儿、多食易积，体内蕴热，感邪后迅速化热，导致痰热闭肺证，症见咳嗽气急，鼻翼扇动，喉间痰鸣，胸闷胀满，泛吐痰涎，发热，面赤口渴，大便不通。急宜清泻消多法合用，方用麻杏石甘合清气化痰汤加味清热泻肺、涤痰通腑。常用药物：麻黄、杏仁、石膏、甘草、桑白皮、黄芩、瓜蒌、浙贝母、枳实、半夏、胆南星、陈皮、茯苓、生甘草等。

（3）重视脾胃，调补肺气

小儿脏腑嫩弱，脾肺常不足，尤其重症肺炎更易伤及脾肺，故马华教授对于小儿肺炎缓解后调理，以及小儿迁延性肺炎，重视脾胃，调补肺气，慎用大苦大寒、大热大补之剂，治疗以调和肺脾入手，常用玉屏风散补肺护卫，六君子汤健脾益气化痰。

2.病毒性心肌炎证治

病毒性心肌炎系病毒侵犯心脏引起的一种心肌局灶性或弥漫性炎性病变。属于中医学"风温""心悸"等范畴，临床以神疲乏力、面色苍白、心悸、气短、肢冷、多汗为特征，严重者出现心力衰竭、心源性休克或心脑综合征。中医认为病毒性心肌炎主要病因为风热湿毒炽盛，损伤心之气阴。瘀血、痰浊为主要病理产物，发病关键为气阴受损、血脉瘀滞。病变部位主要在心，常涉及肺、脾、肾。病程中病机演变多端，特别要警惕心阳暴脱变证的发生。马华教授提出本病诊治要点为"辨轻重，审虚实，分期论治"。总的治疗原则为扶正祛邪。病初邪毒犯心，以祛邪为主；恢复期正气损伤，以扶正为要。清热解毒、益气养阴、活血化痰、扶正祛邪为病毒性心肌炎治疗总则，在此基础上须知常达变，灵活运用，随证加减。

（1）疏风清热，解毒利湿

早期邪热犯肺，贵在"疏风清热，解毒利湿"。风热湿毒之邪，侵犯肺卫，症见心悸乏力，胸闷痛伴咳嗽、咽痛，头痛，恶寒发热等，邪蕴肺胃，渐之炽盛，耗伤心阴见盗汗，五心烦热，舌质红，苔薄黄，脉浮数，临床用银翘散或桑菊饮加减疏风宣肺，清热解毒。马华教授强调须重视清热解毒和透邪解表药并用，常用板蓝根、野菊花、贯众、大青叶等清热解毒药。现代药理学研究也证实此类药物可以有效抑制病毒，减轻病毒对心肌的损害。应用透邪解表药可使邪有出路，常选用荆芥、金银花、连翘、山豆根等。

（2）益气养阴，活血化痰

中期热毒炽盛，耗伤气阴，贵在"益气养阴，活血化痰"。病程迁延，犯肺损脾，聚津生痰，气滞血瘀，痰瘀互阻，临床表现为心悸气短，胸闷胸痛，咳嗽有痰，舌质紫暗或有瘀斑，舌苔白腻或黄腻，脉细涩或结代。此期呈现"热、毒、痰、瘀、虚"

夹杂。治疗上益气养阴、清热解毒，亦要酌情加活血化痰之药。方用生脉散、瓜蒌薤白半夏汤、失笑散加减。同时临证结合中药现代药理学研究成果，常用药有黄芪、麦冬、五味子、瓜蒌、丹参、红花、苦参、红景天等。现代药理研究黄芪具有抑制心肌缺血、增强机体免疫力、清除体内自由基、保护心肌细胞等作用。苦参可以提高左心室射血分数，增加心排血量，治疗室性早搏有一定的效果。瓜蒌、丹参可扩张冠状动脉，改善心肌供血。研究表明红景天对病毒性心肌炎亦有很好的治疗作用。

（3）扶正祛邪，养心复脉　晚期多为正虚邪恋，心阳虚衰，贵在"扶正祛邪，养心复脉"。中期热毒炽盛，耗伤气阴，久则气虚及阳，心阳虚衰，甚则心阳虚脱，病情危重。症见头晕心悸，神疲乏力，四肢不温，畏寒自汗，甚则大汗淋漓，四肢厥冷，口唇及指趾青紫，呼吸微弱，脉细数或脉微欲绝。治宜温阳益气。方用桂枝甘草龙骨牡蛎汤加减。慢性迁延期亦可见正虚邪恋，可见面色萎黄，神疲乏力，心悸气短，胸闷叹息，纳呆食少，自汗盗汗，反复感冒，脉缓无力或结代等，此时方用黄芪桂枝五物汤合炙甘草汤加减，兼顾正邪，养心复脉。

3.小儿过敏性紫癜证治

过敏性紫癜是以小血管炎为主要病变的系统性血管炎。以非血小板减少性紫癜，关节炎或关节痛，腹痛，胃肠道出血及肾炎为主要临床表现。多数患儿在发病前1~3周有上呼吸道感染史，约50%的患儿是链球菌感染。中医属血证范畴，系外感时邪，热毒内蕴或久病伤阴，虚火灼络所致。马华教授临证治疗过敏性紫癜思路如下：

（1）早中期"外祛邪气"为主

过敏性紫癜早中期多以邪气盛为主，起病急骤，症见皮肤有瘀点、瘀斑，常对称分布，多见于下肢伸侧及臀部，斑疹色泽鲜红或深红，舌苔黄，脉数。马华教授认为外祛邪毒为本阶段的主要治则。祛邪多用清热、凉血、解毒之法。初期的风热证治以疏风清热、凉血止血。方用银翘散合过敏煎加味或消风散合过敏煎加味；过度加重期的热毒炽盛证以清热解毒、凉血散瘀，方用犀角地黄汤加味或犀角地黄汤合清营汤加味。中期湿热互结，症见皮肤紫癜多见于关节周围，尤以膝踝关节为主，关节肿胀灼痛，影响肢体活动，偶见腹痛、尿血，舌质红，苔黄腻，脉滑数或弦数。以清热化湿为主法。方用四妙丸加味。既可使湿去热清，又可使无形之邪随有形之邪而去。此期湿与热结，蕴于下焦，如油入面胶着难去，只清热而不化湿会使本病更甚。

（2）中晚期"内补正气"为要

过敏性紫癜发生过程中如失治或误治，紫癜反复出现，病程迁延，常累及脾肾。小儿脾肾常不足，累及脾，脾虚不能摄血，出现神疲乏力，面色少华，紫癜反复出现，色泽淡紫。马华教授强调此时治以补气健脾，养血化瘀，方用归脾汤加味。过敏性紫癜最易累及肾脏，肾脏受损也是紫癜分型中最严重的一种，临床表现为蛋白尿、血尿、紫癜、管型尿及水肿。此时，治宜滋补肾阴、温补肾阳，常用药物有熟地黄、山药、山萸肉、枸杞及杜仲、菟丝子、附片、肉桂、鹿角胶等。

（3）"重在调血"贯穿始终

过敏性紫癜属血证范畴，《血证论》言"既然是离经之血虽是清血、鲜血，亦是瘀血"，故其病理机制为瘀血阻络、血不循经。马华教授治疗过敏性紫癜，抓住病在血分之机理，重在调血，认为瘀血为本病主要病理产物，活血化瘀法贯穿于过敏性紫癜治疗的始终。根据临床不同证候类型，采用清热凉血，滋阴凉血，益气摄血等法。常用药物有当归、川芎、牡丹皮、桃仁、红花、大黄、莪术、丹参等。本病辨证为风热伤络者，治则为清热散风，凉血止血。如起病急，皮肤紫癜色红发痒，时有腹痛，则宜疏风清热，凉血祛瘀，可用消风散加减。如病人发热，口渴，皮肤瘀斑，鼻衄，尿赤，便干，舌质红或有瘀点，苔黄脉数，则宜清热凉血佐以活血化瘀，可用犀角地黄汤加减。热证消除后如脾虚失统可出现皮肤紫癜色淡，乏力纳差等，宜补气健脾佐活血化瘀，可用归脾汤加减。也有部分病人起病缓慢，皮肤紫癜时隐时出，瘀斑色暗红，常有头晕耳鸣，五心烦热，腰背酸痛，其辨证为肝肾阴虚，需予滋阴清热，佐以活血化瘀，可用茜根散加减。

总之，过敏性紫癜的发生由热与虚所致，与五脏功能失调有密切关系。热邪所致与外感热毒相关，多从肺胃论治，涉及肝肾。虚羸所致多从心脾论治，亦与肝肾相关。临床证候有虚有实，亦可虚实挟杂。病机应重视血热血毒，气血两虚，还应重视瘀阻肌肤。

4. 支气管哮喘证治

支气管哮喘是一种以慢性气道炎症和气道高反应性为特征的肺系疾病。属中医"哮病"范畴，临床表现为反复发作的喘息、咳嗽、气促、胸闷，常在夜间和（或）凌晨发作或加剧。哮喘病理因素以痰为主，发病机理为痰气搏结，壅阻气道，肺失宣降。马华教授认为"气"和气道顺应性关系密切。肺能清肃气道，各种病因造成的肺失清肃，均会影响肺的宣降功能，因此"恢复肺主气的生理功能，顺畅气机"对哮喘的治疗至关重要。哮喘辨证论治，发时以邪实为主，治当祛痰利气，攻邪治标；反复发作，则由实转虚，虚实错杂，痰气瘀阻，肺肾两虚，摄纳失常，发为之虚哮，治当补正祛邪兼施。若发生喘脱危证，又当以扶正固脱为主。本病伏痰难去，外邪难防，发物难明，尤其是素体不足的体质难以调理，故哮喘发病，缠绵难愈，故有"内科不治喘"之说。马华教授临证治疗哮喘崇尚经典、博采众方、活用经方，强调分期论治，细辨寒热虚实，诸法并用，疗效颇著。

（1）发作期"宣肺平喘""疏风解痉"

马华教授认为，小儿哮喘发作期"伏痰"遇感引发，宗朱丹溪"未发以扶正气为主，既发以攻邪气为急"之旨。以邪实为主，治以攻邪治表、祛痰利气。哮病发作，肺失肃降，痰气搏击，风盛则挛急，致发作性痰鸣气喘，故治疗上在化痰平喘基础上注重疏风解痉，常加钩藤、地龙、僵蚕等药物。

寒哮：症见气喘咳嗽，喉间哮鸣，痰稀色白，多泡沫，伴鼻塞流清涕，恶寒无汗，舌质淡红，苔薄白，脉浮紧。方用《伤寒论》小青龙汤、《韩氏医通》三子养亲汤加减，温肺散寒，化痰平喘，药用炙麻黄、桂枝、干姜、细辛、五味子、姜半夏、白芍、苏子、白芥子、莱菔子、地龙。热哮：见咳嗽喘息，喉间哮鸣，痰黄难咯，胸闷，鼻塞流黄稠涕，身热，口干，便秘，舌质红，苔黄，脉滑数。《伤寒论·辨太阳病脉证并治》："发汗后，不可更行桂枝汤。汗出而喘，无大热者，可与麻黄杏仁甘草石膏汤。"《金匮要略·痰饮咳嗽病脉证并治十二》："支饮不得息，葶苈大枣泻肺汤主之"，方用《伤寒论》麻杏石甘汤合《金匮要略》葶苈大枣泻肺汤加减，清肺涤痰，止咳平喘。药用麻黄、杏仁、石膏、桑白皮、葶苈子、半夏、苏子、地龙、前胡、甘草。寒包热哮：症见喘息，痰鸣，痰黄难咯，胸闷，鼻塞流清涕，恶寒发热，口干，便秘，舌质红，苔白或黄，脉滑数或浮紧，方用《伤寒论》大青龙汤解表清里，止咳平喘，药用麻黄、桂枝、杏仁、甘草、生石膏、生姜、大枣等；便秘者加大黄、枳实；鼻塞、流涕者加苍耳子、辛夷花；咳甚痰多者加清半夏、橘红、胆南星、海浮石等。

（2）慢性迁延期"祛痰止咳"

小儿哮喘慢性迁延期，虽仍以气逆、痰阻为主，但病位已在肺脾，表现以晨起及夜间咳嗽、痰多明显为主。马华教授认为此期"气壅痰阻"为重要病理因素，治疗上注重"降气化痰"。对于风痰束肺证，症见咳喘减而未平，静时不发，活动时则喘鸣发作。方用《金匮要略》射干麻黄汤、二陈汤《太平惠民和剂局方》温肺化饮，下气祛痰，药用射干、麻黄、生姜、细辛、紫菀、款冬花、五味子、大枣、半夏。对于脾虚痰湿证，时有咳嗽、咳痰、鼻塞、流涕、剧烈活动后咳嗽加重，用《景岳全书》六安煎加减化痰止咳，药用半夏、橘红、茯苓、杏仁、白芥子、海浮石、葶苈子、胆南星、党参、白术、桃仁。

（3）临床缓解期"扶正祛邪，肺脾肾同调"

小儿哮喘急性期控制不理想，治疗不充足，遗患余邪未尽，哮病久发，正气耗伤或素体肺肾不足者，痰气瘀阻，肺肾两虚，可发为虚哮。故小儿哮喘缓解期以正虚为主，多见肺脾肾虚，肺脾气虚，肺肾两虚。马华教授注重临床缓解期治疗上"扶正祛邪，肺脾肾同调"。肺脾气虚者，方用六君子汤加减。常用药：人参、黄芪、白术、五味子、茯苓、橘红、百部、防风、黄精、麦冬、甘草等。肺肾两虚者，方用生脉地黄汤合金水六君煎加减或金匮肾气丸加减，常用药：附子、肉桂、熟地黄、山萸肉、山药、茯苓、泽泻、枸杞子、麦冬、五味子等。正如《痰饮咳嗽病脉证并治第十二》所言"夫短气有微饮，当从小便去之，苓桂术甘汤主之，肾气丸亦主之。

另外马华教授强调小儿哮病注意防治并重，病后防复，平时可常服玉屏风散、补中益气丸等药物，以调护正气，提高抗病能力。

5.小儿白血病证治

白血病是造血组织中某一血细胞系统过度增生，浸润到各组织和器官，从而引起一系列临床表现的恶性血液病，主要表现为发热、贫血、出血及肝、脾、淋巴结肿大等。白血病是儿童时期最常见的恶性肿瘤，根据增生的白细胞种类和生化特征可分为急性淋巴细胞白血病（ALL）和急性非淋巴细胞白血病（ANLL），前者约占小儿白血病的70%~85%。我国每年约有1.5万例15岁以下的儿童发生白血病，白血病病情复杂，治疗难度大，预后欠佳。中医学中没有关于本病的记载。根据其临床表现，属于"虚劳""积劳""癥积""血证""温病"等范畴。本病的发生主要是由于正气不足，外感温热邪毒，入髓伤血，瘀血阻滞，伤及脏腑所致。马华教授治疗本病，临证经验有以下几点：

（1）注意扶正与祛邪的关系

白血病是一种比较复杂的全身性疾病，证候多端，虚实夹杂。治疗应根据疾病的不同时期，依据邪正的盛衰，病势的缓急，采取扶正与祛邪的方法。同时，治疗应辨证、辨病相结合。病之初期多以邪实为主，热毒和瘀毒是主要病因，邪毒内盛，脏腑壅滞，因此初期以清热解毒、活血散瘀为主。后期多表现为正气虚衰，《医宗金鉴·治诸积大法》云："形虚病盛先扶正，形证俱实去病疾，大积大聚衰其半，须知养正积自除。"正气虚弱，脏腑功能失调为其根本，扶正培本贯穿治疗的始终，扶正以培补脾肾、调养气血为主。《黄帝内经·素问·至真要大论篇第七十四》云："疏其气血，令其调达，而致平和。"根据邪正消长的情况，以及病情的轻重缓急，采用攻补兼施、扶正祛邪之法。

（2）根据不同的化疗阶段进行分期论治

白血病诱导缓解期，热毒炽盛为主，症见壮热口渴，多处衄血，咽喉肿痛，便干溲赤，舌绛苔黄，脉数有力。以清热解毒、凉血止血、化痰散结、软坚消癥为治，常用犀角地黄汤加减；强化治疗期以气阴两虚为主，症见衄血及皮肤紫斑、低热盗汗，五心烦热，关节肿痛或肝脾肿大，舌红少苔，脉细数，治以益气养阴解毒，常用青蒿鳖甲汤加减；完全缓解期，多为脾胃虚弱，气不摄血证或营卫不和、气血两虚证，兼有邪毒未清。脾胃虚弱可见面色无华或萎黄，神疲倦怠，气短乏力，头目眩晕，自汗肢冷，腹痛便溏，骨节酸痛，指甲口唇淡白，舌淡体胖有齿痕，苔薄白，脉濡细或细数。营卫不和、气血两虚证可见自汗，出汗活动后较多，低热反复或四肢不温，纳差，心悸气短，动则尤甚，倦怠乏力，面色萎黄或苍白无华，舌淡红，苔白，脉细濡。治以解毒化痰活血、补脾益肾和胃，益气养血、调和营卫诸法参伍，顾护后天之本，常用当归补血汤、桂枝汤、玉屏风散加减。另外在疾病的发作期，常见因使用激素后导致的舌质红、苔厚腻之症，此时宜清热解毒、健脾化湿为主。在疾病的缓解期，常表现为面色无华、气短乏力，口唇淡白，舌淡，苔薄白等症状，"脾为后天之本，气血生化之源"，此期宜培补脾肾、调养气血为主。

（3）应根据血瘀之病机要点，在治疗过程中注意活血化瘀的应用

中医学认为儿童急性白血病，邪毒内盛、脏腑壅滞是其标，正气虚弱、脏腑功能失调为其本。白血病发生的内在因素在于正气不足，其外因主要是感受温热邪毒，而病理本质则主要在于邪实正虚，瘀血阻滞。瘀血之病机多贯穿于本病之始末。小儿时期脏腑娇嫩，气血不充，易受温热邪毒侵袭，且感邪后易于深入。邪毒入髓，伤及气血，故致贫血、出血诸证，邪伤经脉，气血阻滞，则导致肝脾肿大，血瘀日久，新血不生，气血不足，脏腑失养，亦可形成虚证，归纳为以下几个证型：

①热毒兼瘀证

症见高热持续，皮肤瘀斑或见衄血，肝脾肿大，关节肿疼，便干尿黄，舌红苔黄，脉数。治法：清热解毒，凉血止血。处方：清瘟败毒饮或清营汤加减。

②痰热兼瘀证

症见高热不退，关节肿痛，肝脾及淋巴结肿大，腹部胀满，口苦咽干，舌质暗红或致密斑，舌苔黄，脉滑数。治法：清热化痰，活血散瘀。处方：当归芦荟丸加减。

③瘀血内阻证

症见肝脾肿大，皮肤瘀斑，面色无华，形体消瘦，腹部胀

痛，食少纳呆，舌有瘀斑，脉象沉细。治法：活血化瘀，调补气血。处方：膈下逐瘀汤加减。

④血虚兼瘀证

症见面色苍白，心悸气短，肝脾肿大，毛发枯萎，舌淡苔白，脉细无力。治法：活血化瘀，调补气血。处方：八珍汤加减。

⑤阴虚兼瘀证

症见低热盗汗，衄血及皮肤紫斑，关节肿痛或肝脾肿大，舌红少苔，脉细数。治法：滋阴清热，活血化瘀。处方：青蒿鳖甲汤加减。

（4）在辨证论治过程中，有效中西医结合

化疗过程中，化疗西药诱导，中药扶正辅助；巩固阶段，使用扶正中药提高机体免疫力；中草药辅助治疗化疗过程中出现的不良反应。可结合现代中药药理学研究进展，酌情加一些有抗癌作用、抗菌或抗病毒的中药。常用的治白血病的单味药有：白花蛇舌草、山豆根、雷公藤、蟾酥、肿节风、青黛、雄黄等。

总之，在治疗小儿白血病过程中应根据疾病的不同时期，采取扶正与祛邪的方法。同时，应根据血瘀之病机要点，在治疗过程中注意活血化瘀法。中西并用，提高临床疗效，降低化疗不良反应，延长患者生存期，提升患者的生活质量。

【医案传真】

1.小儿肺炎案

张某，男，7岁，2003年1月10日初诊。

患儿半月前出现发热，咳嗽，咳痰，伴气促，体温39.5℃，于某医院诊断"小儿肺炎"，静脉滴注头孢呋辛钠、阿奇霉素治疗10天，体温恢复正常，仍咳嗽。现症见咳嗽，夜间及活动后咳嗽明显，咳声无力，有痰，咯吐白色泡沫痰，伴心慌、气短，汗多，纳少，小便正常，大便质稀，日行1~2次。查体：体温

36.5℃，神志清，精神可，面白少华，咽不红，扁桃体Ⅰ度肿大，听诊：双肺呼吸音粗，左肺底可闻及少量湿啰音。舌质暗红，有瘀斑，苔薄白，脉细。血常规示：白细胞$4.5 \times 10^9/L$，中性粒细胞0.57，淋巴细胞0.34；X线示：双肺纹理增多、紊乱，左下肺可见小片状阴影。

西医诊断：小儿肺炎。

中医诊断：肺炎喘嗽。

中医辨证：肺脾气虚。

治法：调和肺脾，化痰止咳。

处方：玉屏风散合六君子汤加减。

黄芪15g、党参12g、炒白术9g、茯苓12g、陈皮、半夏、五味子各9g、煅龙骨（先煎）12g、桃仁6g、丹参12g、焦神曲12g、焦麦芽15g、柴胡6g、炙甘草6g。水煎服，每日2次口服，14剂痊愈。

按：此案属肺炎喘嗽恢复期，患儿久咳不愈，耗伤肺脾，肺气虚则乏力、气短，咳嗽，脾虚则咳痰多，纳少，大便稀。肺脾气虚，表卫不固，故自汗。治疗上予玉屏风散合六君子汤加减，调和肺脾，化痰止咳，佐活血化瘀，方中黄芪、党参、白术、茯苓补肺健脾，陈皮、半夏宣肺化痰，五味子、煅龙骨敛肺止咳；肺气上逆则发为咳喘，加之久病则气郁，气机不畅，柴胡疏散清热、疏肝解郁、调和气机。患儿体质素虚，心气不足，加之久病肺脾气虚，气非血不和，血非气不运，故气虚血瘀，出现心慌，气短乏力，舌质有瘀斑，脉细，方中佐以桃仁、丹参活血化瘀。纵观全方，体现了马华教授"和、清、消、补，诸法并用"的学术思想。肺炎喘嗽经治疗后，发热渐退，喘嗽渐平，病邪减半，但因壮热久咳，耗伤气血，导致正虚邪恋。根据患者体质差异，临证有肺脾气虚、肺胃阴虚等类型。肺气虚弱，不能助心行血，血行无力必致血瘀，脾之运化失职，水湿痰饮停聚，也可见痰瘀互阻；阴虚与血瘀也常并见，阴液亏虚，血液黏稠，瘀滞脉络或阴虚燥热，津亏液少，脉道失养，不能载血循经畅行而致血瘀，瘀热在里，又可化热伤阴，故肺炎喘嗽后期治疗强调"痰、热、瘀"，气虚或阴虚致瘀者常用丹参、桃仁、红花等药，同时可促进炎症的消退及啰音的消失。

2.病毒性心肌炎案

王某，男，5岁，2013年11月10日因胸闷憋气、心前区不适1个月就诊。患儿1个月前感冒，发热，经社区医院治疗后热退，1周后出现胸闷憋气、心前区不适，伴心慌、神疲乏力，汗出，口舌干燥，舌质红少津，舌下脉络明显，脉细数。体温正常，咽红，双肺听诊未见异常，心率100次/分，可闻及期前收缩。心电图：频发房早。心肌酶升高。

西医诊断：病毒性心肌炎。

中医诊断：心瘅。

辨证：气阴两虚，心脉阻滞证。

治法：益气养阴，活血复脉。

处方：生脉散合炙甘草汤加味。

黄芪20g、麦冬15g、五味子10g、板蓝根15g、大青叶10g、丹参20g、砂仁5g、赤芍20g、玉竹10g、知母8g、生龙牡（先煎）各15g、苦参10g、炙甘草10g。7剂，每日1剂，水煎服。

二诊：患儿胸闷、心慌、乏力、口干症状均减轻，纳可，继续上方14剂，每日1剂，水煎服。

三诊：患者症状消失，早搏消失，复查心电图：偶发房早。心肌酶恢复正常。为巩固疗效，上方继续服用7剂，痊愈。

按：心瘅起病隐匿，儿童发病多为羸弱之体，感受风毒，始客肺卫，久病舍心，心气虚弱而抗邪无力，故胸闷，心慌；气不摄津，故易汗出，阴津更损；该患儿以胸闷、心前区不适为主症，定病位在心，伴心慌、神疲乏力，汗出，口舌干燥，舌质红少津，舌下脉络明显，脉细数，病性属虚实夹杂，辨证为气阴亏虚、心脉阻滞。治疗以益气养阴、活血复脉。方用生脉饮合炙甘草汤加味。用生脉饮养阴敛气，充分体现了治病求本之法。患儿病初感冒，发热，系外邪初伤肺卫，肺失宣降，继而邪毒侵犯心脉。故治疗上加用板蓝根，大青叶清热解毒，从肺卫入手，切断病邪深入传变。患儿有乏力症状，故加黄芪益气温通，提高免疫力。知母性味苦寒而不燥，以杜绝温热药耗伤阴津之弊。心瘅患者多伴有心律不齐，方用炙甘草汤加苦参、生龙牡以益气滋阴，通阳复脉。综上，此案属病毒性心肌炎中期，气阴两虚证，是病毒性心肌炎常见证。此期治疗关键是切断邪毒入侵的途径，益气养阴，扶正与祛邪并用，正所谓"虚则补之，实则泻之"。治疗时须注意小儿属纯阳体质，忌用大补滋腻之品，应用平补之品。

3.过敏性紫癜案

患儿，周某，男，5岁，2016年11月24日初诊。

15天前患儿无明显诱因出现皮肤紫癜，针尖大小，量多，色红，压之不褪色，呈对称分布，到当地医院治疗，化验尿常规、大便常规、血常规未见明显异常，诊断为"过敏性紫癜"，予以抗过敏药物等治疗（氯雷他定糖浆、维生素C片），患者皮肤紫癜渐轻，余症状消失。2天前患儿皮肤紫癜再次复发，遂来门诊就诊。症见：四肢及臀部皮肤紫癜量多，色鲜红伴左踝关节肿痛，纳差，大便干，2~3天一次，小便正常。查体：咽部稍充血，扁桃体未见明显肿大。四肢及臀部皮肤紫癜，大小不等，小如针尖，大如绿豆，量多，颜色鲜红，压之不褪色，呈对称分布，以双下肢为著，暂无腹痛，左踝关节肿痛，舌质红，苔薄黄，脉浮数。查尿常规：隐血（++），尿蛋白（++）。

西医诊断：过敏性紫癜。

中医诊断：紫癜。

辨证：血热毒盛证。

治法：清热凉血，活血化瘀。

处方：犀角地黄汤加味。

生地黄10g、水牛角（先煎）30g、赤芍10g、丹参10g、茜草10g、当归10g、白茅根15g、小蓟15g、木瓜10g、威灵仙10g、甘草10g。7剂，每日1剂，水煎服。

二诊：2016年12月2日。患儿皮肤紫癜基本消退，关节痛缓解，无腹痛，偶感心烦急躁，纳差，二便调。查体：咽部无明显充血，舌质淡红，苔少，脉细数。查尿常规：尿蛋白（++），隐血（−），治宜益气养阴，方用玉屏风散合二至丸加味，处方：黄芪30g、白术10g、防风6g、生地黄10g、女贞子15g、旱莲草15g、牡丹皮12g、丹参10g、山药10g、山萸肉15g、芡实10g、莲子10g、玉米须15g、炙甘草6g。继服14剂。

三诊：2016年12月17日。紫癜消退，无腹痛，无关节痛。查体：扁桃体未见肿大，舌质红，苔薄白，化验尿常规：尿蛋白+，潜血−，继续用上方，益气固表，巩固疗效，处方：黄芪30g、白术10g、防风6g、山药15g、山萸肉15g、茯苓15g、女贞子10g、旱莲草10g、牡丹皮6g、玉米须15g、炙甘草6g。继服14剂。随访至今，紫癜未再复发。

按：患儿素体血分伏热，遇风热之邪外袭，热入血分而迫血妄行，血溢脉外发为此病，初诊辨证属血热毒盛证，治宜清热凉血、活血化瘀。以犀角地黄汤加味治疗；二诊时紫癜基本消退，关节痛缓解，偶感心烦急躁，查体：咽部无明显充血，舌质淡红，苔少，脉细数。遗有尿蛋白，此时属临床缓解期，以黄芪、党参、生地黄、女贞子等益气养阴，少佐丹参、墨旱莲、牡丹皮等养血活血之品，以防瘀热内伏，致病情反复。三诊，紫癜消退，益气固表，巩固疗效。过敏性紫癜病程迁延，患儿久病体虚，多见神疲形瘦、纳食欠佳，此时气阴亏虚，若不加以巩固治疗，常因气不摄血，血溢脉外或阴虚致虚火上炎而再次动血，故治以益气养阴，健脾助运，使气阴生化有源。

4.支气管哮喘案

王某，女，13岁，2021年7月10日初诊。

患儿反复咳喘6年，近1个月加重。该患儿7岁时患支气管哮喘，以后每年秋冬两季气候变化即反复发作。近2年无明显诱因频繁发作，病情逐渐加重，经中西药久治不愈。1个月前气候变化后又发，咳喘哮鸣，痰白黏稠，呼吸困难，抬肩张口，动则更甚，乏力，纳呆，大便干结，小便黄少，舌质暗红，苔黄腻，脉滑数。查体：一般情况较差，端坐呼吸，三凹征（＋），心率105次/分，双肺满布哮鸣音，未闻及湿啰音。胸片：右侧肺纹理明显增粗，其边缘模糊，并有散在小斑点状钙化影，左侧肺理轻度增强。

西医诊断：支气管哮喘。

中医诊断：哮喘。

辨证：风痰束肺证。

治法：降气化痰，解痉平喘。

方药：射干麻黄汤合都气丸加味。

射干9g、麻黄10g、生姜12g、细辛、紫菀、款冬花各9g、五味子12g、陈皮12g、半夏12g、茯苓6g、山药6g、山萸肉15g、桃仁10g、地龙10g、钩藤10g、白果5g、前胡10g、大枣四枚。14剂，水煎服，每日1剂。

二诊：微咳，无喘促，倦怠乏力，纳呆，舌质淡，苔白，脉细。双肺听诊呼吸音清晰，无明显哮鸣音，胸片复查，双肺纹理增强，余无异常，为巩固疗效，缓则治本，调理肺脾，自拟方肃肺调脾饮，桑白皮15g、杏仁9g、白术15g、茯苓12g、桔梗9g、枳壳12g、炙百部15g、焦山楂12g、细辛3g、蝉蜕9g、炒僵蚕12g、甘草6g。再服14剂而愈。

按：此案中患儿咳喘经久不愈，反复发作，初诊属哮喘慢性迁延期伴急性发作，结合症状舌脉，辨证属风痰束肺证，治以降气化痰，解痉平喘，考虑痼疾复发，久病多瘀加之舌质暗红，佐以活血化瘀。考虑风盛则挛急，痰鸣气喘反复发作，加用疏风解痉之品地龙、钩藤、白果。哮喘的病理因素以痰为主，然而，痰饮伏肺不是孤立存在的，往往与气郁、血瘀互为因果。宿痰内伏，致气机阻滞，升降失常，致津液凝聚生痰，气郁痰阻，使血行不畅而瘀滞，出现痰瘀互结。因此，"瘀痰阻肺，肺失宣降"是产生哮喘的主要病机，治疗上应强调化痰祛瘀、顺畅气机。二诊，患儿微咳，无喘促，主症消失，仍有咳嗽，属哮喘缓解期，此期病理变化与肺、脾、肾三脏密切相关。痰本源于肾，痰动主于脾，痰成贮于肺。哮喘发病，首先责肺，另与脾相关，小儿肺脾常不足，脾气失运而水湿内滞，故而痰湿内生，久化伏痰，肺失雾露灌溉，饮停上焦，肺气不降，咳喘乃发。土不养金，卫外不固，外风内引伏痰，气道挛急，诱发本病。马华教授长期临证，屡治本病，治疗哮喘缓解期，强调从肺脾两脏着手，肃肺健脾，止咳化痰。肺肃脾健，肺脾内生之痰得化，外卫之表固密，外风无以内入，咳喘自然可止。自拟肃肺调脾饮，方中桑白皮、杏仁二味肃肺止咳；炙百部润肺止咳、化痰平喘；白术、茯苓健脾补肺；枳壳、桔梗助益肺脾两脏升降之气机，如此中上二焦气畅机枢，细辛温肺化饮，祛风通窍；蝉蜕、僵蚕配伍，蝉蜕甘寒，入肺肝，既能入肺宣肺利咽，又入肝凉肝息风止痉，二药合用共起疏散风热、化痰平肝、止痉平喘之效；焦山楂健中化瘀；甘草调和诸药。肺肾两虚者，可选金水六君煎滋肾养阴、健脾化痰。肺、脾、肾同治，药到病除。

5.小儿白血病案

许某，女，6岁，2006年8月20日初诊。

患儿于3个月前出现不规则发热，随后皮肤出现片状瘀斑及散在出血点，经多方治疗病势反增，疑为白血病。经多次骨髓穿刺检查，诊为急性非淋巴性白血病，遂予化疗。因全血细胞急剧下降，身体极度虚弱而被迫中止化疗方案，求治于中医。诊见发热（体温39.5℃），头颅光秃无发，精神萎顿，目光呆滞，面无血色，全身瘀斑（点）隐隐，红紫相间，鼻衄齿衄。肝脾及全身浅表淋巴结不肿大。大便干，舌质暗红而干、苔黄，脉细涩。检查外周血象：血红蛋白55g/L，红细胞1.2×10^{12}/L，白细胞1.9×10^9/L，血小板50×10^9/L。

西医诊断： 小儿白血病。

中医诊断： 血证、虚劳。

辨证： 热毒兼瘀、脾肾两虚证。

治法： 透毒凉血、补血生髓。

处方： 生石膏（先煎）30g、白花蛇舌草30g、连翘12g、知母12g、生地黄15g、牡丹皮12g、紫草15g、红花6g、赤芍10g、当归12g、太子参12g、黄芪20g、补骨脂20g、茯苓15g、甘草9g。水煎，少量多次频服。

二诊： 7剂后发热渐退，精神稍振，全身瘀斑部分吸收，上方加减续服。

三诊： 1个月后外周血象基本正常，瘀斑消失。上方加减续服，结合西医治疗，半年后诸症消失，骨髓复查示急性非淋巴细胞性白血病完全缓解。

按： 患儿系急性非淋巴细胞性白血病，化疗过程中极度虚弱而被迫中止化疗方案。白血病多因外感温热邪毒所致。邪毒亢盛，蕴而不解，故见高热持续。邪毒动血，迫血妄行，故出现皮肤瘀斑或见衄血。邪毒入髓伤血，热毒蕴结以致瘀血阻滞，便干，舌质黯红而干、苔黄，脉细涩。化疗后，头颅光秃无发，精神萎顿，目光呆滞，面无血色，属脾肾两虚，气不摄血证。此时蕴毒深、相火旺、肾阴亏、气血滞，故治疗上祛邪扶正，当以清热解毒、透毒凉血、补血生髓为要，为毒邪寻找出路，忌闭门留寇；同时顾护正气，宜健脾补肾，调气血，忌辛热助火，香燥伤阴，滋腻留邪。故拟方选用大青叶、白花蛇舌草、石膏以清热解毒；牡丹皮、紫草清热凉血；生地黄、知母养肝益肾，凉血止血；黄芪、太子参补气生津，扶正祛邪，诸药同用，收效甚佳。

（马　华　武丽萍　整理）

秦艳虹

遵钱乙清泻脏腑以祛邪，循东垣调理脾胃以扶正

【名医简介】

秦艳虹（1963年~），女，汉族，山西省沁县人。教授，主任医师，博士生/硕士生导师。现任山西中医药大学附属医院副院长，原儿科主任。为国家中医药管理局重点学科带头人，第三批全国优秀中医临床人才，山西省名中医、山西省教学名师、山西省学术技术带头人，"山西省五一劳动奖章"获得者。兼任中华中医药学会儿科分会副主任委员，世界中联儿科专业委员会副会长，中国民族医药学会儿科分会副会长，全国中医药高等教育学会儿科教学研究会副理事长，中华中医药学会儿科流派传承创新共同体副主席，山西省中医药学会儿科专业委员会副主任委员等职。

出生于医学之家，受家父影响，1981年9月考入山西中医学院中医专业，1986年7月毕业分配至山西中医学院从事中医儿科学的医疗、教学、科研工作，至今逾35年。师从首届全国名中医山西"小儿王"贾六金教授，熟读经典，勤于临证，教书育人。1997年9月考入成都中医药大学攻读中医儿科专业硕士学位，跟随四川名医成都中医药大学苏树蓉教授学习，在导师的带领下踏入中医儿科学术领域。2012年7月入选国家中医药管理局第三批全国优秀中医临床人才，先后拜国医大师长春中医药大学王烈教授、全国名中医南京中医药大学汪受传教授、山西名医门九章教授等为师以术绍岐黄，博采众方，擅长治疗小儿外感发热、慢性

咳嗽、哮喘、肺炎、小儿腹泻、厌食、积滞、遗尿、紫癜、湿疹等病证，治法多中西并用，内外兼治，疗效显著，对婴幼儿喂养保健，疾病防治有丰富的临床经验。发表学术论文60余篇；出版专业教材、著作42部；主持国家自然基金课题3项，省部级课题12项；获省级科技奖励3项，国家发明专利3项。

【主要学术思想】

在30余年的从医经历中，遵循读经典、跟名师、做临床、擅思悟中医成才之路，勤求古训，博采众长，不断积累临床经验，先后拜王烈教授、汪受传教授、贾六金教授、苏树蓉教授、门九章教授等名老中医为师，并深受老师学术思想的影响，学业渐长，主张中西医结合，辨病与辨证结合，内治与外治结合，重视病因病机和"湿、食、痰、瘀"四种病理产物，强调脏腑功能失调和气机升降失常是疾病发生的关键，气、血、便三通是脏腑功能协调、气机升降相和、阴阳平衡的标志，逐步形成"遵钱乙清泻脏腑以祛邪，循东垣调理脾胃以扶正"的学术观点。"从痰论治"急慢性咳嗽、支气管哮喘、支原体肺炎、上气道综合征等肺系病证取得显著疗效。注重调理脾胃，传承创新江育仁教授"运脾学说"，提出"健脾贵运，运脾贵温"的脾胃病诊疗特点，辨证运用燥湿运脾、健脾运脾、理气运脾、消导运脾、温阳运脾、和胃运脾等运脾六法，常选用苍术、厚朴、陈皮、半夏、藿香、砂仁等温运健脾，广泛应用小儿多种脾虚湿盛所致泄泻、呕吐、厌食、积滞等病证，疗效显著。治法上擅长内外兼治，配合穴位贴敷、推拿捏脊、艾灸、针刺四缝等外治法常获奇效。临证选方用药多以接轨方与对药形式出现，常以小柴胡汤、小青龙汤、小承气汤等作为基础方与经方、时方接轨，使用辛夷、苍耳子，枳实、枳壳、生姜、半夏等功效相同、相反或佐使药对增强药效，提高疗效，逐渐形成自己的学术思想。

1. 健脾贵运，运脾贵温——运脾学说的传承与创新

（1）脾胃的生理病理特点

《素问·灵兰秘典论》云：脾胃者，仓廪之官，五味出焉。脾开窍于口，其华在唇，五行属土，在志为思，在液为涎，主肌肉和四肢。脾位于中焦，在膈之下。足太阴脾经与足阳明胃经，相互络属于脾胃，互为表里，脾的生理功能是主运化、升清和统摄血液，主运化是脾最为重要的生理功能。其运化水谷和运化水液功能正常，对水谷精微消化吸收功能健全，脏腑、经络、四肢百骸，以及筋肉皮毛等组织得到充分的营养；对水液的吸收、转输和布散气化正常，汗液、尿液排出体外，防止水液在体内发生停滞而形成湿、痰、饮等病理产物。因此脾的运化功能，不仅是脾的主要生理功能，而且对整个人体的生命活动至关重要，故称脾胃为"后天之本""气血生化之源"。

小儿时期脏腑娇嫩，形气未充，为稚阴稚阳之体，五脏六腑成而未全，全而未壮，形体结构和功能活动是不成熟不完善的，故有"肺为娇脏，脾常不足，肾常虚"之说，尤以脾常不足突出。这种不足既有绝对不足的一面，也有相对不足的一面，脾胃有形的结构与无形运化功能均未健全，此外，由于生长发育迅速，对营养物质的需求较高，比成人迫切，相对而言，脾胃功能较难满足机体的需要，古代医家把这种特点称为"脾常不足"。若小儿饮食不知自节，某些家长缺乏育儿知识喂养不当，冷暖不能调节、疾病及用药不当，易于损伤脾胃，造成受纳、腐熟、精微化生传输方面的异常，产生脾系疾病，如呕吐、腹痛、泄泻、厌食、积滞、疳证等，并进而造成其他脏腑的濡养不足，衍生出多种相关疾病或使原有疾病发作、加重。

（2）钱乙"脾主困"的病机特点

历代儿科医家均重视脾主运化的生理功能和病理意义。北宋儿科医家钱乙在《内经》《金匮要略》《备急千金要方》等脏腑辨证基础上，根据五行生克关系与五脏虚实理论，首创儿科五脏辨证纲领，归纳五脏证候特点为"心主惊，肝主风，脾主困，肺主喘，肾主虚"，明确提出了"脾主困"的重要学术思想。"困"就词义而言有虚实之分，困堵、窘迫属实；贫乏、困倦属虚。钱乙总结小儿脾病特点为"脾病，困睡，泄泻，不思饮食"，进一步加以虚实辨证，如"脾主困，实则困睡，身热，饮水；虚则吐泻，生风。""脾主困"即包括小儿脾胃病胃热盛迫、脾为湿困、饮食停滞等实的一面，又包括了脾胃虚弱、食欲不振等虚的一面。脾主运化是脾最基本的生理机能。与此相对应的病理就是脾失健运，即脾困。认为脾病的证候特点是脾气困遏，运化失职，升降失司。钱乙针对"脾困"的病机特点确定了"运脾"的治法，尤善用甘温运化，注意升阳护阴，拟益黄散为运脾主方，以陈皮、丁香、木香、青皮理气助运为主，加炮诃子暖胃、甘草和中，立方主旨在于舒展脾气，恢复脾运。此外钱氏创白术散，该方生胃津舍弃甘凉阴柔生津之味而不用，却投以甘平微温补通芳化之品，确为钱氏独到之处。钱氏另一运脾病名方异功散，即在《太平惠民和剂局方》四君子汤增陈皮一味，便使之成为补运兼施之方。近人张山雷在《小儿药证直诀笺正》中称道："此补脾而能流动不滞，陈皮一味果有异功，以视《太平惠民和剂局方》四君子，未免呆笨不灵者，绚是放一异彩。仲阳灵敏，即此可见一斑。"以上都强调了调理脾胃既要运脾，还要温脾，温运同用；同时选择药性轻灵之品，也可防止临床用药呆滞之弊。诸上皆对后世"脾不在补而在运"学术思想发展有深刻的启示作用。

（3）江育仁教授"脾健贵在运不在补"的运脾学说

江育仁教授最早提出了"脾健贵在运不在补"。江老认为脾常不足是泛指消化、吸收功能的不足；脾主运化是脾的生理功能，故有脾以运为健的说法。不适当的补脾实足以碍脾，这是儿科中应用调理脾胃法的一个特点。江老指出："运，有行、转、旋、动之义，有动而不息之特征。运与化是脾的主要生理功能，运者运其精微，化者化其水谷，运化水谷精微以敷布全身。对于小儿来说，不仅为其维持生理活动所必需，而且是其生长发育的物质保障。因此脾胃被称为后天之本，正是由其主运化的生理功能所决定的。"提出了扶助运化在小儿脾胃病治疗中的重要意义。

当今临床的小儿脾胃病因饮食不足、营养缺乏而引起者已越来越少，因喂养不当、饮食不节而产生者则越来越多。故脾胃虚弱病证在减少，以运化功能失健为主的病证日益增多，运脾法以调和脾胃，扶助运化为宗旨，符合当今小儿脾胃病的发病特点。

（4）"健脾贵运，运脾贵温"的学术创新

在此理论指导下，临床注重调理脾胃，在运用江育仁教授"运脾学说"基础上，辨证运用燥湿运脾、健脾运脾、理气运脾、消导运脾、温阳运脾、和胃运脾等运脾六法，逐渐形成"健脾贵运，运脾贵温"的学术特点，常选用苍术、厚朴、陈皮、半夏、藿香、砂仁等温运健脾，广泛应用小儿多种脾虚湿盛所致泄泻、呕吐、厌食、积滞等病证取得显著疗效。此法应用于"无湿不成泻""湿多成五泻"所致泄泻尤其有效。"湿"既是病因、病机，又是病理产物，在泄泻发病中有重要地位。其病位主要在脾胃，病机关键为脾困湿盛，升降失司，水反为湿，谷反为滞，清浊合而下降形成泄泻，运脾化湿是治疗小儿泄泻的基本治则。湿邪非温不化，气机得温则运，此时治疗不仅要运脾，更要温脾。运脾加温脾则更能促进脾之运化，健脾温阳较单纯健脾益气取效更快；早用补益脾阳，还可以阻止病情向脾肾阳虚证发展，疗程更好，预后更佳。《灵枢·论疾诊尺》说过："婴儿病……大便赤瓣，飧泄，脉小者，手足寒，难已；飧泄，脉少，手足温，泄易已。"就已指出了阳气对于泄泻预后的重要性，由此运脾学说有进一步传承发展。秦艳虹教授主张"健脾贵运，运脾贵温"，并在多年临床实践中，自拟温运散治疗小儿脾困湿盛泄泻取得良好疗效。常用药为苍术、陈皮、炮姜、肉桂、白术、茯苓、藿香、葛根、焦山楂、鸡内金、防风、桔梗，重点在于运脾温脾。张隐庵《本草崇原》"凡欲补脾，则用白术；凡欲运脾，则用苍术；欲补运相兼，则相兼而用……"故方中首选苍术、陈皮燥湿运脾，宣阳化浊；湿为阴邪，非温不化，脾为太阴湿土，得阳方运，次选炮姜、肉桂温脾助运，共为君药；茯苓、白术健脾助运；藿香芳香化湿，葛根生津升清，阻止脾气下陷之气机共为臣药；山楂、鸡内金消食化积，运脾开胃共为佐药，防风、桔梗风能胜湿，载药上浮为使药。方中集运脾五法于一体，具有温运除湿、健脾止泻之功，兼有调理脾胃、消食导滞之力，对证属脾虚湿困的婴幼儿腹泻疗效甚好。

2."从痰论治"肺系病证

在中医理论中"痰"有广义和侠义之分，"广义之痰"是指脏腑气血失和，水液代谢失常所形成的病理产物及其病理变化和临床症状，不易被人察觉和理解，又称之为"无形之痰"。"狭义之痰"是指肺部渗出物和呼吸道的分泌物或咳吐而出或呕恶而出，易于被人们察觉和理解，又称之为"有形之痰"。小儿肺系疾病与"无形之痰"和"有形之痰"均密切相关。饮食不节，感受外邪，从口鼻而入，首先犯肺，肺主一身之气，主宣发肃降，通调水道，若外邪袭肺或肺气本虚，则失于宣肃，治节无权，津液输布失常，聚而生痰，无论感冒、咳嗽、哮喘等肺系疾病的发生，均与"痰"有关。

人体水液的正常代谢为肺脾肾三脏所司，肺为水之上源，脾胃乃水谷之海，肾主人身水液，正如《黄帝内经》中说："脾为生痰之源，肺为贮痰之器。"《素问·逆调论》说："肾者，水脏，主津液"，若三脏功能不足，则痰饮留伏，隐伏于肺窍，易导致肺系疾病的发生。历代医家将小儿生理特点归纳为"脏腑娇嫩、形气未充"。小儿肺脾肾常不足，肺脾肾三脏在生理与病理上相互关联，互相影响。因肺脾肾常不足，导致津液的输布与代谢失常，使得痰饮内伏，痰饮留伏又与肺脾肾三脏功能失调有着密切的关系，就小儿而言，其生理上存在着肺脾肾三脏不足的特点，故亦存在着肺娇易病、脾弱易伤、肾虚易损的病理特点。此外，如感受外邪，邪失表散，风痰不化；或过食咸酸，水湿结聚成痰；或表邪未尽，误用酸敛收涩之品，致邪留于肺，痰液内结等，诱发小儿肺系疾病。小儿这些特有的体质因素，不仅反映其机体抵御疾病的能力薄弱，而且也是容易促成痰湿内蕴的主要原因，若素体肺脾肾不足之小儿更是痰既易成而难以速去，日久痰巢深结，酿成宿根，成为哮喘诱发的内在隐患，在发病中也起着至关重要的作用，在缓解期肺脾肾的调理中也将祛痰作为达到根治的重要标志，这也与西医学认为气道高反应性和慢性炎症是哮喘发病的两个重要特征一致。因此自古有"治哮不治痰非其治也"之说。实际于临床来看，慢性咳嗽，肺炎喘嗽、支原体肺炎、咳嗽变异性哮喘、上气道综合征等肺系病证均与痰有密切关系，故而将其推衍为"治咳不治痰非其治也""治喘不治痰非其治也""治肺系病证不治痰非其治也"，在临床亦验之有效。

究其痰的本质，其仍属于寒性，《金匮要略·痰饮咳嗽病脉证并治第十二》指出"病痰饮者，当以温药和之。"针对痰在肺系病证证治中的重要性，秦艳虹提出了从痰论治肺系病证的观点，并进一步提出了"温肺化痰，宣肺止咳"的治疗方法，拟定麻杏二三汤加减来治疗小儿哮喘、慢性咳嗽、肺炎后期等咳嗽气喘，痰白黏稠证属痰湿阻肺者。

麻杏二三汤最早为名老中医焦树德教授所创，由炙麻黄、杏仁合二陈汤、三子养亲汤加减而成，常用于治疗老人慢性支气管炎气逆咳喘痰多，舌苔白腻、脉滑者，原方由炙麻黄、杏仁、化橘红、半夏、茯苓、莱菔子、苏子、白芥子、诃子、甘草、茶叶组成。方用诃子、茶叶用以治疗支气管哮喘发作期及喘息性支气管炎之舌苔不黄、不口渴、大便不干者。诃子收敛之力较强，多用于治疗长期慢性咳喘，小儿脏气清灵，易于康复，少有久病痼疾，不像成人疾病迁延难愈，对于小儿而言易于敛邪，遂去诃子，加细辛、桔梗温肺化饮，宣肺排痰，将麻杏二三汤进行化裁，自拟成方，以炙麻黄、杏仁、陈皮、姜半夏、炒莱菔子、苏子、白芥子、细辛、桔梗为基础方，根据患儿全身症状及体重、年龄等综合因素进行加减应用。本方配伍特点有三：①在病机上迎合了肺主"宣发肃降"的生理功能；②在病理因素上体现了痰在慢性咳嗽中致病的关键；③在治疗上以温通为要。方中诸药多辛温，体现"病痰饮者当以温药和之"之意。麻黄味辛性温，长于升散以宣通肺气；杏仁味苦性温，且色白，五色属肺，长于肃降而止咳。麻杏相配，一宣一降，通调气机，宣畅肺气；"三子"相伍，一则针对肺气上逆的病机而设，主降上逆之气，二则针对痰湿致病的病理因素，与细辛相合，温肺化饮；陈皮、姜半夏为二陈汤的主药，其性温，可温化痰湿，以截断生痰之源；桔梗一味运用最妙，一可宣肺以促排痰，二可顺气以恢复肺气宣降之常。统观全方，无不体现以"温通"之法来温化痰湿，恢复肺的生理功能之意。

在应用的同时不仅要抓主症，还要根据患儿的次要兼证灵活加减。如咳剧者加百部、紫菀、款冬花；咳剧痰粘稠色黄者加黄芩、浙贝母、瓜蒌；喘剧者加僵蚕、地龙；食积者加鸡内金、焦山楂；便干者加枳实、厚朴、大腹皮、槟榔、大黄；便溏者加苍术、炮姜、肉桂；痰湿较重苔白厚腻者加藿香、佩兰。小儿脏气清灵，为"纯阳之体"，"易虚易实""易寒易热"，故温热药不宜久用，久用之易化热伤阴，在治疗过程中若患儿咳喘减轻，痰量减少，要酌情变方。若出现咳吐黄痰，量少黏滞，口干便结，说明已化热伤阴，需去姜半夏，细辛，白芥子等温燥之药，少佐清肺润燥之品，以养肺阴，总以辨证为要。

3.接轨方的临床应用

（1）经方、时方、接轨方的概念

古代医籍对经方有以下几种说法：①指汉以前的临床著作所载方剂。《中医大辞典》谓："汉代以前的方剂称为经方。后汉·班固《汉书·艺文志》医家类记载经方11家。②指《素问》《灵枢》《伤寒论》《金匮要略》的方剂。③指《伤寒论》《金匮要略》所记载的方剂。一般所说的经方，多指第三说。时方的概念多指：①仲景后方均属时方。②金元及后诸方：金元四大家有"古方不足以治今病"之说，各自提出新的方剂及治疗上的学术主张，故时方应起于此时期。③明清温病诸方：明清之际，温热学说兴起，叶、薛、吴、王等人的治温病诸方，才算时方而与伤寒的经方分庭抗礼，时方应起于此时期。比较一致的看法是第一说，且时方是结合时代的要求而发展起来的，温热方是时方的突出部分。接轨方是在当代经方大家刘渡舟先生首先提出"接轨论"理论指导下将古方（经方）与今方（时方）合用的一种方剂表现形式。常用接轨方形式为：①经方本方加减：如桂枝汤加减；②经方与经方接轨：如小柴胡汤与经方五苓散；③经方与时方接轨：如小柴胡汤与平胃散、温胆汤等。接轨最大特点是用"经方"以补"时方"之纤弱，用"时方"以补"古方"之不全。经方时方都是历代医家临床体会经验的积累。笔者在临床工作中应用接轨方，也深有体会。小儿为稚阴稚阳之体，易虚易实，易寒易热，用药稍有不宜，则易伤阳损阴，甚则损及元阴元阳之变证。小儿脏气清灵，病因单纯，用药恰当，则较成人更加易趋康复。药少而精的经方与灵活多变的时方相结合在儿科临床中运用，其疗效显著，充分体现了小儿体质特点与用药特点。

（2）推陈升降小柴胡，古今接轨第一方

刘渡舟教授于《伤寒论》研究方面，堪称当今研究仲景学说的泰斗，古今接轨论为其最得意之作，其临床实践也最成功，尤其是柴胡类古今接轨方甚多。与后世方的接轨应用，大大扩展了小柴胡汤的临床使用范围，使本方的临床功效发挥得淋漓尽致，此刘老深研仲景学说，境界之所至。由于小柴胡汤具有祛邪而不伤正的作用，对小儿稚阳之幼体能轻解透达，顾及幼儿脾胃之气尚未壮实。《简易方》：柴胡汤，小儿温热悉能治疗。因此临床常用小柴胡汤作为古今接轨第一方与其他经方时方合用。

①小柴胡汤与平胃散接轨

小柴胡汤，出自《伤寒论》能和解少阳，治少阳证，往来寒热，胸胁苦满，默默不欲饮食，心烦喜呕，口苦，咽干，目眩，妇人热入血室，及疟疾等证。平胃散出自《太平惠民和剂局方》，此方能燥湿运脾，行气导滞，平胃中之腐，消脘腹之胀满。

小柴胡汤与平胃散接轨，古人亦有先例，叫作"柴平煎"。两方接轨，则疏肝和胃而使肝胃两顾，临床治疗慢性胃炎中医辨证属于肝胃不和型者效佳。

②小柴胡汤与四磨饮子接轨

四磨饮子出自《济生方》，沉香、乌药、木香、枳壳，此方能下降逆气，顺气扶正，治疗正气素虚，又见肝气横逆，上犯肺胃所致气逆喘息，胸膈不舒等症。治疗肝胆气郁疾患，又见气之上逆甚为猛烈或呃或喘或呕或胸满不食等症，乃用"柴磨接轨"之法，用之多效。

③小柴胡汤与银翘散接轨

贾六金老用小柴胡汤合银翘散治疗小儿流行性感冒初期高热，和解少阳、清热解毒治疗，疗效显著。详见病案2。

（3）其他儿科常用接轨方

①麻杏石甘汤接轨清气化痰汤

组成：炙麻黄6g、杏仁8g、生石膏20g、浙贝母8g、黄芩10g、瓜蒌8g、陈皮10g、姜半夏6g、枳实8g、胆南星6g、茯苓8g、甘草6g。功用：清肺化痰，清热解毒，理气止咳。主治：痰热闭肺引起的发热、咳黄稠痰，气喘，胸膈痞满，甚则气急呕恶，舌质红，苔黄腻，脉滑数。

②小青龙汤接轨苍耳子散

组成：麻黄6g、杏仁10g、射干10g、桂枝10g、细辛2g、干姜8g、半夏6g、五味子10g、辛夷8g、苍耳子8g、白芷8g、川芎6g、甘草6g。功用：温肺散寒，化痰平喘。主治：过敏性鼻炎属寒证。症见：鼻塞喷嚏，清涕，咳嗽，胸闷，形寒肢冷，痰白清稀，苔白，脉浮弦。

③桂枝汤合厚朴杏仁汤接轨二陈汤

常用治疗咳喘。儿科临床多用麻杏石甘汤治疗痰热蕴肺所致咳喘，疗效显著；而有一类患儿咳喘反复发作，缠绵难愈，旧病未愈，又感风邪，咳嗽、气喘、痰多，此时为久病脾虚，水湿不化而生痰，新感风邪引动痰湿，用桂枝加厚朴杏子汤合二陈汤，甚合病机。

中医治学，要师古而不泥古。经方固然经典独到，但时方也是医家的经验集成。因此，在临床疏方时，不能固守，不能偏废，将经方与时方接轨，发挥二者的互补作用，以提高疗效。

【医案传真】

1.脾阳不足，水湿下注案

患儿，男，11个月，2013年12月10日初诊。

6天前患儿无明显诱因出现蛋花汤样水便，每天3~5次，渐至10余次，无发热，时有恶心，纳差，皮肤干皱，啼哭少泪，面色苍白，四肢欠温，小便少，眠可。进一步追问有进食油腻史。舌淡红，苔花剥，脉细。曾用妈咪爱、思密达等中西药治疗疗效不佳，遂来院就诊。查体：神倦乏力，咽轻度充血，扁桃体Ⅰ度肿大。心肺听诊无异常。腹软，无压痛，未及包块，腹部皮肤弹性较差，展平缓慢，肠鸣音亢进。唇舌红，指纹淡紫。大便常规检查：脂肪球，隐血（－）。细菌培养：阴性。电解质检查：无明显异常。

西医诊断：婴儿腹泻、中度脱水。

中医诊断：泄泻。

辨证：脾阳不足，水湿下注。

治法：温运脾阳，升清止泻。

处方：温运汤加减。

苍术8g、白术8g、茯苓8g、藿香8g、苏叶8g、肉桂5g、炮姜6g、白蔻仁6g、陈皮8g、桔梗6g、鸡内金8g、甘草6g。4剂，水煎服，日1剂，少量频服。鼓励"进食"而非"禁"食，饮食清淡清洁，营养丰富易于消化，嘱多饮水（淡糖水，淡盐水）、挂面汤、龙须面汤等。如泻下次数增多可加口服补液盐；或自制口服补液盐（500ml稀米汤+1.76g盐）按50ml/kg计算总量，并于4小时内口服；鼓励进食，流质为主，可适当减少食物质量和数量，暂停添加辅食，最好母乳喂养。②小儿腹泻贴。取穴：神阙、龟尾、关元、中脘穴。4~6小时更换1次，连续贴药2~4小时，连续3天。③推拿按摩：推补脾经500次，推补大肠经200次，推三关300次，摩腹5min，推上七节骨300次，捏脊10遍。每日治疗1次。

二诊：2013年12月14日。服前方2剂后大便次数为每日2次，量少呈糊状。效不更方，继服上药。

三诊：2013年12月17日。4剂后粪质成形，尿量明显增多，逐渐有汗出，四肢转温，舌质淡，苔薄白。并已开始加少许辅食，说明脾运有恢复之势。继服参苓白术散加减巩固疗效。并指导饮食要定时定量，忌生冷、辛辣、肥甘厚腻之品，合理喂养，规律饮食，量质适中，视脾胃功能恢复状态缓慢添加辅食，不可操之过急。

按：本例患儿无明确感染史，系宿乳内蓄夹湿伤脾，脾困湿盛，脾阳不足，水湿下注而泄。用温运散加减，方中温阳药炮姜、肉桂量小却起着重要作用。《名医方论》："阳之动始于温，温气得而谷精运。"从西医学角度讲，温阳药具有扩张胃肠毛细血管、改善局部循环及肠功能紊乱作用，有利于肠道正常菌群生长、抑制条件致病菌繁殖；还可改善肾脏微循环，达到利尿、分利大便作用。其他药物功效同前。每遇类案，即投此方，均获良效，甚感欣慰。另，泄泻后不论何因均损伤脾胃，因此治疗常以参苓白术散健脾收工。

小儿年幼，神识未开，大多不愿服药，惧怕打针，特别是婴幼儿内治给药常有困难而使得内治法应用有所限制。而小儿肌肤柔嫩，脏气清灵，使用外治之法，可充分发挥其作用，使用方便，易为家长和患儿接受等优势，自古有"良医不废外治"之说。《理瀹骈文》说："外治之理，即内治之理；外治之药，亦即内治之药，所异者法耳。"故本案除内服中药外，还采用贴敷、推拿、捏脊等外治法。该患儿使用由丁香、肉桂等组成，均为辛温、香燥之小儿止泻贴，符合脾"喜燥恶湿"之性，紧扣"健脾贵运，运脾贵温"之治则，具有温中健脾止泻之功用。小儿推拿疗法补脾经能健脾胃，补气血；推补大肠经、上七节骨温阳止泻，固肠涩便；推三关可益气活血，扶正祛邪；配合捏脊以调和阴阳气血，温通经络，调理脏腑功能。

临证应随证加减：有脾肾阳虚证时加制附片等；气虚显著用太子参、茯苓、炒山药、芡实；有黏液脓血便时加马齿苋、白头翁；大便夹不消化乳块加焦三仙、连翘；食欲不振加焦山楂、鸡内金、陈皮。方中选用多种药对，如苍术、白术，炮姜、肉桂，焦山楂、鸡内金，陈皮、半夏等可发挥增效减毒的药效。

2.烂乳蛾案（急性化脓性扁桃体炎）

王飞，男，4岁，2013年5月14日（小满）初诊。

高热2天，体温39~40℃，咽痛，恶寒，无汗，头痛，大便秘结3日未行，在家中已服用抗生素和退热药，症状未见减轻，仍高热，咽痛难忍。望其精神尚可，面红目赤，咽部充血，扁桃体Ⅲ度肿大，有脓性分泌物，舌红苔黄。诊其脉浮数。此乃由素体肺胃蕴热，复感外邪，循经上攻，搏结咽喉，热毒炽盛，故见咽喉赤肿明显，溃烂化脓。

西医诊断：化脓性扁桃体炎。

中医诊断：乳蛾（急乳蛾、烂乳蛾）。

辨证：肺胃蕴热，复感外邪。

治法：清热解毒，利咽退热。

处方：银翘马勃汤化裁。

金银花10g、连翘10g、黄芩10g、柴胡15g、射干6g、牛蒡子8g、僵蚕6g、蝉蜕6g、马勃6g、玄参10g、生石膏18g、炮山甲3g、板蓝根10g、牡丹皮10g、桔梗15g、白茅根15g。3剂，水煎服，日1剂，取100ml，分2次服。

二诊：服药后第二天，热渐退，体温降至38℃，后至37℃；泻下大量干硬大便。现咽痛减轻，口干渴，口臭，舌红苔黄，脉数，查其扁桃体Ⅱ度肿大，未见脓点，此乃余热未清，咽喉不利，法当清热利咽解毒，佐以甘寒养阴。自拟方用：金银花10g、连翘10g、射干6g、麦冬10g、玄参10g、桔梗15g、地骨皮10g、甘草6g。3剂，水煎服，取100ml，分2次服。

三剂后热退，咽痛消失，饮食如常，病告痊愈。

按：乳蛾一病，为西医学的急性化脓性扁桃体炎，常见于4~8岁幼儿，小儿脏腑娇嫩，形气未充，先天禀赋不足，正气较弱，腠理疏松，卫表不固，易于感受外邪。外感之病，病邪多从口鼻、皮毛而入，邪入口鼻、肌表，正邪相争，则恶寒发热。小儿为"纯阳"之体，易于入里化热或热邪直接入里，则出现内有实热，症见高热不退，面目红赤，咽干口渴一派气分热盛之象。内热较盛，热毒充斥肺胃，然口鼻通于肺胃，咽喉乃肺胃之门户，《灵枢·痈疽篇》中提到："热盛则肉腐，肉腐则为脓。"故由于热毒炽盛，热毒攻喉，热壅血瘀，则喉核红肿疼痛，甚者血败肉腐，咽部溃烂化脓。本案患儿系烂乳蛾，乃肺胃蕴热，复感外邪之证。因小儿素体肺胃蕴热，复感外邪，上攻咽喉，循经上攻，搏结咽喉，热毒炽盛，导致咽喉赤肿疼痛；体内肺胃热盛，则面红目赤，大便秘结；复感外邪则头痛、无汗。因此施以温病条辨之银翘马勃散加减以清热解毒，利咽退热。

方中银花、连翘相配辛凉解表，疏散风热，还可清热解毒，消痈散结，连翘为"疮家圣药"，《医学衷中参西录》指出："连翘味淡微苦，性凉，具生浮宣散之力，流通气血，治十二经血凝气聚，为疮家要药。能透表解肌，清热逐风，又为治风热要药。"黄芩清热解毒，泻火消肿，配以金银花、连翘祛肌表之热，可治热盛咽痛。柴胡轻清升散，宣透疏达，欲显其疏散退热之功，需大量使用，秦教授治疗外感发热，常用柴胡15g疗效显著，患儿往往得汗而热退。生石膏辛散解肌透达，大寒清泄里热，甘寒生津除烦，主入肺胃，为清热泻火之首药，温病气分非此药不能除。牛蒡子发散风热，利咽散结，解毒消肿，用于治疗风热或热毒上攻之咽喉肿痛；射干清热解毒，利咽祛痰，《滇南本草》指出其可"治咽喉肿痛，咽闭喉风，乳蛾，疟腮红肿，牙根肿烂，攻散疮痈一切毒热等症"。蝉蜕发散风热，宣肺利咽，可治外感风热，咽痛音哑。牛蒡子、射干、蝉蜕均为利咽要药，三药合用发散风热，清热解毒，利咽消肿，使药效直达病所。炮山甲活血消癥，消肿排脓；马勃清热解毒，化脓利咽，两者相合可使疮痈未成者消散，已成脓者速溃。牡丹皮清热凉血，祛瘀消痈，清散血中瘀热，以防热入血分。方药相合共奏解表清热、利咽解毒、消肿透脓之功，临床应用，疗效显著。另外，本方一诊亦即采用经方（小柴胡汤）与时方（银翘马勃散）接轨形式取得良效。

3.痰湿咳嗽案（支气管炎）

陈某，女，2岁，2012年11月25日（小雪）初诊。

因咳嗽4日伴喘，未发热，喉间痰声辘辘，呕吐，胃纳减少，大便偏干初诊。患儿4天前开始咳嗽，未发热，喉间痰声辘辘，色白质稀，呕吐，胃纳减少，大便偏干，形体偏胖。查体：咽淡红，扁桃体Ⅱ度肿大，双肺呼吸音粗，可闻及痰鸣音及少许哮鸣音，舌淡红，苔白厚，脉软。患儿近一个月内因肺炎住院一次，有输液病史。

西医诊断：支气管炎。

中医诊断：咳嗽。

辨证：痰湿咳嗽。

治法：健脾燥湿，化痰止咳。

处方：麻杏二陈汤合三子养亲汤加减。

炙麻黄6g、杏仁8g、牛蒡子10g、射干6g、陈皮10g、姜半夏6g、炒莱菔子10g、苏子10g、白芥子6g、细辛3g、白术10g、茯苓10g、桔梗10g、炙甘草6g。4剂，日1剂，水煎服，取100ml，分2次服。另配合磁疗仪治疗后外敷止咳贴3天，选取穴位：双肺俞、双膈俞、天突、膻中。忌油腻及刺激食品。

二诊：服用前方后患儿咳喘大减，诸症好转，现仍有痰涎，食欲稍差，舌苔厚腻。此乃脾虚痰食之证，法当健脾祛痰消食。前方加焦山楂10g、鸡内金10g、藿香10g、佩兰10g。4剂，煎服法同上。后以异功散加减善后。

按：本案患儿系咳嗽，乃痰湿咳嗽之证。该患儿形体偏胖，加之小儿脾常不足，脾失健运，痰浊内生，痰湿浸肺，肺失宣降，则出现咳嗽，喉间痰声辘辘；湿浊困脾，故胃纳减少；苔白厚为痰浊之象。宗经文"病痰饮者，当以温药和之"。选二陈汤燥湿化痰，和胃止呕，麻杏合三子养亲汤辛开苦降，下气消食化痰，诸药合用，肺气得降，痰食得消，喘咳得止。

"脾为生痰之源，肺为贮痰之器"，《幼幼集成》中记载："因痰而嗽者痰为主，主治在脾；因咳而动痰者，咳为重，主治在肺。"肺主行水，脾主运化，脾与肺为母子之脏，痰湿咳喘疾患与肺脾两脏密切相关，方中炙麻黄性温，宣肺平喘，杏仁味苦，降气平喘，麻杏配伍一宣一降，使肺之宣降功能正常，表里上下枢机和畅，气机调达，则咳喘自消。"治湿不理脾，非其治也"，陈皮配姜半夏，健脾燥湿，理气化痰，共除脾困湿滞，以断生痰之源；苏子、白芥子、莱菔子，三子均系行气消痰之品，根据"以消为补"的原则，合而为用，可使痰消气顺，喘嗽自平。细辛温肺化饮，三子配细辛温肺化痰，降气平喘，使凝滞的寒湿胶浊之"痰"得以温化流动，有利于排出。方中最妙使用桔梗，其可开提肺气，载药上行，为诸药之舟楫，可散肺气之结，利胸中之滞。全方化痰与调气并重兼以健脾，共奏祛邪之功。

麻杏二三汤化裁特别适用于小儿哮喘、慢性咳嗽、肺炎后期等咳嗽气喘，痰白黏稠证属痰湿阻肺者，尤其适用于支原体感染及病后长期输液的患儿。笔者认为长期输液使用抗生素的患儿大多属于痰湿类型，输注的液体相当于中医所讲的"寒湿"邪气，寒为阴邪，易伤阳气，其性凝滞；湿为阴邪，易伤阳气，阻遏气机。寒湿困脾，则脾失健运，脘腹满闷，纳差倦怠；寒湿停滞于大肠，则大便溏泄。这也是许多患儿长期输液后出现食欲不振、腹泻便溏的原因。寒湿之邪凝结黏滞，易阻气机，气不行则湿不化，胶着难解，此类患儿往往病情缠绵，反复发作。

"邪之所凑，其气必虚"，小儿"脏腑娇嫩，形气未充"，感受外邪首先犯肺，致使小儿易感肺系咳喘疾患，麻杏二三汤化裁治疗痰湿阻肺型小儿肺系疾病疗效显著。然"正气存内，邪不可干"，笔者认为对于小儿而言注重治疗不是关键，关键是日常要合理调护，平素应注意增强体质，提高免疫力，预防疾病的发生。

（郭冉冉　陈佳欣　整理）

▶▶ 内蒙古自治区

米子良

崇仲景东垣，重脾胃平和为期

【名医简介】

米子良（1939年~），男，主任医师，研究生导师，全国名中医，第六批全国老中医药专家学术经验继承工作指导老师，内蒙古地区名老中医，内蒙古自治区首批、第二批以及第三批老蒙医中医药专家学术经验传承工作指导教师，国家中医药管理局重点学科伤寒学术带头人，2017年被评为首届全国名中医。2013年被聘为内蒙古中医药学会名誉副会长；2001年8月获得国务院政府特殊津贴；1991年被聘为中国中医药学会仲景学说专业委员会委员；1998年12月"内蒙古中蒙食疗药学的研究"获内蒙古自治区科技进步三等奖；研制的"三宝大造片"获内蒙古科技进步四等奖；1986年被聘为内蒙古卫生厅药品评审委员会委员；历任内蒙古教育厅、卫生厅高评委员会专家。1983年7月中华人民共和国劳动人事部，中国科学技术协会授予少数民族科技工作者荣誉证书。

米子良老师出生于内蒙古呼和浩特市郊区的一个普通农民家庭。米老的父亲喜欢读书，不论在家族中还是在村中都称得上有文化的人。米老自幼受父亲影响，喜爱读书，自幼家中有许多书，如《中庸》《大学》《论语》《孟子》等。高中毕业后，被分配到当地郊区诊所当中医学徒，便开始背诵汤头歌诀、药性赋等，从此对中医产生浓厚的兴趣。于是在恢复高考当年，米子良老师抓住进一步学习机会，考入当时的内蒙古医学院中医系。米老大学毕业后，被分配到内蒙古卓资山县医院工作，后又调至乌兰察布市医院中医科从事中医临床工作。1982年米老为进一步提高自己的专业水平，参加内蒙古自治区卫生厅举办的"中医研究生班"学习，毕业后，时值内蒙古卫生厅为发展内蒙古自治区中医教育事业，培养更多高级中医专业人才，特将米老调至内蒙古医学院中蒙医系执鞭任教，米老欣然接受任务，一干就是几十年，为内蒙古中医药事业做出不可磨灭的贡献。

【 主要学术思想 】

米老从事临床工作64载，擅用经方，在治疗内科、儿科、妇科、皮肤科等疾病方面有独特认识。米老认为小儿易感外邪或喂养不当、饮食不节又常见易患脾胃疾病。小儿肺常不足，脏腑娇嫩，藩篱不密，卫外不固，且寒暖不能自调，一旦调养失度，六淫之邪，首犯肺卫，风邪袭表，肺卫郁闭，开阖失司，宣通无能，正邪相搏，遂之发热。家长大多求助西医急速退热。而最终寻求中医治疗的患儿多是由于外感引发的儿童喉炎、扁桃体炎临床抗生素治疗不彻底，迁延而成为慢性扁桃体炎，造成患儿反复发热，体温升高。并且多次抗生素治疗又很容易产生耐药性。米老临证诊治疾病，无论幼童还是成人均尤为重视脾胃，以"和"为旨，认为脾胃为气血生化之源，调治诸病首当顾护脾胃；其倡导辨证与辨病结合，重在提高疗效；其主张以"方证对应"，抓病机、抓主证，圆机活法，以经方治愈大病、重病。

1.小儿咳喘证治

米老认为盖肺位居高，号称华盖，主气而外合皮毛，上通喉咙，开窍于鼻，与天气相通，为呼吸之门户，故肺系病证多以气机升降失常的症候为主，主要病理变化为肺气宣降失常而见咳喘。

（1）治上焦如羽，非轻不举，清灵拨动理娇脏

叶天士云："上焦药味宜以轻。"吴鞠通言："治上焦如羽，非轻不举。"米老认为轻可去实，喜用银翘散、桑菊饮、杏苏散等加减使用。药如：桑叶、银花、桑白皮、连翘、杏仁、薄荷、牛蒡子、芦根、白茅根、杏仁等。桑叶、连翘、薄荷、牛蒡子诸药气味轻薄，清灵活泼，皆为宣肺透邪，宣畅肺闭之佳品。桑叶经霜凋零，可疏风解肌，宣畅肺气之郁闭；连翘一味，叶天士谓："辛凉，翘出众草，能升能清。"本药清热解毒之中兼有透表，可使表邪肺热并除。临证米老还喜用轻兼清滋之品，芦根、白茅根等，中空质轻，性凉津充，善清肺中郁热兼润其津；余如米师更用桔梗之宣散、杏仁之清肃等配伍其中，共奏轻清宣透，宣肺化痰之功。

既言轻清，则知大寒大热，质重味厚之品应谨慎应用。米老认为肺为娇脏，大寒大热之品，最易损气耗津，尤其治疗小儿肺系病证大寒大热之品，不应轻易率投。至若味厚质重之品，如熟地黄、龟甲之品，老人咳喘尚可使用，小儿肺系病证，则不敢贸然加入，以虑其滋腻碍邪。一言以蔽之，治位高娇嫩之肺脏，妙在轻清灵动，轻可去实，且不伤正。

（2）重肃肺泻热兼宣肺透邪，旨在宣肃调肺气

米老认为六淫外袭，痰热内扰，气道阻塞，咳喘气急，皆肺失宣肃之用，甚则肺气郁闭为病机之关键。肃肺泻热兼宣肺透邪，皆为开门逐寇，祛邪宁肺之意。

肺主气司呼吸而外合皮毛，上通喉咙，开窍于鼻，与天气相通，为呼吸之门户，内贯心脉，以行气血，维持正常生命活动，故有"肺主一身之大气"之说。因而米师认为肺系病证以肺之气变为中心，正如经曰"诸气膹郁，皆属于肺"是也。然又有肺合大肠，其气以下降为顺，协助腑气以下行，故以肃降为要。若因受邪于皮毛或鼻窍，无论风燥痰热，均能造成肺气不利，治节失

常，肃降受阻，肺气郁遏，气逆而上，则做喘咳。米老认为，当是之时，积热于肺，火动痰生，风痰上壅，肺气闭塞，宜降不宜升，以肃降肺气最为重要。盖肺气得降，则喘咳自平矣！临床凡见呛咳、喘息、咳痰不畅等症，米师辨证则投之麻杏石甘汤、苏子降气汤、定喘汤加减，每多应手取效。降肺化痰时，米老常喜用桑白皮、旋覆花、葶苈子、瓜蒌、前胡等药加强肃肺之力。《本草纲目》记载："桑白皮，长于利小水，实则泻其子也。故肺中有水气及肺火有余者宜之。"故米老常据临证辨证之需，常将桑菊饮中桑叶、桑白皮并用或去桑叶而用桑白皮，以清泻肺之气火；常加旋覆花降气行水化痰，《神农本草经》记载旋覆花"味咸温，主结气，胁下满，惊悸，除水，去五脏间寒热，补中，下气"。米老认为旋覆花性沉降，味辛咸，辛则能散能横行，故可宣散肺气达于皮毛；咸能入肾，故可纳气下行以归根，脾胃中之痰涎或水饮息息下行而从浊道出，不覆上逆犯肺，肺自清虚。

如有便秘者用瓜蒌、大黄等下气清热通便。痰多者可加紫菀、百部、鱼腥草，咳重加炙枇杷叶、前胡、桔梗、甘草，咽部红肿加射干、玄参、木蝴蝶等，口渴加天花粉、麦冬。

（3）调肺以绝痰器，健脾以绝痰源，补肾以绝痰根

肺系疾病急性发作加重时当标本兼治，以治标为主。在肺系疾病缓解期，病情稳定时，当治其本，补脾肺肾，顾护正气，抵抗病邪。米老认为肺系疾病多虚实夹杂，疾病急性发作期以实邪为主，治以宣肺止咳化痰平喘、清泄肺热等；疾病缓解期以正虚为主，当补肺气，健脾气，纳肾气。应注意调肺以绝痰器，健脾以绝痰源，补肾以绝痰根。

①调肺以绝痰器

米老认为肺系疾病中或外感致肺气郁闭或久病致肺气阴两虚或他脏病内舍于肺或内燥内热之邪犯肺，致肺失宣降，应通过宣通肺气、降泄肺气、清泄肺热、补益肺气、滋阴润肺等方法以

达到杜绝痰所藏之地。前三法的用药，如前所述，米师喜用桑白皮、旋覆花、葶苈子、瓜蒌、前胡、紫菀、百部、鱼腥草、炙枇杷叶、前胡、桔梗、甘草等；益肺气养肺阴，米老善用沙参、麦冬之类，取沙参麦冬汤之意或据气阴耗损的程度选太子参与五味子相伍。

②健脾以绝痰源

肺系疾病反复发作，肺气阴两虚，子盗母气，致使脾虚；或喜食辛辣伤及脾胃或食肥甘厚味，而滋腻碍脾；情志不畅，肝火旺盛，木克脾土，伤及脾脏；肾为先天之本，脾为后天之本，相互为用，肾虚阳气衰弱，则脾失温煦；外感湿邪或内有湿邪，以致湿邪困脾，这些原因都会伤及脾脏，而致脾虚无以运化水谷精微，水液内停聚而为痰，加重病情。故米老提出健脾以绝痰源，其善用药对健脾以杜绝痰生，如陈皮配半夏。陈皮，辛苦温，归肺脾胃经，善燥湿化痰，尚可行气调中，作用较为温和。半夏辛温，归肺脾胃经，为燥湿化痰之要药，并能降逆止呕，消痞散结，二者相须为用，燥湿化痰之力强。米老还常用茯苓与白术相伍，健脾祛湿以助脾运，甚至肺系病证缓解期或久病用四君或六君之功，来培中益气，使脾健运则化饮绝生痰之源。

③补肾以绝痰根

"肺为气之主，肾为气之根"。若肾虚，则水液不能运行而聚为痰，亦不能纳气，出现呼吸浅短，米老仍认为，治疗肺系疾病时不仅要重视肾的纳气之功。肾阴肾阳协同调节水液代谢与输布，同时也要兼顾滋补肾阴，以金水相生，更要重视肾阳调节水液之效。只有肾纳气、肾阴充、肾阳足，才能继而从根本上杜绝痰的产生。补肺益肾、纳气平喘时，米老善取太子参和胡桃相伍，取人参胡桃汤之意，还同用太子参、麦冬、五味子、紫河车，取生脉散加减之意以补肺益肾、止咳平喘。温肾取补骨脂、胡桃肉等以助肾阳；用熟地黄、山萸肉、山药取六味地黄丸中的

"三补"。

米师叮嘱临证运用调肺、健脾、补肾三法要灵活多变，切勿顾此失彼。或肺脾肾三脏同治；或肺肾同治，上则温肺化饮，下则补肾摄纳；或脾肾同治，米师尤重中焦脾胃，正如前贤谓"培土生金""上下交损，当治中焦"，以断生痰之源。同时米老还强调应注意"肺胃相关"，肺胃同主降。肺的肃降能促进胃的通降，反之胃气通降则有助肺的肃降。米老常告诫吾辈"读古人书，不得执死方以治活病，用古人法而不必拘其法而泥其方。"

2. 小儿外感发热证治

（1）发热期，清、疏、导相兼

发热是儿科疾病最常见症状之一，处理不当易造成诸多变证，影响儿童生命质量。无论外感还是内伤发热，均往往引起患儿神昏惊风或抽搐等症，甚至危及小儿生命。故米老认为小儿外感发热的治疗，首要原则是早期施治；再次是给邪以出路，截断疾病向纵深发展，以防他变。

引起外感发热的根本原因在于外邪作用于人体所致。无论其表现出何种热型，祛除外邪始终是必须坚持的原则。给邪以去路是治疗外感发热的根本，只有祛除了引起发热的外邪，才可能从根本上达到退热的目的。邪的最佳去路就是通过发汗和利尿，使外邪从汗和小便而走。因此，宣散和利尿是治疗外感发热必用的方法。常用的宣散药物主要有麻黄、银花、连翘、桑叶、菊花等；常用的利尿退热药有滑石、车前子等。

外感发热患者临床大多经西医各种抗生素治疗不效而来求治中医药，而应用的中药也主要是清热解毒药物，具有病因不详、病程长、病变复杂的特点。日久外邪入里化热，与体内湿邪相合，成湿热内蕴之证。体内湿邪成因许多，或是肺脾肾功能异常，平素津液代谢失常而内湿已存在；或是三焦气机不利，局部水液内停为湿；感冒后静脉滴入大量液体所形成的湿邪。此类患儿多为体内有湿，而小儿为纯阳之体，邪易从阳化热，故邪气易外感风邪，而易迁延入里，与体内湿邪交结不解，加之临床外感后静脉滴入大量液体加重津液输布排泄负担而加重湿邪，以上原因所致形成湿热，影响少阳枢机不利，形成反复低热或反复发热。此时治疗，表之不解，清之不退，而贵在清透，在疏透的基础上以半夏、陈皮、茯苓、竹茹等共同清热化痰，健脾和胃以助湿运。

（2）热退后，顾津液兼清余邪以绝其根

高热虽退，阴液已伤，但尚有余热未尽，热势极易反复，此乃"炉火虽熄，灰中有火"，若不采取措施，发热极易反复发作至月余，甚会变生它症。特别是小儿，"稚阴稚阳"，而阴常不足，故"稚阴"极易灼伤，而更伤阴液，极易形成"高热—伤阴—高热"的恶性循环。根据小儿发热的生理病理特点，米老认为热病后期用滋阴生津之品，可以达滋水灭火的目的，正如叶天士所言"救阴不在血，而在津与汗"。故治疗小儿外感热病后，必须加用滋阴生津之品。米老在处方时在固护肺阴之基础上合以清热解毒利咽之品而达标本兼治之效。米老临床常选用生地黄、玄参、麦冬、芦根、沙参等滋阴生津敛液之属，不仅可养阴以补邪热耗伤之阴，且可滋阴生水以制火。仍用射干、木蝴蝶、黄芩、桔梗、甘草以清肺热，解热毒，利咽喉，以兼顾余邪。同时米老还用蝉蜕甘寒清热，疏散肺经风热以宣肺利咽，开音疗哑。僵蚕祛风定惊，化痰散结；二者为治疗声嘶喑哑之要药，现代药理研究认为，僵蚕可解热抗惊厥；蝉蜕能镇静、解热。如此配伍米老认为可以达到滋阴生津以扶正，兼顾余邪以绝热根之目的。

3.小儿脾胃病证治

小儿脾胃病是儿科临床常见病种。以《中医儿科学》教材为例，脾胃系病证包括鹅口疮、口疮、呕吐、腹痛、泄泻、便秘、厌食、积滞、疳证等。由于小儿脏腑娇嫩、形气未充，对疾病的抵抗力较差，而且小儿寒温不能自调，饮食不能自节，"太饱伤胃，太饥伤脾"，因此在外易为六淫所侵，在内易为饮食所伤。若后天喂养不当或外邪侵袭、他脏犯病、药物等因素影响，损及脾胃，脾不升清，胃不降浊，升降失常，则出现呕吐、泄泻、腹痛等；若饥饱失常、饮食不洁等，易导致小儿脾运失健，胃不受纳，运化失司，则出现厌食、食积等；若病后体弱或任意纵儿所好、饮食营养不均衡等，易导致小儿脾气不充，运化失职，精微不布，气血不充，日久发生贫血或疳证。所以，脾常不足是小儿的生理特点，也是小儿脾胃内伤发生的主要病理基础，而脾胃功能的正常与否直接关系到小儿的健康和生长发育。因此，米老认为健脾运脾以助脾这一基本原则，是小儿脾胃病的治疗关键，必须贯穿于防治小儿脾胃病的始终。米老善用异功散、六君子汤、七味白术散等补运兼施的典型代表方剂。在具体用药上，米老主张健脾应清补，补气健脾药选用太子参、党参、炒山药、黄芪等，尤其对于小儿米老善用太子参。太子参又名孩儿参、童参，其味甘苦，性微寒。既能补脾气，又能养胃阴，补气生津，米老认为其为清补之品，气阴双补，而小儿"阳常有余、阴常不足"，故米老认为小儿用太子参最为和宜，太子参气阴双补而不助火，米老对小儿常用剂量一般为9~20g。米老也同时强调，健脾运脾同时，顾护胃气也尤为重要，健脾必先和胃，欲脾气健运，必赖胃纳水谷。因胃喜润恶燥，以降为用，"胃肠以通为顺，以通为补"，故常在健脾等方剂中加石斛、麦冬等柔润和胃之品并配以砂仁、鸡内金、稻芽、焦三仙等开胃助纳之品。同时米老又强调对于小儿还应须注意"胃以喜为补"的特性，尽量选择甘味药，少用过于苦涩浓烈的药物，如龙胆草等。如果苦味之品非用不可，可加芦根、薏苡仁、淡竹叶、竹茹等调味矫味或适当用甘草、大枣、生姜用量或药液中加适量白糖，使小儿更能接受。化湿健脾药选用茯苓、炒白术、苍术、藿香、砂仁、白豆蔻、薏苡仁等，理气健脾药选用陈皮、木香、砂仁、枳壳、厚朴、紫苏梗等。总之，米老嘱咐我辈由于小儿个体体质的差异、感受病邪的不同，疾病表现复杂多变，并且疾病在发展过程中，小儿的整体状态会随病情变化而发生改变，因而临证当仔细分辨，治疗时灵活变通，知常达变，抓住主要病机关键，随证立法。

【医案传真】

1.小儿疹毒内陷咳喘案

苏某某，女，1岁，1989年1月31日初诊。

主诉：疹出1周，咳喘加重1日。初诊：患儿近1周发热，全身出疹、高出皮肤，咳嗽微喘，伴呕吐流鼻涕、眼泪。今日咳喘加重，呼吸急促，鼻翼扇动，测体温38.7℃，指纹风关色紫，舌质淡苔薄白。

中医诊断：疹毒内陷之咳喘。

西医诊断：咳喘。

辨证：邪热壅肺，肺失清宣。

治法：清热宣肺透疹，降气止咳平喘。

处方：麻杏甘石汤化裁。

炙麻黄1g、杏仁2g、生石膏6g、生甘草1g、桑叶2g、桔梗2g、薄荷（后下）2g、芦根6g、知母2g。水煎服，2剂，每日1剂。患儿服2剂后，体温正常，咳喘止，汗出疹畅，继服1剂透疹。

按：小儿咳喘是由外邪犯肺，肺失清肃，痰恋于肺，肺气闭郁，气机阻滞所致。该病是儿科常见病、多发病，一年四季均可发生，尤以冷热无常的冬末春初发病率为高。麻杏石甘汤功用辛凉宣泄、清肺平喘，《伤寒论》原用本方治疗太阳病，发汗未愈，风寒入里化热，"汗出而喘"者。后世用于风寒化热或风热犯肺，以及内热外寒，但见邪热壅肺之身热喘咳、口渴脉数，无论有汗、无汗，皆可以本方加减。

对于麻疹已透或未透而出现身热烦躁、咳嗽气粗而喘，属疹毒内陷、肺热炽盛者，亦可以本方加味。在儿科临床可用于肺炎、支气管炎、支气管哮喘等属邪热闭肺者，效果极佳。"宣肺"可使邪气及痰液外达而不收闭于内，用麻杏石甘汤清宣肺气，治其主症。又视其兼症不同，酌情配合其他方药，化裁运用。麻杏石甘汤方中麻黄宣肺开郁，佐杏仁利肺平喘，重用生石膏以清肺热，甘草和中益气，配石膏又可甘寒以化生津液。本方为"麻黄汤"的变方，以石膏易桂枝，变辛温之法为辛凉之法。石膏倍麻黄，功用重在清宣肺热，临床应用以发热、咳嗽、喘息、苔薄黄、脉数等为辨证要点。因此，麻杏石甘汤针对热咳喘痰的病机，具有清热宣肺、下气平喘的功效。本案患儿既有咳喘又伴出疹高热，故治疗宜清热宣肺透疹，降气止咳平喘，在麻杏石甘汤基础上加桑叶、知母清透肺热，桔梗、薄荷、芦根清热透疹生津。

2.难治性咳嗽案

黄某某，女，7岁，2007年10月19日初诊。

主诉：间断咳嗽1年。初诊：据患儿母亲叙述，于1年前患重感冒合并气管炎，经输液，服药等方法治疗感冒症状消失，但咳嗽迁延日久不愈，又服用多种止咳药，疗效不佳，咳嗽仍时好时坏，时断时续，始终未得痊愈。近日因家中通暖，室内温度较高，且较干燥，患儿咳嗽症状加重，遂前来求治。现症见：咳嗽，咳声清脆，干咳少痰，咳则面红，严重时咳则汗出，口唇干裂，口干舌燥，大便干燥，尤以下午及晚间较重，剧烈运动或跑跳后亦加重，诊其舌红少苔，脉滑数。

西医诊断：慢性支气管炎。

中医诊断：咳嗽。

辨证：阴虚肺燥，肠腑郁热。

治法：滋阴清肺润燥，通腑泄热。

处方：桑白皮5g、知母6g、川贝母5g、款冬花5g、大黄3g、桔梗5g、黄芩5g、甘草5g、芦根8g、莱菔子5g、沙参6g、杏仁5g。6剂，水煎服，每日1剂，分2次温服。

二诊：2007年10月25日。咳嗽明显好转，大便通畅，口唇干裂减轻，咳嗽时面已不红，上方去大黄加麦冬6g、苏子（包煎）7g，继服3剂。

三诊：2007年10月28日。病已痊愈，饮食二便如常，其母恐其反复，仍以上方继服3剂。

按：此例患儿，因感冒导致肺气宣肃不利，肺火内郁，郁火下传阳明，而成上郁下闭之势，故上为咳逆、下为便燥。日久太阳阳明津液被烁，故干咳少痰，咳则面红，口干唇燥，大便干结。所以米老以桑白皮、黄芩、芦根以清肺热；沙参、知母、川贝母、款冬花、杏仁生津润燥止咳；大黄、莱菔子通腑泄热。采用清上通下之法，使郁火得泄，津液得复，气机得畅而久咳得止。

3.小儿遗尿案

高某，女，10岁，2012年5月4日初诊

主诉：夜间遗尿10年。初诊：据患儿母亲叙述，患儿自出生到现在每夜遗尿2~3次，未曾间断，起初以为孩子年纪小，懒惰，不愿起床，但孩子长到现在仍然每夜遗尿，白日尿频，每在上课中途需和老师请假去小便，孩子甚为所苦，故其母领患儿前来诊治。现症见：食少体瘦，白日尿频，夜间遗尿，每夜遗尿1~3次，诊其舌淡苔薄白，脉弱，两尺若无。

中医诊断：小儿遗尿。

西医诊断：遗尿。

辨证：肾气未充，肾气不固。

治法：补肾固摄止遗。

处方：六味地黄丸合缩泉丸加减。

熟地黄10g、山药6g、山萸肉6g、桑螵蛸6g、乌药6g、益智仁6g、补骨脂6g、菟丝子6g、黄芪9g、党参6g、炒白术6g、升麻3g、柴胡3g、当归6g、陈皮6g、炙甘草3g、鸡内金8g。5剂，水煎服，每日1剂，分2次温服。

二诊： 2012年5月10日。患儿服药后已有两夜未遗尿，小便时可自然醒来，药已中的，效不更方，上方继服5剂。

三诊： 2012年5月15日。药后效佳，后因患儿苦于服药，故嘱其停药观察数月，未再复发。

按：《黄帝内经·灵兰秘典论》云："膀胱者，州都之官，津液藏焉，气化则能出矣。"所以膀胱的贮尿、排尿功能的正常发挥均有赖于其气化功能的正常，而膀胱的气化功能实来自肾阳的蒸化。《素问·宣明五气篇》言："膀胱不利为癃，不约为遗溺"。《灵枢·口问》说："中气不足，溲便为之变"，另外，肾者主水，司开阖，所以膀胱之约束力实有赖于肾气的固摄力以及中气的升举，升清作用。该患儿先天禀赋不足，肾气不充，肾气亏虚又后天失养而至脾胃虚弱中气不足，肺肾之气俱虚使膀胱约束功能下降，故遗尿久不能自愈。方中以熟地黄、山萸肉、山药、补骨脂、菟丝子、桑螵蛸、乌药、益智仁以补肾气、秘精气，合补中益气汤健脾胃、益中气，使脾肾之气渐旺，膀胱气化功能及约束功能正常而疾病可渐愈。

4.小儿厌食案

史某，男，10岁，2014年1月2日初诊。

主诉： 厌食伴习惯性便秘8年。初诊：其母代言患儿自6个月时因伤食自购小儿七珍丹打食，致日泻6~7次后即患便秘，一直至今。近几年患儿挑食、厌食，大便5~7日一行，干结如球，面黄形瘦，发干枯无光泽，诊其脉弱，舌淡。

西医诊断： 厌食症。

中医诊断： 小儿厌食。

辨证：脾胃虚弱，大肠津亏。

治法：健脾和胃，润肠生津。

处方：生白术15g、太子参8g、生地黄12g、玄参12g、麦冬10g、厚朴10g、槟榔8g、枳实8g、当归12g、火麻仁12g、炒内金12g、半夏6g、焦三仙各12g。4剂，水煎服，每日1剂，分2次温服。

二诊：2014年1月6日。大便已不干结，两日1次，有饥饿感，饭量较前增加，本方继服4剂。

三诊：2014年1月10日。饮食大增，大便基本每日一行，患儿基本不挑食，上方继服4剂以巩固疗效。

按：米老认为"伤食则厌食"，一般指饮食不节，损伤脾胃，使脾胃受纳运化功能下降，纳运失司而出现厌食、少食的症状，进而因脾胃虚弱，气血化生不足而出现皮肤干燥，面黄肌瘦，毛发枯黄无光泽等一派虚弱症状，严重时则发为疳积。

此患儿则伤于药而非食滞，因过用下药，强行泻下伤其脾胃，使其运化失职并同时损伤大肠津液，使水枯不能行舟，大便干结，进而又影响脾胃的和降。而出现厌食之症，如今此类患儿屡见不鲜，更有一些父母定时给小儿吃打食药，又掌握不好剂量，每致中伤小儿脾胃功能，使小儿患上此疾。本病的治疗原则以健运脾胃，生津润燥为法，使脾胃健、津液复、清气得升、浊阴下降而病得转愈。此类病证的治疗应尽量少用或不用苦寒泻下之品，因其病机并非邪热内结，需要速荡热结，而是津液匮乏，燥热内结所致，故治疗当以清润、和降为法。方中生白术健脾通便以斡旋中焦气机，合太子参、半夏益气健脾，和胃降逆，以复中焦运化之职，增液汤合当归、麻仁以生津养血，润燥通便，更有小量枳、朴、榔片以下气通腑，则胃气降而大便通，加用三仙助运导滞，全方合用可达脾胃健、津液复、腑通便畅之功，厌食自可治愈。临床运用本法曾治多例患儿，均属于过用下药而致者，都取得良好疗效。

5.不典型虫症案

郭某某，男，5岁，2005年4月15日初诊。

主诉：不定时腹部疼痛近3个月。初诊：患儿母亲代述，近3个月不定时出现腹部疼痛，以脐周明显，大便2日1次，平日喜欢俯卧睡觉，其能食而体不胖。现症见：患儿面黄少华，查舌淡苔白中厚，苔微花剥，脉细。指纹：紫线色青至风关。

西医诊断：腹痛待查。

中医诊断：不典型虫症。

辨证：蛔虫证。

治法：甘缓止痛，行气消积，杀虫。

处方：白芍3g、甘草2g、延胡索2g、枳实2g、槟榔2g、杏仁2g、大黄1.5g、炒山楂2g。3剂，水煎服，每日1剂，分2次温服。

二诊：2005年4月18日。仍有不定时发生腹痛，大便干结。上方加乌梅2g，玄明粉（冲服）1g。4剂，水煎服，每日1剂，分2次温服。

三诊：2005年4月22日。腹痛消失，大便日1次，守方，加太子参2g，3剂，水煎服，每日1剂，分2次温服。

四诊：2005年4月25日。诸症消失，腹不痛，大便不干，每日1次。巩固疗效，守上方。6剂，水煎服，每日1剂，分2次温服。

按：虫证的临床表现有轻有重，病势有缓有急，静则安，动则痛。轻者可无症状或仅见脐周时有腹痛，重者则表现不一。虫内扰肠胃，阻滞气机，不通则痛，故腹部疼痛；脐周是小肠盘居之处，故腹痛多发生于脐周；虫动气机郁滞则痛，虫静气机疏通则痛止；虫劫取精微，耗伤气血，运化失司，故能食而不胖。虫寄于肠内，扰乱脾胃气机，吸食水谷精微，故可见面黄少华等气血不足之征。故以白芍、甘草取芍药甘草汤之意以缓急止痛；延胡索、枳实行气止痛；杏仁下气润肠通便；大黄攻积泻下以排虫，并取其味苦，则虫"得苦则下"；槟榔杀虫、破积、下气、行水，现代药理研究证实槟榔对蛔虫、蛲虫、肝吸虫、钩虫、血吸虫均有麻痹和驱杀作用；炒山楂消积理脾。杏仁在此，米老并不是取其宣肺止咳之功，而是取其润肠通便之效，以助大黄攻积排虫。二诊又以乌梅安蛔止痛。方中重用白芍与乌梅，其用意有二：一是取此药之柔肝解痉之功，解除胃肠括约肌的痉挛，缓解疼痛。二是白芍之酸，再加乌梅之酸，使虫"得酸则静"而痛止。后又以太子参补气健脾，调理脾胃以善后。

6.紫癜性肾炎案

强某某，女，11岁，2016年8月15日初诊。

尿蛋白、尿潜血1周余。1个月前，患儿无明显诱因双下肢出现红色皮疹，呈点片状，压之不褪色，当地医院诊为"过敏性紫癜"，经治紫癜消失（具体用药及剂量不详），但尿常规出现异常：尿蛋白+++，尿潜血+，尿白细胞+，为求进一步诊治遂来我院，现尿常规：尿潜血+，尿白细胞+，同时伴有胃脘不适，纳呆，乏力，心率快，咽红，诊其舌脉：舌质紫癜舌尖偏红少苔，脉弦细双关显。

西医诊断：紫癜性肾炎。

中医诊断：尿血。

辨证：热毒迫血，邪伤肾络。

治法：清热凉血，解毒透营。

处方：犀角地黄汤加减。

水牛角10g、生地黄15g、赤芍12g、牡丹皮10g、忍冬藤15g、连翘10g、地骨皮12g、紫草12g、白茅根12g、白术10g、太子参10g、僵蚕8g、焦麦芽15g。7剂，水煎服，每日1剂，分2次温服。

二诊：2016年8月26日。自觉乏力，纳差，望其面色㿠白，大便日2~3次。辅查尿蛋白、潜血、白细胞、红细胞均正常。上方去麦芽，加焦三仙各15g、藿香10g、太子参15g。10剂，水煎服，每日1剂，分2次温服。

三诊：2016年9月9日。自述纳可，仍觉乏力，只能在校每天进行半天课程学习，否则非常疲劳，大便日一次，辅助检查示：白细胞3.99×10^9，尿常规（－），尿比重1.10。上方加入黄芪12g。14剂，水煎服，每日1剂，分2次温服。

四诊：2016年11月11日。自述纳可，乏力好转，可正常进行学校学习，但易觉疲劳。尿常规：尿潜血（－），尿蛋白（－），酮体（±），上方加生山药12g、茯苓10g。14剂，水煎服，每日1剂，分2次温服。

按：该患儿由过敏性紫癜而继发肾炎，初起可见镜下血尿，属中医儿科"尿血"病范畴，米老根据小儿脾肾不足的生理特点，认为本患儿脾胃虚弱，正气不足，外邪侵犯，入里郁而化热化毒，下注于膀胱与肾，损伤肾络，血溢脉外，发为本病。治法先以清热凉血、解毒透营，药用犀角地黄汤清热解毒，凉血止血，辅以甘寒之品地骨皮、白茅根增强凉血止血之功；紫草既能凉血，又能清解疮毒，《神农本草经》载本品可补中益气，利九窍，通水道，针对本病病机尤为合适；忍冬藤为《名医别录》所载，功如金银花又能入络，僵蚕可祛散风热，也可入络，连翘清热解毒，又能祛风散热，三药配伍即可祛除外邪，又可入络清解疮毒；白术补脾益气，太子参清补脾胃，麦芽健脾和胃行滞，三药相伍，既能充养后天兼以资助先天，又避免甘温生燥助热。以上诸药合用，治病求本，标本同用，疗效显著。

二诊时患儿化验指标正常，但纳差、乏力等脾胃虚弱的症状，米老认为病去邪恋，正气虚弱，故在原方基础上加入藿香，改麦芽为焦三仙，增加太子参用量治之，以醒脾健胃。三诊诸症好转，尿常规未载出现异常，故再重益气健脾药物比重，加入黄芪、山药、茯苓补益肺脾，增强调补正气之功以巩固疗效。2016

年11月以后，患儿多次因体弱感冒来诊，米老保持根本治疗大法不变，针对不同新发症状调整用药，每次都可收获较好疗效。此后患儿近三年来在米老门诊持续调理体质，如鼻衄、血项异常、月经不调、痤疮等，紫癜性肾炎痊愈，现已步入初中生活，能够承受初中的学习压力，身体健康。

（张志芳　整理）

温启宗

平平淡淡生活，认认真真看病

【名医简介】

温启宗（1942~2021年），男，山西省右玉县人，中共党员，曾任内蒙古自治区呼和浩特市蒙医中医医院脾胃病科学科带头人。早年师承于呼和浩特市名老中医邓占元先生。

温启宗教授于1996年被评为"呼和浩特市劳动模范"，1999年被评为"全内蒙古自治区卫生系统先进工作者"，多次被评为呼和浩特市卫生系统优秀学科带头人、优秀党员。2012年被选为全国名老中医药专家传承工作室学科带头人、第五批全国老中医药专家学术经验继指导老师；2015年被选为内蒙古自治区第二批老中医药专家学术经验继承工作指导老师；2017年被选为第六批全国老中医药专家学术经验继承工作指导老师；2018年被选为内蒙古自治区年度"最美中医"，同年被授予呼和浩特市蒙医中医医院首届中国医师节"特殊贡献奖"。

温启宗教授临床擅长中医治疗消化系统疾病的常见病和疑难杂症。他运用中医传统理念结合现代科学，开展中医临床研究。先后编写了6本著作；2项科研成果，均获呼和浩特市科技进步二等奖；先后完成国家级继续教育项目3项，自治区级继续教育项目4项。

他在保证疗效的前提下，尽量给患者节约治病费用，赢得了广大患者对他的尊重和信任。

他培养了大批热爱中医的年轻学子，在教学中他注重培养学生的独立临床能力，善于激发学生的学习兴趣，对于具体的知识点，他会讲透知识的重点和难点，因材施教，同时他也注重学生的人文素质培养。

58年来，他在自己平凡的工作岗位上不图名利，兢兢业业，任劳任怨，刻苦钻研。他凭借高超的技术和高尚的医德，赢得广大患者的赞誉、同事的好评、学生的爱戴。

温启宗名老中医的人生格言："平平淡淡生活，认认真真看病"。

【主要学术思想】

温启宗教授尊重经典、熟读经典、善用经典，但不拘泥于经典，临床以《黄帝内经》《伤寒杂病论》等医学经典著作为理论基础，并结合临床，以常衡变，勇于创新，自创一派。温启宗教授认为小儿厌食病位在脾胃，病因包括小儿脏腑娇弱，脾常不足，易受外邪侵袭；小儿认知缺乏，偏嗜零食、冷饮或家长喂养不当。从而使脾运胃纳功能失调造成厌食，部分患儿素体不足或病程较长，形成脾胃气虚证。

1. 小儿厌食症证治

小儿厌食症多见于2~6岁儿童，为临床上常见病，临床表现以食欲减退、挑食（甚则拒食）、消瘦为主要症状，一定程度上会导致其免疫力下降，甚则影响到小儿的生长发育。目前，西医学治疗该病尚未形成完善规范的诊疗体系，临床以对症治疗为主，症状改善不明显，易复发。而中医学因其具有完善的理论体系和丰富的临床实践，对小儿厌食的病因病机及治疗方面均有成熟的认识，早在《灵枢·脉度》中就已经认识到"脾气通于口，脾和则口能知五味矣"。温启宗教授认为禀赋不足、喂养不当、情志失调、他病伤脾等导致脾胃失健，纳运失和，脾胃功能受损则造成厌食。治疗上做到辨证论治、病症结合，以运脾开胃为基本治则，辅以燥湿、益气、理气、消食、育阴等健脾助运方法，达到标本兼治、燥湿相济、升降有序、运化有常。在长期的临床实践中，中医药治疗该病得到了广泛的认可。本人有幸跟随温老学习，获益匪浅，现将温启宗教授治疗小儿厌食脾胃气虚证的临床跟师体会做一简单总结。

温启宗教授认为小儿厌食病位在脾胃，病因包括：小儿脏腑娇弱，脾常不足，易受外邪侵袭；小儿认知缺乏，偏嗜零食、冷饮或家长喂养不当。从而使脾运胃纳功能失调造成厌食，部分患儿素体不足或病程较长，形成脾胃气虚证。

根据上述理论，温启宗教授提出了"健脾益气以祛外邪，脾胃气旺则病自愈"的治疗方略，针对小儿厌食症脾胃气虚证自创了"玉屏风散+四君子汤+焦三仙"的经验方，随证加减，临床疗效显著。其中"玉屏风散+四君子汤"可健脾益气，提高免疫力，以扶正祛邪；"焦三仙"可消食和胃，以增强人的胃肠消化功能，有研究证明：焦三仙可增加胃酸和胃蛋白酶的分泌。

温启宗教授认为脾胃气虚型小儿厌食症为先天不足、后天失养所致的以饮食减退、发育不良为临床表现的一种小儿常见病，长期厌食可严重影响患儿的身心健康，因此有效治疗该病具有重大意义。经临床实践证明，温启宗教授的"玉屏风汤+四君子+焦三仙"加减方对治疗小儿厌食症脾胃气虚证疗效显著，以玉屏风散为基，提高正气，增强免疫力；以四君子汤为主，益气健脾，有效提升脾胃功能；以焦三仙为辅，消食和胃，改善饮食；再酌情对症加减，灵活变通，共奏调理脾胃之效。温启宗教授崇尚民族医学的同时，亦积极倡导现代化中医，认为临证用药时结合现代药理研究可更利于对症用药，如现代药理研究牡蛎含锌，可提高机体免疫力，温启宗教授常用牡蛎治疗小儿厌食症的纳食不香。温启宗教授从医58载，总结运用"玉屏风散+四君子汤+焦三仙"验方加减辨证施治，治疗小儿厌食脾胃气虚证效果显著，建议推广。

2.小儿肠系膜淋巴结炎证治

小儿肠系膜淋巴结炎病因是由肠系膜淋巴结的非特异性炎症所引起的，为小儿腹痛的常见病因。临床表现为反复发作性腹痛或者伴有食欲不振、恶心、呕吐、腹胀、便秘或腹泻等症状，常常易于反复。中医学将该病归为腹痛范畴，病位在脾胃，多为本虚标实之证，不通则痛、不容则痛为常见病机，治疗上标本兼顾。

小儿肠系膜淋巴结炎是诸多因素相互综合作用的结果。《灵枢·五邪》篇云："邪在脾胃阳气不足，阴气有余，则寒中肠鸣腹痛。"《素问·举痛论篇》云："脉泣则血虚，血虚则痛。"《医宗金鉴》提到有："伤损之证，血虚作痛。"明代医家万密斋在《育婴家秘》中讲到："血气未充，肠胃脆弱。"总之，中医学将该病归为"腹痛"范畴，温启宗教授强调，小儿腹痛内因责之于小儿脏腑娇嫩，形气未充，脾气不足，运化失司。脾失健运，水湿不化，湿阻气滞，不通则痛；脾失健运，气血生化乏源，气血不足，脏腑失养，不荣则痛。诱因为饮食不节、外感、六淫虫积等。病位在脾胃，以"不通则痛""不荣则痛"为病理基础，属本虚标实之证，以脾胃不足为本，以气滞、痰湿、食积为标，治之重点在本，配合治标，达到标本兼治。现代药理研究证实参苓白术散可降低肠系膜通透性，保护肠系膜屏障。

3.小儿咳喘证治

西医学研究发现小儿哮喘主要由支气管平滑肌痉挛收缩，气流受阻，导致气道黏膜下水肿、血管通透性升高、炎性细胞浸润，引发气道黏膜渗出物增多、黏膜出血所致，患儿常常伴有咳嗽、喘息、咯痰症状，因为具有病因复杂、病情隐匿、病程较长的特点，所以增加了治疗难度。国内外相关报道显示，小儿哮喘通常与过敏性鼻炎、药物或者食物过敏史、湿疹等因素关联密切，随着病程的进展会产生气道重塑、气道不可逆性狭窄等情况。

从免疫学角度来看，支气管哮喘是由于免疫功能紊乱引起的全身变态反应性疾病，然而气道炎症仅仅是其中的一种局部表现，虽然吸入糖皮质激素注重了局部抗炎治疗，然而忽略了全身的调整，因此目前的治疗方案可能是不尽完善的，所以免疫治疗很可能成为弥补这一缺陷的重要途径。目前实际上还缺乏理想的免疫治疗方法。

小儿哮喘的发生主要原因在于小儿时期脾肺脏器娇嫩，肾脏虚弱，其中肺虚则无力抵御外部湿寒，导致外邪侵体，阻滞肺络，气机不畅，致使津液汇聚成痰；脾脏功能为负责人体水气运化，脾虚则湿盛，瘀阻于肺，化湿为痰；肾虚则不能运化水液为津液，上侵为痰，由此可见小儿哮喘与脾肺两虚息息相关。外感六淫则邪入肺经，诱发伏痰，致使痰阻气道，气逆痰动则为哮喘。小儿哮喘发作时痰随气升降，互相搏击，拥堵气道，气机升降无力，致使气急喘促，呼多吸少，痰鸣气吼，肺气壅塞，肺气不宣则心血瘀积，致使心血瘀阻，故临床治疗应以健脾运湿、定喘止咳、化痰平喘为主要治疗理念。

中医将小儿哮喘归为"哮证"范畴，中医学关于支气管哮喘早有认识，俗称"吼喘"。《内经》中描述为"喘吁""喘鸣"。早在《素问·通评虚实论》中就有"乳子中风热，喘鸣肩息者"的记载，专门提到小儿"喘鸣"。《金匮要略》《幼科全书》《证治准绳》等著作中，也有关于哮喘的症状描述和病机论述。哮喘患儿多素体禀赋不足，后天失养，在肺、脾、肾相对不足的基础上而诱发。疾病反复发生与肺、脾、肾有密切相连，以肺、脾、肾存在虚损为主要表现，机体脾脏乃生痰之源，肺脏有贮痰之动能，若脾失健运或有痰液形成，并阻于肺部。

温启宗教授把小儿哮喘分为三期：缓解期、迁延期和发作期，发作期避免刺激因素以及接触过敏原，是治疗的基本原则。温启宗教授指出，哮证缓解期以脏腑机能亏虚为主要病机，以脾虚失健运、肺虚无法主气为主。小儿本身脏腑娇嫩，抗邪无力、形气未充，虽处于缓解期无急性表现，但对病情造成影响的根源仍然存在，加之症状反复，往往存在肺失肃降、脾虚状况。因此肺脾气虚是小儿哮喘缓解期常见证型，治疗方面应当以止咳化痰、补脾益肺为主。

4.小儿多动症证治

小儿多动症，又称注意缺陷多动障碍，突出表现为多动好动，注意力不集中，自控能力差，情绪不稳定，眨眼，面部抽掣，咽部声响等。中医称"脏躁""多瞬症"，病因不清楚，一般认为：①脑组织轻微器质性损伤，如妊娠期或产程中对脑的损伤，如产后缺氧；②过分溺爱；③遗传；④精神创伤；⑤铅中毒；⑥剖腹产儿。

温启宗教授以中医经典为准绳，以临床证候为实录，以阴阳平衡为方向指南针，以"三有余四不足"为立足点，全面诠释小儿多动症的病因病机特点。然阳有余、肝有余、心有余者，易生风生火；然脾肺肾不足者，生痰生饮生湿，少精少血少阴也。其意概括为五字包括：风火痰瘀虚。也有名老中医前辈临床中归纳为：树欲静而风不止–风起动涌；心欲宁而火不灭–火起神乱；窍欲开而痰不去–痰阻窍塞；智欲聪而血不养–血弱心脾；思欲睿而精不力–精血不藏；行欲检而瘀不散–瘀阻格阳。小儿多动症之病因病机究其中医经典有《素问·生气通天论》："阴不胜其阳，则脉流薄疾病乃狂"之阴阳平衡理论之统领。我国儿科名家万全更有其"三有余四不足"之大发挥：阳常有余，阴常不足；肝常有余，脾常不足；心常有余，肺常不足；肾常虚。他基本这样概括了多动症主要病因病机。阳有余、肝有余、心有余者，易生风生火也；脾肺肾不足，易生痰生饮生湿，易少精少血少阴。此乃中医论述发病之道也。

小儿多动症病因病机概括为五个字：风、火、痰、瘀、虚；病变主要涉及部位肝、心、脾、肾。正如智欲聪而血不养–血弱心脾，神明者，心之所主也；智聪者，血之所养也。若心血充盈，则窍开明智，反之则神不灵门，而魂不守舍也。凡病思虑伤脾，则气血不足，而心脉失养，致健忘多动；或因脾虚不纳，而贫血弄身，心脑失养，致神明不健；或有久泄虫扰，而阴血暗耗，血不养心，致心灵浮躁。故《灵枢·本神》有："血、脉、营、气、精神，此五脏之所藏也。至其淫泆离脏则精失、魂魄飞扬、志意恍乱、智虑去身者，何因而然乎？天之罪与？人之过乎？"是其源也，而《中医病证条辨》"血者，生于脾肾，藏于肝魂，养于心神，则心窍为之灵，神明为之治，乃能安居处，定鬼神也"取其义者也。

【医案传真】

1. 小儿厌食症案

患儿韩某，男，6岁，2019年5月9日初诊。

家长述患儿自幼食欲差，食量均较同龄儿少，体重较轻，平素严重挑食，不爱吃青菜，时有吮指，平时免疫力较弱，易感冒，大便溏薄夹不消化物，偶有腹泻，睡眠尚可。患儿精神欠佳，面色少华，舌质淡，苔薄白。腹部软无肿块，无压痛、反跳痛及肌紧张。

西医诊断：消化不良。

中医诊断：小儿厌食症。

辨证：脾胃气虚，食积内停。

治法：健脾益气，消食和胃。

处方：玉屏风散合四君子汤、保和散加减。

黄芪8g、防风6g、白术5g、焦三仙6g、炒鸡内金8g、茯苓6g、甘草8g、北沙参6g、牡蛎8g、山药6g。7剂颗粒剂，50ml水冲服，日1剂。

二诊：2019年5月16日。食欲较前改善，大便溏薄、腹泻改善，精神可，面色少华，舌质淡，苔薄白。予调整方药：

黄芪8g、防风6g、白术8g、焦三仙各6g、炒鸡内金8g、茯苓6g、甘草8g、北沙参6g、牡蛎8g、山药8g、莲子6g、薏苡仁6g、百合8g、石斛6g、乌梅5g，腹泻加山药8g、莲子6g、薏苡仁6g；吮指加百合8g、石斛6g、乌梅5g。7剂，50ml水冲服，日1剂。

三诊： 2019年5月23日。食欲明显改善，大便正常，腹泻、吮指明显改善，精神可，面色改善，舌质淡，苔薄白，继续服原方7剂，并嘱患儿家长予患儿合理饮食。2019年5月30日电话随访，家长述食欲改善显著，大便正常，吮指明显改善。

按： 本案患儿自幼食欲差，食量均较同龄儿少，体重较轻，平素严重挑食，不爱吃青菜，时有吮指，平时免疫力较弱，易感冒，大便溏薄夹不消化物，偶有腹泻，睡眠尚可，精神欠佳，面色少华，舌质淡，苔薄白，为小儿厌食症脾胃气虚证，治以健脾益气，消食和胃。温启宗教授选用经验方，结合患儿临床症状辨证施治，初诊见效，证明用药正确。二诊调整用药，针对腹泻、吮指症状对症用药。三诊食欲明显改善，大便正常，腹泻、吮指明显改善，继续原方巩固，并嘱家长合理饮食，以巩固疗效。

2.小儿肠系膜淋巴结炎案

患儿，男，6岁，2019年6月15日初诊。

腹痛、腹泻、发热1天。腹痛以右下腹和脐周多见，但部位不固定，压痛（＋）。舌脉：舌苔厚腻，脉濡滑。血常规：外周血白细胞11×10^9/L，淋巴细胞计数4×10^9/L。腹部彩超：腹部多发肿大的淋巴结，呈椭圆形回声包块。

西医诊断： 肠系膜淋巴结炎。

中医诊断： 腹痛。

辨证： 脾胃气虚兼有湿阻气滞证。

治法： 益气健脾，祛湿止泻。

方药： 参苓白术散加减。

党参10g、茯苓6g、白术6g、山药6g、白扁豆6g，莲子6g、陈皮6g、木香3g、砂仁3g、桔梗3g、甘草3g。5剂，颗粒剂，每日1剂，水冲服50ml，分早晚温服。

服药48小时后体温恢复正常，7天后复查腹部彩超，患儿肠系膜淋巴结横径、纵径明显短于服药前，腹痛、腹泻、纳差、呕吐、舌苔厚腻消失。

按： 小儿肠系膜淋巴结炎是小儿常见疾病，温启宗教授临床中善用参苓白术散治疗小儿肠系膜淋巴结炎，参苓白术散出自于《太平惠民和剂局方》，药物组成：莲子、薏苡仁、茯苓、人参（党参替代）、白术、山药、桔梗、砂仁、白扁豆、炙甘草、大枣。组方具有补益脾胃兼渗湿的功效，主治脾虚夹湿，方中以党参、白术、茯苓益气健脾渗湿为君；配伍山药、莲子肉助党参以健脾益气，白扁豆、薏苡仁助白术、茯苓以健脾渗湿，均为臣药，佐用砂仁醒脾和胃，木香行气化滞，理气止痛；桔梗宣肺利气，以通调水道，又载药上行，以益肺气；炙甘草、大枣健脾和中，调和诸药，皆为使药。本方加用陈皮源于《古今医鉴》所载参苓白术散，比《太平惠民和剂局方》之参苓白术散多一味，适合于脾胃气虚兼有湿阻气滞证者，针对患儿因脾胃不足，运化失常，导致湿阻气滞，气机不畅，不通则痛。诸药合用，补其中气，渗其湿浊，行其气滞，恢复脾胃受纳与健运之职，则诸症自除。

3.小儿咳喘证治案

患儿，女，9岁，2019年10月21日初诊。

发作性咳喘多痰，不能平卧4年，加重1周。

4年前患儿每遇冬春季咳喘多痰，不能平卧，经多种中西药治疗效果不佳。近1周再次发病，咳喘多痰，不能平卧，夜间尤甚。面萎黄，纳差，二便正常，舌苔白略腻，脉象弦滑。

西医诊断： 支气管哮喘。

中医诊断： 哮喘。

辨证：痰浊阻闭，肺失宣肃。

治法：化痰降浊，宣肺止咳，肃肺平喘。

方药：麻黄5g、杏仁10g、甘草10g、苏子9g、淡豆豉9g、前胡9g、半夏9g、紫菀9g、麦冬9g、厚朴9g、枳壳9g。7剂颗粒剂，日1剂，50ml水冲服，早晚各1次。

二诊：咳喘少痰，平卧可。面萎黄改善，纳可，二便正常，舌苔白略腻，脉象弦滑。药方组分包括黄芪10g，防风10g，石膏10g，麻黄5g、百部5g、杏仁5g、浙贝母9g，甘草6g。二诊改汤剂，药方以水煎煮至200ml，2次分服，每日1剂，治疗7日一疗程。

三诊：10月28日。咳喘减轻，痰少，食欲可，夜寐安稳，二便正常。效不更方。

四诊：2019年12月31日。其母亲代诉，经服上方加减40余剂，咳止喘平，纳食量增。哮喘至今未发作。

按：该患儿为咳喘之证，每因寒温失调或某物刺激，引动伏痰，以致痰阻气道，失于宣肃，肺气上逆而发病。因肺与大肠相表里，大肠的传导变化常常影响肺气肃降。小儿脾胃运化功能尚不健全，当哮喘日久，常易引起夹痰夹湿夹食之症，致使胃浊不降，肺气难肃。小儿哮喘，以寒喘居多，热喘较少。本案痰湿阻闭，肺失宣肃。故方中麻黄、淡豆豉、紫菀、前胡、杏仁宣肃肺气、化痰平喘，厚朴、枳壳行气畅中，配合杏仁、苏子通降胃浊，浊降肺肃，其喘则平。

4.小儿抽动症治案

患儿，张某，女，4岁4个月，2019年3月16日初诊。

主诉：眨眼，瞬目证，二便正常。

查体：舌红苔薄白略腻，脉滑。

西医诊断：抽动障碍。

中医诊断：眨眼症。

辨证：心神不安，脾虚不健。

治法： 养心安神，健脾益气。

处方： 玉屏风散加减。

黄芪8g、防风8g、白术16g、焦神曲10g、焦山楂10g、鸡内金10g、砂仁3g、陈皮10g、牡蛎10g、北沙参10g、茯苓10g、薏苡仁10g、百合10g。5剂颗粒剂，每日1剂，50ml水冲服，分早晚温服。

二诊： 2019年3月30日。眨眼、瞬目次数有所减少，二便正常。舌红苔薄白略腻，脉滑。加白芍10g、甘草8g、山药10g、白扁豆10g、莲子10g。5剂颗粒剂，每日1剂，50ml水冲服，分早晚温服。

三诊： 2019年4月13日。眨眼、瞬目次数明显减少，大便正常。舌红苔薄白，脉滑。效不更方，5剂颗粒剂，每日1剂，分两次，50ml水冲服，分早晚温服。

按： 本例患儿以眨眼、瞬目症状为主，临床诊断为小儿抽动症，患儿平素多因胃气虚，血不养心，肝失濡养，肝风内动，肝开窍于目，则可见眨眼、瞬目症状，故治疗上养心安神，健脾益气。选用玉屏风散，温启宗教授在临床中运用玉屏风散的经验剂量是黄芪加防风的用量等于白术的量，取其补虚健脾益气，提高免疫力。焦神曲、焦山楂、鸡内金、砂仁、陈皮，健脾消食，补益后天之本，牡蛎促进脾胃吸收营养。北沙参益胃生津。依据患儿舌红苔薄白略腻，脉滑，用茯苓、薏苡仁，健脾祛湿。取百合，清心安神。脾健则神安，眨眼、瞬目症状渐缓。二诊，加白芍、甘草养血柔肝解痉，因舌脉依然有湿象，加山药、白扁豆、莲子，取参苓白术散之义，健脾益气利湿。

（刘晶波 整理）